U0188439

主编　罗永明

中药化学成分

提取分离技术与方法

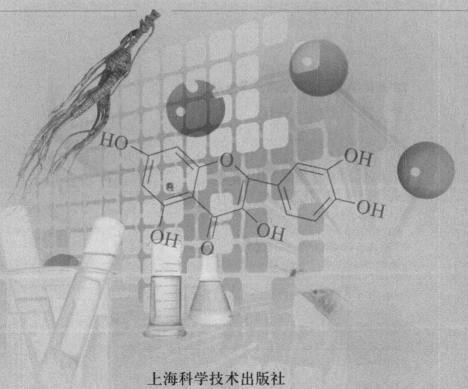

上海科学技术出版社
Shanghai Scientific & Technical Publishers

图书在版编目(CIP)数据

中药化学成分提取分离技术与方法/ 罗永明主编.
—上海:上海科学技术出版社,2016.1(2023.8重印)
ISBN 978-7-5478-2834-2

Ⅰ.①中… Ⅱ.①罗… Ⅲ.①中药化学成分—提取—
研究②中药化学成分—分离-研究 Ⅳ.①R284.2

中国版本图书馆 CIP 数据核字(2015)第 244634 号

中药化学成分提取分离技术与方法

主 编 罗永明

上海世纪出版(集团)有限公司
上海 科 学 技 术 出 版 社 出版、发行
(上海市闵行区号景路 159 弄 A 座 9F-10F)
邮政编码 201101 www.sstp.cn
上海当纳利印刷有限公司印刷
开本 787×1092 1/16 印张 22.75 插页 4
字数 420 千字
2016 年 1 月第 1 版 2023 年 8 月第 4 次印刷
ISBN 978-7-5478-2834-2/R·1008
定价:98.00 元

本书如有缺页、错装或坏损等严重质量问题,请向工厂联系调换

内 容 提 要

    中药化学成分的提取、分离和精制,是中药研究的核心,是中药产业化、现代化、国际化的关键。本书精选此题,系统地介绍了中药化学成分提取分离技术的理论研究和实际应用,既包括中药化学成分提取分离经典方法,又涉及近年来层出不穷的新技术,重点是实验室和生产企业普遍使用的方法与技术。每种技术分别从基本原理、工艺流程与设备、应用特点、实例与评价进行阐述,并对其最新进展和产业化前景进行了全面的描述。本书强调实际应用与操作,突出了科学性与实用性。

    本书兼顾经典方法与新兴技术,囊括了各类中药化学成分的提取分离方法与技术,可供从事中药研究、开发与生产的专业技术人员,相关专业高校教师、高年级本科生、研究生以及从事相关研究的技术人员学习参考。

编委会

主　编　罗永明

副主编　李　斌　熊　英

编　委　冯育林　刘荣华　李　斌　陈　杰
　　　　张忠立　张普照　罗永明　吴华强
　　　　欧阳胜　舒任庚　熊　英

前　言

　　中医药是中华民族几千年文明的结晶,对民族的生存和繁衍起着不可替代的作用,为保障人民的身体健康做出了巨大的贡献。中药应用历史悠久,资源十分丰富,形成了独特的理论和生产应用体系。进入21世纪以来,回归自然成为新的世界潮流,中医药再次焕发出强大的生命力,中药的现代化发展显示出广阔前景。

　　中药防病治病的物质基础就是其中所含的化学成分。由于中药大多来源于药用植物和动物,其化学成分十分复杂,具有种类繁多、结构和含量差别大、理化性质迥异等特点,既有各种有效成分,也有许多无效成分和杂质。因此,中药化学成分的提取、分离和精制,是中药研究的重要内容,是现代化生产的关键和中药产业化、现代化、国际化发展的基础,也是一项十分艰巨而细致的工作。

　　中药化学成分提取分离的经典方法通常是以溶剂为核心,通过选择不同溶剂来达到化学成分提取分离的效果,如煎煮法、回流法等提取方法,萃取法、重结晶法等分离方法。这些经典方法虽然存在着选择性较差、效率低、耗能成本高等弊端,但至今仍在中药化学成分的研究和生产中广泛应用。近年来,随着中药现代化的发展,中药化学成分提取分离的新技术、新工艺日益受到重视,一些现代化的提取分离新技术层出不穷,如超声辅助提取法、超临界流体提取法、膜分离技术、大孔吸附树脂技术及各种现代色谱技术等。采用这些新技术与设备具有产率高、纯度高、提取速度快、耗能成本低等诸多优点,在中药化学成分提取分离与纯化中被广泛应用,迅速普及。因此,为了总结中药化学成分提取分离的方法、规范实验操作技术、介绍新技术的应用,我们编写了本书,希冀为推动中药化学成分提取分离技术的发展、培养相关专业技术人才、促进中药的现代化尽绵薄之力。

　　本书是编者根据多年从事科研和生产工作的实践,在收集、查阅大量中药化学成分提取分离的国内外文献的基础上编写而成。本书系统地介绍了中药化学成分提取分离技术的理论研究和实际应用,每种技术分别从历史现状、基本原理、工艺流程与设备、应用特点、实例与评价进行阐述,并对其最新进展和产业化前景进行了较全面的描述,突出了科学性与实用性。本书可供从事中药研究、开发与生产的专业技术人员,相关专业高校教师、高年级本科生、研究生以及从事相关研究的技术人员学习参考。

在本书编写过程中,编者参考了有关同行专家的科研成果和文献资料,在此表示感谢。由于中药提取分离技术的不断迅速发展,以及编者水平有限、编写时间仓促,书中疏漏和不妥在所难免,敬请各位专家及读者批评指正,以利于今后改进提高。

编　者

2015 年 9 月

目　录

第一章
绪　论

第一节　概　述

中医药是中华民族几千年文明的结晶,为民族的繁荣昌盛做出了巨大贡献。中药应用历史悠久,资源十分丰富,形成了独特的理论和生产应用体系。中药以其独特的功效和简、便、验、廉的特点在我国医药卫生领域中占据了十分重要的地位。随着社会的发展,回归自然成为新的世界潮流,中医药再次焕发出强大的生命力,传统中医药正发挥着越来越大的作用。但传统中药也存在药效物质不明确、作用机制不清楚,导致中药制剂粗糙、质量标准不规范、疗效不稳定、临床使用不方便等问题。由于中药的药效物质基础研究和现代制剂的开发都是以中药化学成分的分离鉴定为基础展开的,因此,在中医药理论的指导下,利用现代科学技术及工程学的原理,围绕中药有效成分为核心,建立中药化学成分或药效物质的提取分离方法,研究适合中药及其复方的先进提取分离新技术,将是中药现代研究的重要内容,也是中药产业化、现代化、国际化的发展方向。

一、中药化学成分提取分离的相关概念

中药大多来源于天然界的动物与植物,其防病治病的药效物质是其中所含的化学成分。这些化学成分结构复杂,数量繁多,多为生物体内的二次代谢产物。通常我们将其中具有生物活性、能起防病治病作用的单一化学成分称为有效成分,如青蒿素(arteannuin)、麻黄碱(ephedrine)、利舍平(reserpine)等。而不具有生物活性、不能起防病治病的化学成分称为无效成分,如普通的蛋白质、碳水化合物、油脂等。并非单一化合物但具有生物活性的中药提取分离部分称为有效部位;有效部位通常含有一组结构相近的有效成分,如人参总皂苷、银杏总黄酮、苦参总碱等。中药的化学成分十分复杂,一种中药具有多方面的药效通常含有多种有效成分,且发挥某一方面的药效通常与一种以上的有效成分有关。中药既有各种有效成分,也有许多无效成分和杂质,其化学成分具有种类繁多、结构和含量差别大、理化性质迥异等特点。因此,中药化学成分的提取分离是一项十分艰巨而细致的工作。

中药化学成分的提取就是用适当的溶剂或适当的方法将中药中的化学成分从药材组织中抽提出来的过程。提取时要将需要的化学成分尽可能完全地提出,而不需要的化学

成分尽可能少地提出。但用任何一种溶剂、任何一种方法提取而得到的提取物,仍然是包含多种化学成分的混合物,称总提取物,尚需进一步分离和精制。分离是根据提取物中各化学成分之间物理或化学性质的差异,运用一定的方法使各化学成分彼此分开的过程。中药化学成分提取分离技术就是在传统中药提取加工的基础上,利用中药化学理论、现代提取分离技术及工程学的原理对中药中有效成分、有效物质进行提取分离过程的研究,建立适合中药的化学成分、提取物、制剂原料工业化生产的制备方法与技术。

二、中药化学成分提取分离的意义

据统计,我国可供药用的中草药种类已达 12 807 种,其中植物药有 11 146 种,动物药 1 581 种,矿物药 80 种。现版《中国药典》(2015 年版)收载中药材 534 种,其中植物药 446,动物药 45 种,矿物药 23 种。中药应用历史悠久,资源十分丰富,形成了独特的理论和生产应用体系。丰富的药用资源为中药的研究与生产提供了宝贵的财富,是我国药物研发的重要源泉。中药几千年的应用中,一直延续着丸、散、膏、丹等应用形式。从 20 世纪 20 年代起就开始了现代中药的研究,相继出现许多新的中药剂型,如中药片剂、胶囊剂、口服液、注射剂、颗粒剂、膜剂及各种丸剂等,但还存在着剂型粗大、稳定性差、质量标准不甚规范等问题,因而造成国内中成药制剂难以在国际中药市场占有主导地位的现状,严重制约了现代中药产业和行业的发展。造成这种局面的因素固然是多方面的,但最关键的原因,是中药的药效物质基础研究仍然薄弱。

中药之所以能防病治病,其药效物质是中药中所含的化学成分。由于中药大多来源于药用植物和动物,其化学成分十分复杂,具有种类繁多、结构和含量差别大、理化性质迥异等特点。既有各种有效成分,也有许多无效成分和杂质。只有将中药的化学成分提取分离出来,才能鉴定其结构并确定其活性,才能真正阐明中药的药效物质基础,提供中药应用的现代科学依据,为中药理论的科学诠释、创新药物的研究、新型中药制剂的开发、质量标准的奠定科学基础。同时,以中药有效成分为目标的现代提取分离技术和工艺为中药制剂的生产提供了科学保障,通过提取分离有效成分、除去无效成分,去伪存真,去粗存精,保证中药制剂的安全性、有效性和质量可控性。因此,中药化学成分的提取、分离和精制,是中药研究的核心、现代化生产的关键,对于中药的产业化、现代化、国际化发展具有十分重要的意义。

三、中药化学成分提取分离的主要原理及其分类

中药中化学成分种类繁多,结构复杂。提取化学成分时,大多是根据被提取化学成分在溶剂中的溶解度大小,通过溶剂浸润、溶解、扩散的过程,将化学成分从复杂的均相或者非均相体系中提取出来。传统的溶剂提取法操作形式有煎煮法、浸渍法、渗漉法、回流法、连续回流法。随着科学技术的发展,一些辅助提取方法不断应用到中药提取中,如超声波协助提取、微波辅助提取、生物酶解辅助提取、超临界流体萃取等技术。由于提取液中不仅有有效成分,而且必然混有许多无效成分(杂质),需要通过分离与纯化除去杂质以达到

提纯与精制的目的。

分离的原理一般是利用各化学成分之间理化性质的差异,将中药提取液中各有效成分彼此分开或将有效成分与杂质分开。分离方法较多,可根据其分离的原理主要分成以下几类。

(一) 根据各化学成分溶解度的差异进行分离

该类分离的操作往往在溶液中进行,可以采用下列方法。

(1) 利用温度不同,引起溶解度的改变以分离化学成分,如常见的结晶及重结晶等操作。

(2) 在溶液中加入另一种溶剂以改变混合溶剂的极性,使一部分化学成分沉淀析出,从而实现分离。如在浓缩的水提取液中加入数倍量高浓度乙醇,以沉淀除去多糖、蛋白质等水溶性杂质(水/醇法);或乙醇提取液中加入数倍量水稀释,以沉淀除去树脂、叶绿素等水不溶性杂质(醇/水法);或在乙醇浓缩液中加入数倍量乙醚(醇/醚法)或丙酮(醇/丙酮法),可使皂苷沉淀析出,而脂溶性的树脂等杂质则留存在母液中等。

(3) 对酸性、碱性或两性有机化合物来说,常可通过加入酸或碱以调节溶液的 pH,改变分子的存在状态(游离型或离解型),从而改变溶解度而实现分离。例如,一些生物碱在用酸性水溶剂从药材中提出后,加碱调至碱性 pH,即可从水溶液中沉淀析出(酸/碱法)。还有提取黄酮、蒽醌类酚酸性成分时采用的碱/酸法,以及调节 pH 至等电点使蛋白质沉淀的方法等也均属于这一类型。这种方法因为简便易行,在工业生产中应用很广泛。

(4) 在溶液中加入某种沉淀试剂,使之与某些化学成分生成水不溶性的复合物等,导致沉淀析出而分离。例如醋酸铅、雷氏铵盐、氯化钠明胶等试剂。

(二) 根据各化学成分在两相溶剂中的分配比差异进行分离

常见有简单的液-液萃取法、反流分布法(CCD)、液滴逆流色谱(DCCC)、高速逆流色谱(HSCCC)、气液分配色谱(GC 或 GLC)及液液分配色谱(LC 或 LLC)等。

(三) 根据各化学成分的吸附性差异进行分离

吸附现象在化学成分分离中应用广泛,通常又以固-液吸附为主,其机制有物理吸附、化学吸附及半化学吸附之分。物理吸附也叫表面吸附,因构成溶液的分子(含溶质及溶剂)与吸附剂表面分子通过分子间力而引起的相互作用。特点是无选择性,吸附与解吸(脱吸附)过程可逆且可快速进行,如采用硅胶、氧化铝及活性炭为吸附剂进行的吸附色谱即属于这一类型,在分离工作中应用最广。化学吸附是由于化学键产生而导致的吸附作用,如黄酮等酚酸性物质被碱性氧化铝的吸附,或生物碱被酸性硅胶的吸附等;其选择性较强,吸附十分牢固,常常不可逆,故用得较少。半化学吸附是通过被分离化学成分与吸附剂之间产生氢键而吸附;其选择性较弱,多可逆,也有一定应用,如聚酰胺对黄酮类、醌类等化合物的吸附等。

(四) 根据各化学成分分子大小差异进行分离

中药化学成分的分子大小各异,相对分子质量从几十到几百万,故也可据此进行分离。常用的有透析法、凝胶滤过法、超滤法等。前两者系利用半透膜的膜孔或凝胶的三维网状结构的分子筛滤过作用,超滤法则利用因分子大小不同引起的扩散速度的差别。

(五)根据各化学成分离解程度差异进行分离

具有酸性、碱性及两性基团的分子,在水中多呈离解状态,据此可用离子交换法或电泳技术进行分离。

另外,分离方法可根据分离对象是均相体系还是非均相体系分为机械分离与传质分离两种形式。机械分离处理的是两相或者两相以上的混合物,通过机械处理简单地就可以将各相加以分离,不涉及传质过程,例如过滤、沉降、离心分离、压榨等。传质分离处理既可以是均相体系,也可以是非均相体系,通过各单个化学成分的理化性质差异进行分离,一般是依据平衡与速率两种途径实现的。取决于平衡的分离方法,是以各化学成分在媒介中不同的分配系数而建立的平衡关系为依据实现的分离过程,如萃取、蒸馏、吸附、结晶和离子交换、大孔吸附树脂等色谱法;取决于速率的分离方法,是根据各化学成分扩散速度的差异来实现分离的过程,如微滤、超滤、纳滤、分子蒸馏、电渗析、反渗透等,实现分离的推动力可利用浓度差、压力差和温度差等。

四、中药化学成分提取分离技术与方法的现状和发展趋势

在实现中药产业化、现代化、国际化的宏伟目标驱动下,作为中药现代化研究的核心、中药制剂生产和应用的关键,中药化学成分提取分离得到了人们的高度重视。大量新方法、新技术、新工艺的普遍应用,大大提高了中药化学成分提取分离的技术能力和水平,使我国在天然药物方面的研究接近于国际水平,每年都可发现数千个新化合物。许多中药化学成分如青蒿素、穿心莲内酯、川芎嗪、灯盏花素、雷公藤内酯、番荔枝内酯、葛根素黄酮等已逐渐开发成新药,广泛用于临床。有些中药化学成分作为先导化合物,为开发更安全有效的创新药物提供了重要基础,还有许多有效成分已作为中药或中药制剂质量标准的指标成分。目前中药化学成分提取分离主要还是以经典的溶剂法结合现代色谱方法进行。许多新技术如中压快速色谱、高速逆流色谱、高效液相色谱等已经普及;一些新材料和新试剂如正相与反相色谱用的载体、分离大分子的各种凝胶、各种离子交换树脂、大孔吸附树脂等广泛应用;不仅可以较方便分离各类化学成分,甚至可分离超微量的化合物。就中药化学成分的研究而言,未来将在生物活性的引导下,重点开发微量、在线的分离鉴定技术,实现中药有效成分高效、快速发现;而对于工业生产而言,中药的提取分离技术是国家今后重点发展的高新技术领域之一。其发展趋势主要有两方面:一是提取分离新技术的研究和应用。提倡将传统的中药特色和优势与现代科学技术结合起来,重点向高效、绿色方向发展。如超临界流体提取技术、新型色谱分离技术、仿生提取技术等。二是多种现代技术的集成综合工艺的应用。如膜分离与树脂吸附技术的联用、超临界流体提取与色谱技术的联用、吸附澄清-高速离心-膜分离工艺等。同时加强新技术新工艺的研究,寻求最佳的操作条件,针对性地进行生产设备工艺的设计,克服产品质量不稳定、有效成分含量可控性差、疗效不够稳定等一系列问题;按照国际认可的标准和规范对中药进行研发、生产和管理,研制出高疗效、高质量、低毒性能够被国际市场所接受的现代中药制剂,

使之符合国际主流市场的产品标准,尽快进入国际医药主流市场,使传统的中药逐渐走向产业化、现代化和国际化。

第二节 中药化学成分主要类型

中药化学成分的提取分离方法根本依据是中药中各种化学成分理化性质的差异。因此,在选择提取分离方法时,必须了解各类中药化学成分的理化性质,我们通常按照化学成分的结构特点进行分类,现将主要的中药化学成分结构类型简介如下。

一、糖和苷类

糖类在植物中存在最广泛,常占植物干重的 $80\%\sim90\%$。糖类化合物包括单糖、低聚糖和多聚糖及其衍生物。单糖分子都是带有多个羟基的醛类或酮类,为无色晶体,味甜,有吸湿性,极易溶于水,难溶于乙醇,不溶于乙醚等有机溶剂;常见的单糖有葡萄糖、半乳糖、鼠李糖、木糖、阿拉伯糖等。低聚糖又称寡糖,指含有 $2\sim9$ 个单糖分子脱水缩合而成的化合物,它们易溶于水,难溶于乙醚等有机溶剂;常见的有蔗糖、芸香糖、麦芽糖等。多聚糖又称多糖,是由 10 个以上的单糖基通过苷键连接而成的一类化合物,一般多糖常由几百甚至几万个单糖组成;多糖一般不溶于水,有的能溶于热水,生成胶体溶液,如纤维素、淀粉、菊糖、茯苓多糖、树胶、黏液质等。

苷类化合物是由糖或糖的衍生物与非糖物质(苷元)通过糖的端基碳原子连接而成的化合物。多能溶于水,可溶于甲醇、乙醇,难溶于乙醚。苷元大多难溶于水,易溶于有机溶剂。

二、醌类

醌类化合物是一类具有醌式结构的化学成分,主要分为苯醌、萘醌、菲醌和蒽醌 4 种类型。小分子的苯醌、萘醌多以游离形式存在;蒽醌类除了游离形式存在外,还与糖结合成苷的形式存在。许多中药如大黄、虎杖、何首乌、决明、芦荟、丹参、紫草中的有效成分都是醌类化合物。在中药中以蒽醌及其衍生物尤为重要。醌类化合物分子中多具有酚羟基,有一定酸性。游离醌类化合物多溶于乙醇、乙醚等有机溶剂,微溶或难溶于水。成苷后,易溶于甲醇、乙醇,可溶于热水。

信筒子醌　　　　　胡桃醌　　　　　大黄酸

三、苯丙素类

苯丙素是一类含有一个或几个 C_6—C_3 单位的天然成分。这类成分有单独存在的,也有以 2 个、3 个、4 个甚至多个单位聚合存在的,母核上常连接有酚羟基、甲氧基、甲基、异戊烯基等助色官能团。常见的香豆素和木脂素属此类化合物。

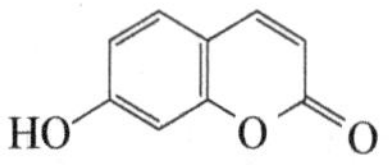

伞形花内酯

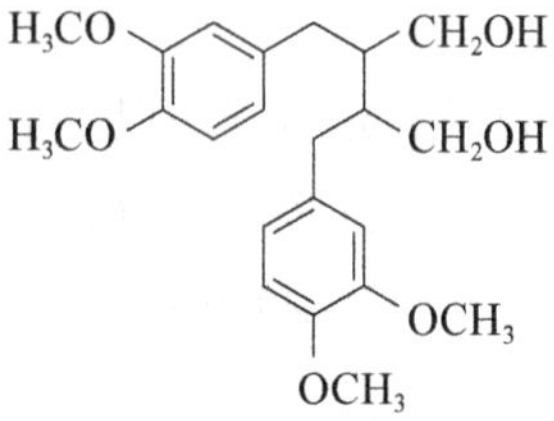

叶下珠脂素

香豆素为邻羟基桂皮酸内酯,具有苯骈 α-吡喃酮的母核。香豆素具芳香气味。游离香豆素溶于沸水、甲醇、乙醇和乙醚,香豆素苷类则溶于水、甲醇和乙醇。在碱性溶液中,内酯环水解开环,生成能溶于水的顺邻羟桂皮酸盐,加酸又环合为原来的内酯。

木脂素是由苯丙素氧化聚合而成的一类化合物。多数呈游离状态,只有少数与糖结合成苷而存在。木脂素分子中具有手性碳,故大多具有光学活性。游离的木脂素亲脂性较强,难溶于水,能溶于三氯甲烷、乙醚等有机溶剂。木脂素苷类水溶性增大。

四、黄酮类

黄酮类化合物是以 2-苯基色原酮为母核而衍生的一类化学成分,具有 C_6—C_3—C_6 的基本碳架。天然的黄酮类化合物既有与糖结合成苷的,也有以苷元游离形式存在。其母核上常含有羟基、甲氧基、异戊烯氧基等取代基。黄酮类化合物多具有酚羟基,显酸性。游离黄酮类化合物易溶于甲醇、乙醇、乙酸乙酯等有机溶剂和稀碱溶液中。黄酮苷类化合物一般易溶于水、甲醇、乙醇等溶剂中,难溶或不溶于苯、氯仿等有机溶剂中;糖链越长,则水溶性越大。属于黄酮类化合物的花青素类因以离子形式存在,具有盐的通性,故亲水性较强,水溶性较大。

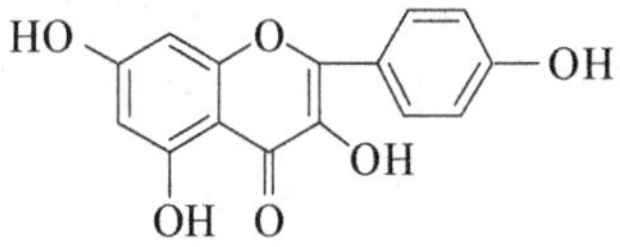

山柰酚

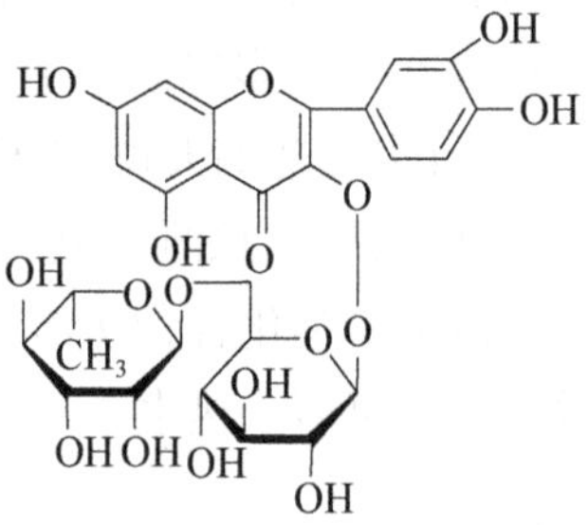

芦丁

五、鞣质类

鞣质又称单宁或鞣酸,是存在于植物体内的一类结构比较复杂的多元酚类化合物,能与蛋白质结合形成不溶于水的沉淀。鞣质广泛存在于植物界,许多中药都含有鞣质类化合物。

鞣质可分为可水解鞣质、缩合鞣质和复合鞣质三大类。可水解鞣质由于分子中具有酯键和苷键,在酸、碱、酶的作用下,可水解成小分子酚酸类化合物和糖或多元醇;缩合鞣质是由黄烷-3-醇或黄烷-3,4-二醇类通过4,8-或4,6-位以碳-碳键缩合而成;复合鞣质则是由可水解鞣质部分与黄烷醇缩合而成的一类鞣质。鞣质大多为无定形粉末,能溶于水、乙醇、丙酮、乙酸乙酯等极性溶剂中,不溶于乙醚、三氯甲烷等有机溶剂,可溶于乙醚和乙醇的混合溶液。

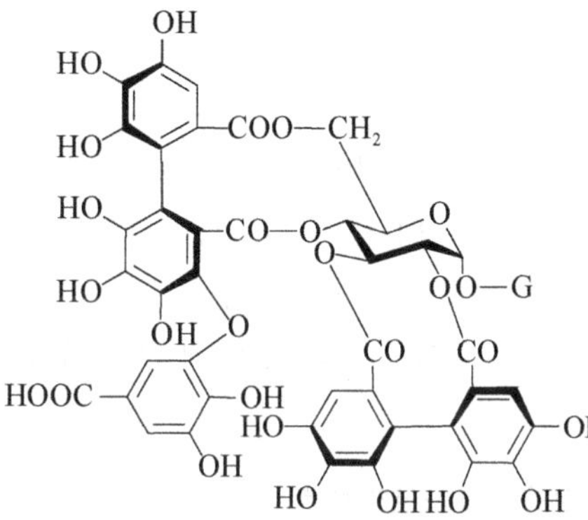

地榆素H-2 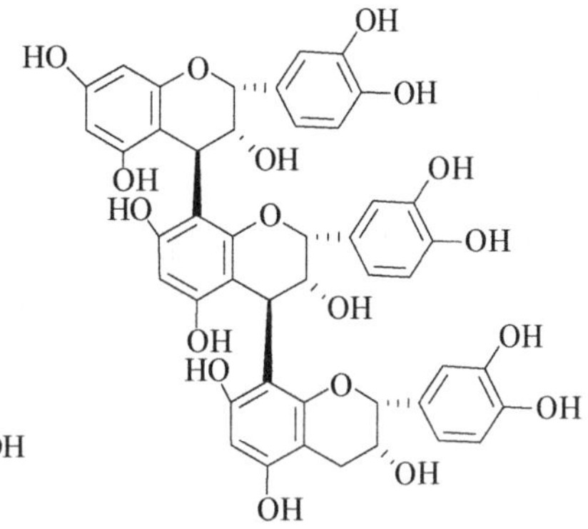　　　　　　　　　原花青定C-1

六、萜类

萜类化合物是指由甲戊二羟酸衍生、分子式符合$(C_5H_8)_n$通式的衍生物。根据分子结构中异戊二烯单位的数目,分为单萜、倍半萜、二萜、三萜等(表1-1)。萜类多数是含氧衍生物,常形成醇、醛、酮、羧酸、酯及苷等衍生物。小分子的单萜、倍半萜多具有挥发性,是挥发油的主要成分。二萜和三萜多为结晶性固体。游离萜类化合物亲脂性强,易溶于有机溶剂,难溶于水。含内酯结构的萜类化合物能溶于碱水,酸化后又从水中析出。萜类苷化后亲水性增强,能溶于热水、甲醇、乙醇等极性溶剂。

表1-1　萜类化合物的分类及分布

类　别	碳原子数	异戊二烯单位数$(C_5H_8)_n$	分　布
半萜	5	1	植物叶
单萜	10	2	挥发油
倍半萜	15	3	挥发油
二萜	20	4	树脂、苦味素、植物醇、叶绿素
二倍半萜	25	5	海绵、植物病菌、昆虫代谢物
三萜	30	6	皂苷、树脂、植物乳汁
四萜	40	8	植物胡萝卜素
多萜	$\sim7.5\times10^3$至3×10^5	>8	橡胶、硬橡胶

七、挥发油

挥发油类又称精油,是存在于植物中的一类具有芳香气味、可随水蒸气蒸馏出来而又与水不相混溶的挥发性油状成分的总称。挥发油为一混合物,其组分较为复杂,常常由数十种到数百种化学成分组成。主要有萜类化合物、芳香族化合物和脂肪族化合物。其中萜类化合物在挥发油中所占比例最大,主要是由单萜、倍半萜及其含氧衍生物组成。

八、甾体类

甾体类化合物是一类结构中具有环戊烷骈多氢菲甾核的化合物,是天然界广泛存在的一类化学成分,种类很多,生物活性不同,包括植物甾醇、胆汁酸、C_{21}甾类、昆虫变态激素、强心苷等(表1-2)。游离的甾体化合物通常是亲脂性的,能溶于乙醚、三氯甲烷等亲脂性溶剂,不溶于水。而苷化后有较强的亲水性,可溶于水,易溶于热水、稀醇,不溶于乙醚等有机溶剂。

表1-2 甾体化合物的分类及结构特点

名 称	A/B	B/C	C/D	C_{17}-取代基
强心苷	顺、反	反	顺	不饱和内酯环
甾体皂苷	顺、反	反	反	含氧螺杂环
C_{21}甾类	反	反	顺	C_2H_5
胆甾酸	顺	反	反	戊酸
植物甾醇	顺、反	反	反	8~10个碳的脂肪烃
植物蜕皮素	顺	反	反	8~10个碳的脂肪烃

九、皂苷类

皂苷类化合物按其皂苷元的不同,大致可分为三萜皂苷和甾体皂苷两大类。

1. 三萜皂苷 三萜皂苷是由三萜类化合物与糖结合而成的。一些常用的中药如人参、黄芪、三七、甘草、桔梗、党参、远志、柴胡等均含有三萜皂苷。三萜皂苷中往往含有羧基而称为酸性皂苷,如甘草皂苷也称为甘草酸。

2. 甾体皂苷 甾体皂苷是由螺甾烷类化合物与糖结合而成的。其中苷元由27个碳原子组成,一般不含有羧基呈中性,故称为中性皂苷,如薯蓣皂苷等。中药麦冬、知母、薯蓣、穿山龙、重楼、薤白、百合、玉竹等均富含甾体皂苷。皂苷类具有显著而广泛的生理活性,如具有改善冠脉循环、缓解心绞痛、改善心肌缺血、降血糖、降胆固醇、抗癌、抗菌、免疫调节等许多生物活性。另外,有些皂苷具有溶血作用。

皂苷类分子较大,多数结合寡糖,所以极性较大,一般可溶于水,易溶于热水、稀醇、含水丁醇或戊醇。

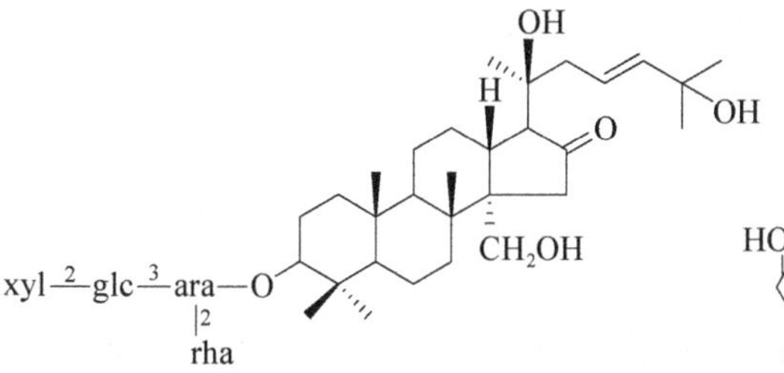

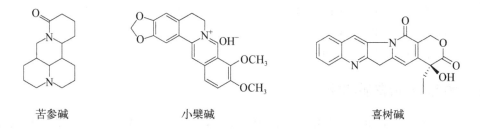

酸枣仁皂苷G 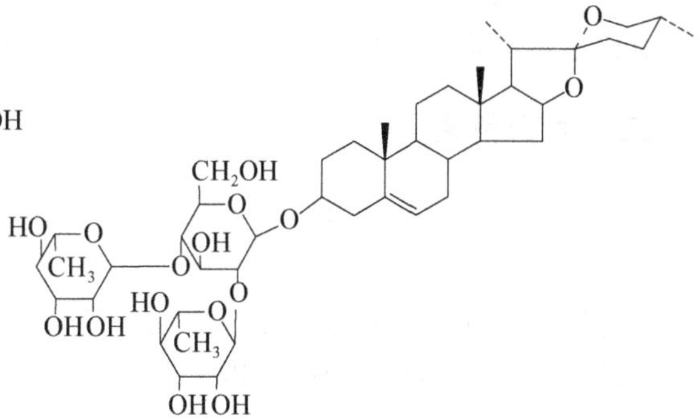　　　　　　　　　　　薯蓣皂苷

十、生物碱类

生物碱是指存在于植物或动物体内的一类含氮有机化合物,大多数有较复杂的环状结构,氮原子常结合在环内,多呈碱性,可与酸成盐,多具有显著而特殊的生物活性。在植物体内,大多数生物碱呈碱性,与有机酸(如酒石酸和草酸等)结合成生物碱盐;少数生物碱与无机酸(硫酸和盐酸等)成盐,还有的生物碱呈游离状态,极少数生物碱以酯、苷和氮氧化物的形式存在。游离型的生物碱亲脂性较强,一般难溶或不溶于水,可溶于亲脂性的有机溶剂,如氯仿、乙醚、丙酮、乙醇等;但生物碱的盐类大多溶于水;有些小分子的生物碱如麻黄碱、秋水仙碱既能溶于水,也可以溶于有机溶剂;一些酚性生物碱既可溶于酸水,也能溶于氢氧化钠等碱水;季铵型生物碱由于能够离子化,亲水性较强可溶于水。

苦参碱　　　　　　　　　　小檗碱　　　　　　　　　　喜树碱

十一、有机酸类

有机酸是分子中含有羧基(不包括氨基酸)的一类酸性有机化合物,普遍存在于植物界,尤其在果实中分布较多。有机酸在植物体中除少数以游离状态存在外,一般都与钾、钠、钙、镁等金属离子或生物碱结合成盐。常见的植物中有机酸有 3 类。

1. 脂肪族有机酸　脂肪族有机酸有一元、二元、多元羧酸,如酒石酸、草酸、苹果酸、枸橼酸、抗坏血酸等。

2. 芳香族有机酸　该类有机酸以苯丙素类型较多,如桂皮酸、咖啡酸、阿魏酸、绿原酸、当归酸等。

3. 萜类有机酸　萜类有机酸大多属于三萜类,如甘草次酸、齐墩果酸、熊果酸等。

一般低级的脂肪酸易溶于水、乙醇等,难溶于有机溶剂;高级脂肪酸及芳香酸较易溶于有机溶剂而难溶于水。有机酸盐一般溶于水而难溶于有机溶剂。

十二、植物色素

植物色素是指普遍分布于植物界的有色物质,如叶绿素类、叶黄素类、胡萝卜素类、黄酮类、醌类化合物等。

叶绿素是绿色植物进行光合作用的色素。由植物中分离得的叶绿素约有 10 种。叶绿素的基本骨架是由 4 个吡咯以 4 个次甲基连接成环状称为卟啉类型的结构。叶绿素中有 2 个羧基,其中一个是和甲醇酯化,而另一个是和植物醇酯化。叶绿素相对分子质量较大,极性较小,不溶于水,难溶于甲醇,可溶于石油醚,易溶于乙醚、氯仿、热乙醇等。通常情况下叶绿素是要作为杂质除去。

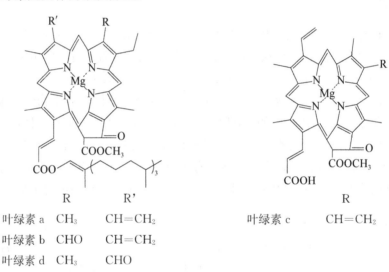

	R	R'
叶绿素 a	CH_3	$CH=CH_2$
叶绿素 b	CHO	$CH=CH_2$
叶绿素 d	CH_3	CHO

	R
叶绿素 c	$CH=CH_2$

十三、氨基酸、蛋白质和酶

分子中含有氨基和羧基的化合物称为氨基酸,构成生物有机体蛋白质的氨基酸大多是 a-氨基酸。氨基酸一般易溶于水,难溶于有机溶剂。氨基酸在等电点时,在水中的溶解度最小,因此,可利用调节等电点的方法对氨基酸类化合物进行分离。蛋白质是由 a-氨基酸通过肽链结合而成的一类高分子化合物,由于组成氨基酸的种类不同和空间构型的不同形成多种蛋白质。蛋白质大多能溶于水成胶体溶液。高温、强酸、强碱和浓醇等因素可导致蛋白质变性。酶是生物体内具有催化能力的蛋白质,它的催化作用具有专一性,通常一种酶只能催化某一种特定的反应,如蛋白酶只能催化蛋白质分解成氨基酸,脂肪酶只能水解脂肪成为脂肪酸和甘油。

十四、油脂和蜡

油脂和蜡统称为脂类,动物油脂多存在于脂肪组织中,植物油脂主要存在于种子中,约88%以上高等植物的种子含有油脂。通常将常温下呈液态的油脂称为脂肪油,呈固态或半固态的油脂称为脂肪。油脂大多为高级脂肪酸的甘油酯。

高级脂肪酸大部分为直链结构,脂肪中多为饱和脂肪酸,如月桂酸、棕榈酸等;而脂肪油中多为不饱和脂肪酸,如亚油酸、亚麻酸、花生四烯酸、二十碳五烯酸(EPA)和二十二碳六烯酸(DHA)等,这些不饱和脂肪酸为人体必需脂肪酸。油脂比水轻,易被皂化,不溶于水,易溶于石油醚、苯、氯仿、乙醚、丙酮和热乙醇中。

蜡为高级脂肪酸与高级一元醇($C_{24} \sim C_{36}$)结合成的脂类。植物蜡多存在于茎、叶、果实的表面。药用蜡多为动物蜡,如蜂蜡、虫白蜡、鲸蜡等。蜡常温下为固体,性质较脂肪稳定,不溶于水,也不易被碱水皂化。

十五、无机成分

植物中的无机成分主要是钾盐、钙盐及镁盐。它们以无机盐或者与有机物结合存在,也有的成为特殊的结晶形式存在,如草酸钙结晶等。在一些中药中,无机离子与生物活性和疗效有一定关系。

第三节 中药化学成分在植物体内的存在特点

中药大多来源自然界的动物与植物,且以植物来源占绝大多数。它们的化学成分非常复杂,这些化学成分在植物体内有如下存在特点。

一、化学成分种类多样性

中药的化学成分数量繁多,结构复杂。有效成分通常是次生代谢产物如生物碱、萜类、黄酮、香豆素、醌类、有机酸、氨基酸和各种苷类化合物等,而中药中主要的化学成分如糖类、蛋白质、脂类、叶绿素、树脂、树胶、鞣质和无机盐等一般认为是无效成分或杂质。中药中复杂的化学成分构成了其多方面临床功效或多种药理作用的物质基础,一种中药往往含有结构、性质不尽相同的多种有效成分。如中药麻黄中含有麻黄碱、伪麻黄碱等多种生物碱,以及挥发油、鞣质、纤维素、叶绿素、草酸钙等化学成分;其中麻黄碱、伪麻黄碱具平喘、解痉的作用,麻黄挥发油有抗病毒作用,挥发油中的松油醇能降低小鼠体温,具有发汗散寒的作用。因而麻黄碱、伪麻黄碱、松油醇被认为是麻黄中具有不同药理作用的有效成分,而鞣质、纤维素、叶绿素等一般则被认为是无效成分。又如中药甘草中含有甘草酸等多种皂苷以及黄酮类、淀粉、纤维素、草酸钙等化学成分;其中甘草酸具有抗炎、抗过敏、治疗胃溃疡的作用,被认为是甘草中的代表性有效成分;而淀粉、树脂、叶绿素等则一般认为是无效成分或者杂质。由于存在多种结构和性质都不同的有效成分,且和大量杂质共存,故增加了提取分离的难度。为了得到富集有效成分的部分或直接得到这些有效成分的纯品,尽量除去杂质,必须使用各种提取分离手段,故中药的提取分离过程较为复杂。

二、化学成分数量复杂性

1. 中药化学成分数量多　一种中药含有多种结构类型的化学成分,而且每一种结构类型的化学成分的数目也是很多的。一种中药中所含化学成分数量有数十个甚至数百个之多,如石菖蒲挥发油中含有 30 余种化学成分,茶叶挥发油中含有 150 余个化学成分。中药人参中含有三萜、多糖、炔醇、挥发油、甾体、黄酮、氨基酸、多肽、有机酸、微量元素等多类化学成分,仅含有的三萜类化学成分就有人参皂苷 Ro、Ra$_1$、Ra$_2$、Rb$_1$、Rb$_2$、Rb$_3$、Rc、Rd、Re、Rf、Rg$_1$、Rg$_2$、Rg$_3$、Rh$_1$、Rh$_2$ 及 Rh$_3$ 等 30 余种。这些结构和性质都相近的有效成分的分离难度较高,需要较高的分离技巧和细致认真的工作。

2. 中药有效成分含量低　中药化学成分是生物体内的二次代谢产物,其结构复杂,数量繁多。有效成分的含量通常都较低,多则百分之几,少则千万分之几甚至更少。如云南红豆杉中所含的抗癌有效成分紫杉醇主要存在于树皮中,含量仅为 0.01%～0.08%。

三、化学成分含量可变性

中药中有效成分的数量和含量可因植物器官不同有较大的差异。如槐花、黄柏皮、川芎根茎、马钱种子等是含有效成分较多的部位。

有效成分的含量还与植物生长的环境条件(海拔高度、气温、土质、雨量、光照等)、生长年限、采收季节、加工方法、贮存条件等多种因素有较大的关系。如曼陀罗叶中的有效成分生物碱的含量,可因日光的照射而提高;而毛地黄叶片被日光照射后,其有效成分强心苷的含量反而下降。麻黄在雨季有效成分生物碱含量急剧下降,在干燥季节则上升到最高值。含挥发油的植物,在充足的阳光和气温较高的地带生长时,挥发油含量增高,雨季含油量下降。薄荷在干燥的秋季叶片开始黄时,挥发油中薄荷脑含量最高。麻黄中平喘、发汗的有效成分麻黄碱在春季含量较低,八九月含量最高。因此,提取分离前需要总结前人经验,对各种因素进行分析调研,规范药材的产地、采收时间和加工方法等,保证中药原料质量的有效、稳定。

另外,药材中叶绿素、蜡、油脂、树脂和树胶、纤维素等无效成分,常在提取分离时作为杂质除去。但它们往往影响溶剂浸取的效能、制剂的稳定性及外观。如药材中的淀粉,没有明显的活性,在选择水煎煮时,大量的淀粉容易引起糊化,并使浸取液难以过滤。以乙醇等有机溶剂提取植物的茎叶时,其提取液中因叶绿素的存在呈现墨绿色,且黏性强,不利于后续的分离纯化,所以要除去叶绿素类杂质。因此,在提取分离时,也要综合有效成分和无效成分的种类、性质和含量等特点,不仅要考虑有效成分的提取分离方法,还要考虑杂质的除去方法和过程。

第四节　影响化学成分提取的药材组织结构与特点

中药大多来源于自然界的动物与植物,其化学成分都主要存在于细胞质中。因此,植物、动物等中药原料的细胞结构和性质直接影响化学成分的提取。了解各种来源的中药组织和细胞的结构，有利于采取合适的提取技术与方法。

一、中药原料细胞结构

细胞一般由细胞壁、细胞膜、细胞质和细胞核几部分组成（动物细胞无细胞壁，原核生物无细胞核）。植物细胞壁是围绕在植物原生质体外的一种细胞结构，它对植物体的支撑、水分和养料的供应、植物形态建成和植物与环境的相互作用起着重要作用。多数细胞壁主要由纤维素、半纤维素和果胶物质组成，这种细胞壁上有许多小孔，不影响水溶性物质的出入。细胞膜位于细胞壁内部，类似于半透膜，具有超滤的分子筛作用，筛孔有一定的大小，较小的分子容易透过，但较大的分子不易透过。细胞膜对外界物质的进入或细胞内物质的外出具有决定作用。提取时就是选择合适的溶剂或方法，破坏细胞壁和细胞膜，改变细胞膜的通透性，使提取溶剂能够穿透细胞壁、细胞膜，进入细胞内溶解有效成分并将其提取出来。

另外，在植物原料中还存在着各种保护组织。因此，要把细胞质中的有效成分提取出来，对于那些组织表面有蜡质保护的原料，首先要改变对蜡质起保护的细胞壁的通透性；对于组织表面具有角质层构造保护的原料，应首先破坏其角质层组织构造，然后再选择具有穿透细胞壁、细胞膜能够提取有效成分的溶剂进行浸提。

二、破坏细胞膜和细胞壁的方法

细胞壁和细胞膜是中药有效成分提取的主要屏障，只有针对不同的中药药材选择适宜的破坏细胞膜和细胞壁的方法，才能有效提高有效成分的提取率。细胞壁主要由纤维素及多糖类物质组成，细胞膜由磷脂、膜蛋白、多糖以及糖蛋白构成。常用的破壁方法有干燥法、冻融法、机械破碎法、化学破壁法、生物酶解法和压差法等。特别应该注意的是植物中所含的苷类化学成分往往与能水解它的酶共存同一组织的不同细胞中，当细胞破裂，酶与苷接触时即可使苷类化学成分发生水解。

三、各类中药原料特点

中药原料来源主要分为植物来源、动物来源、矿物来源以及微生物来源四大类。每类原料来源的组织构造不同，应采取不同的提取方法。

（一）植物原料

植物来源的中药数量最多。植物的根、茎、叶、花、果实等不同的器官均可入药。

1. 根类药材　　根据具体的药材入药部位又分为根类药材和根皮类药材。根是植物体生长在地下的营养器官，同时也是植物体重要的贮藏器官；除贮藏大量植物生长所需的营养物质（如淀粉、蛋白质）外，还有许多具有药用价值的化学成分。根类药材的内部构造主要由表皮、皮层以及维管束构成，含有丰富的薄壁组织及大量的导管、筛管等输导组织。其细胞壁和细胞膜容易被破坏，有效成分易于穿透细胞壁被浸出，同时淀粉、蛋白质也易于浸出。在根类药材提取时,将药材粉碎成块状进行提取即可;对于淀粉含量高的根类药材尤其是块根药材如何首乌、山药等不应将药材粉碎过细,且避免用水作溶剂加热进行提取,最好采用有机溶剂如乙醇等浸提,否则原料粉末在水中加热会导致淀粉糊化而难以过滤。

2. **茎类药材** 茎是植物体在地上的营养器官,是联系根、叶,输送水分和营养物质的轴状结构。茎由表皮、皮层和维管束构成。单子叶植物的茎通常只有初生构造,无形成层,只有韧皮部、木质部,中央无髓。双子叶植物的茎在初生构造的基础上形成了次生构造,维管束由韧皮部、形成层、木质部组成,中央含有大量的髓细胞。根据原料的来源将茎类药材原料又分为木质茎、根茎、块茎、球茎和鳞茎5类原料。

(1)木质茎:又分为树皮、木材和树枝3类。① 树皮类药材的表皮具有角质层,且木栓细胞、纤维和石细胞的壁多木化,提取有效成分时应将药材粉碎再浸提,利于有效成分的浸出。有些药材中含有大量的油细胞,其有效成分主要是挥发油类成分。例如肉桂,应采用针对挥发油的提取方法。有些药材中含有大量黏液细胞,含有大量树胶类物质,用水加热提取会较困难,宜采用有机溶剂如乙醇提取。② 木材类原料入药较少,其纤维素、半纤维素、木栓组织含量高,而有效成分含量较少。这类药材主要有苏木、樟、降香等,由于细胞构造多木化,质地坚硬,细胞壁主要由纤维素组成,提取时应将药材进行粉碎。③ 树枝类和藤茎类原料较常见,如桑枝、钩藤、桂枝等。这些原料具有植物茎的各种组织构造。木质茎质地比较坚硬,虽然组织内部具有很多输导组织,但不粉碎的情况下有效成分不易被溶出,必须通过粉碎扩大其提取的表面积。

(2)根茎类:根茎是植物地下茎的变态,又称根状茎,肉质膨大呈根状。根茎的形态因种类而异,有的细长,如甘草、白茅等;有的肉质粗壮,如姜、玉竹;有的短而直立,如人参、三七;有的呈团块状,如川芎、苍术;有的具有明显的茎痕,如黄精。根茎类药材都含有丰富的生物活性成分,可以采用水加热提取或者不同浓度的乙醇溶液进行加热提取。但根茎类药材大多也含有淀粉、果胶,有些还含有菊淀粉,用水加热提取并不会产生糊化情况。但个别原料淀粉含量过高,不适于采用水加热提取的方法。

(3)块茎类:块状茎是植物的地下贮藏器官,内部构造具有丰富的薄壁细胞,内含大量的淀粉物质。因此,块茎药材的提取方法与块根药材类似,不能采用热水提取。如天南星、半夏、白附子、天麻等,一般可采用一定浓度的乙醇溶液作为溶剂进行加热提取。

(4)鳞茎类和球茎类:鳞茎类原料的形状呈球状或扁球状,茎极度缩短成鳞茎盘,盘上生有许多肥厚的、贮藏丰富养料的鳞片叶,其顶端有顶芽,叶内生有腋芽。此类药材有贝母、百合、洋葱、大蒜等,这类原料都是百合科的植物。球茎类也是一种肉质肥大呈球状或者扁球状的地下茎,其与鳞茎不同,完全埋于地下,鳞叶稀少,为膜质状,如荸荠、慈姑等。鳞茎类和球茎类药材质地肥厚,新鲜药材含水量高达90%以上,且含有丰富的果胶类成分。此类药材干燥脱水后,细胞膜得以破坏,利于有效成分的浸出。但有的原料由于果胶的存在,加水浸提后过滤困难,此时应考虑选择合适的溶剂。

3. **叶类药材** 叶由叶片、叶柄和托叶三部分组成,叶子的质地分为膜质、纸质、草质、革质和肉质。叶类药材的提取应根据叶子的结构和质地选择适用的提取方法。其中质地坚韧而较厚、表面蜡质层较厚的革质叶,提取时应采用亲脂性有机溶剂如苯或三氯甲烷进行处理,去除表面的蜡质,再用水或乙醇进行提取。

4. **花类药材** 花类药材一般由花梗、花托、花萼、花冠、雄蕊群和雌蕊群等部分组成。以完整的花入药的药材如洋金花、菊花、红花和旋覆花等;以花蕾入药如辛夷、丁香、金银花和槐米等。花类药材内部构造主要由薄壁细胞组成,结构中含有油室、腺体等分泌组织。新鲜的花类药材可以作为提取挥发油的原料,可以采用挥发油提取装置进行提取。一般的花类药材原料在进行风干或加热干燥过程中,其细胞壁和细胞膜都已经被破坏,采用常规的乙醇、水等溶剂进行浸提即可。但以花粉入药用部位的药材,其花粉细胞壁上有坚固的角质层,还有增厚的纤维壁,主要由果胶质和纤维素组成,具有耐酸碱、耐压、耐温等特点,花粉内容物的提取比较困难,因此提取之前须对花粉采用机械或酶解或发酵的方法进行破壁处理,才能提高花粉内容物的提取率。

5. **果实类药材** 果实由果皮和种子两部分组成。果实类药材包括完整的果实或者果实的一部分。果皮的药材细胞中含有丰富的果胶质,用水作为溶剂提取时,果胶质对于有效成分的提取有影响,可采用有机溶剂进行提取;但若必须采用水作为提取溶剂,则需要利用果胶酶水解果胶质之后再进行提取。采用果皮和种子一起入药时,如果种子很小,而且果皮已经萎缩,这类原料通常不粉碎,直接煎煮或者浸提。有些果实果皮非常坚硬不开裂,如小坚果、瘦果、翅果等药材,种子被果皮紧紧包裹着,直接采用一般的有机溶剂提取很难将其有效成分提取出来。因此一般采用粉碎、加热、发酵或者加入化学物质进行预处理。

6. **全草类药材** 全草类药材是指药用的草本植物或其地上部分。该类药材有的是带有根或者根茎的全株植物,如车前草、仙鹤草、细辛等;大多数药材为不带根的地上部分草本原料,如薄荷、淫羊藿、藿香、青蒿等;有的则是小灌木的草质幼枝,如麻黄;有的是地上部分草质茎,如石斛。这些原料都是草本植物,质地松软,易于粉碎、有效成分的浸出,一般不需要进行特殊处理。

(二)动物类药材

动物类药材是由动物细胞构成,其基本结构和植物细胞是相似的,区别是动物细胞没有细胞壁,只有细胞膜,且细胞的化学组成不同。植物细胞壁主要由碳水化合物组成,而动物细胞膜主要由蛋白质构成。植物细胞中所含有的化学成分主要有生物碱、多酚、萜类及其苷类成分,而动物细胞中主要含有氨基酸、多肽、蛋白质、酶类、激素类以及固醇类。常见的动物原料有角类、皮类、骨类、蛇类、昆虫类及其代谢物。

1. **角类和骨类** 常用的角类药材有犀牛角、羚羊角、水牛角和鹿茸,骨类药材有虎骨、豹骨等。因野生珍稀动物受到保护,目前犀牛角和羚羊角采用水牛角和山羊角作为替代品,虎骨采用牛骨、猪骨等作为替代品。角类实际就是动物裸露在外的骨,结构上与骨类没有太大的区别,都是由胶原蛋白以及胶原纤维所形成的结缔组织构成,基质成分主要是磷酸钙和碳酸钙,结构致密、坚硬。提取前应将原料尽量粉碎得细一些,便于有效成分最大限度地提出。

2. 皮类　常用的皮类药材有驴皮、黄牛皮等。皮类原料主要由胶原蛋白组成，多用于制备阿胶、黄明胶。一般采用新鲜皮类原料，粉碎后用匀浆机类设备制成浆状物，再进行加热煮制，这样能够缩短煎煮时间，提高产品质量。

3. 蛇类、昆虫类　其有效成分主要是蛋白质、多肽、甾醇类成分。药用的蛇类、昆虫类原料均为干燥制品，可以直接采用水或有机溶剂提取。

（三）矿物类药材

矿物类药材中起药效作用通常是阳离子，因而以阳离子为依据对矿物类药材进行分类。常见的矿物药材有：钠化合物类，如芒硝、硼砂等；钙化合物类，如石膏、龙骨、钟乳石、紫石英等；钾化合物类，如硝石等；汞化合物类，如朱砂等；铜化合物类，如胆矾、铜绿等；锌化合物类，如炉甘石等；铁化合物类，如磁石等；砷化合物类，如雄黄、雌黄等；硅化合物类，如玛瑙、滑石等。这些矿物原料大多以金属离子成盐的形式存在，因此在提取过程中往往采用水为溶剂进行煎煮提取。当石膏和其他生药材一起进行提取时，石膏多先煎久提。

（四）微生物类药材

微生物是肉眼看不到的微小生物的总称，包括原核生物的细菌、放线菌、支原体、立克次体、衣原体，真核生物的真菌（霉菌和酵母菌），此外还有属于非细胞类的病毒和类病毒等。来源于微生物的药材较少，主要是一些药用真菌类。但与微生物相关中药却不少，按其形成方式，可以分为以下几种。

（1）以腐生生活方式形成的大型药用真菌。如灵芝、猴头、木耳、香菇等，这些真菌基本上都可以实现人工栽培。

（2）微生物发酵植物性材料形成的中药。如神曲、红曲等，主要是酵母和丝状真菌。

（3）植物和微生物共生形成的中药。如天麻是蜜环菌和天麻植物的共生体，天麻植物依靠蜜环菌提供营养；猪苓也是由于蜜环菌侵入猪苓菌核形成的共生体，由蜜环菌提供营养。

（4）寄生真菌侵染活体昆虫形成的虫菌复合体。其实质是昆虫的致病菌，如冬虫夏草、僵蚕、蛹虫草等。

（5）微生物侵染植物后，植物抵抗微生物的侵染而形成的植物抗毒素，如龙血竭、沉香等。

大多数药用真菌都含有真菌多糖，真菌多糖具有增强免疫力、抗癌、抗病毒等作用，常选择水或乙醇等溶剂进行提取。

第五节　中药材提取的前处理

为了使中药化学成分的提取分离顺利进行，达到有效成分高效分离的目的，保证产品的有效性、安全性和质量可控性,在提取前有必要进行原料前处理。原料的前处理包括鉴定与检验、炮制与加工。

一、鉴定与检验

中药材品种繁多,来源复杂,即使同一品种,由于产地、药用部位、生态环境、采集时间和加工方法等的不同,其化学成分种类和含量也会有差别。因此需要对上述因素进行考查和系统文献查阅,以充分了解、利用前人的经验。一般多来源的药材除必须符合质量标准要求外应固定品种;品种之间质量差异较大的药材,必须固定品种。药材质量受产地影响较大时,应固定产地。药材中的有效成分随采收期不同而明显变化时,应注意采收期。对中药材原料须进行鉴定和检验,合格方可投料提取。原料的鉴定与检验应依据国家法定标准,药材和饮片的法定标准为国家药品标准和地方标准或炮制规范。药材原料在进行品种鉴别的基础上,还应测定有效成分的含量,并注意含量限度,从而保证药材原料的质量,实现中药材原料管理的规范化、标准化。

二、加工与炮制

加工与炮制对中药化学成分有影响,许多药材需经过炮制才能进行投料用于提取、分离。在完成原料药材的鉴定与检验之后,应根据药效的要求以及提取工艺的需要,对药材进行必要的加工与炮制,通常要进行净制、切制、炮炙、粉碎等。

1. 净制 即净选加工,是药材的初步加工过程。原料药材采收后会含有泥沙、灰屑、非药用部位等杂质,甚至会混有虫蛀品、霉烂品,必须通过净制除去,以符合药用要求。原料处理要严格按照生产工艺的要求,制定规范除杂方法。净制常用的方法有挑选、风选、水选、筛选、剪、切、刮、削、剔除、刷、擦、碾、撞、抽、压榨等。净制必须在原料干燥前进行。原料需要在新鲜状态进行除杂和洗涤,因为在新鲜状态材料组织完好,在除杂和洗涤时不易损失。干燥后许多木质性根类材料比较坚硬,用传统的手工切割方法往往比较困难。

2. 切制 是指将净药材切成适于生产的片、段、块等,其类型和规格应综合考虑药材质地、炮炙加工方法、提取工艺等。除少数药材必须鲜切、干切外,一般需经过软化处理,使药材易于切制。软化时,需控制时间、吸水量、温度等影响因素,以避免有效成分损失或破坏。可以用粉碎后的原料投入生产的不必切片。坚硬的原料可在干燥后再用粉碎机粉碎投料。

3. 炮炙 是指将净制、切制后的药材进行水制、火制或水火共制等加工处理。常用的方法有炒、炙、煨、煅、蒸、煮、烫、炖、水飞等。炮炙方法应符合国家标准或各省、直辖市、自治区制定的炮制规范。如炮炙方法未被上述标准或规范所收载,应自行制定规范的炮炙方法和炮炙品的规格检测标准。制定的炮炙方法应具有科学性和可行性。

4. 干燥 原料在净制、切制后无需炮炙的直接进行干燥,需要炮炙加工的在炮炙处理后再进行干燥。干燥的目的是破坏细胞膜和细胞壁,有利于化学成分的提取,同时也是便于中药材的贮藏和运输。不同的原料应该采取不同的干燥方法:有的富含黏液质和淀粉,需用开水稍烫或蒸透后干燥,如延胡索、百部、天麻;有的质地坚硬或较粗,需趁鲜进行切割加工后干燥;有的皮类药材需要在采摘后修切成一定形状再进行干燥。

现在药材干燥多用阳干法,其优点是干燥速度快,药材的细胞膜破坏也较好。而含有对热不稳定的有效成分的原料药材,应采取阴干法。同时富含挥发油的药材也不适用于阳干法。

5. 粉碎　粉碎就是指将药材加工成一定粒度的粉粒,其目的是为了增加原料的表面积,提高提取速度。中药提取前一般将药材切细或粉碎,以提高提取效率。粉碎的粒度大小应根据原料的种类、性质和提取分离工艺要求确定。木质类原料如某些质地坚硬的根类、根茎类和果实以及种子类原料,溶剂很难渗透到组织内部,因此要粉碎得细一些。而草质类原料质地没有木质类原料坚硬,可以粉碎得粗一些,同时这类原料水分含量高,组织比较松软,干燥过程中失去大量水分导致细胞组织和器官组织破坏比较严重,提取时溶剂容易渗透。

6. 其他处理方法

(1) 脱脂处理:对于富含油、脂或蜡的药材原料,直接采用溶剂浸提较困难。如叶类革质药材其表皮细胞壁中有蜡浸层,阻止提取溶剂的渗入,使提取较难进行,在提取之前需要进行脱脂处理;种子类药材常含有大量油脂,通常要在提取前进行脱脂处理;叶、茎类药材因含较多叶绿素,常要先除去叶绿素;动物器官作为原料提取其水溶性成分时,必须先经脱脂处理,再选用极性溶剂提取。

(2) 富含挥发油的原料处理:富含挥发油的原料应在新鲜状态直接进行粉碎、蒸馏、提取加工,避免有效成分损失或破坏。

(3) 以酶和蛋白质为有效成分的原料处理:酶和蛋白质都是一类非常不稳定、易变性的化合物,因此应该在新鲜状态,通过匀浆破壁法使有效成分提取出来。如果在鲜品状态下不能及时处理,经过干燥或经放置,酶和蛋白质就会发生变性和失活,将影响原料的质量和产品质量。

第二章
溶剂提取法

中药的有效成分都存在于中药材原料中,采用溶剂将有效成分浸取提出是最方便、最有效的途径,因此溶剂提取法是中药化学成分提取最常用的方法。自古至今,中医就用药罐煎煮药材,这就是溶剂提取法的应用。现在溶剂提取法也再不仅仅是限于煎煮法,已经衍生了各种提取方法,如浸渍法、渗漉法、回流提取法、连续回流提取法等。随着科学技术的发展,虽然对有效成分的提取也有一些新方法和新技术在不断问世,但中药有效成分的提取最常用、应用最广泛的方法仍然是溶剂提取法。

第一节　溶剂提取法的原理

一、基本原理

溶剂提取法是根据"相似相溶"的原理,依据中药中的各种化学成分在不同的溶剂中的溶解性不同,从而把有效成分从中药中提取出来的方法。具体讲就是选用对有效成分溶解度大,对不需要溶出的无效成分或杂质的溶解度小的溶剂,将有效成分从药材组织中溶解出来。当溶剂加到经适当粉碎的中药药材中时,由于分子的无规则运动,溶剂分子不断运动扩散,通过渗透作用进入药材组织细胞内,不断溶解细胞内的可溶性成分,从而造成细胞内外有浓度差,细胞外的溶剂不断进入细胞内,由于细胞内外溶剂也会互相交换,细胞内的溶剂向外渗透便带出了药材中的可溶性成分。于是细胞内的溶质不断向外扩散,溶剂又不断进入到药材组织细胞中。如此多次往返直至细胞内外溶液浓度达到动态平衡,将提取溶液滤出,得到提取液。药渣继续加入新溶剂提取,如此反复多次,就可以把所需要的有效成分近于完全溶出或大部分溶出。合并各次提取液,回收溶剂便得到了含有有效成分的总提取物。在溶剂提取法的提取过程中,植物药材的有效成分分子经历细胞内的扩散、细胞膜和细胞壁的透过等复杂的传质过程,通过下列相互联系的 3 个阶段完成的。

（一）浸润和渗透阶段

药材加入溶剂后,溶剂首先附着于药材表面使之润湿,并通过毛细管和细胞间隙渗透进入组织内部。这种初始的润湿作用对提取效果影响较大。提取溶剂能否附着于药材表面使之润湿并渗透进入细胞组织中,取决于提取溶剂性质与药材的质地及两者间的界面情况。其中界面张力起着主导作用。溶剂与药材间表面张力越小，药材易被润湿，有时通过在溶剂中加入表面活性剂以提高药材的润湿性，从而达到提高提取效果的目的。

非极性溶剂一般不易浸润含有糖、蛋白质等极性化学成分含量较高的药材和含水量多的药材，因此需要先将药材干燥后再以非极性溶剂提取；极性溶剂一般不易从富含油脂的药材中提取有效成分，因此需预先脱脂、脱蜡处理后再用水、乙醇等极性较大的溶剂进行提取。

（二）解吸和溶解阶段

药材中的有效成分和药材的组织细胞具有一定的亲和力，提取溶剂必须对有效成分具有更大的亲和力，才能解除有效成分与组织细胞亲和力而产生的吸附。使有效成分转入溶剂中，这种作用称为解吸作用。解吸后的有效成分被以分子、离子或胶体离子等形式分散于提取溶剂中，该过程称为溶解。

提取有效成分时，应选用具有解吸作用的溶剂，如乙醇就有很好的解吸作用。有时也在溶剂中加入适量的酸、碱、甘油或表面活性剂等以助解吸。如提取酚酸类成分加入碱使其成盐有助于解吸附和溶解；提取生物碱类则加入酸。溶剂进入细胞后，可溶性成分逐渐溶解，溶质转入到溶剂中。水能溶解晶体及胶质，故其提取液多含胶体物质而呈胶体液，乙醇提取液含胶质少，亲脂性提取液中则不含胶质。一般疏松的药材该阶段进行得比较快，药材质地致密则进行得较慢。

（三）扩散阶段

溶剂进入细胞组织内溶解有效成分后逐渐形成浓溶液，使细胞内外出现浓度差和渗透压差。促使溶质向细胞外不断地扩散，以平衡其渗透压，细胞外的新溶剂或稀溶液又不断地渗透进入细胞组织，在药材组织和细胞内外的浓度差构成了质量传递的推动力。而药材的细胞壁是透性膜（植物细胞的原生质膜是半透膜，但死亡的细胞原生质结构已破坏，半透膜便不存在，而成了透性膜），由于浓度差的关系，细胞内高浓度的溶液可不断向低浓度方向扩散。而溶剂为稀溶液，由于渗透压的作用溶剂又不断地进入细胞内以平衡渗透压。不同有效成分浓度的溶液在细胞内外不断地进行这种扩散，直至细胞内外的浓度相等，渗透压平衡，这种扩散才会停止。

中药有效成分提取的扩散阶段比较复杂，因为被提取的高浓度有效成分在细胞壁内，要扩散到周围低浓度的溶剂中去时，首先必须通过药材组织这个障碍，即借助毛细管引力使细胞内部的高浓度提取药液经过药材组织的毛细管后流到药材表面形成一层薄膜，亦称为扩散"边界层"。提取成分最终通过此边界层向四周的溶液中扩散。提高扩散速率的有效方法是提高溶质的浓度梯度，在提取过程中，用新鲜溶剂或低浓度提取溶液置换药材周围的相对高浓度的提取溶液，以保持溶质的最大浓度梯度，提高提取率与提取速度。

二、提取溶剂的选择

溶剂提取法是利用某种溶剂把所需的化学成分从药材组织中溶解出来，而对不需要成分不溶出或少溶出的方法。因此，根据要提取的中药化学成分的性质，选择合适的溶剂进行提取是关键。选择恰当的溶剂,就可以高效、顺利地将活性成分提取出来,而且还能更有利于下一步的分离、提纯的进行。

化学成分在某种溶剂中的溶解度大小遵循"相似相溶"的规律。即亲脂性的化学成分易溶于亲脂性的溶剂,难溶于亲水性的溶剂。反之,亲水性的化学成分溶于亲水性的溶剂而不溶于亲脂性的溶剂。这种亲脂性和亲水性的强弱直接与化学成分或溶剂的分子结构直接相关,化学成分可通过其极性的大小来估计它的亲脂性或亲水性。一般说来,两种基本母核相同的化学成分,其分子中功能基的极性越大或数目越多,则整个分子的极性也大,亲水性也强,而亲脂性就越弱;其分子非极性部分大,则极性越小,亲脂性越强,而亲水性就越弱。溶剂的选择一般要注意以下几个方面。

(1)溶剂对有效成分要有很好的溶解性,而对杂质成分的溶解度越小越好。

(2)有效成分与溶剂之间"相似相溶"性要好,且两者之间不发生反应。

(3)所用的溶剂要易得、无毒,最好是可回收利用等。

三、常用的提取溶剂

常用提取溶剂有如下 3 类。

(1)水。

(2)亲水性有机溶剂:与水能混溶的有机溶剂,如甲醇、乙醇、丙酮等。

(3)亲脂性有机溶剂:与水不能混溶的有机溶剂,如氯仿、乙醚、乙酸乙酯、石油醚等。

实验室常用的有机溶剂的极性由弱到强的顺序如下。

石油醚<四氯化碳<苯<二氯甲烷<三氯甲烷<乙醚<乙酸乙酯<正丁醇<丙酮<乙醇<甲醇<水。

常用的提取溶剂的特性及适用性见表 2-1。

表 2-1 常见提取溶剂的特性及适用性

溶剂类型	常见溶剂	溶剂特性	适用范围	特点
水	水 酸水 碱水	为价廉、易得、使用安全的强极性溶剂	适于提取无机盐、糖、氨基酸、有机酸盐、生物碱盐、苷类等	穿透性强,安全但水提液易发霉变质
亲水性有机溶剂	乙醇 甲醇 丙酮	以乙醇最常用,价廉,水溶性杂质相对少	高浓度提取亲脂性成分,低浓度提取亲水性成分	提取液不会变质,可回收利用,但易挥发
亲脂性有机溶剂	氯仿 乙醚 二氯甲烷 苯	具有较强的选择性,水溶性杂质少,易纯化、挥发性大	挥发油、油脂、叶绿素、树脂、某些生物碱及一些苷元	沸点低,浓缩回收方便,但易燃有毒价贵,穿透力差

应用溶剂提取法时,所用的溶剂可以是单一溶剂,如水或乙醇;也可以是多种溶剂分

步提取，即选择两种以上的不同极性的溶剂，由低极性到高极性分步提取，使各成分依其在不同极性溶剂中溶解度的差异得以分别提取，达到初步分离的效果。通常采用低极性有机溶剂系统，如石油醚-氯仿-甲醇-水。一般是第一种溶剂提取完全后，取出药渣，在通风橱中放置挥干溶剂后，换用第二种溶剂提取，提取完再用换用第三种溶剂提取，以此类推。另外，还可用两种或两种以上的混合溶剂提取。常见的采用不同浓度比例的醇-水溶剂系统来提取中药中某些不同极性的化学成分。一些具有酸碱性的有效成分，其提取效果与提取溶剂的 pH 密切相关。这些有效成分提取时往往根据需要调整提取溶剂的 pH，以利于某些有效成分的提取。

四、溶剂提取法的影响因素

溶剂提取法的关键在于选择合适的溶剂和操作方法。但是在提取过程中，药材的粉碎度、提取温度和时间、溶剂用量以及提取次数等因素都能影响提取效果，必须加以考虑。

1. **药材粉碎度**　溶剂提取过程包括渗透、溶解、扩散等过程，药材粉末越细，药粉颗粒表面积越大，上述过程进行得越快，提取效率就越高。但粉碎过细，表面积太大，吸附作用增强，反而影响扩散作用。同时，药材组织中大量细胞破裂，致使细胞内大量不溶物及较多的多糖、蛋白质、鞣质等被提取，使提取液黏度增大，杂质也增多，导致扩散作用缓慢，造成提取液过滤困难和产品浑浊等现象。另外药材的粉碎度还要视所采用的溶剂和药材的性质而有所区别。含蛋白质、多糖类成分较多的药材用水提取时，药材粉碎过细，虽有利于有效成分的提取，但蛋白质和多糖等这类杂质也溶出较多，使提取液黏稠，过滤困难，影响有效成分的提取和进一步分离。因此，通常用水提取时药材可采用粗粉（20 目）或薄片，用有机溶剂提取时可以略细，以能通过 60 目筛为宜。药材质地不同，粉碎度也不同。一般坚硬的根、茎、皮类等药材宜粉碎成较细的粉末；而叶、花、草等疏松药材，可以不粉碎或粉碎成较粗的粉末即可；动物药材一般要求粉碎得细一些为宜，细胞结构破坏愈完全，有效成分就愈易提取出来。

2. **提取温度**　提取温度增高，分子运动加快，溶解、扩散速度也加快，有利于有效成分的提出，所以热提取比冷提取效率高。但温度过高，有些成分易破坏，同时杂质也溶出增多。故一般加热不超过 60℃，最高不超过 100℃。

3. **提取时间**　有效成分的提取率与提取时间的延长而增加，直到药材细胞内外有效成分的浓度达到平衡为止。时间太短，提取可能就不完全；时间太长，浪费能源，有些成分可能也会遭到破坏。此外，长时间的浸取往往导致大量杂质溶出，影响提取液的质量。提取时间的长短需根据具体情况而定，一般而言，热水提取以每次 0.5～1 h 为宜，乙醇加热回流提取每次以 1～2 h 为宜。

4. **浓度差**　浓度差是原料组织内的浓度与外周溶液的浓度差异。浓度差越大，扩散推动力越大，提取速度越快，适当地运用和扩大提取过程的浓度差，有助于加速提取过程和提高提取效率。在提取过程中可通过不断搅拌、更换新溶剂或连续逆流提取等方法，增大组织中有效成分扩散的浓度差，以提高提取效果。

5. 提取溶剂用量及提取次数　需根据被提取原料的干燥程度、质地,有效成分在药材中的存在形式及含量而定,一般提取溶剂用量为原料的 6～10 倍。溶剂用量多,浓缩费时;溶剂用量少,提取率低或需增加提取次数。一般中药提取 2～3 次,对于质地坚硬、贵重药材可提取 3 次,以保证有效成分提取完全。由于药材有一定的吸水量,所以第 1 次提取要超过药材溶解度所需要的量。第二、三次可依次减少溶剂的用量。总之,对不同药材的溶剂用量和提取次数都需实验确定。

第二节　溶剂提取法的操作及装置

溶剂提取法提取中药有效成分,通常的操作方式包括浸渍法、渗漉法、煎煮法、回流提取法、连续回流提取法。

一、浸渍法

浸渍法是将药材用适当的溶剂在常温或温热的条件下浸泡出有效成分的一种方法。这是一种静态提取方法,操作时将中药材粉碎到一定粒度,装入适宜容器中,然后加入适当的溶剂(如水、乙醇等)浸泡一定时间,使有效成分提取出来。该方法由浸泡的温度不同可分为冷浸渍、温浸渍两种。

（一）冷浸法

取药材粗粉置适宜容器中,加入一定量的溶剂如水、酸水、碱水或稀醇等,不时加以搅拌或振摇,在室温条件下浸渍 1～2 日或规定时间,使有效成分浸出,滤过,合并滤液,静置滤过即得。

（二）温浸法

与冷浸法基本相同,但温浸法的浸渍温度一般在 40～60℃,浸渍时间较短,能提取较多的有效成分。由于温度较高,提取液冷却后放置贮存常析出沉淀,为保证质量,需滤去沉淀。

浸渍法一般适用于含淀粉多,有效成分含量高或者是有效成分易挥发、遇热易破坏的药材的提取,而不适用于那些有效成分含量少,珍贵的或有毒的药材的提取。若要使药材中有效成分充分浸出,可重复浸提 2～3 次,第二、三次浸渍的时间可以缩短,合并提取液,滤过,经浓缩后可得提取物。浸渍法的提取过程属于静态过程,操作简便易行,但所需时间长,溶剂用量大,提取率较低。若提取溶剂为水时,提取液则容易发霉变质,因此必要时还需加入适量的防腐剂。

二、渗漉法

渗漉法是将药材粗粉置渗漉装置中,连续添加溶剂并使其渗过药粉,自上而下流动,提取出有效成分的一种动态提取方法。操作时将中药材适度粉碎后,置于渗漉装置中,先加入适量的溶剂浸泡药材一段时间后,再由上部不断添加新溶剂,渗漉器的下口连接一个

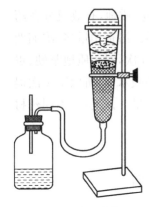

图 2-1 渗漉装置图

接收瓶,溶剂不断自上而下渗透过药材,穿过药材细胞,使药材中的化学成分溶于渗漉液而流出。

　　渗漉法的主要设备是渗漉筒或渗漉罐,一般为圆柱形和圆锥形,如图 2-1 所示。根据所渗漉药材的膨胀性选择渗漉装置的形状,一般都选择圆柱形,如果是膨胀性强的药材则多采用圆锥形。渗漉筒的材料有玻璃、搪瓷、陶瓷和不锈钢等。工业化生产时采用的渗漉装置如图 2-2 所示,可以长时间、大规模批量渗漉式生产;渗漉结束,通过蒸汽加热浓缩使药渣中残留浸提溶剂得以回收,减少溶剂消耗,降低生产成本。渗漉法的具体操作方法可分为单级渗漉法、重渗漉法等。

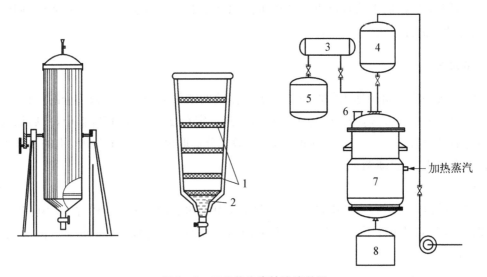

图 2-2 工业化生产的渗漉装置

1. 筛板;2. 浸出液;3. 冷凝器;4. 溶媒储罐;5. 溶剂回收罐;6. 投料口;7. 渗漉罐;8. 浸出液储罐

(一)单级渗漉法

单级渗漉法操作流程:药材—粉碎—润湿—装于渗漉器—浸渍—渗漉—滤过渗漉液—浓缩至规定浓度。

1. 粉碎　将药材打成粗粉。药材的粒度应适宜,过细易堵塞,吸附性增强,提取效果差;过粗不易压紧,药材柱增高,减小粉粒与溶剂的接触面,不仅提取效果差,而且溶剂耗量大。一般药材粒度以中等粉或粗粉为宜。

2. 浸润　根据药粉性质,用规定量的溶剂(一般每 1 000 g 药粉用 600~800 mL 溶剂)润湿,密闭放置 15 min 至 6 h,使药粉充分膨胀。

3. 装筒　取适量用相同溶剂湿润后的脱脂棉垫在渗漉筒底部,分次装入已润湿的药粉。每次装药粉后用木槌均匀压平,力求松紧适宜。药粉装量一般以不超过渗漉筒体积的 2/3 为宜,药面上盖滤纸或纱布,再均匀覆盖一层清洁的细石块,见图 2-1。装筒时药粉的松紧及使用压力是否均匀,对提取效果影响很大。药粉装得过松,溶剂很快流过药粉,造成提取不完全,消耗的溶剂量多。药粉过紧又会使出口堵塞,溶剂不易通过,无法进行渗滤。因此装筒时,要分次一层层地装,要用木槌均匀压平,不能过松过紧。

4. 排气　装完渗滤筒后,打开渗滤筒下部的出口,缓缓加入适量溶剂,使药粉间隙中的空气受压由下口排出。切不可于出口处活塞关闭的情况下加入溶剂,否则筒内药粉间的空气必然因克服上面的压力而向上冲浮,使药粉原有的松紧度改变,影响渗滤效果。

5. 浸渍　待气体排尽后,关闭出口,流出的渗滤液倒回筒内,继续加溶剂使保持高出药面浸渍,加盖放置24～48 h,使溶剂充分渗透扩散。该步骤在制备高浓度制剂时更显得重要。

6. 渗滤与收集滤液　浸渍一定时间,接着即可打开出口开始渗滤。一般以1 000 g药材每分钟流出1～3 mL为慢滤,3～5 mL为快滤,实验室一般控制在每分钟2～5 mL,大量生产时可调至每小时滤出液约为渗滤器容积的1/48～1/24。一般收集的渗滤液为药材重量的8～10倍,或以有效成分的鉴别试验决定是否渗滤完全,最后经浓缩后得到提取物。

（二）重渗滤法

重渗滤法是将渗滤液重复用做新药粉的溶剂,进行多次渗滤以提高提取液浓度的方法。由于多次渗滤,则溶剂通过的渗滤筒长度为各次渗滤粉柱高度的总和,故能提高提取效率。操作时将先收集浓度较高的初滤液,另器保存;然后将浓度较低的续滤液,导入另一装有药粉渗滤筒,又可收集初滤液,另器保存;续滤液又依次导入另一装有药粉渗滤筒。这样便将稀渗滤液作为另一批新原料的溶剂使用,重复操作,合并初滤液得到总提取液。重渗滤法中一份溶剂能多次利用,溶剂用量较单渗滤法减少。

渗滤法的提取过程是个动态过程,因能保持良好的浓度差,故提取效率高于浸渍法,常用溶剂多为水、酸水、碱水及不同浓度的乙醇等。根据需要可以采用单一溶剂进行渗滤,也可使用几种溶剂依次进行渗滤。在渗滤过程中不断补充渗滤溶剂至药材的有效成分充分提取,或当流出液颜色极浅或渗滤液的体积相当于药材质量的10倍时,可认为基本上已提取完全。

渗滤法相比于浸渍法,有提取效率高的优点,但也存在溶剂消耗多、提取时间长等缺点。且渗滤法操作技术要求较高,操作不得当就会影响提取的效果。因为溶剂在整个过程中是流动的,要确保溶剂流动得顺畅。所以渗滤法适用于提取热敏性、易挥发或剧毒性的药材成分,也适用于提取有效成分含量较低或希望获得高提取液浓度的药材原料,不适用于一些淀粉含量高、提取成分黏性大的药材的提取。

三、煎煮法

煎煮法是将药材加水加热煮沸,滤过去渣后取煎煮液的一种传统提取方法。煎煮法是最早使用的传统提取方法。该方法简单易行,只要将药材加水煎煮取汁就行。因为提取溶媒通常用水,故也称"水煮法"或"水提法"。

操作时将药材饮片或粗粉置加热容器中,加水浸没药材,加热煮沸,保持微沸;煎煮一定时间后,分离煎煮液,药渣继续依法煎煮数次至煎煮液味淡薄;合并各次煎煮液,浓缩即得。一般以煎煮2～3次为宜;小量提取,第一次煮沸20～30 min;大量生产,第一次煎煮1～2 h,第二、三次煎煮时间可酌减。煎煮法所用的容器可用沙锅、瓦罐、搪瓷罐等,但忌用铁锅或铝锅,以免发生化学反应,影响药效。煎煮过程中应适时搅拌,避免药材局部温度太高,有效成分被破坏或煎糊。

煎煮法是最早且最常用的一种中药提取方法。该法能提出大部分的有效成分,具有操作简单、提取效率高于冷浸法等优点,适用于有效成分能溶于水且不易被高温破坏的中药提取,不宜用于含挥发油成分及遇热易破坏成分的提取。对于含多糖类丰富的药材,因煎煮提取液黏稠,难以滤过,也不宜使用。另外,水的溶解范围较大,选择性差,容易提取大量无效成分,杂质多,提取液易霉变。很多中药材可用于这种提取方法,但也有许多中药的有效成分不溶于水而较难用该方法提取出来,故使该方法在使用时受到一定限制。

四、回流提取法

回流提取法一般是用乙醇、氯仿等沸点较低的有机溶剂加热提取有效成分的一种方法。实验室装置如图 2-3 所示。提取时将药材粗粉装入圆底烧瓶内,添加溶剂至盖过药面(一般至烧瓶容积 1/2～2/3 处),接上冷凝管,通入冷却水,于水浴中加热回流一定时间;滤出提取液,药渣再添加新溶剂回流 2～3 次;合并滤液,回收有机溶剂后得浓缩提取液。本法提取效率高,但溶剂消耗量仍较大,操作较麻烦。由于受热时间长,故对热不稳定成分的提取不宜采用此法。适用于脂溶性较强的中药化学成分的提取。

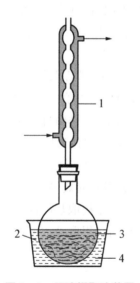

图 2-3 回流提取法装置

1. 冷凝管；2. 药材；
3. 溶剂；4. 水浴

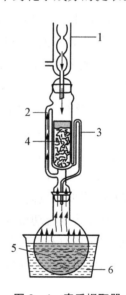

图 2-4 索氏提取器

1. 冷凝器；2. 蒸汽管；3. 虹吸管；
4. 药材；5. 溶剂；6. 水浴

五、连续回流提取法

连续回流提取法是在回流提取法的基础上加以改进的一种更实用的提取方法。该方法最主要的仪器是索氏提取器(图 2-4)。提取时,先在圆底烧瓶内放入几粒沸石,以防暴沸;然后将装好药材粉末的滤纸袋或筒置于索氏提取器中,自冷凝管加溶剂入烧瓶内,水浴加热。溶剂受热蒸发,遇冷后变为液体回滴入提取器中,接触药材开始进行浸提,这期间经过渗透、溶解、扩散的过程,溶出其中被提取成分而成为溶液。待溶液液面高于虹吸管上端时,在虹吸作用下,提取液流入烧瓶。溶液在接收烧瓶中继续受热,溶剂蒸发、回流、渗漉,而溶液中的溶质(被提取部分)则留在接收瓶内。因此随提取的进行,接收瓶内溶液越来越浓,每次进入提取筒的均为新鲜溶剂,这样提取筒中的药材始终与新鲜溶剂或浓度较低的溶剂接触,从而逐渐地将药材中的成分转移到了接收瓶内。如此不断反复循环 4～10 h,至有效成分充分被提取,回收提取液中的有机溶剂即得。

连续回流提取法的操作步骤如下。

1. 装样　将药材粉碎成一定的粒度,装入滤纸筒内,其装量高度以低于虹吸管 1～2 cm 为准,上面盖上脱脂棉。注意不得将样品漏入提取筒的虹吸管或接收瓶中;样品应装得松紧适度,均匀致密。

2. 提取　加入一定量的溶剂通过提取筒,当达到虹吸管高度时,从虹吸管流入接收瓶内,控制加热程度,使回流速度维持在 1～2 滴/s。

3. 提取终点的检查　停止加热后,从提取筒下口取提取液的中间一段 1～2 mL 进行化学反应或薄层色谱(TLC)、纸色谱(PC)检查。

4. 回收　让提取筒内液体全部流入接收瓶后,撤离热源,取下提取筒与冷凝管,将接收瓶中提取液用蒸馏装置或旋转蒸发仪回收溶剂即得提取物。

连续回流提取法通过较少量溶剂进行连续循环回流提取,将有效成分充分提取出来。连续回流提取还可用于不同极性的溶剂梯度提取。但一种溶剂的可溶性成分提取完后,应将溶剂挥尽再换另一种溶剂,且溶剂极性应由低到高依次提取。整个提取过程溶剂的使用量较少,提取条件较为温和、提取效率高,加之提取过程又是浓缩过程,提取液中有效成分含量也较高。另外该法后处理方便,因而应用较广。但是要完成整个过程所需的时间很长,提取液受热时间长,故不适用于对热不稳定成分的提取。应注意受热易分解、变色的物质及高沸点溶剂提取,不宜选用此法。连续回流提取法常用于脂溶性化合物的提取,也常用于种子药材的脱脂以及除去植物药材的叶绿素。工业生产所用连续回流提取装置见图 2-5,其原理与索氏提取器相同。

上述几种方法是经典的提取方法,广泛应用于中药化学成分的提取和中成药的生产中。实际应用时应根据药材原料中有效成分的稳定性选择适宜的溶剂提取方法。其中浸渍法、渗漉法属于常温提取,适用于热不稳定化学成分的提取,提取物所含杂质较少。煎煮法、回流提取法及连续回流提取法均属于加热提取,提取温度相对较高,提取物中所含杂质较多。但连续回流提取有操作简单、节省溶剂的优点。在不了解原材料中所含成分是否稳定的情况下,一般应避免高温提取,以防有效成分发生变化。另外,用溶剂提取法时,为了尽可能将有效成分提取完全,常要对提取终点进行判定。常用方法是:若有效成分未知者,可取最后的提取液数毫升于蒸发皿中,挥干溶剂,不留残渣即为提取终点;若有效成分为已知化合物,可选用该有效成分的定性反应来判断,至提取液反应呈阴性或微弱

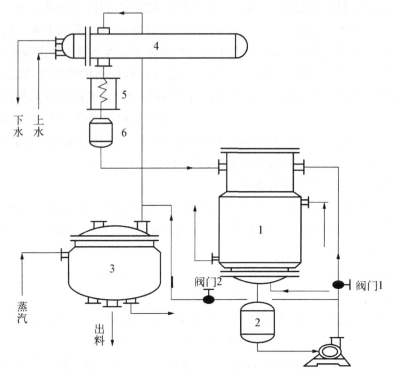

图 2-5　连续回流提取装置

1. 提取罐；2. 缓冲罐；3. 浓缩锅；4. 冷却器；5. 凝液受槽；6. 输送泵

的反应阳性时即为提取终点。

第三节　溶剂提取法的生产工艺及设备

在工业化生产中,选择合适中药化学成分的提取工艺,是提高提取效率、保证提取物质量、节约工效、降低成本的关键。常见的工艺有单级提取工艺、单级回流提取工艺、单级循环提取工艺、多级提取工艺、半逆流多级提取工艺、连续逆流提取工艺等。提取设备按其操作方式可分为间歇式、半连续式和连续式。

由于中药材的品种多,且其材质与性质差异很大,因此在选用中药提取工艺与设备时,除了应考虑性能、效率高之外,还应考虑到更换品种时应清洗方便。目前国内中药厂所使用的提取设备多数为间歇式固定床提取设备,也有采用效率较高的逆流连续式提取设备等。

一、单级提取工艺及设备

单级提取是指将药材和溶剂一次加入提取设备中,经一定时间的提取后,放出提取药液,排出药渣的整个过程。在用水提取时一般用煎煮法,乙醇提取时可用浸渍法或渗漉法等,但药渣中乙醇或其他有机溶剂需先经挤压等方法回收后,再将药渣排出,单级提取工艺多采用间歇式提取器。

1. 间歇式提取器　该类型提取器的类型较多,其中以多功能提取罐较为典型(见图2-6)。除提取罐外,还有泡沫捕集器、热交换器、冷却器、油水分离器、气液分离器、管道过滤器等附件。具有多种用途,可供药材的水提取、醇提取,提取挥发油或回收药渣中的溶剂等。药材由加料口加入,提取液经夹层可以通入蒸汽加热,亦可通水冷却。该提取罐根据提取溶剂的不同选择相应的加热方式。如果用水作为溶剂进行提取,当药材和水均加入罐中,立即向罐内通入蒸汽进行直接加热,当加热温度达到所需温度时,停止进汽加热,改向罐体夹层通蒸汽进行间接加热,以维持罐内温度稳定在规定范围内。如果用醇为提取溶剂时,则始终通过向罐内夹层通入蒸汽进行间接加热。提取完毕后,提取液从罐的下方经过过滤器从排液口流出,再继续输送到相应的浓缩装置。该设备提取效率较高,消耗能量少,操作简便。单级提取工艺比较简单,常用于小批量生产。其缺点是提取时间长,药渣能吸收一定量提取液,可溶性成分的提取率低,提取液的浓度亦较低,浓缩时消耗热量大,药材的有效利用率低。

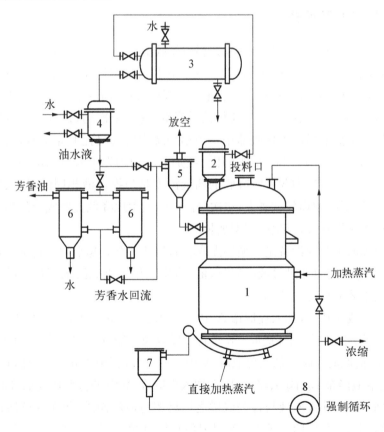

图2-6　多功能提取罐示意图

1. 提取罐；2. 泡沫捕集器；3. 换热器；4. 冷却器；5. 气液分离器；
6. 油水分离器；7. 过滤器；8. 循环泵

2. 单级回流及温浸法提取工艺与设备　单级回流提取又称索氏提取(见图2-4)，主要用于乙醇或有机溶剂(如乙酸乙酯、氯仿)提取药材及一些药材脱脂。由于溶剂的回流，溶剂与药材细胞组织内的有效成分之间始终保持很大的浓度差，加快了提取速度，提高了提取率，而且最后生产出的提取液已是浓缩液，使提取与浓缩密切地结合在一起。此法生产周期一般约为10 h。其缺点是，此法使提取液受热时间长，不适宜热敏药材的提取。温浸法是在热回流提取工艺基础上发展起来的一种方法，此法将提取器内的温度控制在40～50℃，较好地运用了温度对加速提取的有利因素，也可减少较高温度对提取成分的破坏及高分子无效成分的过多浸出。浓缩锅中若能适当地搅拌，则可大大加速其浓缩速度。提取率高于渗漉法和循环提取法，但由于渗漉温度高于室温以及搅拌的原因，其提取液的澄明度不及渗漉法。

3. 单级循环浸渍工艺　单级循环浸渍浸出是将提取液循环流动与药材接触浸出，固液两相在提取器中有相对运动，从而加速了提取过程。提取过程中药渣还成为自然滤层，使提取液循环流动过程相当于经过了多次的过滤，因此循环浸渍法的提取液的澄明度好。整个过程是密闭提取，温度低;用乙醇循环浸渍时，所损耗乙醇量也比其他工艺低。

二、多级提取工艺及设备

浸渍法提取中，药材吸收提取液中的成分，降低了有效成分的含量。为了提高浸渍法提取效果，减少成分损失，可采用多次浸渍法。它是将药材置于提取罐中，将一定量的溶剂分次加入进行提取;亦可将药材分别装于一组提取罐中，新的溶剂分别先进入第一罐与药材接触提取，提取液放入第二罐与药材接触提取，这样依次通过全部提取罐，成品或浓提取液由最后一个提取罐流入接收器中。当第一罐内的药材提取完全时，则关闭第一罐的进、出液阀门，卸出药渣，回收溶剂备用。续加的溶剂则先进入第二罐，并依次提取，直至各罐提取完毕。浸渍法中药渣所吸收的药液浓度是与提取液相同的，提取液的浓度越高，由药渣吸液所引起的损失就越大，多次浸渍法能大大地降低提取成分的损失量。但浸渍次数过多也无实用意义，且生产周期加长。

多级逆流提取工艺与设备是在循环提取法的基础上发展起来的。它主要是为保持循环提取工艺的优点，同时通过母液(稀提取液)多次套用来克服溶剂用量大的缺点。罐组式逆流提取法工艺流程见图2-7。

药材经粗碎或切片后，加入提取罐A中。溶剂由I_1计量罐计量后，经阀1加入提取罐A_1中。然后开启阀2进行循环提取2 h左右。提取液经循环泵B_1和阀3打入计量罐I_1，再由I_1将A_1的提取液经阀4加入提取罐A_2中，进行循环提取2 h左右(即母液第1次套用)。A_2的提取液经泵B_2、阀6、罐I_2、阀7加入提取罐A_3中进行循环提取(即母液经第2次套用)。以此类推，使提取液与各提取罐之药材相对逆流而进，每次新鲜溶剂经4次提取(即母液第3次套用)后即可排出系统，同样每罐药材经3次不同浓度的提取液和最后1次新鲜溶剂提取后再排出系统。在一定范围内，罐组式的提取罐数越多，相应提取率越高，提取液浓度越大，溶剂用量越少。但相应投资增大，周期加长，耗能增加。从操作上

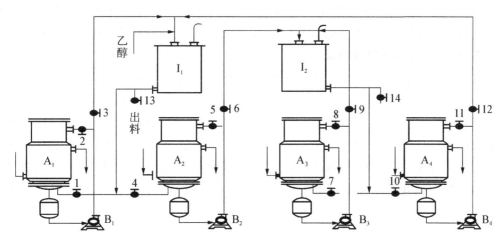

图 2－7　罐组式逆流提取法工艺流程示意图

I₁、I₂. 计量罐；A₁、A₂、A₃、A₄. 提取罐；B₁、B₂、B₃、B₄. 循环泵；1～14. 阀门

看,奇数罐组不及偶数罐组更有规律性,因此一般以采用 4 只或 6 只罐为佳。

第四节　溶剂提取法应用实例

溶剂提取法的技术多种多样,各种方法的应用也都非常广泛。中药成分生物碱、黄酮类、醌类、萜类、皂苷、强心苷、多糖等有效成分的提取大多是用溶剂提取法提取。

实例 1　山豆根总生物碱的提取

山豆根为豆科植物越南槐(柔枝槐)*Sophora tonkinensis* Gagnep. 和防己科植物蝙蝠葛 *Menispermum dahuricum* DC. 的根或根状茎。性寒、味苦,具有清热解毒、消肿止痛、通便之功效,主治急性咽喉炎、扁桃体炎、牙龈肿痛、肺热咳嗽、湿热黄疸、痈疖肿毒、便秘。其主要有效成分生物碱的提取方法如下:向山豆根药材中加入 8 倍量的用硫酸调至 pH1～2 的冷水温浸(50～60℃)12 h,重复一遍,合并滤液,减压溶缩至 1/4,冷后加浓碳酸钠液调至 pH 9,过滤得总生物碱。

实例 2　槐米中芦丁的提取

槐米为豆科植物槐树 *Sophora japonica* L. 的花蕾,在我国北方最为常见。性味苦、微寒,功能凉血止血、清肝明目,主治吐血、衄血、便血、痔疮出血、血痢、崩漏、风热目赤、高血压病。其主要含有芦丁、槲皮素等黄酮类成分。提取方法是:槐花米粗粉,8 倍量沸水煮沸 30 min,重复一次,趁热过滤,合并滤液,放冷,析晶,乙醇重结晶,即得芦丁。

实例 3　大黄中总蒽醌的提取

大黄别名将军,为蓼科植物掌叶大黄 *Rheum palmatum* L. 的根及根茎,主要分布于我国的甘肃、青海、宁夏及西藏等地。性寒、味苦,功效泻实热、破积滞、行瘀血,主治实热便秘、食积停滞、腹痛、急性阑尾炎、急性传染性肝炎、血瘀经闭、牙痛、衄血、急性结膜炎等，外用治烧烫伤、化脓性皮肤病、痈肿疮疡。大黄中的药效成分游离蒽醌的提取方法为：大黄粉以乙醇渗漉得乙醇提取液，减压浓缩后用乙醚提取 3 次，回收乙醚得总游离蒽醌。

实例 4　栀子萜类成分提取

栀子别名黄栀子、山栀子、红栀子，为茜草科植物栀子 *Gardenia jasminoides* Ellis 的果实。主要分布于我国浙江、江西、福建、湖南、湖北等地。栀子性味苦、寒，功能泻火解毒、清热利湿、清血散瘀，主治热病高热、心烦不眠、实火牙痛、口舌生疮、鼻衄、吐血、眼结膜炎、疡疮肿毒、黄疸型传染性肝炎、蚕豆病、尿血，外用治外伤出血、扭挫伤。栀子主含环烯醚萜苷等成分。栀子果仁粉碎后加乙醚回流提取多次，合并、回收提取液，残留物溶于70%乙醇后上氧化铝吸附柱，用 70%乙醇洗脱，减压回收洗脱液，干燥得白色栀子苷结晶。

参考文献

[1] 宋小妹，唐志书.中药化学成分提取分离与制备[M].第 2 版.北京：人民卫生出版社，2009.

[2] 卢晓江.中药提取工艺与制备[M].北京：化学工业出版社，2004.

[3] 陈耀祖.中药现代化研究的化学法导论[M].北京：科学出版社，2003.

[4] 卢艳花.中药有效成分提取分离技术[M].第 2 版.北京：化学工业出版社，2008.

[5] 石任兵.中药化学[M].北京：人民卫生出版社，2012.

[6] 林启寿.中草药成分化学[M].北京：科学出版社，1977.

[7] 卢艳花.中药有效成分提取分离实例[M].北京：化学工业出版社，2007.

第三章
水蒸气蒸馏法

　　水蒸气蒸馏法系指将含有挥发性成分的药材与水共蒸馏,使挥发性成分随水蒸气一并馏出,经冷凝分取挥发性成分的提取方法。该法适用于具有挥发性、能随水蒸气蒸馏而不被破坏、在水中稳定且难溶或不溶于水的化学成分的提取。此类化学成分的沸点多在100℃以上,与水不相混溶或仅微溶,并在 100℃左右有一定的蒸气压。当与水在一起加热时,其蒸气压和水的蒸气压总和为一个大气压时,液体就开始沸腾,水蒸气将挥发性物质一并带出。主要应用于中药中的挥发油、某些小分子的生物碱和小分子酚性化合物的提取。常用来分离和提纯液态或固态有机化合物,尤其是在反应产物中有大量树脂状杂质的情况下,效果较好。但水蒸气蒸馏法需要将原料加热,不适用于化学性质不稳定化学成分的提取。水蒸气蒸馏法可分为共水蒸馏法、通水蒸气蒸馏法、水上蒸馏法等多种方法,在中药化学成分的研究和工业生产中被广泛使用。

第一节　水蒸气蒸馏法的原理

　　在相互混溶的挥发性混合物中,形成一个理想的溶液,蒸气压服从拉乌尔定律,互溶液体中每一组分的分压等于该化合物单独存在时的蒸气压与它在溶液中的摩尔分数的乘积,因此,混合物在一定温度的蒸气压:

$$P_{总} = P_{A0}N_A + P_{B0}N_B + \cdots + P_{i0}N_i$$

　　即混合物的蒸气压($P_{总}$)不是各个组分的蒸气压的直接加合($P_{A0} + P_{B0} + \cdots + P_{i0}$),而是每一组分的蒸气压与它在溶液中的摩尔分数($N_A, N_B \cdots N_i$)的乘积,即在混溶和均相溶液的总蒸气压是由各组分的 P_0 和 N_0 共同决定的。

　　而在互不混溶的挥发性混合物中,其性质与互溶的溶液完全不同。其中每一组分在一定温度时的分压,等于在同一温度下的纯化合物的蒸气压,即 $P_i = P_{i0}$,而不取决于混合物中各化合物的摩尔分数,即混合物的每一组分是独立地蒸发的。因此,根据道尔顿(Dalton)分压定律,与一种不互溶混合物液体对应的气相总压 P 等于各组成气体分压的总和,所以互不相溶的挥发性物质的混合物在某一温度 t 下的总蒸气压为:

$$P = P_{A0} + P_{B0} + \cdots + P_{i0}$$

从上式可知任何温度下混合物的总蒸气压总是大于任一组分的蒸气压,因为它包括了混合物其他组分的蒸气压。由此可见,在相同外压下,不互溶物质的混合物的沸点要比其中沸点最低组分的沸腾温度还要低。

当水和有机物一起共热进行水蒸气蒸馏时,根据道尔顿分压定律,整个体系的蒸气压力应为各组分蒸气压之和。即:

$$P = P_A + P_B$$

式中 P 为总的蒸气压,P_A 为水的蒸气压,P_B 为不溶于水或难溶于水的化合物的蒸气压。

当混合物中各组分的蒸气压总和(P)等于外界大气压时,混合物开始沸腾。而混合物的沸点比其中任何一组分的沸点都要低些。因此,常压下应用水蒸气蒸馏,能在低于100℃的情况下将高沸点组分与水一起蒸出来。蒸馏时混合物的沸点保持不变,直到其中一组分几乎全部蒸出。因为总的蒸气压与混合物中二者间的相对量无关,直到其中一组分几乎完全移去,温度才上升至留在瓶中液体的沸点。我们知道,混合物蒸气中各个气体分压(P_A,P_B)之比等于它们的物质的量(n_A,n_B)之比,即:

$$\frac{n_A}{n_B} = \frac{P_A}{P_B}$$

式中 n_A 为蒸气中含有 A 的物质的量,n_B 为蒸气中含有 B 的物质的量。而

$$n_A = \frac{m_A}{M_A} \quad n_B = \frac{m_B}{M_B}$$

式中 m_A、m_B 为 A、B 在容器中蒸气的质量;M_A、M_B 为 A、B 的摩尔质量。因此

$$\frac{m_A}{m_B} = \frac{M_A n_A}{M_B n_B} = \frac{M_A P_A}{M_B P_B}$$

可见,这两种物质在馏出液中的相对质量(就是它们在蒸气中的相对质量)与它们的蒸气压和相对分子质量成正比。通常有机化合物的相对分子质量要比水大得多,因此,在水蒸气蒸馏液中化合物的质量较多。

第二节　水蒸气蒸馏法的设备及操作

一、水蒸气蒸馏法实验室装置及操作

（一）水蒸气蒸馏法实验室装置

实验室常用的水蒸气蒸馏装置,仪器主要包括:长颈圆底烧瓶、短颈圆底烧瓶、冷凝管、锥形瓶、安全管、玻璃导管、T 形管(带乳胶管)。装置如图 3-1 所示,包括蒸馏瓶、水蒸气发生器、冷凝和接受瓶 4 个部分。

在水蒸气蒸馏装置图中,水蒸气发生器通常盛水量以其容积的 2/3 为宜。如果太满,

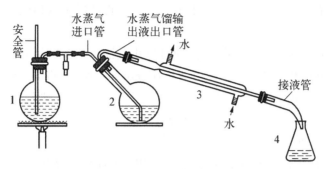

图 3-1 实验室水蒸气蒸馏装置

1. 水蒸气发生器；2. 蒸馏瓶；3. 冷凝管；4. 接受瓶

沸腾时水将冲至烧瓶。安全管几乎插到水蒸气发生器的底部。当容器内气压太大时,水可沿着玻管上升,以调节内压。如果系统发生阻塞,水便会从管的上口喷出。此时应检查导管是否被阻塞。

水蒸气导出管与蒸馏部分导管之间由 T 形管相联结。T 形管用来除去水蒸气中冷凝下来的水,有时在操作发生不正常的情况下,可使水蒸气发生器与大气相通。蒸馏瓶的液体量不能超过其容积的 1/3。水蒸气导入管应正对蒸馏烧瓶底中央,距瓶底 8～10 mm,导出管连接在一直形冷凝管上。

（二）操作步骤

在水蒸气发生器中,加入约占容器 2/3 的热水,并加入几粒沸石。瓶口配一双木塞插入安全管,安全管几乎插到发生器底部,当容器内气压太大时,水可沿玻管上升,以调节内压,如果系统发生堵塞,水便会从上管喷出,此时应检查圆底烧瓶内的蒸气导管是否一堵塞。

蒸馏部分通常是长颈圆底烧瓶,被蒸馏的液体通常不超过容器的 1/3,斜放与桌面成 45°角,这样可以避免由于蒸馏时液体溅起的液沫从导出管冲出,被蒸气带进冷凝管中沾污馏出液。

在盛有被提取物质的长颈圆底烧瓶上配双孔木塞。一口插入导入口,另一口插入导出口,其末端连接一直型冷凝管。馏液通过接液管进入接受瓶,接受瓶处可用冷水浴冷却。

待检查整个装置不漏气后,旋开 T 形管的螺旋夹,加热至沸。当有大量水蒸气产生并从 T 形管的支管冲出时,立即旋紧螺旋夹,水蒸气便进入蒸馏部分,开始蒸馏。为了使蒸气不致在长颈圆底烧瓶中冷凝而积聚过多,必要时可在长颈圆底烧瓶下加一石棉网,用小火加热。也可适当加热蒸馏瓶。但要控制蒸馏速度,以 2～3 滴为宜,以免发生意外。如果被提取的挥发性物质有较高的沸点,在冷凝后易于析出固体,则应调小冷凝水流速,甚至将冷凝水暂时放掉,以使物质熔融后随水流流入接受瓶。

在蒸馏过程中,通过水蒸气发生器安全管中水面的高低,可以判断水蒸气蒸馏系统是否畅通。若水平面上升很高,则说明某一部分被阻塞了,这时应立即旋开螺旋夹,然后移去热源,拆下装置进行检查(通常是由于水蒸气导入管被树脂状物质或焦油状物堵塞)和处理。

当馏出液无明显油珠,澄清透明时,便可停止蒸馏。其顺序是先旋开螺旋夹,然后移去热源,否则可能发生倒吸现象。馏出液往往分出油水两层,将馏出液转入分液漏斗,静置分层,将油层分出即得到挥发性化学成分。若馏出液不分层,则将馏出液经盐析法并用低沸点溶剂(常用乙醚、环己烷)将挥发性成分萃取出来,回收溶剂即得挥发性化学成分。

操作注意事项如下。

(1)安装正确,连接处严密不漏气;按安装相反顺序拆卸仪器;严守操作程序。

(2)水蒸气发生器盛放约容积的2/3的水为宜(可通过液位管观察),否则沸腾时水将会冲入烧瓶。

(3)水蒸气发生器与烧瓶之间的连接段要尽可能短,以减少水蒸气的冷凝。安全管的下端应接近容器底部。

(4)实验加热前,螺旋夹应注意打开,待有水蒸气从止水夹处冒出后,关闭螺旋夹;实验结束时,也首先打开螺旋夹,然后再停止加热(防止倒吸);调节火焰,控制蒸馏速度2~3滴/s,并时刻注意安全管。

(5)在蒸馏过程中,如发现安全管中的水位迅速上升,则表示系统中发生了堵塞。此时应立即打开螺旋夹,然后移去热源,待排除堵塞后再进行水蒸气蒸馏。

(6)万一冷凝管已经被堵塞,应立即停止蒸馏,并且设法疏通。

二、水蒸气蒸馏法工业化生产设备及操作

(一)工业用水蒸气蒸馏设备

工业上使用的水蒸气蒸馏设备一般包括蒸馏锅、冷凝器、油水分离器三部分。如图3-2所示为其中一种水蒸气蒸馏设备示意图。

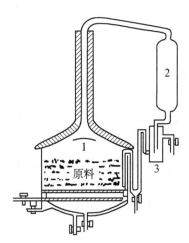

蒸馏锅、冷凝器皆用不锈钢制成。蒸馏锅内安装筛板和加热管,筛板用不锈钢制成,加热管由紫铜制成。冷凝器采用列管式,油水分离器由玻璃制成,根据挥发油与水密度的不同,决定出油口与出水口的位置。如果挥发油的密度小于水的密度,则出油口在油水分离器的上部,出水口在油水分离器的靠近下部的位置。如果挥发油的密度大于水的密度,则出油口在油水分离器的底部,出水口在油水分离器的靠近上部的位置。大多数情况下从出水口流出的水要能回入蒸馏锅内。

(二)工业上水蒸气蒸馏法的蒸馏方式

工业上水蒸气蒸馏法的蒸馏方式有3种,根据蒸馏锅内原料与水接触的情况,可分为水中蒸馏、水上蒸馏和直接蒸气蒸馏。如图3-3所示。

图3-2 工业水上蒸馏设备

1. 蒸馏锅; 2. 冷凝器; 3. 油水分离器

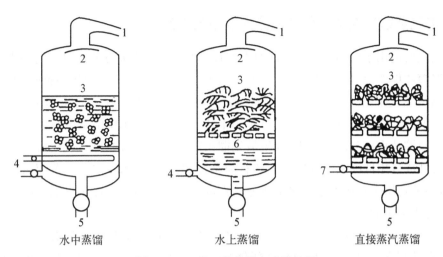

图 3-3　工业 3 种蒸馏方式设备图

1. 冷凝器；2. 挡板；3. 药材；4. 加热蒸汽；5. 出液口；6. 水；7. 蒸汽入口

1. 水中蒸馏　原料置于筛板或直接放入蒸馏锅，锅内加水浸过料层，锅底进行加热。

2. 水上蒸馏（隔水蒸馏）　原料置于筛板上，锅内加入水量要满足蒸馏要求，但水面不得高于筛板，并能保证水沸腾至蒸发时不溅湿料层。一般采用回流水保持锅内水量恒定，以满足操作所需的足够蒸汽量，因此可在锅底安装窥镜，观察水面高度。

3. 直接蒸汽蒸馏　在筛板下安装一条带孔环行管，由外来蒸汽通过小孔直接喷出，进入筛孔对原料进行加热，但原料应预先在锅外用水进行润湿，该方法锅内蒸馏快且易于改为加压蒸馏。

近年来，国外又发明了一种新颖的蒸馏技术——水扩散蒸气蒸馏。水蒸气由锅顶进入，蒸汽自上而下逐渐向料层渗透，同时将料层内的空气推出，其蒸馏出的精油无须全部气化即可进入锅底冷凝器。蒸汽为渗滤型，蒸馏均匀、一致、完全，而且水油冷凝液较快进入冷凝器，因此所得精油质量较好、得率较高，能耗较低，蒸馏时间短，设备简单。

第三节　水蒸气蒸馏法的应用及特点

一、水蒸气蒸馏法的适用范围

水蒸气蒸馏法适合以下物质的提取：① 不溶或难溶于水。② 在沸腾下与水长时间共存而不发生化学反应。③ 在 100℃ 左右时必须具有一定的蒸气压。因此，水蒸气蒸馏法在日用化工、医药、食品等工业领域有广泛应用，常用于下列几种分离情况：① 提取挥发性有机物。② 某些沸点高的有机物常压分馏在达到沸点时容易被破坏，采用水蒸气蒸馏可在 100℃ 以下蒸出。③ 反应混合物中含有大量树脂状杂质或不挥发性杂质；采用蒸馏或萃取等方法都难于分离。④ 从固体多的反应混合物中分离被吸附的液体产物。

二、水蒸气蒸馏法在中药化学成分提取中的应用

此法主要适用于能随水蒸气蒸馏而不被破坏的中药化学成分的提取。这些化合物与水不相混溶或仅微溶,且在约100℃时有一定的蒸气压。当水蒸气加热沸腾时,能将该物质一并随水蒸气带出。中药中的挥发油,某些小分子生物碱如麻黄碱、槟榔碱等,以及某些小分子的酸性物质如丹皮酚等,均可应用本法。对一些在水中溶解度较大的挥发性成分可采用蒸馏液重新蒸馏的办法,收集最先馏出部分,使挥发油分层,或用盐析法将蒸馏液中挥发性成分用低沸点非极性溶剂如石油醚、乙醚抽提出来。水蒸气蒸馏法需要将原料加热,不适合用于对热不稳定化学成分的提取。应用水蒸气蒸馏法提取中药化学成分时,应注意以下影响因素。

1. 药材对提取的影响　化合物在植物体中的存在部位常各不相同,有的全株植物中都含有,有的则在花、果、叶、根或根茎部分的某一器官中含量较多,随植物品种不同而差异较大。有的同一植物的药用部位不同,其所含的挥发油的组成成分也有差异。药材不符合规定的就更难保证提取效果。

2. 药材的处理对提取的影响　如贮存时间,化学成分在常温下能自行挥发和氧化,因此,贮存时间愈久,成分的含量愈低,气味消失愈严重,实验效果愈差。药材在提取前要进行浸泡,这是因为来源于植物类的中药多是干燥品,通过加水浸泡可使药材变软,组织细胞膨胀后恢复其天然状态,提取时易于有效成分浸出。但是浸泡时间过长,可能会导致成分发生变化,引起药材发酵变质。此外,药材粒度、干燥方法也有影响。

3. 提取时间的影响　本法不适用于热不稳定成分的提取。长时间与水共沸易发生化学变化,对一些热敏物质易发生氧化、聚合等反应导致变性。如提取物溶于水则蒸气压会显著下降,对于一些与水互溶的中药材不能进行有效提取。反应混合物中的杂质若有挥发性,就不能保证所提取物的纯度,且收率也很低,所需时间也较长。

4. 提取温度的影响　温度较高,易使对湿热不稳定和易氧化的成分发生变化。

5. 提取设备的影响　水蒸气蒸馏法提取挥发油的实验装置中,如果水蒸气发生装置很难保证持续的水蒸气供应,随着水蒸气发生器内水量的减少,需要再次加入供蒸馏的用水,这样就导致蒸馏的中断,不能保证蒸馏具体时间的测定和提取高峰时间范围的准确测定。蒸馏烧瓶的选择也会对提取产生一定的影响。目前实验中常用长颈圆底烧瓶作为蒸馏装置,长颈圆底烧瓶由于是单口,水蒸气导入管与水蒸气馏出液导出管同时经过一个胶塞,导入与导出管都需要弯曲一定的角度,使通气不能十分流畅,装置的气密性也很难保证;另外,其导气管过长,在导气过程中易发生冷凝,使收率降低,也延长了提取时间。

三、水蒸气蒸馏法的优点

水蒸气蒸馏法的热水能浸透植物组织,能有效地把挥发性化学成分蒸出,具有设备简单、操作安全、不污染环境、成本低、产量大等特点。另外,避免了提取过程中有机溶剂残

留的影响,是提取中药挥发油的有效方法。

四、水蒸气蒸馏法存在的问题

本法是有效提取中药挥发油的重要方法。但由于存在原料易受热易焦化,或加热时成分容易发生化学变化,使所得挥发油的芳香气味也可能变味,往往降低作为香料的价值等,使其使用价值受到一定的局限。

第四节　水蒸气蒸馏法的应用实例

实例 1　薄荷中薄荷油的提取

薄荷为唇形科多年生草本植物薄荷 *Mentha haplocalyx* Brig 的地上部分。主产地为我国江苏、安徽、江西、浙江、河南等地,日本、朝鲜、印度、阿根廷、巴西亦有栽培。薄荷性辛、凉,是常用的辛凉解表药,具有疏散风热、清利头目、利咽透疹、疏肝行气的功效,主治外感风热、头痛、咽喉肿痛、食滞气胀、口疮、牙痛、疮疥、瘾疹、温病初起、风疹瘙痒、肝郁气滞、胸闷胁痛等症。在中成药人丹、十滴水、藿香正气水、清凉油、红花油、白花油、风油精、润喉片等都有大量应用。薄荷的主要有效部位是薄荷挥发油即薄荷油。

薄荷油为无色至淡黄色液体,具有清凉薄荷香。相对密度为 $0.895 \sim 0.910$,折射率为 $1.485 \sim 1.471$。其主要成分为薄荷脑($75\% \sim 85\%$)、薄荷醇($5\% \sim 15\%$)、乙酸薄荷酯、萜烯等。

一般采用水蒸气蒸馏法提取薄荷油。生产方法:水上蒸馏,得油率为 $0.5\% \sim 0.6\%$。其工艺流程如下。

薄荷——►水蒸气蒸馏器——►蒸馏——►馏出液冷凝——►油水分离——►薄荷油

进一步进行冷冻析脑可得到薄荷脑。

主要工艺条件如下。

1. 装料要求　鲜薄荷草晒至半干再进行蒸馏。加水量以距离筛板 15 cm 为宜。装料量为 $150 \sim 200 \text{ kg/m}^3$。

2. 蒸馏速度　馏出液每小时流量保持在蒸馏容积的 7% 左右。

3. 蒸馏时间　$1.5 \sim 2 \text{ h}$。

实例 2　麻黄中麻黄碱的提取

麻黄为麻黄科植物草麻黄 *Ephedra sinica* Stapf、中麻黄 *Ephedra intermedia* Schrenk et C. A. Mey. 或木贼麻黄 *Ephedra equisetina* Bge. 的草茎质,具有发汗散寒、宣肺平喘、利水消肿的功效,用于风寒表实证,胸闷喘咳、风水浮肿、风湿痹痛等证。麻黄中主要有效成分为麻黄碱,是一种小分子生物碱,可以用水蒸气蒸馏法提取。

提取条件:加热至微沸,蒸馏时间 4 h。

麻黄碱

实例 3　秦皮中七叶内酯的提取

秦皮为木犀科植物苦枥白蜡树 *Fraxinus rhynchophylla* Hance、白蜡树 *Fraxinus chinensis* Roxb.、尖叶白蜡树 *Fraxinus szaboana* Lingelsh. 或宿柱白蜡树 *Fraxinus stylosa* Lingelsh. 的干燥枝皮或干皮。具有清热燥湿、清肝明目、止咳平喘的功效。其主要有效成分为香豆素类化合物。七叶内酯便是其中一种有效成分，该化合物分子较小，有一定挥发性，可采用水蒸气蒸馏法提取。

提取条件：加热至微沸，蒸馏时间 5 h。

七叶内酯

参考文献

[1] 肖崇厚. 中药化学[M]. 上海：上海科学技术出版社，2002.

[2] 印永嘉. 物理化学简明教程[M]. 第 3 版. 北京：高等教育出版社，1997.

[3] 吴立军. 天然药物化学[M]. 第 4 版. 北京：人民卫生出版社，2004.

[4] 韩修林. 中医药基础化学实验[M]. 第 2 版. 北京：中国协和医科大学出版社，2009.

[5] 刘森. 中草药成分提取分离与制剂加工新技术新工艺新标准实用手册[M]. 北京：中国教育出版社，2004.

[6] 涂瑶生，毕晓黎. 微波提取技术在中药及天然药物提取中的应用及展望[J]. 世界科学技术：中医药现代化，2005，7(3)：65.

[7] 曾昭琼，曾和平. 有机化学实验[M]. 第 3 版. 北京：高等教育出版社，2000：122 - 123.

[8] 康延国. 中药鉴定学[M]. 北京：中国中医药出版社，2003：423 - 425.

[9] 国家药典委员会. 中华人民共和国药典[M]. 北京：化学工业出版社，2005.

第四章
超临界流体提取法

超临界流体提取法（supercritical fluid extraction，SFE）是把气体压缩到临界点以上，使之达到超临界状态，成为所谓超临界流体（supercritical fluid），利用超临界流体的独特溶解能力的一种提取分离的新技术。超临界流体具有接近于液体的密度和类似于液体的溶解能力，同时还具有类似于气体的高扩散性、低黏度、低表面张力等特性。因此具有良好的溶解特性，很多固体或液体物质都能被其溶解。由于超临界流体在溶解能力、传递能力和溶剂回收等方面具有特殊的优点，而且多为无毒气体，避免了常用有机溶剂提取的污染问题。该法是一种新型绿色提取分离技术，是目前国际上兴起的一种先进的提取工艺。

早在100多年前，人们就观察到超临界流体的特殊溶解性能。20世纪50年代，美国科学家从理论上提出超临界流体用于提取分离的可能性，在大量研究基础上，掌握了超临界流体作为提取分离介质的应用规律。此后，超临界流体提取的研究和应用便蓬勃兴起。但直到20世纪80年代初超临界流体提取技术才被引进我国，应用到食品工业和化妆品工业中，主要用于提取天然香料。该项技术在中药中的应用研究起步比较晚，1991年超临界提取技术才应用于中药化学成分提取并研制成功了相关设备，显示出适合提取天然热敏性物质、产品无溶剂残留、质量稳定、流程简单、操作方便、提取效率高、能耗少和环境友好等优点，已从蛇床子、茵陈蒿、甘草根、紫草等中药中提取各种化学成分，成为中药化学成分提取的新技术而受到人们的广泛重视。

第一节　超临界流体提取法的原理

一、超临界流体特性

处于临界温度（Tc）和临界压力（Pc）以上相区内的物质称为超临界流体（SF）。超临界流体具有十分独特的物理化学性质，没有明显的气液分界面，不是气体，也不是液体，其性质介于气体和液体之间，同时具有液体和气体的双重特性。超临界流体的分子密度接近于液体，比气体大得多，密度的增加使分子间相互作用力增大，对其他化合物的溶解能力越强。超临界流体的黏度与气体相近，扩散系数约比液体大100倍。超临界流体与气体、液体的性质对比见表 4-1。

表 4-1　气体、超临界流体、液体性质对比

状　态	密度(g/mL)	黏度(Pa·s)	扩散系数(cm²/s)
气体*	$(0.6\sim2.0)\times10^{-3}$	$(1\sim3)\times10^{-5}$	$0.1\sim0.4$
超临界流体	$0.2\sim0.9$	$(2\sim10)\times10^{-5}$	$(0.2\sim0.7)\times10^{-3}$
液体*	$0.8\sim1.0$	$(10\sim300)\times10^{-5}$	$(0.2\sim2.0)\times10^{-5}$

＊测定条件：101.325 kPa,15～30℃。

由于溶解过程包含分子间的相互作用和扩散作用,而超临界流体这种密度近于液体,黏度接近于气体,分子密度较高、扩散系数大和黏度低等特点使其具有较好的溶解性能,对许多物质有很强的溶解能力。因此,超临界流体具有优异的溶剂性质,是一种理想的提取介质。

超临界流体在临界点附近,压力和温度的微小变化都会导致流体密度相当大的变化,从而使溶质在流体中的溶解度也产生相当大的变化,该性质是超临界提取分离工艺的设计基础。在超临界温度条件下,通过改变压力或温度,都可引起流体密度发生改变,即可改变超临界流体的溶解特性。以二氧化碳为例,它的临界温度为 31.5℃,临界压力为 7.37 MPa(图 4-1)。当温度为 40℃时,二氧化碳的密度和介电常数随压力的增加而加大(图 4-2),溶解性能也随之改变。也就是说,在一定的超临界温度条件下,改变压力就可改变超临界流体的极性,即可改变超临界流体的溶解能力。

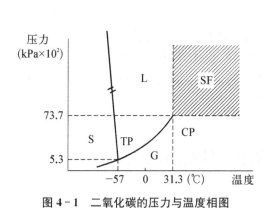

图 4-1　二氧化碳的压力与温度相图
S：固态；L：液态；G：气态；
SF：超临界流体；TP：三相点；CP：临界点与压力的关系

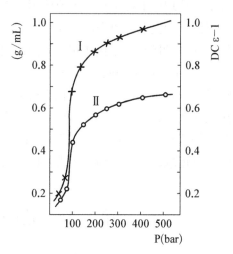

图 4-2　40℃时二氧化碳密度(Ⅰ)和介电常数(Ⅱ)与压力的关系

二、超临界流体提取

利用超临界流体对物质进行溶解和分离的过程就叫超临界流体提取。其过程就是利用超临界流体的特性,通过控制压力和温度影响超临界流体溶解能力来进行的。当气体压缩

成超临界状态时,成为性质介于液体和气体之间的单一相态,对物料有较好的渗透性和较强的溶解能力,能够将物料中某些成分提取出来。在超临界状态下,将超临界流体与待提取的药材接触,使其有选择性地依次把极性大小、沸点高低和相对分子质量大小的化学成分提取出来。然后借助减压、升温的方法使超临界流体转变为气体,使溶解于超临界流体中的化学成分溶解度大大降低而完全析出,实现特定化学成分的提取,并实现了与提取介质的分离,这是超临界流体提取的基本原理。并且超临界流体的密度和介电常数随着压力的增加而增加,极性增大,利用程序升压可将不同极性的化学成分进行分步提取,也可达到不同极性的化学成分粗分的目的。当然,对应各压力范围所得到的提取物不可能是单一的化学成分,但可以通过控制条件得到最佳比例的混合成分,因此,超临界流体可将提取分离两过程合为一体。

操作时,先对气体施加一定的温度和压力使之成为超临界流体,然后导入提取罐对药材进行提取。提取后收集溶有中药化学成分的流体,通过改变压力或同时改变温度,使之进入临界曲线以下相区。此时超临界流体又成为气体,对物质的溶解能力大大下降,被提取成分即可析出。此时的提取物极易与气体分离。

三、常用超临界流体

许多物质在一定的压力和温度下,都能达到超临界状态。可作为超临界流体的物质很多,如二氧化碳、六氟化硫、乙烷、庚烷、氨等,它们的物理性质和临界参数见表4-2。但用于提取的超临界流体的选择通常有以下要求:① 有较高的溶解能力,且有一定的亲水-亲油平衡。② 能容易地与溶质分离,无残留,不影响溶质品质。③ 化学上为惰性,无毒,且稳定。④ 来源丰富,价格便宜。⑤ 纯度高。

表4-2 超临界流体及其临界性质

物 质	极 性	沸点(℃)	临 界 参 数		
			临界温度 T_c(℃)	临界压力 Pe(MPa)	临界密度 ρ_c(kg/m³)
氨		−33.4	132.3	11.27	240
甲醇		64.7	240.5	8.10	272
乙醇	极性	78.4	243.4	6.20	276
异丙醇		82.5	235.5	4.60	273
水		100.0	374.3	22.00	344
乙烯		−103.7	9.5	5.07	200
丙烯		−47.7	91.9	4.62	233
甲烷		−164.0	−83.0	4.60	160
乙烷		−88.0	32.4	4.89	203
丙烷		−44.5	96.8	4.12	220
正丁烷	非极性	0.05	152.0	3.68	228
正戊烷		36.3	196.6	3.27	232
正己烷		39.0	234.0	2.90	234
苯		80.1	288.9	4.89	302
甲苯		110.4	318.6	4.11	292
乙醚		34.6	193.6	3.56	267
二氧化碳		−78.5	31.3	7.37	448

在所有的超临界流体中,只有几种适用于提取:二氧化碳、乙烷、乙烯,以及一些含氟的氢化合物,每种超临界流体都有其最佳工作条件。其中最理想的超临界流体是二氧化碳,它几乎满足上述所有要求,它的临界压强为 7.37 MPa,临界温度为 31.5℃,具有临界条件好、无毒、安全、无污染等优点。目前几乎所有的超临界提取操作均以二氧化碳为超临界流体,所以以下主要讨论二氧化碳超临界流体及其提取应用规律。

四、二氧化碳超临界流体的溶解性能

二氧化碳超临界流体对溶质的溶解度是其作为提取分离试剂的重要依据,而溶质在二氧化碳超临界流体中的溶解度又与二氧化碳超临界流体的密度密切相关。由于提高系统压力或降低温度会导致二氧化碳超临界流体密度的明显升高,提高二氧化碳超临界流体对溶质的溶解能力,而系统压力的降低或温度的升高会引起二氧化碳超临界流体的密度明显降低,导致二氧化碳超临界流体对溶质的溶解度降低,使溶质从二氧化碳超临界流体中析出,因此可通过改变压力或温度的方式来实现二氧化碳超临界流体对溶质的提取和分离。

二氧化碳超临界流体溶解度经验规律有如下。

(1)低相对分子质量、低极性、亲脂性、低沸点的有机化合物,如挥发油、烃、酯、醚、内酯类、环氧化合物等表现出较好的溶解性能。这一类成分可在 7~10 MPa 较低压力范围内被提取出来,目前在这一类化合物的提取中应用较广。

(2)含有极性基团(如羟基和羧基)的化合物,溶解度变小,造成提取困难,可以通过添加夹带剂以增加溶解度。

(3)强极性物质溶解度很小,很难被提取。

(4)化合物相对分子质量越高,溶解度逐渐减小,越难被提取。相对分子质量超过 500 的化合物溶解度很小,但相对分子质量增大对溶解度影响不及极性的影响大。

五、夹带剂

二氧化碳超临界流体及多数常用流体物质对非极性的亲脂性物质有较好的溶解能力,但选择性不高,对低分子质量、低极性、亲脂性、低沸点的中药化学成分如挥发油、烃、酯、内酯、醚、环氧化合物等表现出优异的溶解性。而对具有极性基团(如羟基和羧基等)的中药化学成分如内酯、黄酮、生物碱等的溶解性就较差,一次提取量很低。且极性基团愈多,就愈难提取,故多元醇、多元酸及多羟基的化学成分均难溶于二氧化碳超临界流体。对于相对分子质量大的化合物,质量越大,越难提取。因此,对于相对分子质量较大和极性基团较多的中药的有效成分的提取,可在超临界流体中加入某些溶剂,这些溶剂的加入可以调节二氧化碳超临界流体的极性,可以改变超临界流体的溶解性能,以提高中药成分在二氧化碳超临界流体中的溶解度。这些溶剂通常称为夹带剂(entrainer,又称改性剂 modifier)。夹带剂作为亚临界组分,挥发度介于超临界流体和提取物之间,以液体形式和相对少的量加入到超临界流体之中。良好的夹带剂对提高溶解度、改善选择性和增加提取收率都起重要作用。夹带剂既可以是某一种纯物质,也可以是两种或多种物质的混合物,用量一般不超过10%质量分数。一般来说,具有很好溶解性能的溶剂往往是很好的夹带剂,如甲醇、乙醇、丙酮、乙酸乙酯等有机溶剂。

（一）夹带剂的作用

1. 增加目标化学成分在超临界流体中的溶解度 如在二氧化碳超临界流体中添加百分之几的夹带剂就可大大增加其溶解度,其作用相当于增加几十兆帕的压力。

2. 增加目标组分在超临界流体中溶解度对温度、压力的敏感性 使目标化学成分在提取阶段和析出阶段间仅小幅度地改变温度、压力即可获得更大的溶解度差,从而降低操作难度和成本。

3. 提高目标化学成分的选择性 加入一些与溶质起特殊作用的夹带剂,可大大提高提取的选择性。

4. 可改变超临界流体的临界参数 当提取温度受到限制时(如目标化学成分为热敏性物质),将超临界流体与夹带剂以适当的比例混合,可获得最优的临界温度。

（二）夹带剂的作用机制

夹带剂可从两个方面影响目标化学成分在超临界流体的溶解度和选择性:一是溶剂的密度,通常目标化学成分在超临界流体的溶解度随溶剂密度增大而增大;二是夹带剂与溶质分子间形成相互作用力,而影响溶解度与选择性的决定因素就是夹带剂与溶质分子间的范德华力,或夹带剂与溶质特定的分子间作用,如形成氢键及其他各种化学作用力等。另外,在溶剂的临界点附近,溶质溶解度对温度、压力的变化最为敏感;加入夹带剂后,混合溶剂的临界点相应改变;如能更接近提取温度,则可增加溶解度对温度、压力的敏感程度。所加的有机溶剂可以是极性或非极性的,二者所起作用的机制也各不相同。

1. 极性夹带剂的作用机制 极性夹带剂是指在超临界溶剂中加入少量带有极性官能团(酸性或碱性官能团)的物质。极性夹带剂与极性溶质分子间存在极性力、形成氢键或其他特定的化学作用力,可使某些溶质的溶解度和选择性都有很大改善。例如,对两种蒸气压相似但分子功能团有差异的溶质,或对溶解度很小的溶质(如氨基酸、糖、甾醇等),选用适当的极性夹带剂都可进行有效的选择性提取。如加入9%(质量分数)极性甲醇的二氧化碳超临界流体,对胆固醇的溶解度为相同条件下纯二氧化碳超临界流体中溶解度的100倍。这使得溶质溶解度的增加可与增加数百个大气压的作用相当或更多。

2. 非极性夹带剂作用机制 由于非极性夹带剂与极性溶质间不会产生特定的分子间作用力,如形成氢键等,因此对于极性溶质的二氧化碳超临界流体提取,如果采用非极性溶剂作夹带剂,只能通过分子间吸引力的增加提高极性溶质的溶解度,但对选择性不会有很大的改善。

（三）夹带剂的选择

夹带剂的选择应考虑3个方面:一是夹带剂与溶质的相互作用,目的是能改善溶质的溶解度和选择性,可从溶解度参数、Lewis酸碱解离常数、夹带剂与溶质作用后吸收光谱的变化等方面考虑;二是夹带剂能与超临界流体和目标化学成分较易分离;三是夹带剂的毒性等问题。夹带剂的选择是一个相对复杂的过程，目前还缺乏足够的理论研究，主要依靠实验摸索。通常选择夹带剂时应注意如下几点。

1. **充分了解目标化学成分的性质**　目标化学成分的性质包括分子结构、分子极性、相对分子质量、分子体积和化学活性等。在选择夹带剂时，应对这些性质综合考虑，对酸、醇、酚、酯等组分，可以选用含羟基、羰基等基团的夹带剂；对极性较大的目标组分，可选用极性较大的物质作为夹带剂。

2. **选择合适的夹带剂浓度**　夹带剂浓度的选择也非常重要，不合适的夹带剂浓度，反而可能降低提取率。有人对可可豆中吡嗪进行二氧化碳超临界流体提取时发现，当采用2%甲醇溶液和5%二氯甲烷溶液做夹带剂时，目标化学成分的提取率增大，而采用5%甲醇溶液和2%二氯甲烷溶液做夹带剂时，目标产物的提取率反而下降。

3. **实验验证**　通过实验确定所选择的夹带剂是否具有夹带增大效应（与未添加夹带剂相比）和夹带剂的选择性。

夹带剂的使用拓宽了超临界流体提取技术的应用范围，特别是当被提取目标化学成分在超临界流体中溶解度很小或需要高度选择性提取时，夹带剂的应用是非常有效的。同时由于提高溶质在其中的溶解度而提高了溶剂的提取能力并减小所需的溶剂量，也使所需压强大大降低。夹带剂的使用促进了超临界流体提取技术应用和发展，但也带来了一些负面影响，增加了从提取物中分离回收夹带剂的过程，并使得一些提取物中有夹带剂的残留，这就失去了超临界流体提取无溶剂残留的优点。同时增加了工艺运行方面的难度和易燃易爆安全问题。必须指出的是在超临界流体提取中，夹带剂的应用需要权衡利弊而定，如有可能应尽量避免使用夹带剂。另外，夹带剂在改善超临界流体的溶解性的同时，也会降低提取的选择性，导致杂质的增加，所以夹带剂的用量要小，最好不要超过5%。应用于生物、医药、食品等领域时，夹带剂还须满足廉价、安全、符合医药食品卫生等要求。

第二节　超临界流体提取法的操作及设备

一、超临界流体提取的操作过程

超临界流体提取常用二氧化碳为流体物质，其操作过程是在高于临界温度和临界压力的条件下，成为超临界流体，溶出中药原料中的化学成分。将溶有化学成分的超临界流体与原料残渣分开后，将压力和温度恢复至常温和常压时，溶解在二氧化碳超临界流体中的化学成分立刻与气态二氧化碳分开，达到提取化学成分的目的。图4-3是二氧化碳超临界流体提取工艺示意图。提取操作时，将需要提取的中药原料粉碎，装入提取器(6)中，用二氧化碳反复冲洗设备以排除空气。提取操作时先打开阀(12)及气瓶阀门进气，启动高压泵(4)升压，当升到预定压力时再调节减压阀(9)，调整好分离器(7)内的分离压力，然后打开放空阀(10)接转子流量计测流量。通过调节各个阀门，使提取压力、分离器压力及提取过程中通过二氧化碳流量均稳定在所需操作条件后,关闭阀门(10),打开阀门(11)进行全循环流程操作,提取过程中从阀门(8)把提取物放出。

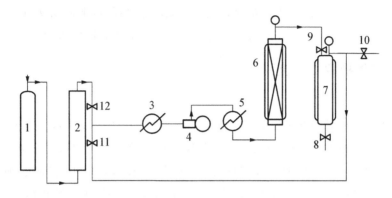

图 4 - 3　CO₂超临界流体提取工艺示意图

1. CO₂ 气瓶；2. 纯化器；3. 冷凝器；4. 高压泵；5. 加热器；6. 提取器；
7. 分离器；8. 加油器；9. 减压阀；10、11、12. 阀门

二、超临界流体提取方法

超临界流体提取可分为等温法、等压法、吸附法、多级解吸法等操作方法,这里只介绍常用的等温法、等压法和吸附法。

（一）等温法

等温法是最普遍的超临界流体提取工艺方法。该方法提取时,提取温度保持不变,通过改变压力进行提取。等温法的特点是提取器和分离器处于相同温度,而提取器压力高于分离器压力,通过降低分离段的压力而降低溶质在超临界流体中的溶解度,以使在提取器中超临界流体选择性溶解的目标组分在分离器中析出为产品,适应于提取脂溶性组分、热不稳定成分。提取过程中,超临界流体循环使用,操作方便。但需要对超临界流体不断进行加压和减压操作,能耗较高。

（二）等压法

等压法是利用超临界流体对溶质的溶解能力随温度的升高而降低的性质建立的工艺方法。超临界流体提取中药后,通过在分离析出阶段改变超临界流体的温度,使目标化学成分在超临界流体中的溶解度降低而析出来。该方法在提取阶段和分离析出阶段的压力基本相同,利用温度改变造成的溶解度降而实现物质的分离,故称该方法为等压法。一般在系统压力高于 35 MPa 时通过降低分离析出阶段的温度使溶解度下降来析出,而在系统压力低于 35 MPa 时通过升高分离析出阶段的温度。

（三）吸附法

吸附法是提取过程都处于相同的温度和压力下,利用分离器中填充的可对目标组分选择性吸附的吸附剂,来选择性地吸附除去在提取阶段溶解在超临界流体中的目标化学成分,然后定期再生吸附剂以实现提取的目的。吸附剂可以是液体如水、有机溶剂等,也可以是固

体如活性炭等。该方法比上述等温变压和等压变温方法更简单,但必须选择价廉的、易于再生的吸附剂,而且该方法只适用于那些可使用选择性吸附方法分离目标组分的体系。但绝大多数中药化学成分的分离过程很难通过吸附剂来收集产品,因此吸附法方法只适用于少量杂质的去除。吸附法又分为在分离器中吸附和直接在提取器中吸附两种。

三、超临界流体提取工艺流程

(一)半连续式提取工艺

半连续式提取指采用多个提取器串联的提取流程,如图4-4所示。当前一个提取器提取完成后,通过阀的开关使其脱离循环,其压力被释放,重新装料,再次进入循环,这样就又成为系列中最后一只提取器被气体穿过(虚线)。在该程序中,各阀必须同时操作。这可以依靠气动简单地完成操作控制。图4-5所示是另一种半连续提取流程。该流程的特点是依靠从压缩机出来的压缩气体过剩的热量,来加热从提取器出来的携带有提取物的超临界流体,使超临界流体释放出提取物,进入下一个循环。

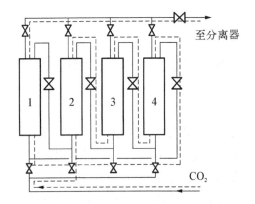

图4-4 固体物料的半连续提取工艺流程 Ⅰ

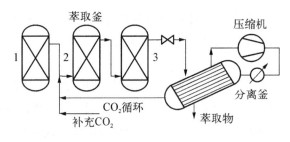

图4-5 固体物料的半连续提取工艺流程 Ⅱ

(二)连续逆流超临界流体提取工艺

连续逆流超临界流体提取是将溶剂浸出与超临界流体提取相结合,实现超临界流体的连续提取。先将中药用溶剂提取,提取的液体总提取物进行超临界流体连续化提取。在塔设备中进行的逆流提取过程属微分接触提取过程,其中一相充满全塔,称为连续相;另一相通常以液滴方式分布在连续相中,称为分散相。两相沿塔的轴线方向作逆流流动,密度较小的相(通常为有机溶剂)由塔底加入,从塔顶引出;而密度较大的相(通常为水溶液)则在塔顶进入,由塔底离去。在塔中,溶质在两相中的浓度均沿塔高变化。连续逆流超临界流体提取在耐高压的提取塔中进行,超临界流体作为提取溶剂与液体料液之间进行传质,将其中溶质从塔顶带出,在分离器中分离。液体物料的进出料直接通过高压泵和阀门就可实现,提取过程可连续操作,大幅提高装置的处理量,相应减少过程能耗和气耗,降低生产成本。在提取塔里液体物料与超临界流体接触表面积较大,传质容易,提取塔的高径比比较大,有利于用传统分离技术难以分离的液体原料中有用成分的提取。

四、超临界流体提取设备

超临界流体提取设备主要包括前处理设备、提取设备、分离设备三部分。主要有升压装置(高压柱塞泵或压缩机)、换热器、提取器、分离器、二氧化碳贮罐等。其中关键设备是提取器和升压装置等设备。超临界流体提取装置设计的总体要求如下。

(1) 工作条件下安全可靠,能经受频繁开、关盖(提取器),抗疲劳性能好。

(2) 一般要求一个人操作,在 10 min 内就能完成提取器全腔的开启和关闭一个周期,密封性能好。

(3) 结构简单,便于制造,能长期连续使用。

(4) 设置安全联锁装置。

（一）提取器

提取器是超临界流体提取装置中的关键设备之一,必须耐高压、耐腐蚀、密封可靠、操作安全。中药化学成分的超临界流体提取为固体提取过程,一般采用间歇操作提取器。其设计时应注意研究如下方面问题。

1. 新结构研究　超临界流体提取设备是典型的承受脉动载荷作用的高压容器,介质储存着巨大的能量,一旦失效,将造成严重的损失。然而,现有的结构难以实现安全状态的在线监控,因此有必要开展具有抑爆防爆、制造简便、易于实现安全状态在线监控等优点的高压容器结构和设计方法的研究。

2. 超临界流体的相容性研究　了解高压容器材料在超临界流体中的力学性能,避免介质发生降解或分解,防止材料腐蚀。例如,纯二氧化碳超临界流体并没有特殊的腐蚀性,但在其中加入水、有机酸等夹带剂或溶剂后,就可能存在严重的腐蚀问题。

3. 固体物质快速进出高压容器技术　由于固体物质超临界流体提取时间通常需要几个小时,除非研究成功结构紧凑、性能可靠的连续进出料装置,快速启闭盖式密封装置仍不失为一种提高生产效率的有效措施。目前,仍需开展性能优良的高压快速启闭式密封装置及相应的安全联锁装置的研究。

4. 密封元件材料的研究　超临界流体有极强的渗透能力和溶解能力,普通橡胶密封材料无法达到工艺过程的要求,密封材料的选择对超临界流体提取的操作非常重要。如果密封材料选择不合适,使用时高压超临界流体会渗入密封圈,导致密封圈发生溶胀,从而无法满足快开的要求,影响容器的装卸。我国尚未彻底解决橡胶密封材料多次使用的问题,关于这方面的研究工作应努力开展。

5. 管道和阀门的防堵技术　有些提取物形成黏度很大的油相,有些提取物含有不溶性的固体物质;超临界流体等超临界流体有相变,有可能形成液相甚至出现干冰,所以应研究合适的管道,特别是阀门的防堵技术。

（二）升压设备

超临界流体提取的升压设备可采用压缩机和高压泵。压缩机的体积和噪声较大,维修难度大,输送超临界流体的流量较小,不能满足工业化生产过程对大流量超临界流体的要求,仅在一些实验室规模的装置上采用。高压泵具有超临界流体流量大、噪声小、能耗低、操作稳定可靠等优点,但进泵前需经冷凝系统冷凝为液体。考虑到提取过程的经济性、装置运行的效率和可靠性等因素,目前国内外中型以上的升压装置一般都采用高压泵,以适应有较大的流量和在较高压力下长时间连续使用。通常国产三柱塞高压泵能较好地满足二氧化碳超临界流体提取工业化生产的要求。

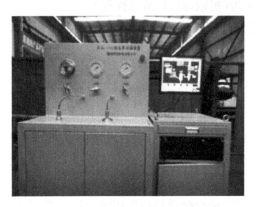

图 4-6 试验型超临界流体提取设备

（三）超临界流体提取设备类型

超临界流体提取设备根据提取器的容积分为试验型、中试型和生产型。

1. 试验型 提取器容积一般在 500 mL 以下,结构简单,无超临界流体循环设备,承压能力可达 70 MPa,适用于实验室提取研究。近年来出现了提取器容积在 2 mL 左右的提取器,可与分析仪器直接联用,可用于制备分析样品(图 4-6)。

2. 中试型 提取器的容积在 1～50 L,配套性好,二氧化碳可循环使用,可用于工艺研究和小批量样品的生产,国际国内都有专门生产厂家生产(图 4-7)。

3. 生产型 提取器的容积在 50 L 至数千立方米,适用于工业化生产。生产型的二氧化碳超临界流体提取装置的应用范围非常广泛,在食品、香料、植物药、生物工程等多个行业均有广泛应用。目前国外研究生产此类装置的公司主要分布在德国、奥地利、美国等,其生产的装置压力最大可达 60 MPa,单个提取器的容积能达到 3 000 L。我国自 1996 年开始了超临界提取工业化装置的研制,目前单个提取器的容量可达 3 000 L,压力可达 50 MPa(图 4-8)。

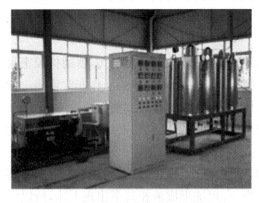

图 4-7 中试型超临界流体提取设备

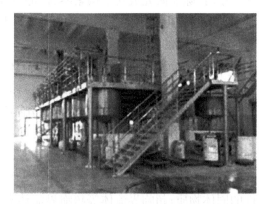

图 4-8 生产型超临界流体提取设备

五、二氧化碳超临界流体提取的影响因素

二氧化碳超临界流体提取过程受很多因素的影响,包括被提取化学成分的性质和二

氧化碳超临界流体所处的状态等。在实际提取过程中,必须掌握被提取化学成分的性质及其在二氧化碳超临界流体中溶解性能的规律,了解影响其溶解度因素,优化提取工艺条件。

（一）被提取化学成分的性质

中药化学成分在二氧化碳超临界流体中的溶解度取决于化合物相对分子质量的大小与分子极性的强弱。常见中药化学成分在二氧化碳超临界流体中溶解度的经验规律如下。

1. 烃类　碳原子数在 12 以下的正构烷烃能与二氧化碳超临界流体互溶;超过 12 个碳原子,溶解度将锐减;异构烷烃比正构烷烃有更大的溶解度。

2. 醇类　6 个碳以下的正构醇能与二氧化碳超临界流体互溶;碳数增加,溶解度会明显下降;在正构醇中增加侧链可适当增加溶解度。

3. 酚类　苯酚溶解度为 3%,酚羟基被甲基取代后能增加溶解度,而醚化的酚羟基将显著增加溶解度。

4. 羧酸　9 个碳以下的脂肪族羧酸能与二氧化碳超临界流体互溶,而十二烷酸（月桂酸）在二氧化碳超临界流体中仅有 1% 的溶解度。卤素、羟基和芳香基的存在将导致脂肪族羧酸在二氧化碳超临界流体中溶解度下降。

5. 酯类　酯化将明显增加化合物在二氧化碳超临界流体中的溶解度。

6. 醛类　简单的脂肪族醛类如乙醛、戊醛和庚醛等,能与二氧化碳超临界流体互溶。脂肪族醛的不饱和结构对其溶解度没有明显的影响,但苯基取代会降低不饱和醛在二氧化碳超临界流体中的溶解度。

7. 萜类　单萜和倍半萜的萜烯类化合物在二氧化碳超临界流体中有较好溶解度。随着相对分子质量逐渐增大,萜烯类化合物在二氧化碳超临界流体中的溶解度逐渐下降;萜烯分子每增加 5 个碳原子,溶解度会下降至 1/5 左右。但化合物极性对萜类化合物的溶解度有更大的影响。随着萜类化合物中含氧取代基增多,萜类化合物极性增大,其在二氧化碳超临界流体中的溶解度急剧下降。

8. 强极性成分　如糖类、苷类、氨基酸类等,即使在 40 MPa 压力下也很难被提取出。

（二）提取压力

提取压力一直被认为是影响超临界流体提取最重要的因素之一,对提取率和提取选择性有重要的影响。

1. 对提取率的影响　一般来讲,随着压力的增加,提取率也相应增加;但压力过大,提取率则会下降。压力适当增加,二氧化碳超临界流体进入提取物颗粒内部与被提取成分作用的能力增强,有效克服了传质阻力;二氧化碳超临界流体密度增大,扩散能力增加,对溶质的溶解能力增强。压力过大,扩散系数减少,阻碍传质,二氧化碳超临界流体流量会升高,减少了流体在物料中的传质时间,使二氧化碳超临界流体本身在物料中的溶解度加大,也影响传质,进而影响提取率。因此压力的选择要适中,并不是压力越高收率越高。

2. 对提取选择性影响 中药化学成分的性质在很大程度上决定了二氧化碳超临界流体提取时的压力。当提取温度一定时,不同的压力可以提取不同极性的化合物。对于不同的目标化学成分,其提取压力有很大的不同。一般对于碳氢化合物和酯等弱极性化学成分,提取可在较低压力下进行,一般压力为 $7\sim10$ MPa;对于含有羟基、羧基等极性较强基因的目标化学成分,提取压力要求高一些;而对于强极性的苷类以及氨基酸类物质,提取压力一般要求 50 MPa 以上才能提取出来。表 4-3 列出了部分二氧化碳超临界流体提取不同极性化学成分的例子。另外值得注意的是随着提取压力的增加,杂质在二氧化碳超临界流体中的溶解度也增加,导致提取选择性下降。

表 4-3 不同中药化学成分的提取压力

药 材	目 标 成 分	极 性	萃取压力(MPa)
黄花蒿	青蒿素	非极性	20
石菖蒲	挥发油	非极性	10
香 附	α-香附酮	非极性	15
柴 胡	柴胡皂苷	极 性	30
冬凌草	冬凌草甲素	极 性	28

(三)提取温度

提取温度是超临界提取过程的另一个重要因素。提取温度对超临界流体溶解能力的影响比较复杂。温度升高对超临界流体溶解度的影响存在两种趋势:① 温度升高使超临界流体密度降低,其溶解能力下降,导致提取率的降低。② 温度升高使被提取溶质的挥发性增加,这样就增加了被提取物在超临界流体中的浓度,即超临界流体溶解能力增大,从而使提取量增大。且温度对溶解度的影响还与压力有密切的关系:在压力相对较低时,温度升高,溶解度降低;而在压力相对较高时,温度升高,二氧化碳的溶解能力提高。这主要是因为在压力不高时,在恒压下温度升高使二氧化碳的密度下降影响较大,从而导致溶解度的下降,此时温度升高对提高溶解度不利的影响是主要的。而在压力较高的情况下,温度升高不至于使密度明显下降,却使溶质的挥发性大大增加,从而提高了二氧化碳中溶质的含量,即溶解度增加了,此时温度升高对提高溶解度的有利影响是主要的。

1. 对提取率的影响 通常一些药材提取率开始随温度的升高而降低,当超过一定的温度(拐点)时,其提取率又随温度的升高而升高。另一些药材提取率开始随温度的升高而升高,当超过一定的温度(拐点)时,其提取率又随温度的升高而下降(见表 4-4)。提取挥发油类成分时最高温度是 60℃,最低是 30℃,大多数在 35~55℃,一些极性大的成分温度相对较高,约 65℃。

表 4-4 一些药材提取的拐点温度

药　材	目标成分	拐点温度(℃)	最佳提取温度(℃)
柿　叶	黄酮	50	50
黄花蒿	青蒿素	50	50
石菖蒲	挥发油	45	45
柴　胡	挥发油	45	30
柴　胡	柴胡皂苷	45	65

2. 对提取选择性影响　提取温度对超临界流体提取的选择性影响较大,通常有如下一些规律。

(1) 在一定压力下,较高的提取温度通常对相对分子质量大以及极性强的化合物选择性较好。但是温度也不能过高,否则容易发生目标化学成分的分解等反应而丧失活性。而较低的提取温度,可以提取出相对分子质量小及一些非极性物质。

(2) 在一定压力下,随着温度的升高,在提取率适当增大的同时,杂质的溶解也会相应增大,增加了纯化的难度。

(四) 提取时间

对于一定量的药材来说,提取时间延长,提取率增加,提取量增大。但随着时间的延长,传质达到良好状态,单位时间提取量增大,直至到达最大后,由于目标提取物含量的减少而使提取率逐渐下降。并且较长的提取时间会增加提取设备的损耗和操作成本,提取的选择性随着时间的延长也逐渐下降,可能会使其他本来溶解度较小的杂质也随之被提取出来。所以在提取过程中,通常增加提取强度,尽量减少提取时间,更有利于整个提取效率的提高。最佳提取时间应综合各方面因素选定。提取时间并非越长越好,一般提取时间在 1~4 h 之间,可通过实验进行优化选定。

(五) 超临界流体流量

二氧化碳的流量是实际生产中必须十分重视的一个参数,其变化对超临界流体提取过程的影响较复杂。当二氧化碳超临界流体流量加大时,可增加溶剂对原料的提取次数,而缩短提取时间;由于流速提高,可以更好地"翻动"被提取原料,使提取器中各点的原料都得到均匀的提取;同时强化提取过程的传质效果,可迅速地将被溶解的溶质从原料表面带走,缩短提取时间。但是由于提取器内的二氧化碳超临界流体流速加快,二氧化碳超临界流体停留时间变短,与被提取物接触时间减少,溶解溶质的含量降低;当流量增加超过一定限度时,二氧化碳中溶质的含量还会急剧下降。

(六) 原料粒度

粒度小的原料能得到较好的提取效率,特别是种子类药材。原料的粒度越小,二氧化碳超临界流体与其接触的界面面积越大,提取速度越快,提取越完全。但粒度过小,填充密度增大,传质阻力也相应增大,易堵塞气路,甚至无法再进行操作而且还会造成原料结块,出现所谓的沟流。沟流的出现,一方面使原料的局部受热不均匀;另一方面在沟流处流体的线速度增大,摩擦发热,严重时还会使某些生物活性成分遭受破坏。

提取原料粒度要视原料质地与目标化学成分在原料中的存在部位而定。不同的中药质地有很大的差别,应根据具体品种确定是否需要粉碎及其粉碎度。一般来说,质地坚硬的、目标化学成分主要存在于植物细胞内的原料粉碎相对较细(30～80 目),质地疏松的、目标物主要存在于植物细胞外的原料粉碎得较粗(小于 30 目),甚至不粉碎。

（七）夹带剂

二氧化碳超临界流体为非极性流体,根据相似相容的原理,对极性小的亲脂性溶质溶解度较大,对极性较大的亲水性溶剂溶解度较小。被分离溶质的相对分子质量越大,溶解度越小。中药中存在较多极性、大分子有效成分,仅二氧化碳超临界流体进行提取存在一定困难。如果在二氧化碳超临界流体中加入极性溶剂为夹带剂,可大大改变二氧化碳超临界流体的极性,拓宽适用范围。但夹带剂的种类、用法和用量需通过实验筛选优化。

第三节　超临界流体提取法的应用及特点

一、超临界流体提取法的主要应用

超临界流体提取法是一种新型的提取分离技术。它利用在临界点附近,体系温度和压力的微小变化可导致溶解度发生几个数量级突变的特性来实现物质的分离,能同时完成提取和蒸馏两步操作,分离效率高,操作周期短,传质速率快,渗透能力强,蒸发潜热低,选择性易于调节。随着超临界流体提取法的发展,现已广泛应用于在医药、化工、食品、轻工及环保等许多领域,尤其在中药化学成分的提取分离和中药现代化研究中得到广泛应用,主要在如下几方面。

（一）中药化学成分提取分离

超临界流体不仅可用于中药化学成分提取,有时也可用于中药化学成分的初步分离。当混合物中各组分极性差别较大时,可以在不同的压力下使混合物得到分离。在二氧化碳的密度和介电常数有剧变的条件下,这种组分间的分离变得更加显著。该法在中药的现代提取分离及中药现代化上具有较大的潜力和广阔的前景。我国已建成了提取器容积500 L 的二氧化碳超临界流体提取工业化装置,并对许多中草药进行了研究开发,如对沙棘油、薏苡仁油、红花油、肉桂油、厚朴酚、青蒿素、丹参酮等有效成分进行的提取分离工作均取得了较满意的效果。超临界流体提取技术还广泛应用于中药有效成分或中间原料的提取、中药化学成分的系统研究、复方中药及新药研究等方面。

（二）超临界流体色谱

超临界流体既能作为提取分离的溶媒,还可作为色谱的流动相。超临界流体色谱（supercritical fluid chromatography, SFC）是以超临界流体作流动相,以固体吸附剂（如硅胶）或键合到载体（或毛细管壁）上的高聚物为固定相的色谱方法。其原理与气相色谱法

(GC)及高效液相色谱法(HPLC)一样,即基于各化合物在两相间分配系数的不同而得到分离。分离效果介于 GC 和 HPLC 之间,具有分离效果好,适用范围广,易与质谱、核磁等仪器联用等优点。其为一种广泛应用于医药、食品、环保、化工领域的高效的分离分析手段,并日益得到了越来越多的重视。尤其能从复杂基体中分离、鉴定痕量组分,适用于成分复杂的中药质量评价和质量标准的建立。用于中药质量分析具有省时、样品用量少、条件易于控制、不分解也不污染样品等优点,发展前景广阔。

（三）超细颗粒药物粉末制备的研究

利用超临界流体对固体成分有较强的溶解能力,且该溶解能力对温度和压力的变化非常灵敏。将超临界流体提取药物组分通过一特制的喷嘴快速膨胀,由于在极短的时间里($<10^{-5}$ s)药物组分在超临界流体中过饱和度高达 10 倍,因而形成大量的晶核,最终生成大量的粒度极细、分布较窄的超细颗粒。如果药物组分在超临界流体中的溶解度低,但在一些有机溶剂中溶解度很高时,则可利用高压下二氧化碳超临界流体在许多有机溶剂中溶解度很大,溶解的二氧化碳超临界流体使液相有机溶液发生膨胀,使其内聚能显著降低,溶剂的溶解能力降低,从而形成结晶或无定型沉淀;通过控制高压气体加入的速度和压力,可控制结晶的形态、粒度和粒度分布,达到制备超细颗粒的目的。

二、超临界流体提取法的优点

二氧化碳超临界流体提取技术用于中药有效成分的提取,从提取效率、提取时间、有效成分的含量和纯度等方面都有明显的优势,与传统的提取分离方法比较,具有以下的优点。

（1）二氧化碳超临界流体提取中,超临界流体容易制取,且在生产中可以重复循环使用,从而有效地降低了成本,且能实现提取物无溶剂残留问题。对人体无毒害,对环境无污染,真正实现生产过程绿色化。

（2）提取温度低。二氧化碳超临界流体提取温度接近室温或略高,可有效地防止热敏性物质的氧化和分解,特别适合于对热、光敏感的物质和芳香性物质的提取,能很大程度地保持各化学成分的性质和生物活性,这一特点使超临界提取技术成为用于提取中药化学成分的主要优点。

（3）提取和分离合二为一。当饱和了溶解物的二氧化碳超临界流体进入分离器时,由于压力的下降或温度的变化,使得二氧化碳超临界流体与提取物迅速成为两相(气液分离)而立即分开,不存在物料的相变过程,不需回收溶剂,操作方便;不仅提取的效率高而且耗能较少,节约生产成本。

（4）操作参数易于控制。超临界流体的提取能力取决于流体的密度,而流体的密度很容易通过调节温度和压力来加以控制。可以容易地改变操作条件(压力和温度)而改变它的溶解度并实现中药有效成分的选择性提取和分离。

（5）提取效率高、速度快。由于二氧化碳超临界流体的溶解能力和渗透能力强,扩散速度快,且提取是在连续动态条件下进行,提取出的产物不断地被带走,因而提取较完全。

工艺流程短、耗时少,具有抗氧化、灭菌作用,有利于稳定和提高产品质量。

三、超临界流体提取法存在的问题

超临界流体提取法已经取得了相当大的进展,已经有很多成功的例子。但该技术仍处于成长阶段,尚存在未完善的地方,至今仍未获得大规模推广应用。主要存在以下问题。

(一)提取中药化学成分的局限性

目前,超临界提取法强调的是高选择性,即针对某一种或某一类化学成分的提取,大多用于单味中药的提取,这与中药的治病理论有些相悖,具有一定的局限性。且由于中药复方的成分更加复杂,超临界提取在中药复方方面的应用研究较少,难于满足符合中医理论的内涵要求,因此限制了其在复方制剂方面的应用。

(二)提取某些中药有效成分的适应性

超临界流体对不同物质的溶解能力差别较大,与化学成分的结构密切相关。中药的化学成分十分复杂,如多糖、蛋白质、肽类、氨基酸、鞣质、醌类、香豆素、木脂素、黄酮类、强心苷、皂苷、甾体化合物、挥发油、萜类化合物、生物碱和微量元素等。中药化学成分大致可分为非极性、中等极性和强极性三类,对于前二类可以在不加或加入少量夹带剂条件下进行提取。尤其适宜用于亲脂性强、相对分子质量较小的成分提取,如生物碱、香豆素、芳香有机酸、酚、类脂类化合物和挥发油的提取。对极性大、相对分子质量太大的物质如苷类、多糖等,要加夹带剂,并在很高的压力下进行,工业化生产难度较大。

(三)设备一次性投资高,在高压下较难进行间歇操作

超临界提取的操作是在超临界状态进行操作,一般在实际使用中压力在 $27\sim70$ MPa 范围,温度在 $35\sim70℃$。因此,这种工艺所用的设备属高压容器,从而带来一系列的问题:第一,装置复杂,造价昂贵,设备一次性投资大。第二,因为高压设备的直径不可能很大,故设备的容量有限,一次的投料量受到限制,制约生产量。第三,在工艺操作方面,由于中药材绝大多数是植物类固态,这就决定了生产的方式是间歇性的,亦即有一个投料和出渣过程。造成装置的时空产生率比较低。且在高压下的间歇操作则较难控制。

(四)夹带剂导致的溶剂残留

在提取极性较大的成分时,需要加入有机溶剂作为夹带剂,改变极性成分在二氧化碳超临界流体中的溶解度,达到提取分离的目的,但这样导致溶剂残留问题,影响产品质量,在中药的生产中受到一定限制。

四、超临界流体提取法的发展趋势

虽然超临界流体提取法目前存在一些问题,但该技术在中药研究和开发方面不断深入。随着相关基础研究的深入,二氧化碳超临界流体提取技术日趋成熟,其应用前景非常广阔。目前,超临界流体提取法在中药领域的研究与应用发展趋势主要有

如下几个方面。

1. 改造传统中药产业　采用超临界流体提取技术对现行生产的名优中成药工艺改进或二次开发研究。从单纯的中间原料提取转向兼顾复方中药新药的研究与开发,也可直接从单味或复方中药中提取不同部位或提取物进行药理筛选、开发新药,大大提高新药筛选速度。

2. 中药化学成分提取技术的基础研究　进行超临界多元流体和添加夹带剂的机制研究,完善超临界流体提取理论,掌握提取传质过程的动力学规律,探索超临界多元流体的分步选择性萃取、重组萃取及精馏萃取新工艺,提高提取的得率和选择性,得到高纯度的产品。同时也更充分地利用中药资源。

3. 加强极性活性成分提取工艺的研究　过去曾经认为多糖、苷类、蛋白质、肽类等强极性化合物用超临界流体提不出来,然而随着研究的不断深入,用全氟聚醚碳酸铵(PFPE)可使超临界流体与水形成分散性很好的微乳液。把超临界流体应用扩展到水溶液体系,已成功用于强极性生物大分子如蛋白质的提取,为二氧化碳超临界流体提取中药中水溶性成分提供了新方法。同时开发新型、容易与产物分离、无害及安全的夹带剂,研究其作用机制乃是今后发展的方向之一。

4. 加强具有手性碳原子的天然化合物的提取分离　由于这些成分具有光学活性,在常规方法提取与分离过程中,遇酸或碱后容易发生异构化。其结果不仅改变了其旋光性,而且其生理活性也难免受到影响。用超临界流体提取,可避免中药及海洋生物中许多天然化合物的构型改变。

5. 超临界流体萃取技术的设备的研发　开发国产的高压注射泵、耐高压且操作方便的萃取釜,抗超临界流体穿透的密封圈材料等。

总之,超临界流体技术不仅是一种中药化学成分提取分离技术,而且在药物分析及制药工程方面也具有广阔的应用前景,该技术的工业化推广和应用对于我国医药产业的现代化发展具有重大的意义。

第四节　超临界流体提取法应用实例

中药化学成分大多数都能用超临界流体进行提取,相关报道很多,以下仅列举了少量例子。

实例1　生物碱类的提取

生物碱在植物体内往往是以盐的形式存在,仅有少数碱性极弱的生物碱以游离的形式存在,因此,进行二氧化碳超临界流体提取时,所用的原料一般需要碱性试剂(如氨水、三乙胺、氢氧化钙、碳酸钠溶液等)进行碱化预处理,使结合的生物碱游离出来,增加生物碱在二氧化碳超临界流体中的溶解度,提高提取效率。提取时需要用合适的夹带剂以提高选择性和提取效率。

益母草主要的有效成分是生物碱,已知的有益母草碱和水苏碱等。经碱化处理后的益母草药材再加夹带剂,提取压力为 30 MPa,提取温度为 70℃条件下,提取物收率达6.5%,总生物碱含量达到 26.60%,比常规法提高 10 倍。

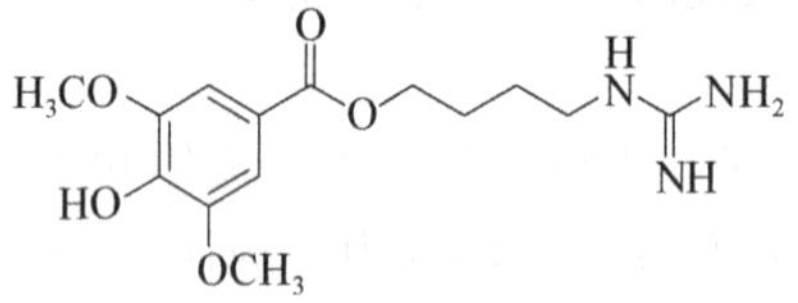

益母草碱 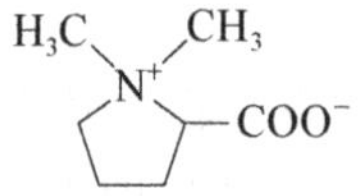   水苏碱

秋水仙碱是从秋水仙球茎中提取出来的一种天然生物碱,秋水仙碱常用于治疗痛风,并且具有十分显著的疗效,此外还对肝硬化有一定疗效,并且具有提高癌细胞中 CAMP水平、抑制癌细胞增殖等生理活性。用乙醇为夹带剂,在 35 MPa、40℃的条件下提取35 min,一次提取率可达到 80%,提取物中秋水仙碱含量为 6.92%,相比较于用有机溶剂乙醇提取的秋水仙碱含量 0.98%,提高了近 7 倍。

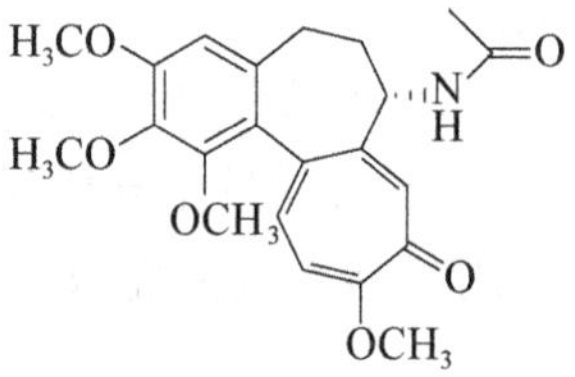

秋水仙碱

其他一些中药中生物碱的二氧化碳超临界流体提取见表 4-5。

表 4-5   中药中生物碱的二氧化碳超临界流体提取实例

名　称	药用部位	有 效 成 分	夹　带　剂	提取温度/℃	提取压力/MPa
延胡索	块茎	延胡索乙素	乙醇	60	45
博落回	全草	血根碱、白屈菜碱	甲醇、乙醇(含碳酸钠)	43	35
益母草	全草	总生物碱	乙醇	70	30
洋金花	花	东莨菪碱	甲醇(含氨水)	40	34.9

实例 2   挥发油的提取

中药中挥发油类成分极性低,有些不够稳定,所以非常适合用二氧化碳超临界流体进行提取。二氧化碳超临界流体法的提取率明显高于常规的水蒸气蒸馏法,且提取时间短、总得率高及有效成分提取完全,提取产品质量好,有时还能得到水蒸气蒸馏所得不到的成分。

青蒿为菊科黄花蒿 *Artemisia annua* L. 的全草,是中国传统中草药。其主要有效成分为青蒿素,在抗疟方面与传统的奎宁类抗疟药物具有不同的作用机制。在青蒿素的基础上开发出了多种衍生物双氢青蒿素、青蒿琥酯、蒿甲醚、蒿乙醚,均有抗疟、抗孕、抗纤维化、抗心律失常和肿瘤细胞毒性等作用。采用超临界流体法(SFE法)对黄花蒿全草进行提取分离出有效成分与传统的水蒸气蒸馏法(SD法)进行比较发现,SFE法得到产物收率约为3.5%,其中青蒿素含量为16%,并且得到一系列SD法中提取不到的成分。

其他一些中药中挥发油的提取方法比较结果见表4-6。

表4-6　超临界流体法(SFE)与水蒸气蒸馏法(SD)提取中药挥发油的比较

中　药	提取率(%)		提取时间(h)	
	SFE	SD	SFE	SD
草　果	1.05	0.68	3	5
当　归	1.50	0.32	3	5
柴　胡	1.86	0.24	4	12
木　香	2.52	0.53	2	6
姜　黄	4.00	1.66	2	6
小茴香	6.80	1.50	3	6

实例3　香豆素和木脂素的提取

香豆素类化合物广泛存在于高等植物中,具有多方面的药理活性。比如秦皮中的七叶内酯和七叶苷具有治疗细菌性痢疾的作用,又如蛇床子中的蛇床子素可以治疗脚癣、湿疹等病症。木脂素主要存在于植物的木部和树脂中,多数呈游离状态,少数与糖结合成苷。木脂素类化合物在自然界中分布广泛,药理活性也十分多样,例如小檗科的八角莲所含的鬼臼毒素就具有明显的抗肿瘤作用。

超临界流体提取技术对于香豆素及木脂素的提取是一种非常有效的方法,通过采用多级分离或精馏技术相结合可以获得有效成分含量较高的提取物。对于游离态的香豆素和木脂素一般不需要加夹带剂,但对于相对分子质量较大的或极性较强的成分,需要加入适当的夹带剂,而对于以苷形式存在的组分,采用本方法则较难。

五味子为木兰科植物五味子 *Schisandra chinensis* (Turcz.) Baill. 或华中五味子 *Schisandra sphenanthera* Rehd. et Wils. 的干燥成熟果实。中医常用于治疗肺虚喘咳、口干作渴、自汗、盗汗、劳伤羸瘦等病症。临床上常用于治疗无黄疸型传染性肝炎和急性肠道感染等疾病。五味子中含有的主要成分为五味子素、去氧五味子素、五味子醇以及五味子酯甲素、乙素、丙素、丁素等,五味子中的五味子酯甲素、乙素、丙素、丁素能降低血清谷丙转氨酶的水平,具有保肝的作用。

采用超临界流体提取分离五味子甲素、乙素及五味子醇等木脂素成分取得了良好效果,其最佳提取条件为:提取压力21MPa,提取温度37℃,超临界流体流量5 L/min。

其他一些中药中香豆素及木脂素的二氧化碳超临界流体提取实例见表 4-7。

表 4-7 中药中香豆素及木脂素的二氧化碳超临界流体提取实例

中 药	药 用 部 位	有 效 成 分
白 芷	根	氧化前胡素、欧前胡素
蛇床子	果实	呋喃香豆素
厚 朴	茎皮、根皮	厚朴酚、和厚朴酚
补骨脂	果实	补骨脂素、异补骨脂素

实例 4　黄酮类化合物的提取

黄酮类化合物广泛分布于自然界中,几乎存在于所有绿色植物中,主要存在于高等植物中,具有广谱生物活性如抗氧化、抗肿瘤、保护肝脏作用等。采用二氧化碳超临界流体提取可以实现黄酮类化合物的提取分离一步完成,提取率相对较高。

银杏叶是银杏科植物银杏 *Ginkgo biloba* L. 的叶。性味甘、苦、涩、平,有益心敛肺、化湿止泻等功效。据现代药理研究,银杏叶对人体和动物体的作用较为广泛,如改善心血管及周围血管循环功能,对心肌缺血有改善作用,具有促进记忆力、改善脑功能等作用。其主要成分为银杏黄酮化合物,如白果双黄酮、异白果双黄酮等。采用二氧化碳超临界流体提取银杏叶,在提取压力 20 MPa,温度 35~40℃的条件下,所得总黄酮质量分数(35.28%)要高于乙醇提取物中的总黄酮的质量分数(27.1%)。提取产物中不存在有机溶剂和重金属残留,而且低温操作可以很好地保持银杏叶中有效成分的天然品质。

其他一些中药中黄酮类化合物的二氧化碳超临界流体提取实例见表 4-8。

表 4-8 中药中黄酮类化合物的二氧化碳超临界流体提取实例

名 称	药 用 部 位	有 效 成 分
银杏叶	叶	银杏黄酮、银杏内酯
甘 草	根及根茎	甘草素、异甘草素等
茶 叶	芽叶	茶多酚

实例 5　有机酸的提取

有机酸在中草药的叶、根特别是果实中广泛分布,如乌梅、五味子、覆盆子等。常见的植物中的有机酸有脂肪族的一元、二元、多元羧酸如酒石酸、草酸、苹果酸、枸橼酸、抗坏血酸(即维生素 C)等,亦有芳香族有机酸如苯甲酸、水杨酸、咖啡酸等。

川芎为伞形科植物川芎 *Ligusticum chuanxiong* Hort. 的干燥根茎。功能活血行气,祛风止痛。主要成分为川芎嗪和阿魏酸,现代主要用于治疗心脑血管疾病。超临界提取方法从川芎中提取阿魏酸的得率最高,提取的最佳条件是:提取温度 55℃,提取压力 45 MPa,解析压力 6 MPa,夹带剂乙醇,动态提取 2.5 h。

参考文献

［1］李卫民,金波,冯毅凡. 中药现代化与超临界流体萃取技术[M]. 北京：中国医药科技出版社,2002.

［2］元英进,刘明言,董岸杰. 中药现代化生产关键技术[M]. 北京：化学工业出版社,2002.

［3］Chiu K L，Cheng Y C，Chen J H，et al. Supercritical fluids extraction of *Ginkgo* ginkgolides and flavonoids[J]. Journal of Supercritical Fluids，2002，24 (1)：77 - 87.

［4］张德权,胡晓丹. 食品超临界 CO_2 流体加工技术[M]. 北京：化学工业出版社,2005.

［5］刘小平,李湘南,徐海星. 中药分离工程[M]. 北京：化学工业出版社,2005：179.

［6］Schmitt W J. The use of entrainers in modifying the solubility of phenanthrene and benzoic acid in supercritical carbon dioxide and ethane[J]. Fluid Phases Equilibria，1986，32 (1)：77 - 79.

［7］Dobbs J M，Johnston K P. Selectivity in pure and mixed supercritical fluid solvents[J]. Int Eng Chem Res，1987,26 (7)：1472 - 1476.

［8］时海燕,徐春波,徐男. 浅析影响中药超临界 CO_2 萃取的因素[J]. 西北药学杂志,2008，23 (2)：120 - 122.

［9］刘亚娟,王志祥. 超临界 CO_2 萃取技术在中药有效成分提取中的应用[J]. 化工时刊,2006，20 (7)：70 - 73.

［10］古维新,张忠义,刘海弘. 超临界流体萃取技术在中药挥发油提取中的应用[J]. 中药材,2001，24 (9)：688.

［11］方瑞斌,张世鸿. 超临界二氧化碳萃取秋水仙碱[J]. 色谱,1999，17 (3)：249 - 252.

［12］葛发欢,史庆龙,许静芬. 超临界 CO_2 萃取益母草总生物碱[J]. 中药材,2001，24 (6)：415.

［13］苏乐群,黄欣,张学顺. 均匀设计法优化延胡索生物碱的超临界流体萃取工艺[J]. 中国医院药学杂志,2005,25(11)：1020 - 1022.

［14］蔡建国,张涛,陈岚. 超临界 CO_2 流体萃取博落回总生物碱的研究[J]. 中草药,2006,37(6)：852 - 854.

［15］卞俊,蔡定国,顾明娟,等. 二氧化碳超临界流体萃取洋金花中的东莨菪碱的研究[J]. 中国药学杂志,1996,31(10)：588 - 590.

［16］葛发欢,超临界 CO_2 萃取黄花蒿中挥发性成分的研究[J]. 中药材,1995,18(11)：570 - 572.

［17］杨苏蓓. 超临界流体萃取五味子中木脂素等成分的工艺研究[J]. 中国中药杂志,2001,26(11)：755 - 757.

［18］刘红梅,张明贤. 白芷中香豆素类成分的超临界流体萃取技术和 GC - MS 分析[J]. 中国中药杂志,2004,29(3)：241 - 244.

［19］宫竹云,张高勇,聂永亮. 超临界 CO_2 萃取工艺对蛇床子素的影响[J]. 中草药,2006,37(11)：1649 - 1652.

［20］缪海均,柳正良,李云华. 超临界流体萃取法-毛细管气相色谱法分析厚朴药材中厚朴酚、和厚朴酚的含量[J]. 药物分析杂志,1998,18(3)：182 - 185.

［21］陆峰,刘荔荔,李玲,等. 超临界流体色谱法测定补骨脂中补骨脂素和异补骨脂素含量[J]. 药学学报,1999,34(4)：301 - 303.

［22］邓启焕,高勇. 第二类超临界流体萃取银杏叶有效成分的实验研究[J]. 中草药,1999,30(6)：419 - 422.

［23］付玉杰,施晓光,刘晓娜. 超临界 CO_2 提取甘草地上部分总黄酮[J]. 植物研究,2007,27(3)：372 - 375.

［24］李军,冯耀声. 超临界二氧化碳萃取茶多酚的研究[J]. 天然产物研究与开发,1996,8(3)：42 - 47.

［25］马建春,曾佳. 川芎提取工艺的研究[J]. 亚太传统医药,2012,8(2)：13 - 15.

第五章
超声波提取法

超声波提取法(ultrasound extraction,UE)是一种外场介入强化化学成分提取的技术,是利用超声波具有的空化效应、机械效应和热效应,增加溶剂的穿透力,增大被提取化学成分的分子运动速度和频率,以提高这些成分提取得率的方法。中药中许多有效成分为细胞内成分,提取时需要破碎细胞壁和细胞膜,而经典提取方法往往难以起到理想的细胞破碎效果,从而影响提取效果。利用超声波产生的强烈振动、高加速度、强烈的空化效应、搅拌作用等,都可有效破碎细胞,加速有效成分进入溶剂,从而提高提取率。超声波提取法这种独特的提取机制和理想的提取效果,在中药化学成分的提取中显示出独特的优势,且该方法所需设备简单、操作方便、提取时间短、提取率高、无需加热、成本低廉等特点,使其在中药化学成分的提取应用受到了越来越多的重视。

早在 20 世纪 50 年代,人们就把超声波用于提取花生油、鱼组织中的鱼油、啤酒花中的苦味素、动物组织浆中的毒质等,发现利用超声波进行提取在较短时间内能得到比常规法更高得率的提取物。近年来才把超声波技术用于中药有效成分的提取。超声波提取法已经成为中药化学成分的提取分离、中药制剂提取工艺和质量检测等领域中广泛应用的一种新技术。

第一节　超声波提取法的原理

一、超声波的概念

物体振动时会发出声音,每秒钟振动的次数称为声音的频率,它的单位是赫兹(Hz)。人耳能听到的声波频率为 20～20 000 Hz。当声波的振动频率大于 20 000 Hz 或小于 20 Hz时,人耳便听不见了。超声波便是指频率高于 20 000 Hz 的声波,它具有频率高、方向性好、穿透力强、能量集中等特点。

二、超声波提取的主要效应

超声波提取是指以超声波辐射压强产生的机械效应、空化效应和热效应,引起机械搅拌,加速扩散溶解的一种新型提取方法。超声波提取时利用超声波增大物质分子运动频率和速度,增加溶剂穿透力,提高速度和溶出次数,以及缩短提取时间。超声波是一种弹性机械振动波,能破坏中药材的细胞,使溶媒渗透到中药材细胞中,从而加速中药材有效成分溶出,有效地提高提取率,且瞬间稳定升高温度对热不稳定成分影响较小,因此超声波提取技术适用于中药有效成分的提取,成为近年来应用在中药有效成分提取方面的一种较为成熟的手段。超声波提取的原理主要依据其三大效应:空化效应、机械效应和热效应。

(一)空化效应

超声波空化效应是指超声波在液体中传播时,引起的一种特有的物理现象。所谓空化(cavitation)是指液体中由于某种原因产生了负压,当负压达到某一临界值时,能将液体拉断,从而在液体中形成局部气体或蒸气空腔的现象。这种能将液体拉断的临界负压值称为空化阈。理论和实验都已证明,由于实际液体中总是存在许多微小气泡构成液体的"薄弱环节",因而在相当低的负压下即可首先在这些地方将液体拉断而产生空化。这种微小气泡称为"空化核"。

在超声波产生的压力波作用下,溶剂分子的平均距离随着分子的振动而变化。当对溶剂施加足够的负压时,分子间距离超过保持液体作用的临界分子间距,就会形成空穴。一旦空穴形成,它将一直增长至负声压达到极大值。但是在相继而来的声波正压相内这些空穴又将被压缩,其结果是一些空化泡将进入持续振荡,而另外一些将完全崩溃。

在中药提取时,药材在溶剂中受到超声波作用而产生空化效应,使溶剂在超声波瞬时产生的空化泡经历压缩崩溃过程,随着空化泡的崩溃裂解,形成巨大的射流冲向植物固体表面,冲击破碎细胞壁,使溶剂很快渗透到物质内部细胞之中,加速了溶剂与药材中的有效成分相互渗透,使有效成分快速地向溶剂中溶解。同时导致细胞内外出现浓度差,促使化学成分由高浓度溶液向低浓度溶液中扩散,大大地加速了提取过程。整个提取过程由于细胞内的化学成分快速地转入溶剂,生物活性可以保持不变,而提取速度和提取率均可得到提高。

(二)机械效应

超声波在液体内传播过程中,传播的机械能使液体质点在其传播空间内发生振动,从而强化液体的扩散、传质,称之机械效应。机械效应伴随着空化效应的产生而产生。超声波的机械作用主要是由辐射压强和超声波压强引起的。辐射压强可能引起两种效应:其一是简单的骚动效应,其二是在溶剂和药材组织之间出现摩擦。这种骚动可使蛋白质变性,细胞组织变形。而超声波压强将给予溶剂和药材组织以不同的加速度,即溶剂分子的速度远远大于药材组织的速度,从而在它们之间产生摩擦。另外,对于液-固两相来说,超声波能显著减弱液体的表面张力及摩擦力,破坏固-液界面的附面层;其振动作用强化了细胞内物质的释放、扩散和溶解,使被作用的细胞壁破裂,促使其中成分快速地溶解于溶剂之中,加速了其传质过程。这种机械作用还可产生普通低频机械搅拌起不到的击碎、切割及凝聚等效果。

(三)热效应

超声波在液体中传播时,其机械能被介质吸收而转换为热能,使介质自身温度升高,进而对液体引发各种作用,称为超声波的热效应。热效应伴随着空化效应的产生而产生。产生热能的多少主要决定于介质对超声波能的吸收,所吸收能量的大部分或全部将转换为热能,从而导致药材组织温度升高。这种吸收声能而引起的温度升高是稳定的。所以超声波可以使药材组织内部的温度瞬时升高,加速有效成分的溶解。

总之,超声波提取分离中药材化学成分的过程,是超声波在液-固提取分离过程中产生的空化效应及伴随的各种次级效应的作用,促进了药材中化学成分向液体的溶解,从而加快提取分离过程的进行,以提高药材中化学成分的提取率。

三、超声波提取的影响因素

从超声波原理分析表明,超声波空化效应是增强提取分离过程的主导因素。但超声波空化作用本身无选择性,当参数选择不当时,特别是在高强度或长时间处理条件下,空化作用不仅能打破细胞壁,也可能会打破被提取物质的分子,从而影响所提成分的产率。故超声波提取法应用时还应注意以下几个问题。

（一）超声波参数的影响

在超声波提取的多次实验中,发现不同药材使用不同频率和声强度等提取都会得到不同的结果。即使是提取同一药材,如果选用的参数不当,也会使药材中所含成分提取不完全。如超声波提取银杏叶总黄酮过程中,随着超声波功率的增加,银杏叶总黄酮提取得率先增加后减小。这可能由于超声波的振动,击碎了银杏叶内部细胞壁,加速了细胞内部黄酮类物质的浸出速率,因此提取得率逐渐增大。超声波波功率为 400 W 时,提取得率最大。但继续增加超声波波功率,会使黄酮类物质结构破坏,同时也加剧了银杏叶对黄酮类物质的吸附,因此总黄酮提取得率有下降趋势。

因此,超声波参数的选择是影响药材成分提取率的关键,在提取时必须针对具体药材品种、质地及成分的理化性质进行筛选,选择适宜的超声波频率和强度等参数。

（二）提取溶剂的选择和浓度、用量的影响

选择溶剂及其浓度和用量是超声波提取的一个重要条件。选择适宜的溶剂及其浓度和用量对提取效果、浸提物的质量、收率和能耗都有很大的影响,所以超声波提取过程的重要一步是必须结合欲提取成分的性质来选择提取的溶剂及其浓度和用量。其原则是降低成本,提取完全且产品纯度高,另外还要注意溶剂的毒性大小、价格等因素。

对于常用的乙醇-水系统来说,乙醇的浓度对于提取的结果也有影响。如超声波提取甘木通总黄酮时,甘木通粗粉分别加入浓度为 40%、55%、70%、85%、95% 的乙醇,超声波提取 3 次,每次超声波提取 30 min。结果表明出膏率随乙醇浓度的升高有所下降,干浸膏中总黄酮量在乙醇浓度为 55% 时最高。

溶剂用量也是一个重要方面,应多从成本和所提成分来考虑。如川楝子中阿魏酸的提取,阿魏酸的提取率先随提取溶剂用量的增加而增加,当料液比为 1∶30 时,阿魏酸提取率最高,之后阿魏酸提取率随提取溶剂用量的增加而略有减少,基本趋于平缓。料液比过大,溶剂不能有效润湿样品,不足以提取出阿魏酸;而料液比过小,反而会降低有效成分的提取率,并增加了产物回收的难度。

（三）提取时间和温度的影响

一般来说,化学成分的提取得率随提取时间延长而增加。但中药超声波提取的得率并不都是随提取时间的无限延长而继续增加。超声波提取的时间因药材不同而异,是与药材种类与粉碎度等具体条件有关。通常超声波提取的时间对所提化学成分得率的影响有3种情况。

(1) 产率随超声波提取时间的增加而提高。

(2) 产率随超声波提取时间的延长而提高,到某一时间值时,开始随超声波提取时间的增加而产率降低。

(3) 产率随超声波提取时间的延长而逐渐提高,当达到一定时间后,随超声波处理时间的增加而产率变化量很小,将趋于饱和。

如超声波提取连翘中总黄酮时,设定用60%乙醇,1∶10的料液比,频率40 kHz,30℃,超声波提取10、20、30、40、50、60 min,测定总黄酮的得率。结果在30 min以前,连翘总黄酮的质量分数随着时间的增加而增加;30 min后增加缓慢。可能因为刚开始细胞内外连翘总黄酮浓度差最大,提取时间过短,黄酮溶解不充分,得率较低;随着提取时间的延长,连翘总黄酮逐渐溶入提取液,在30 min提取基本达到平衡。

同样提取温度对连翘总黄酮得率的影响也显而易见,设定用60%乙醇,1∶10的料液比,频率40 kHz,分别于20、30、40、50、60、70℃下超声波20 min,按照方法计算总黄酮的得率,结果分别为1.34%、1.52%、1.97%、2.03%、2.13%、2.16%。随着温度的升高,连翘总黄酮的得率增加,但是50℃以后增加不大。但是如果温度过高,一些热敏性组分被破坏或溶剂挥发导致乙醇浓度降低而使总黄酮的得率下降。

（四）酶的影响

酶由生物体活细胞产生,广泛存在于植物体中,特别是含苷类成分的植物药材。苷类成分与能够水解它的相应的酶共存,因而苷类成分很容易被酶所水解生成苷元或次级苷。在潮湿空气中碾碎中草药原料或用冷水浸泡药材粉末,都将促使酶与苷接触,而使苷水解,失去原有状态。若用水作溶剂,所提得的苷类成分也易被酶化。如用超声波法从黄芩中提取黄芩苷时,以水为溶剂,黄芩苷易被酶解成葡萄糖醛酸和不溶于水的黄芩素,影响黄芩苷的得率。这是因为超声波提取无需加热,水温低,酶没有被加热破坏而引起黄芩苷被酶解。因此,在超声波提取药材中苷类成分的过程中,一定要注意酶的影响,应设法先使酶失活,使苷不被分解成苷元,再进行超声波提取。使酶失活的方法有:以甲醇、乙醇为溶剂提取,以沸水烫后再进行超声波提取,或在药材中加入一定量的碳酸钙等电解质。另外,在提取过程中还要尽量避免与酸或碱接触,以防止苷被酸或碱水解。

综上所述,超声波提取参数的选择需要根据被提取原料的质地特性、目标成分与非目标成分的性质等因素进行综合确定,并通过实验探索出最佳条件。以上4个方面是影响超声波提取率的关键因素,而在超声波提取前的预浸处理时间、药材粒度等因素对提取效果也都有较大的影响,在实际操作中应予以注意。

第二节　超声波提取法的设备及操作

一、超声波提取设备

超声波提取设备是由电源、换能器(超声波发生器)和提取容器三大部分组成。超声波提取设备以机型分类可分为小试机型、中试机型和规模生产机型。小试机型一般用于实验室,功率为 300 W～3 kW,提取容积为 5～75 L;中试机型一般用于中间试验,功率为5～10 kW,提取容积为 200～400 L;规模生产机型主要用于中药材提取的批量生产,功率为 20～75 kW,提取容积为 1～3 m³。超声波提取设备根据换能器放置位置的不同大致可分为外置式、内置式和多频组合式;以频率组合形式可分为单频和多频组合式。

（一）外置式超声波提取设备

外置式超声波提取设备是将超声波换能器安装在被提取物料容器的外壁,使其所产生的超声波由容器外壁辐射到容器中的被提取物料上,以达到对物料提取的目的。外置式超声波提取设备操作简单,使用方便,应用范围广泛。按照换能器黏附方式的不同,可将外置式超声波提取设备分为槽式超声波提取器、罐式超声波提取器、管式超声波提取器。

1. 槽式超声波提取器　将超声波换能器黏附在槽的底部或槽的两侧,且上部敞开的一种简单的提取设备。这是目前应用最为广泛的超声波提取设备。槽式超声清洗器换能系统由若干个喇叭形夹心式换能器组成,并固定在一个不锈钢槽式容器的底部。如图 5-1 所示。

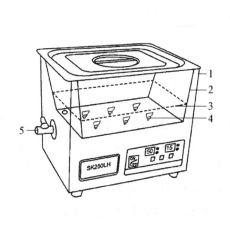

图 5-1　槽式超声波提取器示意图

1. 外壳；2. 槽体；3. 提取液；4. 换能器；5. 出料口

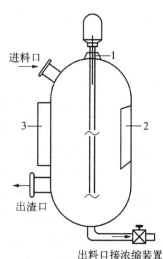

图 5-2　罐式超声波提取器示意图

1. 搅拌器；2、3. 超声波换能器

2. 罐式超声波提取器　提取容器制成罐式形状,并将一定功率的超声波换能器安装在罐的外壁上。该设备可加入搅拌器进行机械搅拌,以达到对物料均匀提取的目的。罐式超声波提取器提取容量大,适用于工业大生产的提取,如图 5-2 所示。

3. 管式超声波提取器　将放置提取物料的容器制作成管道形状,将超声波换能器安装在管道的外壁上,使其所产生的超声波能通过管道外壁辐射到管道内的被提取物料上,并通过螺旋搅拌向前推进,使物料在动态过程中均匀地受到超声波的提取作用。管式超声波提取器是一种连续动态的超声波提取装置,并可多台串联使用,适合工业化生产,如图 5-3 所示。

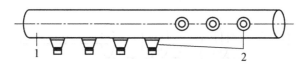

图 5-3　管式超声波提取器示意图

1. 管体; 2. 换能器

4. 多面体超声波提取器　是在不锈钢板组成的多面形槽体的各个面外壁上贴上超声波换能器,使其产生的超声波通过槽体的外壁辐射到槽内溶液中的物料上。其外形多为四面、五面、六面等形状的槽体,然后将换能器密封起来。从外形上看像个提取罐,从内部看槽体是个多面体,也可在内部安装机械搅拌装置。

（二）内置式超声波提取设备

内置式超声波提取设备是将超声波换能器安装在提取容器的内侧,使其所产生的超声波能直接辐射到容器内溶液中的被提取物料上,以达到对物料提取的效果。按其换能器的组合方式不同可分为板状浸没式超声波提取器、棒状浸没式超声波提取器、探头浸没式超声波提取器及多面体浸没式超声波提取器。

1. 板状浸没式超声波提取器　将数个超声波换能器直接贴在板状或条状的不锈钢板上,然后密封起来。使用时将其直接放在装有溶剂和被提取物料的大槽内,并随意移动,使超声波效果均匀,以达到提取的效果。

2. 棒状浸没式超声波提取器　将超声波发射棒中发射超声波的一端直接浸入到有提取物的溶剂中,使被提取物直接受超声波的作用而被提取。

超声波发射棒有两种形式:其一是在超声波换能器的前盖板一端安装一长圆棒状或其他形状的变幅杆,使换能器发射的超声波波沿棒状变幅杆聚能器的径向辐射,如图 5-4A、B 所示;其二是将环筒状换能器封闭在一根棒状管内,使环筒状换能器发射的超声波沿管壁径向 360°向外均匀辐射,如图 5-4C、D 所示。

3. 探头浸没式超声波提取器　将换能器发射超声波变幅杆的一端直接浸入到有提取物料的溶剂之中,使被提取物料直接受到超声波的作用,从而促使被提取成分快速地被提取。

4. 多面体浸没式超声波提取器　将数个超声波换能器直接贴于多面形的不锈钢板内侧,然后密封起来,其外形可做成两面、四面、五面、六面等。使用时,将密封多面箱体直接放在装有溶剂和被提取物料的罐体中心内,使超声波均匀辐照,以达到提取目的。有时为了提高提取效率,也可将数个多面体连接起来,组成大功率浸没式超声波提取器,使超声波从多个面向外发射,从而更为有效地对物料进行提取。

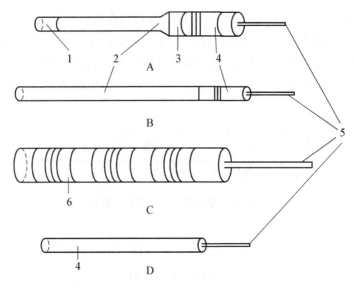

图 5-4 棒状浸没式超声波提取器示意图

1. 发射端子；2. 变幅杆；3. 传振杆；4. 换能器；
5. 电源线杆；6. 薄圆管式换能器

（三）多频组合式超声波提取器

多频组合式超声波提取器多为外置式提取器，是将若干不同频率超声波换能器贴在多面体容器的外侧面上，并将一个浸没式的探头插入有被提取物料的溶剂中，并与贴在多面体容器外侧面上的多个超声换能器组合成相互垂直的相对系统，使其所发射的不同频率的超声波通过容器外壁辐射到容器内的溶液中，联合作用于物料上，使其形成多频组合作用，从而达到对物料中化学成分进行提取的目的。

二、超声波提取法的操作步骤

在容器中加入提取溶剂（水、乙醇或其他有机溶剂等），将中药材根据需要粉碎或切成颗粒状，放入提取溶剂中。容器的外壁粘贴超声波换能器或将超声波换能器密封于不锈钢盒中投入容器中。开启超声波提取器，超声波换能器向提取溶媒中发出超声波，超声波在提取溶媒中产生的空化效应和机械作用一方面可有效地破碎药材的细胞壁，使有效成分呈游离状态并溶入提取溶媒中；另一方面可加速提取溶媒的分子运动，使得提取溶媒和药材中的有效成分快速接触，相互溶合、混合。经过一定时间后提取结束，过滤提取液并回收溶剂便得到提取物。

第三节　超声波提取法的应用及特点

一、超声波提取法的应用

超声波提取法广泛用于医药、食品、油脂、化工等各个领域，特别是在中药化学成分的提取中日趋广泛。

（一）食品工业领域的应用

在食品工业中，如何有效地以尽可能短的时间提取出所需的目的物，是很多科研人员和生产单位关心的问题。应用超声技术来强化提取过程，可有效缩短提取时间，提高提取效率，提高产品的质量和产量。

（二）环保领域的应用

超声波提取法用于环境样品预处理主要集中在土壤、沉积物及污泥等样品中有机污染物的提取分离上。被提取的有机污染物包括有机氯农药、多环芳烃、多氯联苯、苯、硝基苯、有机锡化合物、除草剂、杀虫剂等。超声波提取进行的工作涉及提取前试样的预处理、试样基体对提取的影响、提取参数及提取溶剂的选择、提取过程与后续处理、超声波提取法与其他萃取法的对比、超声波提取法与其他技术联用等。

（三）中药研究领域的应用

中药提取的常规办法有煎煮法、水蒸馏法、溶剂浸提法等，其提取时间长，影响提出率。天然植物药用成分大多为细胞内产物，提取时需要将细胞破碎，而现有的机械或化学方法有时难于取得理想的破碎效果。利用超声波产生的强烈振动、高加速度、强烈空化效应、搅拌作用等，都可加速中药有效成分进入溶剂，从而提高提出率，缩短提取时间，节约溶剂，并且免去高温对提取成分的影响。该法是一种适用于中药有效成分提取的新技术，是中药制药工艺中一种较为成熟的新方法、新工艺。

二、超声波提取法的特点

超声波提取与常规的煎煮法、浸提法、渗漉法、回流提取法等提取技术相比，具有以下特点。

1. 提取效率高　超声波产生的强烈空化效应、机械效应、热效应等作用，促使植物细胞组织破壁或变形，加速药材中有效成分进入溶剂，使中药有效成分提取更充分，提取率比传统工艺显著提高达 $50\%\sim500\%$；提高资源利用率、节省原料药材。且提取物中有效成分含量高，有利于进一步分离和精制。

2. 提取时间短　超声波提取通常在 $20\sim40$ min 即可获得最佳提取率，提取时间较传统方法大大缩短 2/3 以上，缩短生产周期。

3. 提取温度低　超声波提取法在提取过程中一般无需加热，提取时所产生的热效应，使溶剂升温不高，提取中药材的温度一般在 $40\sim60℃$，对遇热不稳定、易水解或氧化的药材中有效成分影响不大，同时大大节省能耗。

4. 适应性广　超声波提取中药不受成分极性、相对分子质量大小的限制，适用于绝大多数种类中药和各类成分的提取；不会改变所提取成分的化学结构，能保证有效成分及产品质量的稳定性。

5. 方便配合各种分析仪器的快速检测　超声波提取时间短、杂质少，非常适合分析样品的制备，可方便与 GC、IR、MS、HPLC 分析仪器联合应用于中药、食品等质量分析中，不仅能客观地反映物质中的有效成分的真实含量,还能达到快速检测的目的。

6. 综合经济效益显著　超声波提取法较高的提取率和较短的提取时间,能耗低,提取工艺运行成本低,效益显著。

7. 其他　操作简单易行,设备维护、保养方便。

综上所述,超声波提取法是一种具有实际应用和良好发展前景的新技术,已不断地在各种应用中取得突破和完善,凸显其独特优势。有必要进一步开展对该技术的研究,获得超声波提取法的基本理论与实践经验,使超声波技术向有利于工业化大生产的方向发展。随着超声波提取法研究的不断深入和超声波提取设备的不断完善,必将对中药提取工艺的发展有极大的推动作用。

三、超声波提取法的发展趋势

超声波提取法在中药提取中的应用已经显示出明显的优势,其提取效果明显优于其他常规提取方法,这点对于提取方法落后、生产周期长的中药大生产,在提供更科学的工艺条件方面,更有推广应用价值,并逐渐被人们所重视。但超声波提取法目前都是仅在实验室的规模上,针对某些单个具体提取对象进行简单的工艺条件实验。缺少针对多数药材的提取工艺参数探讨,在中药成分提取中的机制与条件优化等还没有建立一套较为完整的模式。

因此,在超声波用于中药化学成分提取时,应对其作用机制进行深入研究,以便建立一套较为通用的模式,为不同提取对象操作条件提供依据。同时超声波这种强化提取法需要增加产生超声波的动力消耗,还应注重有关工程问题研究,解决超声波提取工程放大问题。

超声波提取是一个物理过程,在整个浸提过程中无化学反应发生,但是超声波在提取过程中,可能破坏生物大分子的结构,如蛋白质、多肽或酶,进而影响药物有效成分的生理活性,也有待于进一步研究。

第四节　超声波提取法应用实例

实例 1　香菇多糖的提取

香菇 *Lentinus edodes* (Berk.)Sing 在分类上属于真菌门伞菌目侧耳科香菇属。香菇不但营养丰富、味道鲜美,而且具有较高的药用价值,是药食两用食用菌之一。现代研究表明,香菇中主要活性成分为香菇多糖,香菇多糖具有抗肿瘤、抗衰老、降血糖、提高人体免疫力和抗氧化等多方面的药理活性。对香菇多糖的研究近年来成为一个研究热点,其研究主要集中在其提取和活性研究等方面,但目前香菇多糖的提取率低、产品纯度差、活性不高,这大大阻碍了香菇多糖的开发,因此,急需寻找能高效制备香菇多糖并提高其生理活性的提取方法。目前多糖的提取方法主要有溶剂提取法(热水浸提法、稀碱提取法、醇碱提取法等)和辅助提取法(超声波提取法、微波辅助提取法、酶辅助提取法、超高压辅助提取法等),每种提取方法都各有优点和缺点。

有人比较了回流热水提取法、超声波提取法、微波提取法、高温热水提取法提取香菇多糖,通过香菇多糖抗氧化活性、分子形态、单糖组成等指标对提取方法进行评价。结果表明:在相同的提取时间内,高温热水提取所得香菇多糖的提取率最高,达 14.25%;高温热水提取的多糖相对分子质量最小;不同提取方法提取的多糖溶液的黏度均随浓度的增大而增大,在相同浓度下多糖溶液的表观黏度大小依次为回流热水提取＞微波提取＞超声波提取＞高温热水提取;不同的提取方法会对多糖的聚集度和支链结构产生一定的影响,并因此影响其抗氧化活性,4 种方法提取的多糖抗氧化活性大小依次为:超声波提取＞微波提取＞回流热水提取＞高温热水提取;不同提取方法提取的多糖的单糖组成均以甘露糖、葡萄糖和半乳糖为主。

实例 2　小叶女贞中石蒜碱的提取

小叶女贞 *Ligustrum quihoui* Carr 是木犀科女贞属的小灌木,有清热解毒的功效,可治疗烫伤、外伤。小叶女贞的有效成分包括多花水仙碱、漳州水仙碱、石蒜碱等生物碱。近年来,石蒜碱及其衍生物的药理活性及作用机制研究有了很大进展,有研究表明石蒜碱在体内外可明显抑制人体早粒细胞白血病 HL-60 细胞的增殖,并诱导 HL-60 细胞和多发性骨髓瘤细胞凋亡。石蒜碱对小鼠纤维肉瘤有很强的抑制作用,对小鼠皮下植入的肺癌抑制率为 80.5%。体外试验表明,石蒜碱对人体乳腺癌细胞、人结肠癌细胞、人离体鼻咽癌细胞等有明显的抑制作用,其作用机制可能是抑制蛋白质和 DNA 的合成。

石蒜碱

以小叶女贞石蒜碱的提取率为考察指标,以乙醇为提取剂,采用单因素和正交试验考察乙醇浓度、料液比、超声波提取时间、提取温度等因素对小叶女贞石蒜碱提取率的影响。结果表明:小叶女贞石蒜碱的最适宜提取工艺条件是乙醇浓度 60%,料液比 1:18,超声波提取时间 35 min,超声波提取温度 45℃,该条件下小叶女贞石蒜碱提取率为 0.182%。

实例 3　银杏叶中黄酮类化学成分的提取

银杏 *Ginkgo biloba* L. 的叶具有改善心脑血管循环、抗过敏、抗病毒、抗癌、抗衰老及降低胆固醇等作用,而且银杏叶提取物毒副作用很小,食用安全。银杏叶中含有 160 多种化学成分,其中黄酮类化合物、萜类内酯被认为是主要活性成分,银杏酚酸为主要毒性成分。目前,银杏叶中有效活性成分的开发利用主要集中在黄酮类物质和萜类内酯,但目前国内外对银杏叶中黄酮类物质的提取方法较为单一,提取得率较低。而总黄酮含量决定着银杏叶的利用价值,提高总黄酮得率可显著提高其利用价值。采用超声波辅助提取技术对银杏叶中主要活性物质黄酮类物质进行浸取,通过单因素试验和响应面分析,研究不同提取条件对提取率的影响,结果表明:在超声波功率 416 W、乙醇浓度 73.3%、提取温度 57.5℃、料液比 1 g∶20.8 mL 条件下,银杏叶总黄酮提取得率达 3.60%。

实例 4 茯苓中三萜类化学成分的提取

茯苓是多孔菌科真菌茯苓 *Poria cocos*(Schw.)Wolf 的干燥菌核。茯苓在我国具有十分悠久的应用历史,应用范围非常广泛,是多种复方药及中成药的原料,自古就有"十药九茯苓"的美誉。在《神农本草经》中,茯苓亦被列为上品,具有渗湿利水、健脾和胃、安魂养神延年之效。常用于治疗小便不利、水肿胀满、痰饮咳逆、心下结痛、脾虚少食、小儿惊厥、老人健忘等症。现代药理学研究,茯苓主要成分有多糖、三萜类化合物及少量脂肪酸和无机物。其中,多糖类如茯苓聚糖等具有明显的抗肿瘤、增强免疫系统的作用,三萜类化合物及其衍生物有调节免疫的功能,具有良好抗炎、抗衰老的功效。

采用超声波法提取茯苓中三萜类化合物,用 L$_9$(3^4)正交试验优化提取工艺,考察了溶剂种类、料液比、提取次数、提取时间 4 个因素对茯苓中三萜类化合物的提取率的影响。薄层色谱法定性鉴别,紫外分光光度法定量测定三萜类化合物的含量,以提取得率为评价指标,确定了茯苓中三萜类成分的最佳提取工艺为:温度 25℃,频率为 25 kHz,用 20 倍量的乙酸乙酯提取 3 次,每次 30 min。

参考文献

[1] 胡爱军,郑捷.食品超声波技术[M].北京:化学工业出版社,2013.

[2] 韩丽.实用中药制剂新技术[M].北京:化学工业出版社,2002:142,147.

[3] 钟玲,尹蓉莉,张仲林.超声波提取技术在中药提取中的研究进展[J].西南军医,2007(6):84-87.

[4] 刘建文,贾伟.生物资源中活性物质的开发与利用[M].北京:化学工业出版社,2005:70-76.

[5] 侯飞燕,李菁.中药提取现代新技术研究进展[J].中医药导报,2011,17(1):101-103.

[6] 姜峰,赵燕禹,姜梅兰,等.功率超声波在中药提取过程中的应用[J].化工进展,2007,26(7):944-948.

[7] 杨义芳,孔德云.中药提取分离新技术[M].北京:化学工业出版社,2010.

[8] 赵谋明,邹林武,游丽君.提取方法对香菇多糖性质的影响[J].华南理工大学学报(自然科学版),2013,41(10):26-33.

[9] 何先元,陈畅,项俊,等.小叶女贞中石蒜碱超声波提取的工艺优化[J].贵州农业科学,2014,42(1):185-187.

[10] 张伟,张焕新,施洋,等.银杏叶中黄酮类物质提取及其抗氧化活性[J].江苏农业科学,2013,43(3):230-234.

[11] 张方,陈平.超声波提取茯苓中三萜类成分的工艺研究[J].武汉工业学院学报,2013,32(4):5-10.

第六章
微波提取法

微波提取法(microwave-assisted extraction technique,MAET)是一种利用微波能来进行物质提取的新技术。该技术因具有设备简单、适用范围广、提取效率高、选择性强、重现性好、节省时间与溶剂、节能、污染小等众多优点,应用范围已从最初的环境分析样品制备迅速扩散到食品、化工和农业等领域。近年来,国内外将微波技术应用于中药或天然药物活性成分的提取过程,有效提高了回收率,取得了可喜的进展。

1986 年,首次有利用微波提取的方法从土壤、种子、食品、饲料中制备各种化合物的分析样品的报道。该新方法与传统的水蒸气蒸馏、索氏提取等技术相比较,可以提高收率和提取物纯度,同时缩短提取时间、降低能耗、减少溶剂用量以及副产物的产生。随后,借助微波这项新技术来提取有应用价值的化学、医药组分受到了人们的广泛重视。微波提取法的优越性不仅在于降低了提取费用和生产成本,更重要的是这种技术更加符合绿色环保的要求。因此,利用微波提取法对传统中药提取技术进行更新和改造,有助于提高中药中有效成分的收得率、降低生产成本、减少环境污染、改善生产条件、提高产品质量等。微波提取技术用于提取中药活性成分的报道不断出现,已涉及挥发油、苷类、多糖、萜类、生物碱、黄酮、鞣质、甾体及有机酸等各类中药化学成分,已经成为中药提取技术发展的重要方向之一,受到中药科技工作者的广泛关注。本章对微波提取的原理、操作过程与设备以及在中药提取中的应用等方面进行阐述。

第一节　微波提取法的原理

一、微波的概念

微波是指波长介于 1 mm～1m(频率在 $3×10^8～3×10^{11}$ Hz)的电磁波。它位于电磁波谱的红外辐射和无线电波之间,是一种通过离子迁移和偶极子转动引起分子运动,但不引起分子结构改变和非离子化的电磁辐射能。微波以直线方式传播,并具有反射、折射、衍射等光学特性。微波遇到金属会反射,但遇到非金属物质则能穿透或被吸收。微波被某些物质吸收转换成热能而发热。

二、微波提取

微波提取主要就是利用微波这种强烈产热效应的性质为基础进行的。由于微波的频率与分子转动的频率相关联,所以微波能是一种由离子迁移和偶极子转动引起分子运动的非离子化辐射能。当它作用于分子时,促进了分子的转动运动。分子若此时具有一定的极性,便在微波电磁场作用下产生瞬时极化,并以24.5亿次/s的速度做极性变换运动,从而产生键的振动、撕裂和粒子之间的相互摩擦、碰撞,促进分子活性部分(极性部分)更好地接触和反应,同时迅速生成大量的热能,促使细胞破裂,使细胞液溢出来并扩散到溶剂中,使细胞液中的化学成分快速溶出,这是微波提取的基本原理。

在微波场中,不同物质的介电常数、比热、形状及含水量的不同,会导致各种物质吸收微波能的能力不同,其产生的热能及传递给周围环境的热能也不同,这种差异使得提取体系中的某些组分或基体物质的某些区域被选择性地加热,从而使被提取物质从基体或体系中分离出来,进入到介电常数小、微波吸收能力差的溶剂中。不同种类的物质对微波具有不同的吸收能力,物质的这一特性可用耗散因子($\tan\delta$)表示:

$$\tan\delta = \epsilon''/\epsilon'$$

式中:ϵ''为介电损耗,ϵ'为物质的介电常数。

其中介电损耗反映了介质的损耗情况,也就是介质在电场作用下将微波能转变成热能的效率;物质的介电常数反映了介质分子相对于电场的极化能力以及储存电磁辐射的能力。$\tan\delta$越大,表明该物质对此频率微波的吸收也越大。各种物质的微波吸收由物质所含各种组分的微波吸收特性决定。极性分子由于具有永久偶极矩,在交变场中能发生偶极弛豫,所以体现出对微波有着强烈的吸收。反之,非极性分子则不会吸收微波能,对微波表现出"透明"。因此,通过控制微波辐射频率和功率改变$\tan\delta$,可使某种被提取成分微波吸收达到最大,即可达到提高提取速率和选择性提取某种化学成分的目的。

常见物质按介电常数的不同可以分为以下3类:一类物质(如水,乙醇,某些酸、碱、盐类)可以将微波转化为热能,这类物质能吸收微波,提升自身及周围物质的温度;另一类物质(如烷烃、聚乙烯等非极性分子结构物质)在微波透过时很少吸收微波能量;第三类物质(金属类)可以反射微波。当微波照射到金属时,由于电磁场不能透入金属内部,微波就像镜子反射光波一样被反射。因此,微波炉的腔体和外壳采用金属材料制成。

微波技术用于中药中化学成分提取时,其提取机制可以从两方面来阐述:一方面微波辐射过程是高频电磁波穿透提取溶剂,到达药材的内部维管束和腺细胞内;由于药材内的水分大部分是在维管束和腺细胞内,水分吸收微波能后使细胞内部温度迅速上升,而溶剂对微波是透明(或半透明)的,受微波的影响小,温度较低;连续的高温使其内部压力超过细胞壁膨胀的能力,从而导致细胞破裂,细胞内的物质自由流出,提取介质就能在较低的温度条件下捕获并溶解细胞内物质,经过进一步过滤药渣和分离提取溶剂,即可获得提取物。另一方面,微波所产生的电磁场加速被提取化学成分向提取溶剂界面扩散速率;以水作溶剂时,在微波场下,水分子高速转动成为激发态;这是一种高能量不稳定状态,或者水分子气化,加强提取成分的驱动力,或者水分子本身释放能量回到基态,所释放的能量传递给被提取化学成分,加速其热运动,缩短被提取化学成分由药材内部扩散到提取溶剂界面的时间,从而使提取速率提高数倍,同时还降低了提取温度,最大限度保证提取物的质量。

微波技术具有以下主要技术优点。

1. **选择性好**　由于不同物质对微波的敏感性有所差异,用微波技术进行提取可对提取体系中的一种或多种目标成分进行选择性作用,从而使目标成分直接从被提取物中分离出来。这种选择性主要取决于目标成分和溶剂性质的相似性,必须根据被提取物的性质选择极性或非极性溶剂。极性溶剂可用水或醇等,非极性溶剂可用正己烷等。但由于非极性溶剂不能吸收微波,为加速提取,可在非极性溶剂中加入极性溶剂。如果样品和溶剂两者均不能吸收微波,则微波提取法无法进行。介质吸收微波的能力主要取决于其介电常数、介质损失因子、比热和形状等。极性较大的溶剂或目标成分,吸收微波能力强,在微波照射下能迅速升温,沸点低的溶剂甚至有过热现象,极性较低者吸收微波能力差,而非极性的氯仿等则几乎不吸收微波。因此,利用不同物质在介电性质上的差异也可以达到选择性提取的目的。水是吸收微波的最好介质,任何含水的非金属物质或各种生物体都能吸收微波。

2. **穿透力强**　被提取的样品往往放在微波透明且为热的不良导体的容器中,所以微波不需要加热容器而直接加热样品,使样品迅速升温,使中药材的细胞壁和细胞膜快速破碎,使提取剂容易进入细胞内,加速中药中化学成分的溶解而被提取出来。

3. **加热均匀且时间短、效率高**　可以避免长时间高温加热提取引起样品的分解。有利于提取热不稳定化学成分。

三、微波提取的影响因素

微波提取操作过程中,选择不同的提取参数条件,往往得到不同提取效果。影响提取效果的因素很多,如提取溶剂、微波功率和提取时间以及微波压力及溶液 pH 等。其中浸取溶剂、微波作用时间、温度、操作压强被认为对提取效果影响较大。

1. **提取溶剂种类的影响**　提取溶剂的种类是影响微波提取效率的一个重要因素。适合于微波提取的溶剂必须满足以下两点:一是溶剂的极性不能太低,否则不能充分吸收微波能;二是溶剂对提取成分要有较强的溶解性,且对后续操作的影响较小。微波提取溶剂选择所遵循的原则与传统溶剂提取法相似,但与传统提取法不同的是,如果用非极性溶剂时一定要加入一定比例的极性溶剂。因为微波提取溶剂需要微波吸能物质,极性溶剂是微波吸能物质,而非极性溶剂(如环己烷等溶剂)则不吸收微波能。在中药的微波提取过程中,溶剂对微波能的吸收成为决定因素,而化学成分本身的极性是次要的。当以水为主要提取溶剂时,微波提取对被提取成分极性的选择并不明显,提取产率与被提取成分本身的极性并不呈明显的正相关性。可能是由于水的极性决定了其对微波能的强吸收。因此以水为溶剂时,微波提取法可适用于含各种成分的中药提取。其他常见的微波提取剂有:乙醇、甲醇、丙酮、乙酸、二氯甲烷、正己烷、苯等有机溶剂和硝酸、盐酸、磷酸等无机溶剂以及己烷-丙酮、二氯甲烷-甲醛、水-甲苯等混合溶剂系统。

2. 提取溶剂用量的影响 溶剂的用量也影响微波提取的效果。提取剂用量可在较大范围内变动，以充分提取所希望的化学成分，提取溶剂与样品之比（固液比）可在 1∶1 至 20∶1（L/kg）范围内选择。一般情况溶剂必须浸没全部样品，过多或过少都不利。固液比是提取过程中的一个重要因素，主要表现在影响固相和液相之间的浓度差，即传质推动力。在传统提取过程中，一般随固液比的增加，提取率也会增加，但是在微波提取过程中，有时提取率却随固液比例的增加反而降低。固液比的提高，必然会在较大程度上提高传质推动力，但提取液体积太大，提取时罐内压力过大，会超出承受能力，造成溶液溅失。一般情况溶剂必须浸没全部样品为宜。

3. 溶液酸碱度的影响 针对不同样品，提取溶液有一个最佳的酸碱度，需要选择适当的 pH。此时必须考虑所提化合物的结构和性质，有些酸碱性物质可以选择相应的酸水与碱水提取。如提取有机酸和黄酮类、蒽醌类物质可以选择不同强度的碱水提取，提取生物碱可以选择不同强度的酸水提取。

4. 提取温度的影响 在密闭微波提取容器中内部压力可达到十几个大气压，因此，溶剂沸点比常压下的溶剂沸点高，这样微波提取可达到常压下同样的溶剂达不到的提取温度。随着温度的升高，溶剂的表面张力和黏性都会有所降低，溶剂的渗透力和对样品的溶解力增加，提取效率提高。对于一些在高温下易降解的活性成分，可采用真空微波辅助提取技术在较低温度下进行提取。一般加热 1～2 min 即可达到要求的提取温度。

5. 提取时间的影响 微波提取时间与被测样品含量、溶剂体积和加热功率有关。与传统提取方法相比，该法耗时短，一般 10～15 min。不同的物质，最佳提取时间不同。有控温附件的微波提取设备可自动调节加热功率大小，以保证所需的提取温度。

6. 微波剂量的影响 微波剂量就是每次微波连续辐射时间。微波连续辐射时间不能太长，否则会使系统的温度升得很高（即使是非极性溶剂也会因为与含水物料传热而升温超过溶剂的沸点），引起溶剂的剧烈沸腾，不仅造成溶剂的大量损失，而且还会带走已溶解入溶剂中的部分溶质，影响提取率。目前，该法常采用非脉冲微波连续加热技术，微波剂量可按照设定的提取温度而自动变频控制。在保证系统温度低于溶剂沸点的前提下，当总辐射时间相同时，微波剂量（每次微波辐射时间）越大，提取率越高。

7. 物料含水量的影响 水是吸收微波最好的介质，任何含水的非金属物质或各种生物体都能吸收微波。药材中的微量水可有效吸收微波能并转化为热能，促使细胞壁的溶胀破裂，有利于有效成分的溶出，提高提取效率。所以植物样品中含水量的多少对提取产率和提取时间都有很大的影响，含水量较少的药材需要较长的辐照时间。若实验药材经过干燥，所含水分较少时，可采取再湿润的方法使其具有足够的水分，也可选用部分吸收微波能的提取溶剂提取。一般药材样品中水分含量为 15% 时提取效率最高。

8. 物料粉碎度的影响 一般情况，提取达到平衡是受分子内扩散控制的，提取速率往往与化学成分在颗粒内部的扩散有关。药材粉碎后粒度越小,扩散越快,提取产率越高,这与提取过程的理论分析是一致的。但样品颗粒太细,如直径小于 0.28 mm,就容易粘结在一起,在没有强力搅拌的情况下会影响提取产率的提高。

另外,中药的不同药用部位由于其不同形态结构对微波提取也有影响,在相同提取条件下,花类药材有效成分的提取率最高,种子类药材最低,而根茎类药材居于二者之间。

第二节　微波提取法的设备及操作

微波提取设备通常都有微波装置和提取容器两部分。早期大部分微波提取都是在普通家用微波炉内完成的,温度不容易控制,而且反应容器只能采取密闭或敞口放置两种方式。对于一些易挥发、易燃烧的物质,敞口反应往往很危险。且这种微波装置是通过调节脉冲间断时间的长短来调节微波输出能量,一般仅能大概了解微波对于提取成分的作用,无法得到较为准确的多项实验数据。后来人们设计出了可自动精密控温、控制加热功率和时间的微波装置。以 1/20 s 高频率和高精确度的光纤控温仪将密闭系统中的温度及时进行采集,摆脱了传统的开关磁控管功率调整方式,实现了非脉冲连续微波调整。提取罐由具有良好密封性、微波透过性、耐高温和高压的聚四氟乙烯材料制成。设备规格较全,从 10 L 到 3 000 L。有些微波提取设备内置搅拌桨,其型式有锚式、锚框式、涡轮推进式、螺杆螺带式等搅拌加热形式。与物料接触部位均采用不锈钢耐酸碱板制成,确保原料的化学性能及釜体的使用寿命。

微波提取的装置一般由磁控管、炉腔、提取罐、压力和温度监控装置及其他电子元件组成,微波提取的工作频率均为 2 450 MHz。微波提取装置根据其操作流程及主要设备分为两类:一类为微波提取罐,类似中药生产中常用的多功能提取罐;另一类为连续微波提取线,可根据生产工艺进行相关的参数设定。两者主要区别是前者是分批处理物料,而后者是连续方式工作的工业化提取设备。此外,根据微波作用于提取样品的方式不同可分为发散式微波提取装置和聚焦式微波提取装置。

一、微波提取设备的分类

现在常用的微波提取设备基本以微波提取罐为主。根据提取罐的类型可分为密闭式微波提取装置和开放式微波提取装置两大类。

（一）密闭式微波提取装置

此类装置的炉腔中可容放多个密闭提取罐,提取罐主要由内提取腔、进液口、回流口、搅拌装置、微波加热腔、排料装置、微波源、微波抑制器等结构组成,备有自动调节温度和压力的装置,可实现温度和压力可控提取。该系统的优点是一次可制备多个样品、易于控制提取条件,且可在比溶剂沸点高得多的温度下进行,因此更加有利于被分析组分从物料中迅速提取出来,不易损失。如图 6-1、图 6-2 所示。

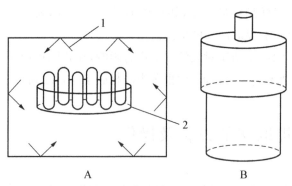
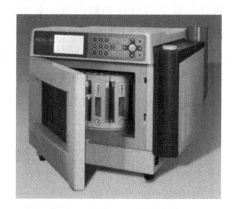

图 6-1　密闭式微波提取装置(A)和提取罐(B)示意图
1. 微波；2. 旋转盘

图 6-2　密闭微波提取仪

（二）开放式微波提取装置

开放式微波提取装置的提取罐与大气相通,只能实现温度控制,不能控制压力。与密闭式相比,该装置由于在常压下使用操作更加安全,尤其在使用有机溶剂时；一次不能提取多个样品,但处理样品量大；提取罐可使用多种材料,如石英玻璃、硼化玻璃、聚四氟乙烯(PTFE)等。其微波是通过波导管聚焦在提取系统上,因此,又称为聚焦式微波提取装置。聚焦式微波提取装置将微波与索氏提取结合起来,既采用了微波加热的优点,又发挥了索氏提取的长处,同时避免了过滤或离心等分离步骤。该装置价格相对较低,但要注意微波泄露的问题。如图 6-3 所示。

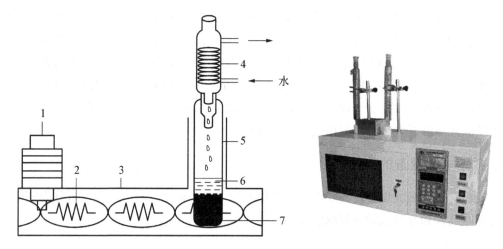

图 6-3　常压开放式微波提取装置
1. 磁控管；2. 聚焦微波；3. 波导管；4. 回流系统；5. 萃取罐；6. 溶剂；7. 样品

二、常见微波提取设备

目前,国内部分微波设备企业,根据国内外提取市场需求,通过引进吸收国外微波应用的最新技术,已开发出5种不同类型微波提取的设备,现简单介绍如下。

（一）小型微波提取实验设备

此类设备中WTS03-1型已拥有独立知识产权,面向大专院校、科研单位和各类企事业单位实验室。此设备为开放型微波加热装置,物料不需要像使用操作常规微波炉那样被放置在微波加热腔体内。而如同将一只锅放在电炉上,在微波提取过程中,可以直接观察物料变化,添加物料或溶剂,随机提取样品,测量温度,搅拌物料。而微波泄漏量绝对低于家用微波炉,且可安全用于醇类物料处理。

（二）微波低温提取中试设备

既可作为实验设备,又可作为微波提取中试设备,为大型微波提取生产线摸索准确的工艺数据。采用独特处理技术,降低了提取过程的物料温度、增强了微波对物料作用,可用于水、醇类物料处理。

（三）微波真空提取设备

根据不同气压下液体沸点不同的原理,将微波提取和真空技术结合起来,最低可在20～30℃室温条件下进行微波提取。设备实现低温超强提取,有利于提高提取纯度,避免了物料在提取过程中的氧化反应。增加相应的附件,可对物料进行真空浓缩、蒸馏、分离等,可用于水、醇类溶媒的物料处理。

（四）微波动态提取设备

可替换现在广泛使用的各类多功能提取罐,可在常压下进行水煎、醇提处理。微波提取罐和常规提取罐相比,能提高近10倍的效率。

（五）连续式微波提取设备

为适应工业的应用需要,现在已开发了用于工业生产的大型连续微波提取系统,可处理颗粒状、粉状物料,日处理能力从1 t到500 t不等。其特点是实现了连续提取,适用连续提取工程的生产线,只要设置适宜的操作参数,包括微波功率、辐射时间、溶剂、流速等,就能选择性地提取目标成分。现已应用于食品、制药、化工企业。

三、微波提取法工艺流程

微波提取法工艺主要包括药材预处理、微波提取、液料分离和浓缩等环节,如图6-4所示。

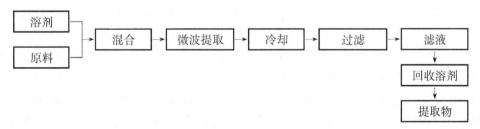

图6-4 微波萃取工艺流程

（一）预处理

根据药材的性质可将药材进行适当粉碎,一般以2～10 mm为宜,以增大接触面积,便于提取的进行。由于微波提取时热态比冷态的提取效果好，所以应在提取前将溶剂预热到使用的温度。对于含水量低的种子类药材等，在提取前将药材用提取溶剂浸泡，以增加药材吸收微波的能力。

（二）微波提取

将待提取药材与提取溶剂按一定的料液比加入到微波提取釜中，设定微波功率、辐射时间、提取温度等参数后进行微波提取。

（三）液料分离和浓缩

提取完毕后冷却，抽滤得提取液，再加入一定量的提取溶剂洗涤滤渣，合并提取液，蒸馏回收溶剂即得提取物。因微波提取溶剂用量少，其提取液的浓缩规格可相应地减小，溶剂可回收再利用，从而节省能耗和溶剂用量。

第三节　微波提取法的应用及特点

一、微波提取法的应用领域

微波早期曾用于从土壤沉积物中浸取杀虫剂，从真菌、菌丝及孢子中提取麦角甾醇及脂肪，都在不到 5 min 的提取时间可提取完全，回收率比传统方法提取数十分钟乃至数小时的回收率还高。比用较为先进的超临界流体提取方法来提取，所需时间也更少，但提取产率较高。1998 年，微波技术用于从植物中提取多环芳香烃，与传统的连续回流提取法以及超声提取作比较时发现，连续回流提取法时间长，溶剂与能源消耗多；同超声波提取相比，微波提取所用的时间更少，效率更高。所以，现在广泛用于化工、制药、石油、染料、生化、食品等工业生产过程中的化学反应和物料分离、加热冷却、液体提取、气体吸收等化学、物理变化过程。

二、微波提取法在中药化学成分提取中的应用

微波提取法尤其适合中药化学成分的提取分离，中药中的化学成分往往包埋在坚硬或柔软表皮保护中的内部薄壁细胞或者胞液中，使得提取非常困难。微波这种能量形式具有很强的穿透力，它在传输过程中可对许多由极性分子组成的物质产生作用，使其中的极性分子产生瞬时极化，并迅速生成大量的热能，可以在反应物内外部分同时均匀、迅速加热，因此在较短时间内即可将植物的组织细胞壁破坏，形成微小的孔洞和裂纹，这样细胞外的提取溶剂便非常容易进入细胞内，溶解并释放细胞内的物质。从原理上说，传统的溶剂提取法如浸渍法、渗漉法、回流提取法等均可以微波进行辅助提取，从而成为高效的提取方法。微波提取法的提取率大至相当于或优于回流提取法、水蒸气蒸馏法、连续回流提取法等，而且具有操作方便、装置简单、耗时短、溶剂用量少、杂质少、产品质量纯正等特点。近年来，微波提取法越来越受到科技工作者的重视，已被广泛地应用于中药有效成分的提取过程，目前采用该法提取的中药化学成分已涉及生物碱类、蒽醌类、黄酮类、皂苷

类、多糖、萜类、挥发油、色素等。

三、微波提取法的特点

微波提取法用于中药化学成分提取时,具有以下主要技术特点。

(1) 微波提取不需要进行干燥等预处理,工艺简单。

(2) 微波加热效率高,升温快速均匀,节约能源,人力消耗低。

(3) 微波的选择性决定了其对极性分子的选择性加热,从而使其选择性地溶出,因此产品纯度高、质量好。

(4) 微波提取大大降低了提取时间,提高了提取速度和效率。能有效避免长时间加热所引起的提取成分的分解,适用于对热敏感成分的提取。

(5) 微波提取可供选择的溶剂较多,同时减少了溶剂的用量。

(6) 微波提取用于大生产,安全可靠,少污染,属于绿色工程,生产线组成简单,并可节省投资。

总之,微波提取法是选择性内加热,具有简单、快速、高效等优点的一种新型加热提取技术,特别适合新鲜植物提取,因为水能有效地吸收微波辐射的能量,且其设备简单,投资也较少,节省时间,节省试剂,更适于工业连续生产。既可适用于工业中大规模提取原料中的某些成分,也可以少量制取样品。

四、微波提取法与传统热提取法的比较

微波提取法具有时间短、操作简单、易控制、可连续提取的特点,传统热提取方法无法与之媲美。传统热提取是以热传导、热辐射等方式由外向里进行,即能量首先无规则地传递给提取溶剂,再由提取溶剂扩散进药材细胞,然后从药材细胞中溶解或夹带出多种化学成分出来,即遵循加热—渗透进药材细胞—溶解或夹带—渗透出来的模式,因此提取的选择性较差。而微波提取是通过离子迁移和偶极子转动两种方式里外同时加热,能对体系中的不同组分进行选择性加热,使目标化学成分直接从药材细胞中分离的提取过程。

传统热提取法耗能大、消耗溶剂多、耗时长、提取效率低、工业污染大,如回流提取法提取样品一般需要几个小时至十几个小时,超声提取法也需 $0.5\sim1$ h,微波提取只需几秒到几分钟,提取速率提高了几十至几百倍,甚至几千倍,且后者消耗有机溶剂亦不到前者的 1/3。与传统煎煮法相比较,克服了药材细粉易凝聚、易焦化的弊病;与超临界提取法相比,微波提取的仪器设备比较简单,投资小,且适用面广,较少受被提取物质极性的限制。

五、微波提取法的发展趋势

微波提取法由于具有清洁高效、耗能少污染低、易控制和投入少等特点,成为现代中药生产、化工生产、分析检测等领域中的理想新技术,已经在化学分析、中药和天然药

物、农药、植物产品等各个领域得到了广泛应用。在人们日益重视食品安全和环保监测，对节能、降耗和提高生产效率不断要求新技术的今天，微波提取技术无疑是较好的选择。微波提取技术和产品不仅具有广阔的市场前景，而且有好的经济效益。现已形成"微波化学"这一新兴交叉学科。使微波提取技术在具体应用中不断发展，其发展趋势表现为以下几方面。

1. 进一步深入探讨微波提取原理　虽然已提出多种理论模型，但对其机制的探讨并不深入，很难根据它来设计实验。因此进一步深入探讨微波提取原理，实现对微波提取过程的数学模拟，定量分析微波反应机制及影响因子，对其存在的一般性、普遍性，以可操作、可重复的方式在实验上加以证实，彻底阐明微波提取的机制，设计制造专用的微波提取设备，这对于微波更好地应用于科研和生产，使微波技术真正造福于人类将具有十分重要的意义。

2. 开发微波提取技术和其他技术联用　进一步开发微波提取技术与其他先进技术的有机结合，充分发挥各种技术方法的优势，实现微波提取的最优化。已有学者发表了将微波提取与固相微提取、固相提取等技术联用的报道，应加大这方面的研究，把微波提取技术应用推向新的高度。

3. 大力开发提取在线检测新技术　微波提取系统的缺点是不易自动化，缺乏与其他仪器在线联机的可能性。提取后的液体一般需经离心分离等净化处理过程后才能进行后续的测试，不能直接与检测仪联用而实现在线检测。如果能在仪器设计上实现突破，使微波提取像超临界流体提取那样与检测仪器实现在线联机，则该方法会获得更强大的生命力。近几年中，一种在微波提取过程中进行在线分离富集，所得产物直接进行定性定量分析的快速分析方法受到越来越多的关注。已有动态微波提取系统和在线检测联用的研究报道，微波提取的提取物可以通过高效液相色谱进行实时监测。采用在线检测方法可以明显减少提取过程所消耗的时间，简化提取步骤。

第四节　微波提取法应用实例

近年来微波提取法发展十分迅速，各种新型微波提取方式不断开发出来。国内外相继研发出了动态微波提取、真空微波提取、微波水蒸气蒸馏提取、无溶剂微波提取、离子液体微波提取、微波浊点提取等。这些提取方式各有优势，将其用于中药的提取，有效克服了传统提取技术存在的众多缺点，使得微波提取法在中药化学领域的应用范围越来越广泛，并成为中药化学成分提取和分析的有力工具。

实例 1　草珊瑚中总黄酮的提取

草珊瑚 *Sarcandra glabra*（Thunb.）Nakai 又名肿节风、九节茶、竹节草、鸭脚节、牛膝头等，属于金粟兰科草珊瑚属，其味苦、辛，性温，有小毒，有祛风通络、活血祛瘀、止血止痛、接骨续筋之功效，民间常用来治疗风湿痹症、跌打损伤等，多为全草入药。临床上草珊瑚主要用于治疗肿瘤、胃溃疡、细菌性痢疾、骨折及各种口腔疾病。草珊瑚中含量最多、最主要的药用成分是黄酮类化合物。草珊瑚总黄酮具有抗菌消炎、清热解毒、抗肿瘤、促进骨折愈合等多种生物活性。黄酮类化合物的常规提取方法主要有冷浸法、渗漉法、煎煮法、回流提取法、稀醇提取法等。

草珊瑚总黄酮的微波提取法采用用乙醇-水混合溶剂进行提取,以紫外-可见分光光度法为检测手段,采用单因素实验和正交实验优化提取工艺条件,确定提取草珊瑚总黄酮提取率的影响因素顺序为:乙醇浓度＞微波加热时间＞固液比＞微波功率。综合考虑,确定微波提取法最佳工艺条件为:60％乙醇、固液比 1：40(g/mL)、微波功率400 W、加热时间 30 s、间歇加热 3 次,此时草珊瑚叶片中总黄酮的提取得率为9.394％。

微波提取法与传统乙醇提取法相比,结果如表6-1所示。

表 6-1　微波提取法与传统乙醇提取法的比较

提取方法	乙醇浓度(%)	固液比(g：mL)	提取时间	提取得率(%)
微波提取法	60	1：40	30 s× 3	9.394
乙醇提取法	60	1：50	3 h	9.186

从表 6-1可以看出,采用微波提取法提取草珊瑚总黄酮不但提高了提取得率,还大幅缩短了提取时间。

实例 2　刺五加叶中有效成分的提取

刺五加 Acanthopanax senticosus Harms,味辛、微苦,性微温,归脾、肾、心经。具有益气健脾、补肾安神功效。主治风寒湿痹、筋骨挛急、腰痛、阳痿、脚弱脚气、疮疽肿毒、跌打劳伤。对于脾肾脏阳虚之体虚乏力、食欲不振、腰膝酸痛、失眠多梦尤为有效。刺五加叶,其功效是散风除湿,活血止痛,清热解毒。刺五加叶中黄酮和皂苷类化合物是其主要活性成分。

为了更好提取中药刺五加叶中黄酮和皂苷类化合物,有人采用微波提取法进行提取工艺研究,分光光度法测定提取液中总黄酮和总皂苷的含量,并与索氏提取法进行了研究与比较。微波提取法采用高压提取、常压提取和流动提取 3 种方式。

1. 高压微波提取　用50％乙醇为提取液,控制提取压力为300 kPa,在不同的微波辐射时间条件下进行提取。

2. 常压回流微波提取　用50％乙醇为提取液,在不同的微波辐射时间条件下进行提取。

3. 流动微波提取　用50％乙醇为提取液,在不同的微波辐射时间条件下进行提取。

索氏提取法用 90％乙醇为提取溶剂进行提取。结果表明,利用索氏提取法提取刺五加叶中总黄酮需要 6 h,提取总皂苷需要 8 h。

取刺五加叶粉末,分别用不同的提取方法进行提取。测定各提取液中总黄酮和总皂苷的含量,结果见表6-2。各组数据用 t-test 进行统计分析,结果表明:各种微波提取法提取效率均显著高于索氏提取法。而各种微波提取法之间提取效率无显著差异。

表 6-2 微波提取法与索氏提取法提取率的比较($n=5$)

提 取 方 法	总黄酮测定值(mg/g)	总皂苷测定值(mg/g)	总黄酮提取时间	总皂苷提取时间
高压微波提取	43.7 ± 0.67	60.2 ± 1.54	10 min	10 min
回流微波提取	48.2 ± 2.80	61.5 ± 2.89	14 min	10 min
流动微波提取	42.7 ± 1.32	59.8 ± 1.97	10 min	10 min
索氏提取法	34.7 ± 0.69	46.5 ± 2.15	6 h	8 h

结果表明微波提取方法与索氏提取法相比较,提取时间大大缩短,而提取效率却显著提高。采用 3 种微波提取方式提取刺五加中黄酮和皂苷类化合物,均可以缩短提取时间,提高提取效率,减少溶剂用量。其中高压微波提取方式提取时间最短,但提取罐中样品量和溶剂用量不宜过多,适用于实验室中中药活性成分含量的分析。常压回流微波提取方式提取时间略长,但可以加大样品量和溶剂用量,利于中药活性成分的提取、分离和制备。流动微波提取方式所需时间 10 min,提取效率可达到 97% 以上。其优点是提取液可及时流出微波炉,避免一些不稳定化合物的分解,而且无需过滤,可以与分析仪器在线联机。

实例 3　灵芝中三萜类化合物的提取

灵芝是一种药食兼用真菌,药材来源于赤芝 *Ganoderma lucidum*(Leys. exFr.)Karst 或紫芝 *Ganoderma japonicum*(Fr.)Lloyd 的干燥子实体。传统中医视灵芝为名贵滋补类药材,有扶正固本、延年益寿等显著功效,临床上主要用于治疗慢性支气管炎、消化不良、神经衰弱、冠心病、肝炎、高血脂、高血压、白细胞减少症等疾病。在灵芝众多的活性物质中,灵芝三萜是灵芝中一种重要的有效成分,药理试验证实其具有多种药理作用,主要包括保肝、抗肿瘤、降血糖、抗 HIV-1 及 HIV-1 蛋白酶活性、抑制组胺释放、抑制血管紧张素转化酶和抑制胆固醇合成等。但其含量较低,且灵芝子实体结构坚硬、致密,使用传统的提取方法,如回流、浸提等都有提取时间长、溶剂量大、三萜提取率较低的缺点。

应用微波提取法提取灵芝中三萜类化合物,并与超声法、回流法和浸提法等提取方法进行了比较。结果见表 6-3。

表 6-3　各种提取方法提取灵芝三萜的结果

提取方法	温度(℃)	提取溶剂	液料比(mL/g)	时　间	三萜提取率(%)
微波提取	75	75%乙醇	33	17 min	1.043
超声	75	95%乙醇	33	17 min	0.752
超声	室温	95%乙醇	33	30 min	0.617
回流	78	95%乙醇	50	2 h	0.899
浸提	室温	95%乙醇	50	24 h	0.658

结果表明,微波提取法提取灵芝三萜具有明显优势,其平均提取率达 1.043%,比未使用微波的工艺三萜提取率提高 150%,且试验操作稳定性高。与超声、回流和浸提相比,微波提取法不仅提取时间短,溶剂耗量少。

对同一份灵芝样品在最佳提取条件下连续提取 3 次,3 次提取率分别为 1.048%、0.075%、0.004%。说明在最佳提取条件下灵芝三萜类物质的一次提取率可达 93%,一次就能基本提完灵芝中的三萜类化合物,提取效果非常理想,并可以大大简化工艺,非常经济。

实例 4 甘草中有效成分的微波提取

甘草 *Glycyrrhiza uralensis* Fisch 具有补脾益气、清热解毒、祛痰止咳、缓急止痛、调和诸药的功效,能够用于脾胃虚弱,倦怠乏力,心悸气短,咳嗽痰多,脘腹、四肢挛急疼痛,痈肿疮毒,缓解药物毒性、烈性。甘草中的有效成分很多,其中主要有三萜类化合物甘草酸和黄酮类化合物。甘草酸是一种重要的精细化工产品,在医药、食品和化妆品等方面有着广泛的应用。甘草黄酮也是一类生物活性较强的成分,有抗溃疡、抗菌、抗炎、解痉、调血脂、镇痛等作用。

采用微波提取法可同时从甘草中提取甘草酸和甘草黄酮。通过研究微波提取溶剂、微波功率、辐照时间、液固比、甘草原料、提取次数对甘草中有效成分提取的影响,确定了最佳的提取工艺条件:10 g 甘草粗粉,70%乙醇作为溶剂,液固比为 10:1,微波中高火提取,微波辐照 4 min,提取 3 次。利用高效液相色谱测定甘草酸的含量,用紫外可见分光光度计检测甘草黄酮的含量,计算出提取率。并与传统热回流法的比较,结果如表 6-4 所示。可以看出微波提取 6 min 与回流提取 2 h 得到产品的提取率相当。

表 6-4 微波提取法与回流提取甘草有效成分的结果比较

提取方法	提取时间	甘草酸提取率(%)	甘草黄酮提取率(%)
微波提取	2 min×2	2.90	2.21
	4 min×2	3.05	2.77
	6 min×2	3.06	3.00
回流提取	2 h×2	3.03	3.12

结果表明,微提取甘草酸和甘草黄酮优于传统回流提取工艺,且微波加热具有速度快、操作便捷、能保持化学成分的稳定等诸多优点,是理想的甘草酸和甘草黄酮提取新工艺。

参考文献

[1] 郭景强.微波辅助提取技术及其在中药提取中的应用[J].天津药学,2010,22(4):63-65.
[2] 郑成,李卫,杨铃.植物有效成分微波提取的研究进展[J].世界科技研究与发展,2006,28(5):

　　　　52－61.

［3］李杰红.微波辅助提取技术提取中药有效成分研究[J].重庆中草药研究,2006(2)：46－50.

［4］李攻科,杜甫佑,肖小华.微波辅助提取技术在中药现代化中的应用[J].精细化工,2007,24(12)：
　　　1184－1191.

［5］卢彦芳,张福成,安静,等.微波辅助提取研究进展[J].分析科学学报,2011,27(2)：246－252.

［6］刘仙金,周文富.草珊瑚总黄酮的微波提取研究[J].化学与生物工程,2010,27(1)：44－48.

［7］刘忠英,晏国全,卜凤泉,等.中药刺五加叶中有效成分的几种微波辅助提取方法研究[J].分析化
　　　学,2005,33(4)：531－534.

［8］黄霄云,何晋浙,王静,等.微波提取灵芝中三萜类化合物的研究[J].中国食品学报,2010,10(2)：
　　　89－96.

［9］阚微娜,谭天伟.微波法提取甘草中有效成分的研究[J].中草药,2006,37(1)：61－64.

［10］陈金娥,李成义,张海容.微波法与传统工艺提取枸杞多糖的比较研究[J].中成药,2006,28(4)：
　　　573－576.

［11］郭振库,王旭兵.微博提取技术的研究方向探讨[J].材料导报,2007,21(11A)：28－33.

［12］黎海彬,王邕,李俊芳.微波辅助提取技术在天然产物提取中的应用[J].现代食品科技,2005,
　　　21(3)：148－150.

第七章
超高压提取法

超高压提取法(ultrahigh-pressure extraction,UHPE)是基于超高压加工技术发展起来的一项新的常温提取技术,是在常温或较低温度(通常低于 60℃)的条件下,对原料与溶剂的混合液迅速施加 100~1 000 MPa 的流体静压力,保压一定时间,溶剂在超高压作用下迅速渗透到固体原料内部,使其中化学成分溶解在溶剂中,并在短时间内达到溶解平衡,然后迅速卸压,在超高渗透压差下,化学成分迅速扩散到组织周围的提取溶剂中;同时在超高压作用下,细胞的细胞壁、细胞膜以及细胞内液泡等结构发生变化,细胞内化学成分和提取溶剂充分接触,从而达到快速、高效的提取目的。

超高压提取法源于高压生物技术,高压生物技术的研究起始于 1899 年,美国的力学家 Hire 首次发现了经 450 MPa 高压处理的牛奶可延长保存期,以后相继又有很多报道证实了高压技术对各种食品的灭菌效果。1914 年,美国物理学家 Bridgman 提出了静水压下蛋白质变性、凝固的报道。最初主要应用于食品业,大量应用的是食品的高压灭菌,防止食物的微生物污染、延长食品储藏时间。后逐步应用高压加工技术进行果蔬的储藏保鲜,果酱、果汁的生产,肉制品、水产品的加工及淀粉改性等,并朝着实际应用和产业化方向发展。目前,超高压提取法已经应用于中药有效成分的提取,如提取淫羊藿苷、人参皂苷、刺五加黄酮、茶多酚、黄芩苷等。与煎煮、回流、索氏提取等传统技术相比较,超高压提取法可以大大缩短提取时间,降低能耗。而且超高压提取是在常温下进行,解决了因高温引起的活性成分结构变化、损失及生理活性降低的难题,有效地保持了其活性成分,极大程度地提高了医疗和保健效果。另外,超高压提取是在密闭环境中进行,溶剂不会挥发到周围环境中,符合绿色环保的要求。超高压提取法应用于提取活性成分具有很高的实用价值,是极具发展潜力和竞争力的中药有效成分提取新技术。

第一节 超高压提取法的原理

一、超高压概念及提取过程

超高压提取,也称超高冷等静压提取,是指在常温下用 100~1 000 MPa 的流体静压力作用于提取溶剂和中药的混合液上,并在预定压力下保持一段时间,使植物细胞内外压力达到平衡后迅速卸压。在超高压条件下,生物大分子的非共价键发生变化,使蛋白质变性以及酶失活等,而细胞内的次生代谢产物等小分子化合物是共价键结合,能够完整保留。由于细胞内外渗透压力忽然增大,细胞膜的结构发生变化,使得细胞内的有效成分能够穿过细胞的各种膜而转移到细胞外的提取液中,达到提取中药有效成分的目的。

在超高压提取过程中,由升压、保压和卸压组成的超高压处理是超高压提取的核心内容。

（一）升压阶段

超高压提取过程中,压力升高很快,在短时间(一般小于 5 min)内细胞外部的压力由常压升为几百兆帕,而细胞内部的压力却很小,因而细胞内外的渗透压差很大,溶剂的扩散动力很大,渗透速率很快,细胞内部在短时间内就会充满溶剂。细胞内部充满溶剂后,细胞壁两侧压力平衡。

由于渗透压差极大,溶剂在渗透过程中形成强湍流,使边界层变薄,细胞膜、细部器膜发生疏松、破碎等结构变化。在超高压作用下蛋白质、酶等人分子发生变性、凝聚,流体的体积减小,流体吸收外界施加的压缩能,使维持药物结构稳定的非共价键被破坏,推动化学平衡的移动,增大固液接触面积,降低了传质阻力。

（二）保压阶段

细胞内容物与进入细胞内部的溶剂接触,经过一段时间,活性成分溶于溶剂中。在该阶段细胞内外的压力平衡、有效成分的溶解平衡在较短的时间内即可完成,因此保压阶段时间很短,一般 5～10 min 即可完成。

（三）卸压阶段

卸压一般在几秒钟之内即可完成,即组织细胞的压力从几百兆帕的超高压条件下迅速减小为 0。在超高反向压力差的作用下,反向膜通量也非常大,形成强大的湍流,因此溶液会向细胞外迅速扩散。

卸压时还会发生流体体积膨胀,会对细胞壁、细胞膜、质膜、核膜、液泡和微管等形成强烈的冲击,导致细胞结构出现松散、孔洞、破裂等结构变化。在流体吸收外界施加的压缩能一定(压力一定)的情况下,卸压时间越短,细胞内流体在向外扩散的同时产生的冲击力越强,引起的湍动效应越强烈,形成的孔洞、碎片越多,同时有效成分扩散的传质阻力减小,有效成分将和溶剂充分接触,溶解有效成分的溶剂快速转移到细胞外,达到提取的目的。

研究证明:压力达到一定值,蛋白质、多糖(淀粉、纤维素)等有机大分子会发生变性,但生物碱、低聚糖、甾类、萜类、苷类、挥发油、维生素等小分子物质则不发生任何变化。超高压提取就是利用了超高压对生物材料的这种作用实现有效成分提取。另外,超高压提取还有灭菌作用,其灭菌的机制是高压作用于微生物,使细胞壁和细胞膜变性、破裂,细胞内含物外泄,从而使微生物致死。在肉、鱼、水果、蔬菜的高压加工中也证实了细胞的这种变化。

二、超高压提取的影响因素

超高压提取可以从溶剂、温度、压力、循环次数以及升压和卸压时间等几个方面对提取工艺进行优化。

1. 溶剂　首先应该根据相似相溶的原理来选择合适的提取溶剂。当被提取的混合组分有一个较大的极性范围，可以使用混合溶剂。超高压提取是在一个完全封闭的接近常温条件下进行，不仅要靠提高溶剂分子的运动速率、增加组织内外的浓度梯度来提高有效成分的扩散速率，而且通过压力差的变化，影响组织结构，提高有效成分扩散过程的传质动力。这样对提取溶剂的限制条件大大降低，没有溶剂沸点、密度、介电常数等的限制要求，可以根据目标成分的性质，自由选择提取溶剂，从而使超高压提取的应用范围更加广泛，可以选择沸点较低、易挥发甚至强酸和强碱性溶剂。

2. 温度　温度是超高压提取中重要的影响因素之一。一般情况下，温度升高溶剂的溶解性能增加，在一定范围内，温度越高，目标成分在溶剂中的溶解度越大。另外，温度升高可加快分子扩散的速率，从而加快整个提取过程的传质速率。温度的改变还可影响表面平衡，提取过程所提供的热能可以提供解吸附过程所需要的活化能，破坏目标成分与基质间的交互作用，如范德华力、氢键、偶极矩等。同时，溶剂的黏度和表面张力会因温度的升高而降低，溶剂黏度和表面张力越低，其渗透性越好，润湿基质的能力就越强。超高压条件下，溶剂的沸点升高，可以根据目标成分的性质选择更高的提取温度。

3. 压力　提高压力有利于加快溶剂浸润过程以及有效成分的传质速率，同时超高压力对流体密度、活度及药材组织结构都会有不同程度的影响，从而有利于以后溶质的扩散。

4. 循环次数　一般条件下循环的作用是在提取过程中置换新鲜的溶剂以维持提取的平衡，这对于目标成分浓度很高以及溶剂较难渗透的样品尤其重要。但超高压提取溶剂的渗透、溶质的扩散，不仅靠浓度梯度提供传质动力，而且靠压力差提供传质动力，因此，超高压提取的循环次数较少，一般小于3次即可提取完全。

5. 升压、卸压时间　从理论上分析，升压和卸压时间越短，压力的变化率越大，对基质的影响也越大，越有利于目标成分的提取。但由于超高压提取的时间已经很短，进一步考察该因素对提取率的影响较为困难，因此需要进一步完善设备升压、卸压时间的控制，并对该因素做进一步考察。

第二节　超高压提取法的操作及设备

一、超高压提取法的操作过程

超高压提取工艺流程主要包括原料预处理、样品处理、超高压提取、分离纯化、后续处理等几个步骤。基本工艺流程如图7-1。

图中的虚线框为可选步骤，如原料已经过去杂、清洗，预处理可以省去；再如，使用带有自由活塞的半连续式超高压设备，"装入柔性包装袋"就不再需要。

1. 原料预处理　预处理是超高压提取工艺的第一步，大多数样品都需要在提取前进

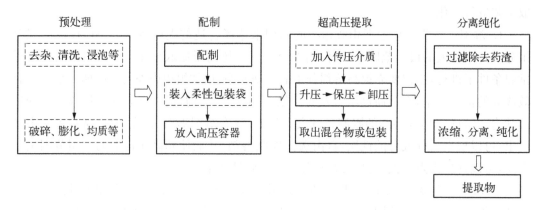

图 7-1 超高压提取工艺流程

行预处理。预处理步骤包括挑选、清洗、干燥、粉碎等。

干燥：对一些含水的样品，水分的存在会阻碍非极性有机溶剂与被提取物的接触。常用的干燥方法是烘干；对热不稳定成分的干燥常采用减压烘干，或使用干燥剂进行预处理，常用的干燥剂主要有硅藻土、无水硫酸钠等。

粉碎：一般来讲样品的比表面积越大，与溶剂的接触面积越大，提取越充分。因此对于粒径较大、质地比较坚硬的样品在提取前一般需要适当地粉碎，粉碎后的粒径应小于0.5 mm。超高压提取虽然溶剂的渗透、溶质的扩散主要由压力差提供传质动力，对颗粒度的要求不太严格，但粉碎同样利于提高提取效率。

2. **样品处理**　样品处理主要是超高压处理前样品的预处理，包括样品称量、脱脂、溶剂配制、浸泡、封装等。

脱脂：对水溶性成分的提取，在提取前常需选择一种对目标成分溶解性较小，而对脂溶性杂质成分溶解性较大的有机溶剂进行脱脂处理，处理后杂质量的降低有利于目标成分的分离纯化。同时由于脂溶性杂质成分溶出后，固体组织孔隙率增大，更利于提取溶剂与目标成分的接触，提取率会有所提高。

浸泡：超高压提取前一般需要用提取溶剂浸泡一定时间，药物固体基质经过浸泡后体积增大，升压过程被快速压缩。固体基质体积的变化率增大，更利于药物组织的破碎、提取率的提高。

3. **超高压提取**　超高压提取是将样品进行超高压处理，完成目标成分的提取。

4. **分离纯化**　样品的后续处理主要是目标成分的分离纯化工艺，如应用醇沉、大孔树脂吸附分离技术、色谱技术等分离纯化技术处理粗提取物，继而得到较高纯度的有效成分。

5. **基于超高压提取的工业生产线**　以超高压提取为核心组成的工业生产线如图7-2所示。

在该生产线中，可以生产3种类型的产品：液体产品、粗提物和精制品。与现行工艺比较该生产线有下述特点。

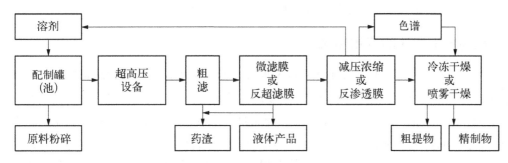

图 7-2　超高压提取的生产线示意图

（1）没有沉淀除杂过程，减少了化学药品用量及其相关的污染物排放。

（2）使用了膜分离技术，减少了能量消耗，且不会发生膜堵塞问题。

（3）实现了全部工艺过程在常（低）温完成。

（4）除高压提取外，实现了连续和管道化生产，可实现全部自动或智能控制。

（5）液体产品无需进行灭菌操作，可使用无菌灌装设备灌装后出厂。

二、超高压提取法设备

超高压提取设备主要有间歇式、半连续式、连续式和脉冲式 4 种类型。

1. 间歇式超高压设备　主要由低压泵、增压器、高压容器和控制系统组成。工作时，先将液体物料或混有固体颗粒的悬浊液用耐压密封袋装好密封，避免物料被传压介质污染；然后打开高压容器的顶盖将其放入，密封，启动低压泵，开启增压器，向高压容器内注入高压的传压介质，在预定的压力保持预定的时间；然后卸压，打开顶盖，取出物料。

2. 半连续式超高压设备　在前述间歇式设备的高压容器的底部有一个活塞，该活塞将高压容器分隔成两部分。工作时，首先用低压泵在活塞的上部注入欲处理的流体物料，待活塞上部充满后，启动增压器，向活塞下部注入高压传压介质，推动活塞向上运动，使活塞上部液体物料的压力升高，在预定的压力保持预定的时间；然后卸压，打开顶盖，取出物料。

3. 连续式超高压设备　由多台间歇式或半连续式超高压设备组成，通常是 3 台，一台工作在升压阶段，一台工作在保压阶段，一台工作在卸压阶段。虽然每台设备都是间歇式的工作，但整体是连续的。

4. 脉冲式超高压设备　使用间歇式或半连续式超高压设备对同一批物料作多次升压、保压、卸压。每个循环的升压时间、保压时间、卸压时间以及工作压力可以相同或不相同。

第三节　超高压提取法的应用及特点

目前高压技术已经作为一种普通技术应用于食品加工业、医学和制药（灭活病毒、制取疫苗、血浆处理、生物制药、人体器官无损冷藏保存)等方面。

一、超高压提取法的应用领域

1. 超高压蛋白质工程　高压技术与 X 射线衍射、NMR、电泳等现代物理测试技术相结合,研究蛋白质结构变化,发现压力可以改变蛋白质的二级、三级、四级结构。蛋白质在一定压力条件下发生温和变性时,呈现出蛋白质部分展开的过渡态,被称为溶球态(molten globule state),这种折叠/展开的中间形式的形成与压力引起的水合作用有关。一个带电基团的水合会导致 10～20 mL/mol 的体积变化,而静电相互作用的形成也会引起 10～20 mL/mol 的体积变化。水分子通过与氨基酸间的相互作用对蛋白质的构象产生深远的影响,压力处理水分子可使水分子充填在蛋白质分子各氨基酸间的空隙中,可以屏蔽各氨基酸相互间的静电作用,促进侧链和多肽链骨架的移动。压力引起的水渗透能改变蛋白质的构象,呈现出折叠/展开,从而失去特有三级结构的构象。此外有研究表明高压可以用来分离纯化蛋白质,即运用高压技术解吸附抗原-抗体复合物,纯化过程无需添加任何外来试剂。

超高压蛋白质工程则是令人耳目一新的技术,它对蛋白质的独特作用方式和结果是前所未有的。目前蛋白质是生命科学领域的研究热点,高压技术已经作为一种全新的实验手段和工具发挥着重要作用。随着人们对蛋白质认识的深化,超高压蛋白质工程的突破性进展指日可待。

2. 活性成分高压提取　由于非共价键(氢键、离子键、疏水键)对压力很敏感,而共价键对高压不敏感,故高压加工可使高分子物质(如蛋白质、酶等)发生变化,如蛋白质变性、淀粉糊化、酶失活、细胞膜破裂、菌体内成分泄漏导致生命活动停止、微生物菌体破坏而死亡等,但对小分子物质(如维生素、色素、香味成分、生物碱、皂苷、黄酮类化合物等)却没有影响。高压加工技术可应用于中药有效成分的提取,如提取淫羊藿黄酮类化合物、茶叶的茶多酚、黄芩苷元等中药有效成分。与煎煮、回流、索氏提取等传统技术相比较,高压加工技术可以大大缩短提取时间,降低能耗,而且高压加工技术是在常温下进行的,解决了因高温引起的有效成分结构变化、损失及生理活性降低的难题,保持了其有效成分,极大程度地提高了医疗和保健效果。此外,高压加工是在密闭环境中进行,溶剂不易挥发到周围环境中,符合绿色环保的要求。因此,应用高压加工技术提取中药有效成分具有较高的实用价值,极具发展潜力和竞争力。

二、超高压提取法特点

1. 提取时间短　由于超高压提取的压力较高,渗透压差大,传质动力高,溶剂的扩散、有效成分的溶解平衡时间短,因而提取时间较短。

2. 提取率高　超高压下,组织结构发生变化,与溶剂的接触面积增大,传质阻力降低,有效成分溶解迅速、充分,因而提取率高。

3. 提取液杂质含量低、有效成分活性高　超高压提取可以在接近室温的条件下进行,不会因热效应造成小分子物质的结构变化,导致生物活性的降低;同时蛋白质、类脂、淀粉等生物大分子发生变性或凝聚,酶失活,细菌等微生物灭活;超高压提取属于冷提取,在提取液中杂质成分的溶出较常规的回流提取明显降低,使提取产物的品质提高,也易于产物的分离纯化。

4. 能耗低、适用范围广　超高压提取过程中流体形变较小,在流体压缩时耗能较少,在保压和卸压过程中无能量的消耗及传递,并且提取时可根据有效成分特点选用多种溶剂,包括水、醇和其他有机溶剂。

5. 设备安全性高、操作简单　超高压提取的液体媒介在高压下的压缩比较小,因而即便发生泄漏,也不会带来像气体那样灾难性的危害;超高压提取法使用的是流体传质,液体的可压缩性小,如水从 800 MPa 恢复到常压时其体积膨胀 12%,而超临界二氧化碳流体恢复到常温常压体积膨胀 500 倍,因此超高压提取设备的安全性远高于超临界二氧化碳流体提取设备。

6. 绿色环保　超高压提取是在一个完全封闭的环境下进行,没有溶剂的挥发。因此不会因溶剂的挥发造成对环境的污染,符合降低能源消耗、保护生态环境的要求。

超高压提取法虽然在提取方面有许多优点,但该技术仍然存在以下几点不足:① 超高压条件下虽然不会影响生物小分子的结构,但能够影响蛋白质、淀粉等生物大分子的立体结构。因此,该技术在提取中不适于提取活性成分主要为蛋白质类的中药,且当药材中含有大量淀粉时,压力过高可引起淀粉的糊化,从而阻碍有效成分溶入提取溶剂中。② 超高压提取法需要特定的提取设备。③ 目前,超高压提取法主要在单味药提取中应用,在复方制剂的提取中的应用研究还未见报道。④ 该提取技术应用研究还处于起步阶段,提取工艺参数之间的协同效应等问题尚需做进一步的深入研究;另超高压提取要求设备耐高压、密封性好,设备投资大,生产成本高。超高压加工技术要求的初期投资大,因此目前它的应用还只局限在高附加值产品。与所有的新技术一样,它的工业化应用的可行性取决于其最终的商业利益。

超高压提取法是多种学科交叉的产物,它涉及生物学、化学和物理学。高压提取技术也是一门新兴的综合技术,涉及机械工程、电子工程、化学工程、食品工程、医学工程,它的发展依赖于相关科学和技术的融合和相互促进。

超高压技术在中药有效成分提取方面具有许多独特的优势,符合绿色环保要求。该提取工艺操作简单,机械化程度高,适宜由实验室推广到现代化大生产中。相信随着科技的发展,该技术将得到不断完善,在中药的提取中得到更为广泛的应用。

第四节　超高压提取法应用实例

实例　红景天中红景天苷的提取

红景天为景天科植物大花红景天 *Rhodiola crenulata* (Hood. f. et Thoms) H. Ohba 的干燥根茎,具有补气清肺、益智养心、收涩止血、散瘀消肿的功效,主治气虚体弱、病后畏寒、气短乏力、肺热咳嗽、咯血、白带腹泻、跌打损伤、烫火伤、高原反应等症。现代医学研究表明,红景天所含红景天苷等有效成分具有强心镇静、调节新陈代谢、调节神经系统和内分泌系统、双向调节血糖及血压的作用,增强人体对不利环境的抵抗力,具有抗寒冷、抗疲劳、抗衰老、抗微波辐射等多种生理活性。在特殊环境中作业的人员服用红景天制剂后,明显增强机体抵抗逆性和适应性。

红景天苷

采用超高压提取红景天,测定提取物中红景天苷的含量。主要仪器设备:1DJ-300S型超高压提取装置(上海顺优超高压机械设备有限公司),DFT-100型高速中药粉碎(温岭林大机械有限公司),Agilent 1100型高效液相色谱仪(美国安捷伦科技公司)。

1. 超高压提取方法　将红景天药材粉碎后,过2号筛,精密称取红景天药材粉末2.0 g,置密实袋中,按比例加入提取溶剂,排尽气泡,封口,将压力升高至所需压力,保压一定时间后,快速卸压,得提取液,高速离心15 min,取上清液经0.22 μm微孔滤膜抽滤,备用。

2. 红景天苷的含量测定　色谱条件:Hypersil ODS C_{18}色谱柱(4.0 mm×150 mm,5 μm),流动相为甲醇-水(15:85),检测波长275 nm,柱温30℃。

结果表明,超高压提取的红景天苷平均提取率最高;与常规方法相比,红景天苷平均提取率分别高出回流提取31.6%、超声提取20.3%和微波提取9.7%,而且提取时间只需2 min,远少于常规方法;且操作简单,能耗低,并能使红景天苷避免因热效应而损失和降低药理活性。

参考文献

[1] 张守勤. 超高压生物技术及应用[M]. 北京:科学出版社,2012:189.

[2] Antonio TJ, Gonzalo V. Commercial opportunities and research challenges in the high pressure processing of foods[J]. Journal of Food Engineering,2005,67:95-112.

[3] Marvam Y, Seyed Ali M, Farideh T. The principles of ultrahigh pressure technology and its application in food processing/preservation: a review of microbiological and quality aspects[J]. African Journal of Biotechnology,2008,7(16):2739-2767.

[4] Rastogi NK. Opportunities and challenges in high pressure processing of foods[J]. Critical Reviews in Food Science and Nutrition,2007,47:69-112.

[5] 陈健,廖国平. 星点设计-效应面法优化超高压提取红景天中红景天苷[J]. 中国实验方剂学杂志,2012,18(1):19.

第八章
酶提取法

酶很早就被人类利用,如夏禹时代的先民用麴(曲)来酿酒,《齐民要术》中记载酱的酿制、用麦芽制作饴糖、用曲治疗消化不良疾病等。但真正的酶学研究始于 1783 年,意大利科学家 Spallanzani 通过实验观察鸟类的胃液能使肉类分解消化。1814 年俄国科学院院士 K. C. Kirchoff 用极少量的麦芽提取液在室温下使淀粉转变为糊精和糖,首先发现了淀粉酶。20 世纪中叶,广泛开展了有关酶性质的研究,发现了来源于动植物的多种酶,并开始将酶应用于工业生产。目前,工业化用酶已广泛涉及医药、食品、酿酒、饮料、饲料、纺织、洗涤、造纸、皮革及污水处理等众多领域。医药行业中各类酶如淀粉酶、胃蛋白酶、溶菌酶、凝血酶、尿激酶等逐渐广泛地应用于临床。中药所含的化学成分大都非常复杂,为了提高中药的治疗效果,就要尽最大限度提取有效成分,去除无效成分及有毒成分。20 世纪 90 年代始,人们将酶的特性与生物细胞的组织结构和有效成分联系起来,陆续开展将酶用于中药及天然药物的辅助提取分离中,以提高中药有效成分的收率和纯度以及成分转化,已经取得了可喜的成效。

第一节 酶提取法的原理

一、酶的概述

酶是由活细胞产生的具有特殊催化功能的一类蛋白质。按酶促反应的性质可分为 6 类:氧化还原酶、转移酶、水解酶、裂合酶、异构酶、连接酶(合成酶)。

二、酶促反应的特点

1. 催化效率高 如 α-淀粉酶在 60℃、15 min 可使两吨淀粉转化为糊精,若用酸水解须在 140～150℃高温耐酸设备中至少进行 2 h。

2. 专一性强 如 α-淀粉酶只能水解淀粉中 α-1,4-葡萄糖苷键,纤维素酶只能水解纤维素中的 β-1,4-糖苷键,脂肪酶则催化脂肪分解产生相应的脂肪酸和醇。

3. 反应条件温和 酶促反应一般在常温、常压、中性酸碱度等温和条件下可高效地进行催化反应。

4. 催化活性受到调节和控制 影响酶活性的因素有温度、pH、酶和底物浓度、金属离子、水分、光线、微生物、空气、氧化剂、还原剂等,因此,酶在贮藏和应用过程中应尽量低温、密闭、避光、避免微生物污染。

三、酶提取法的机制

(一)破壁作用

中药中植物药占87%以上。植物细胞壁的主要组成包括纤维素(cellulose)、初生壁上的半纤维素(hemicellulose)和果胶质(pectin substance)以及木质素等物质。在提取中药有效成分过程中,有效成分向提取介质扩散时,必须克服细胞壁及细胞间质的双重阻力。根据植物药材细胞壁的构成选择相应的酶,如能水解纤维素的纤维素酶、水解果胶质的果胶酶等进行酶促反应,破坏细胞壁的致密构造,引起细胞壁及细胞间质结构产生局部疏松、膨胀、崩溃等变化,减小细胞壁及细胞间质等传质屏障对有效成分从胞内向提取介质扩散的传质阻力,从而有利于有效成分的溶出。

常用于植物细胞破壁的酶包括纤维素酶、半纤维素酶、果胶酶,以及多酶复合体如果胶酶复合体等。各种酶所作用的对象与条件各不相同,需要根据药材的部位、质地,有针对性地选择相应的酶及酶解条件,才能达到提高中药成分浸出率的目的。

(二)去除杂质

中药成分复杂,常常含有淀粉、果胶、黏液质、蛋白质及鞣质等,这些物质一方面影响其他活性成分的溶出,另一方面可使提取液呈混悬状态,且影响提取液的滤过处理,亦影响制剂的质量。根据药物提取液中杂质的种类、性质,针对性地采用相应的酶将它们分解或除去,以改善液体制剂的澄明度,提高制剂的纯度和稳定性。酶反应所具有的高度专一性,决定了酶解方法除杂的高效性。如采用常规提取法提取中药材时,若药材中含有大量蛋白质,则蛋白质会遇热凝固,从而影响有效成分的煎出。应用能够分解蛋白质的酶如使用木瓜蛋白酶可将药材中的蛋白质分解,从而提高有效成分的提取率。

目前在中药的分离精制中,常用木瓜蛋白酶、菠萝蛋白酶、葡萄糖苷酶、转化糖苷酶及多种酶的复合体等来改善中药提取液的澄明度。

(三)成分转化

通过定向酶促反应,进行成分的结构转化,从而一方面可提高成分活性或得到更多高活性的目标成分,另一方面改变成分的性质如提高溶解性能以更利于提取分离。

(四)降低毒性

中药材采收、加工、储存、运输不当均可导致黄曲霉素的产生。黄曲霉毒素解毒酶(aflatoxin-detoxifizyme,ADTZ)的发现,使得利用酶工程技术可以有效降低黄曲霉素的毒性,该研究现处于起步阶段。另外,利用酶工程,可以改变中药中某些化合物的结构而起到降毒的作用。

四、酶提取法的影响因素

根据中药材组织特点以及其中所含成分性质,选择合适种类的酶和相应的酶解环境(pH、酶的浓度、作用温度与时间等)以及提取条件(提取方式、试剂种类、浓度、固液比及提取时间等),可以提高酶提取的效率。此外,药材粉碎度、浸泡时间、加酶程序、搅拌速度等都是影响酶提取效果的因素。

（一）酶的种类

酶反应具有高度的专一性,不同的酶只对不同的底物进行酶催化反应,因而不同的酶对含不同种类、不同性质有效成分及不同质地的药材有不同的酶解效果。采用酶法处理时,首先应根据中药中的有效成分、其他成分及物料的性质来确定酶的种类。

（二）酶促反应的条件

酶的活性容易受温度等多种因素的影响,要根据具体要求通过实验来确定最佳酶解温度、酸碱度、浓度、时间等反应条件。在某些酶促反应中,还需考虑酶激活剂与抑制剂的影响,以获得理想的酶解效果。

1. 温度　酶促反应温度既影响反应速度又影响酶蛋白结构的稳定性。在一定范围内,温度升高,可加速化学反应进程。但当温度超过一定程度时,又促进了酶蛋白的变性反应,酶蛋白质分子结构逐渐发生紊乱而丧失活性。

2. pH　酶是两性化合物,分子中有羧基、氨基等酸性或碱性基团,pH 不仅能够影响酶的构象,也影响酶及底物的解离状态,导致酶活性和稳定性的改变。

3. 酶用量　在底物足够,其他条件(温度和 pH 等)固定时,反应系统中不含有抑制酶活性的物质及其他不利于酶发挥作用的因素时,酶促反应的速度与酶浓度成正比。同时酶浓度对反应速度的影响具有饱和现象,即当酶浓度较高时,反应速度并不随酶浓度的增加而成比例增大。

4. 时间　一般在酶促反应的初始,反应随着酶解时间的延长,生成物的浓度增加明显,到一定时间,酶反应达到饱和,生成物的量增长缓慢。

（三）提取条件

提取方法、溶剂种类、浓度、固液比及提取时间等均会影响提取效率。

第二节　酶提取法的操作及设备

一、酶提取法的工艺流程

酶提取法与一般溶剂提取法相似,并不需要特殊设备,只需将药材粉碎后就可进行提取。但与常规提取不同的是,酶提取法的工艺过程一般分成两个步骤:一是酶解处理,用酶降解细胞壁和胞间连接物;二是提取有效成分,通过提高温度使酶失活,再用溶剂浸提有效成分。即在一般溶剂提取法工艺基础上仅增加一个操作单元。

二、酶提取法主要操作条件的优化

（一）酶的种类和配比

中药材的品种不同,其生物体细胞结构和有效成分也有很大的差异。因此,在酶类的选择方面，必须根据实际情况选用合适的酶类，以达到最佳的提取效果。目前，采用的酶类主要是纤维素酶、果胶酶、中性蛋白酶等。有时也使用纤维素酶、果胶酶、中性蛋白酶的复合酶等。一般植物根茎类药材多选择纤维素酶，种子药材使用纤维素酶、半纤维素酶比较普遍，而对于花类、果类则选用果胶酶；动物药材大多含有蛋白质，提取动物药材时可考虑蛋白酶；有些苷类的苷键也可以被相关的酶选择性地水解，含苷类成分的药材注意其成分的性质会发生改变；复合酶作用范围相对较广，应用时注意考虑复合酶对有效成分的多重影响。

（二）酶提取法操作条件及优化

酶提取法的 pH、温度、酶的浓度、配比和作用时间，激活剂和抑制剂等都会对酶的活性产生影响，从而影响提取结果。所以应根据具体要求通过实验来对这些酶提取法的工艺条件进行优化，确定各参数的最佳值。优化方法有单因素试验法和正交试验法等。主要工艺条件及优化方法如下。

1. 温度　温度是影响酶促反应的主要因素，可通过实验优选最适温度。其方法是在固定基本反应条件及测定指标情况下，在不同温度下进行酶促反应，测定酶反应活性或酶解产物含量作酶反应指标。以酶反应指标为纵坐标，温度为横坐标作图，该曲线纵坐标最高点所对应温度就是该反应的最适温度。

2. 酶用量　酶用量的测定方法：在固定基本反应条件及测定指标情况下，对定量底物加入不同量的酶进行酶解，测定酶反应活性或酶解产物含量作酶反应指标。以酶反应指标为纵坐标，用量为横坐标作图，该曲线拐点所对应用量就是该酶的用量。

3. 其他条件　其他酶提取法的条件如 pH、时间等都可按上述方法测定而优选。

（三）提取条件

酶解处理后的提取方法、溶剂种类、浓度、固液比及提取时间等均会影响提取效率。一般使用常规中药的提取方法如加热回流、水提醇沉等。近年来国内许多学者尝试把酶解技术同其他的提取新技术如超声提取、膜分离、微波等相结合，取得了一定的进展。近年出现了超声波酶法、酶膜法、微波酶法等提取法。如超声波酶法提取黄柏小檗碱、微波酶法提取番茄红素，工艺相对于单纯的有机溶剂提取工艺、酶法提取工艺及微波法提取工艺有更好的提取率，并缩短了提取时间。如水提三七总苷工艺整合了生物酶工程、絮凝技术、膜分离以及大孔吸附树脂技术，目前三七总苷的提取应用该技术已实现产业化生产。

第三节　酶提取法的应用及特点

一、酶提取法的主要应用

（一）提高中药有效成分的提取效率

目前已成功应用于包括黄酮、多糖、皂苷、生物碱、萜类、挥发油、蛋白质及有机酸等多种生物活性成分的提取，普遍认为酶法提取的收率优于无酶处理的方法。在中药提取中应用最广泛的是纤维素酶(cellulase)，此外，研究较多的还有果胶酶和木瓜蛋白酶等单一酶以及它们的复合酶。

（二）用于中药提取液的精制

传统中药水提取液精制的方法大多采用醇沉法处理，存在着周期长、工艺复杂、成本高等缺点。针对中药水提取液中所含的杂质类型，采用相应的酶将其降解为小分子物质或分解除去，可解决中药水提取液的过滤困难问题，并能改善中药口服液、药酒等液体制剂澄清度，提高制剂纯度以及成品质量的稳定性。可采用多种生物酶对果实种子类药材提取液中的果胶、黏液质等大分子蛋白质进行生物酶解，如青皮以果胶酶、决明子用复合蛋白酶处理后药液的澄清度好、沉淀物少、效果好。

（三）用于中药活性成分的转化

利用酶作为催化剂使中药中的非活性物质转化为生物活性较高的成分，在许多含有蛋白质、肽类的药物研究中，将蛋白质等大分子转化为人体容易吸收代谢的氨基酸和小分子肽类。随着酶工程技术研究的深入，利用该类技术进行中药有效成分转化的报道也不断增加，其中含皂苷类、黄酮类和多糖类成分中药的研究报道居多。

1. 转化提高中药高活性成分的得率　中药有效成分一般在原药材中含量较低，在提取过程中利用酶作为催化剂使一些生物活性不高或大量的非活性物质转变为活性高却在植物中含量低的成分。通过酶的定向改造可以提高该类物质的得率，从而大大提高提取物的生物活性及应用价值，降低生产成本，促进工业化生产。目前已经有人参皂苷、白头翁皂苷、薯蓣皂苷、大豆皂苷、淫羊藿黄酮苷等通过相关的酶催化水解作用，使其中的某些苷转化成低糖苷或者苷元或者通过糖苷转化酶使苷元、低糖苷结合上一定的糖分子，以获得生物活性更高的糖苷。如利用人参皂苷糖苷酶处理人参中含量较高的皂苷 Rb、Rc、Rd 等生产出较强抗肿瘤活性的人参稀有皂苷 Rh_2，经过酶处理生产 Rh_2 等人参稀有皂苷的转化率在 60% 以上，其效率比从红参中的提取率提高了 500～700 倍，这是国内酶转化获得高活性成分最为成功的实例之一。

2. 结构修饰，改善性质　部分中药有效成分的水溶性或稳定性不佳而影响应用。可对它们进行结构转化，从而改善化学成分的性质。选用适当的酶，还可以促进某些极性低的脂溶成分转化成糖苷类易溶于水的成分而有利于提取。

3. 寻找新的天然活性先导化合物　以多种不同催化功能的酶体系对中药化学成分进行生物转化，可产生新的天然化合物库；再与药理筛选相结合，有望从中找到新的高活性低毒性的天然先导化合物。如对青蒿素进行生物转化，获得 3 个新的羟基青蒿素。

（四）用于降低中药的毒性

中药安全性与中药的有效性同等重要，其中黄曲霉素和农药残留是带来中药用药安全隐患的重要因素。黄曲霉素是黄曲霉菌属黄曲霉菌、寄生曲霉菌产生的代谢物，剧毒，同时还有致癌、致畸、致突变的作用，是目前发现的化学致癌物中最强的物质之一。黄曲霉毒素解毒酶(ADTZ)的发现，使得利用酶工程技术可以有效降低黄曲霉素的毒性；随着黄曲霉素解毒酶结构研究的深入，该技术将拥有良好的前景。另外，利用酶工程可以改变中药中某些化合物的结构,从而降低其毒性,比如利用生物工程对毒性较强的喜树碱进行转化,使之成为低毒性的 10-羟基喜树碱。

二、酶提取法的优点

酶提取法尚不完善,但相对其他提取方法而言还是具有许多优点,如可以提高产物提取率,保障产物的纯度、稳定性及活性,对中药成分影响小,缩短提取时间,降低耗能,操作和设备简单,成本低廉等。

1. 反应条件温和,产物不易变性　酶法提取主要采用酶破坏细胞壁结构,具有反应条件温和、选择性高的特点,而酶的专一性可避免对底物外物质的破坏。在提取热稳定性差或含量较少的化学成分时,优势更为明显。

2. 提高产物提取率,缩短提取时间　酶法处理减少了中药材中有效成分的溶出及溶剂提取时的传质阻力,缩短了提取时间,提高了提取率,具有很高的应用价值。

3. 优化有效组分　酶法不仅可以应用在中药材的提取过程,也可对中药提取物进行酶法处理,优化有效组分,提高目标产物的药用价值。

4. 产品质量稳定　有些中药液体制剂在贮藏过程中会出现浑浊或沉淀等问题,这些浑浊或沉淀物往往是果胶-多酚-蛋白质等大分子的复合体。酶可降解淀粉、果胶、半纤维素、木质素等高聚物成分,从而减少与之结合的含水量,改善中药生产过程中的滤过速度和纯化效果,提高产品的纯度和制剂的质量。

5. 降低成本,环保节能　酶提取法是绿色高效的植物提取技术。酶的高效性使植物细胞壁降解后,可减少提取次数与时间,同时也降低提取温度,大大地降低生产成本,并减少有机溶剂的使用,减少环境污染。

6. 工艺简单可行,耗能低　酶法提取在原工艺条件上仅增加了一个操作单元,反应条件温和易获得,不需要对原有工艺设备进行过多的改变,对设备无特殊要求,应用常规提取设备即可完成,操作简便,并具备大生产的可行性。

三、酶提取法存在的问题

(1) 酶提取法对实验条件要求较高。为使酶发挥最大作用,需先经实验确定最适反应条件,如温度、pH 及作用时间等;还需综合考虑酶及底物浓度、抑制剂和激动剂等对提取物的影响。中药种类繁多,其细胞结构及有效成分不尽相同,需要根据实际情况选择酶的种类,尚无统一的参考标准,需要根据实际情况灵活运用。而且对于某些酶的性质、酶反应特性、酶反应动力学等方面的研究还不充分。故酶提取法多停留在实验室阶段。

(2) 酶法提取过程中,酶反应可能导致个别目标成分的变化,得不到原有的化学成分。因此目前应用研究多是针对单味中药的提取,对复方有效成分的影响尚需进一步研究。

(3) 酶及非目标产物的去除问题。对于酶本身及酶解产物必须考虑和研究以下问题:① 对产物的纯度、得率的影响,是否会与中药材或制剂中的有效成分产生降解、沉淀或络合反应等。② 对制剂疗效有无影响,是否会产生不良反应等。③ 对质量检测和控制是否会产生干扰。④ 对剂型选择的影响。酶本身作为蛋白质,对某些剂型可能产生不利影响。如中药注射剂,若残留有酶,则易产生混浊,引起疼痛。

第四节　酶提取法应用实例

实例1　黄连中小檗碱的提取

中药黄连为毛茛科植物黄连 *Coptis chinensis* Franch. 的干燥根茎,具有清热燥湿、泻火解毒的功效,用于湿热痞满、呕吐、泻痢、牙痛、消渴、痈肿疔疮等。黄连根茎含多种生物碱,主要是小檗碱,含量为 5%～8%,是黄连的主要有效成分。采取酶提取法提取小檗碱成分,比原酸水渗漉法工艺增加一步酶解实验,即每克生药加入纤维素酶 10 U 的量,充分搅拌,其他同原工艺。经含量测定表明两种工艺有显著性差异,利用纤维素酶进行酶解可以大大提高小檗碱的收率,且薄层色谱检测两种工艺提取的成分一致,说明酶的加入对所提有效成分没有影响。

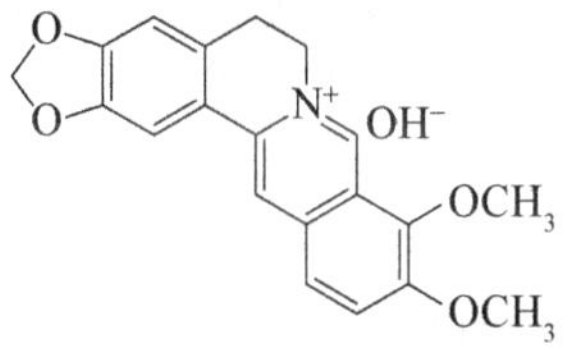

小檗碱

实例2　三七总皂苷的提取

中药三七为五加科植物三七 *Panax notoginseng* (Burk.)F. H. Chen 的干燥的根及根茎,具有散瘀止血、消肿定痛之功效,主治咯血、吐血、衄血、便血、崩漏、外伤出血、胸腹刺痛、跌仆肿痛。三七的主要有效成分是三七总皂苷。采取酶提取法提取三七总皂苷,是在水提法工艺的基础上,加入纤维素酶(活性单位≥1 500 U/g)进行酶法提取,以提取液中固形物含量和三七总皂苷含量为考察指标,提取液固形物含量提高 10%,三七总皂苷提取率提高 23.5%。结合絮凝技术、膜分离、大孔吸附树脂等多种技术,纯化得到有效部位总皂苷含量高达 95% 以上,产品无吸湿性、稳定性、流动性好。该方法生产高效,产品又质优稳定,目前已实现产业化,工艺流程如图 8-1 所示。

参考文献

[1] 周晶,冯淑华.中药提取分离新技术[M].北京:科学出版社,2010.

[2] 王兴文,孙小玲.水提三七总皂苷产业化研究[J].云南中医中药杂志,2006,27 (4):14-15.

[3] 许明淑,郭兰萍,赵无慈,等.酶工程技术在中药活性成分获得中的研究进展[J].中国实验方剂学杂志,2010,10(8):195-197.

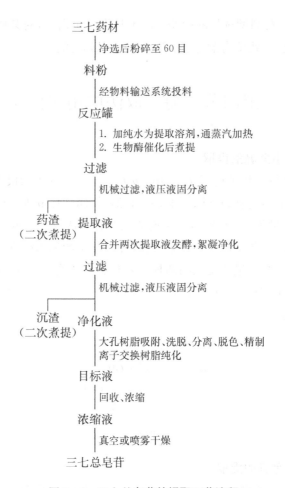

图 8 - 1　三七总皂苷的提取工艺流程

［ 4 ］王忠雷,杨丽燕,曾祥伟,等.酶反应提取技术在中药化学成分提取中的应用［J］.世界中医药,2013, 8(1)：104 - 106.

［ 5 ］许明淑,罗明芳,邢新会,等.酶法强化中药提取的研究进展［J］.中国中医药信息杂志,2005, 12(12)：37 - 39.

［ 6 ］纪学慧,张华.酶技术在中药成分提取分离中的应用［J］.中华中医药学刊,2011,29 (10)：2365 - 2367.

［ 7 ］王云洁,闫治攀,白福祖.酶法在中药提取中的应用进展［J］.中国中医药信息杂志,2013,20 (9) ：110 - 112.

［ 8 ］申彦晶,赵树进.酶工程在中药有效成分提取及转化中的应用［J］.中国医药工业杂志,2007, 38 (4)：309 - 312.

［ 9 ］胡瑞君,车振明,徐丹,等.复合酶法提取麦冬总皂苷工艺条件的研究［J］.食品研究与开发,2007, 28(7)：71 - 75.

［10］庞允,杨建秀,刘子兰.银杏叶中黄酮的提取工艺比较［J］.中国药业,2007,16 (3)：38 - 39.

［11］梅林.金银花中绿原酸的酶法提取工艺优化［J］.牙膏工业,2008(2)：12 - 14.

［12］蒋磊,赵寿经,李然,等.酶法转化人参皂苷 Re 为 Rgi 的研究［J］.特产研究,2006(2)：28 - 31.

［13］马桔云,赵晶岩,姜颖,等.纤维素酶在黄连提取工艺中的应用［J］.中草药,2000,31(2)：102 - 103.

第九章
半仿生提取法

半仿生提取法(semi-bionic extraction method,SBE)是以生物药剂学为基础提出的一种新的提取方法。该方法模拟口服给药及药物经胃肠道转运的基本过程,采用选定 pH 的酸性水和碱性水依次分别进行提取,其目的是提取含指标成分高的"活性混合物",为经消化道给药的中药活性成分的提取提供了一种新的工艺。因该提取方法的工艺条件要适合工业化生产的实际,不可能与人体条件完全相同,故取其半仿生之意。

目前已对数十种中药和十余个中药复方进行了半仿生提取研究,结果皆提示:半仿生提取法能够极大地提高中药化学成分的收率与含量,操作简便,节约大量的时间和能源。有可能替代中药提取常用的水提法(WE 法)、水提醇沉法(WAE 法)。

半仿生提取法将整体药物研究法与分子药物研究法相结合,既符合中医药理论又能够体现现代科学技术水平。随着中医药现代化研究的深入,进一步完善半仿生提取法的基础理论和生产应用的研究,加强拓展该技术在中药提取领域中的应用,必将使该技术在中药产业得到越来越多的应用。

第一节　半仿生提取法的原理

半仿生提取法是基于中药复方成分提取中存在的两个主要问题提出来的。一是对中药复方的提取往往是根据单体成分的理化性质,选择适宜的溶剂和方法进行提取。这种以单体成分为依据的提取方法对认识复方中某种药物的化学成分及药理作用十分有利,也可以从微观上说明复方制剂的某些药理作用机制。但是,它忽略了药物间各成分的层次性、联系性,不能体现复方的整体作用,更不符合中医临床用药的综合作用的特点。二是中药及其复方的化学成分十分复杂,其药效成分大多并不清楚,而中药制剂的提取工艺从 21 世纪 50 年代后期一直沿用水提醇沉法,即以水为溶剂,再用一定浓度的乙醇沉淀,去除杂质。这种方法是根据多数药物成分在水和醇中溶解度较大、水和醇廉价易得、使用安全而提出的,提取物仍为混合物。这种提取物在药理和临床上能够代表原方剂的疗效,发挥中药多成分的综合效能,符合中医用药的特点,但这种工艺对某些成分的提取不一定适用。如多数游离生物碱一般不溶于水,再如醇沉法除去的不一定都是无效杂质,特别是一些对免疫功能有重要调节作用的多糖类可被除去;一些在水提液中含量本来就不高的成分经醇沉几次后,有一部分可被滤除。如有报道,用 70%乙醇沉淀法处理丹参时,在沉去大量杂质的同时,水溶性酚酸损失一半多,丹参酮ⅡA 则损失 2/3 以上,原儿茶醛亦有损失。另外,有些中药的疗效不仅取决于投入的原形化学成分,而且也包括化学成分的代谢物。有些化合物本身没有生理活性或活性不强,但经代谢后变得有活性或活性增强。这些都增加了中药中有效成分的复杂性。因此,在中药及其复方的化学成分大多未知的情况下,能选择性提取出有效成分成为中药现代化急需解决的难题之一,也是中药制剂提取工艺亟待克服的瓶颈之一。

由于传统中药都是口服给药,给药过程要经历胃(酸性环境)、小肠(碱性环境),只有经历这些环境后仍能有效溶出的才可能是起药效的有效成分。而在这些环境中不能有效溶出的化学成分可能为无效成分。半仿生提取法便模拟口服给药及药物经胃肠道转运的基本过程,采用选定的 pH 酸性水和碱性水依次分别进行提取,这样提取出的化学成分一定包含了有效成分,而未提取出的化学成分一定是无效成分。既保证了有效成分的提出,又除去了大量杂质;既体现了中医临床用药综合作用的特点,又符合口服药物经胃肠道转运吸收的原理。同时,不经乙醇处理,可以提取和保留更多的有效成分,缩短生产周期,降低生产成本。因此,特别适合中药尤其是复方的提取。

在酸性水中模拟药物在胃中转运的过程,在碱性水中模拟药物在肠道中转运的过程,其目的是提取含指标成分高的活性混合物,并可利用一种或几种指标成分的含量控制制剂的质量。这是中药复方化学成分提取工艺的一项重大革新,对中药学科的发展将会起到巨大的推动作用。

第二节　半仿生提取法的操作

一、半仿生提取法的操作过程

1. 酸水提取　常用盐酸、硫酸、磷酸、酒石酸、枸橼酸等调节提取液的 pH。

2. 碱水提取　常用氢氧化钠溶液、氢氧化钾溶液、氢氧化钙溶液、氨水、碳酸盐、磷酸盐等缓冲溶液调节提取液的 pH。

上述酸水和碱水具体 pH 可通过均匀设计或正交试验设计、比例分割等方法进行优选。

二、半仿生提取法的影响因素

影响半仿生提取法的提取效果的因素较多,如药材粒度、煎煮次数、煎煮加水量、煎煮温度等。为保证各试验组测得数据的可比性,确定实验设计考查的因素为:各次煎煮用水 pH 与各次煎煮时间。通常可选用均匀设计 $U(9^1 \times 3^3)$ 表,安排各因素与水平进行实验。以有效成分(或指标成分)和活性混合物为考查指标。根据各指标在提取工艺选择中的主次,给予不同的加权系数,以标准化指标加权求和后,作为综合评判指标值,优选出半仿生提取法的工艺条件。

三、半仿生提取法提取条件的优化

若采用半仿生提取法提取中药复方,针对不同的中药复方需要对提取条件进行优化。一般可按下列步骤进行:① 半仿生提取法提取条件的优选。② 半仿生提取法提取中药组合方式的优选。③ 指纹图谱—模式识别研究。④ 半仿生提取液醇沉浓度的优选。⑤ 4种方法(SBE法、SBAE法、WE法、WAE法)提取液的成分、药效、毒性的比较。⑥ 根据上述①~⑤项各项研究资料,综合分析,做出科学评价。

(一)半仿生提取法提取条件的优选

以单体有效成分或指标成分、总浸出物及不同极性部分等和(或)主要药效、毒理作指标,在药材粒度、煎提温度、煎提加水量、滤过、浓缩等条件相同的前提下,用均匀设计或正交试验设计、比例分割等方法,主要优选半仿生提取法提取各煎用水的 pH 和煎提时间。将各项指标所得数据,进行标准化处理,以消除各指标的单位和量纲不同,以及各指标变量范围相差悬殊所造成的影响。同时,考虑各指标在工艺选择中的主次,给予不同的加权系数,以标准化处理并加权后求和的数值为特征值,输入计算机,求得回归方程,优选出半仿生提取法工艺参数。

(二)半仿生提取法提取中药组合方式的优选

为选择方剂药效物质提取时药材较佳组合方式,将方药排列组合成若干组(如黄连解毒汤由黄连、黄芩、黄柏、栀子组成,可排列成 15 组),用优选出的半仿生提取法工艺条件提取。同时将各组合提取液分别制成不同极性部位的提取液,采用 TLC 及反相 HPLC 分离分析。在获得 TLC 及 HPLC 全部分析数据后,比较不同组合提取液的成分的异同。对 TLC 中新增减的主要峰,进行该成分的大孔树脂分离或色谱分离制备,鉴定其结构,进一步探讨该成分,对各极性部分提取液的色谱峰总面积进行标准化处理,以标准化后的数据为特征值,对不同组合提取液中化学成分的变化及其相关性进行研究。同时按上述提取优选中的方法,给予不同的加权系数,综合评价确定该方剂提取时药材较佳组合方式。

(三)指纹图谱—模式识别研究

中药及复方制剂成分复杂,其作用是多种成分协同作用的结果,而不是其中某一两个有效成分的作用。目前对中药质量的控制,多采用对中药中个别有效成分的含量进行测定的方法,所以不能全面反映其多种成分的变化和其整体协同作用,因此利用指纹图谱评价和控制中药质量已越来越受到重视。

指纹图谱技术已广泛被应用于中药质量控制,但由于指纹图谱峰多而复杂,且给出的信息量大,所以难以进行直观鉴别。现采用的化学计量学中研究发展的模式识别方法,在优化设计中用于要因分析和优化决策,尤其擅长处理互相关联的多因素问题。采用主成分分析、聚类分析和逐步判断分析对指纹图谱信息进行化学模式识别,模式识别可对大量数据进行归纳、提取,考察特征数据的相关性,建立特征模式,具有全面、客观的优势,因而指纹图谱与模式识别技术相结合,可提高中药质量控制与评价的客观性与准确性,同时又符合中医药理论的整体观和系统观的特色。

（四）半仿生提取液醇沉浓度的优选

水提醇沉法为中药制剂的常用提取方法，经过乙醇处理可减少制剂体积，并可进一步制备其他剂型。半仿生提取法提取液醇沉的浓度是在优选出的半仿生提取法最佳的提取条件及药材组合方式的基础上，运用比例分割法进行醇沉浓度的优选。

（五）半仿生提取方法的评价

按上述方法优选的组合方式、半仿生提取法工艺条件和醇沉浓度，依法制备半仿生提取液、半仿生提取醇沉液、水提液、水提醇沉液，对这4种提取液进行比较。

1. 指标成分的比较　分别测定方剂中药材指标成分的含量，进行各种实验数据作标准化、加权处理，计算出4种提取液的综合评价参数，并进行比较研究。

2. 主要药效和毒性比较　根据"化学等值不等于生物等效"的生物药剂学观点，对方剂4种方法提取液做主要药效学比较，并做量效关系分析，做小白鼠 LD_{50} 或 MTD 试验，比较4种方法提取液的毒性大小，并与药效学剂量比较，做出合理评价。

（六）综合评价并确定药材组合与提取工艺

根据药效成分和（或）指标成分、主要药效学和毒性试验结果，综合分析，做出科学评价，指出半仿生提取法是否可取。

第三节　半仿生提取法的应用及特点

中药及其复方的作用的特点是多成分、多途径、多环节、多靶点。中药及其复方中大部分成分未知。而半仿生提取法利用"灰思维方式"，从生物药剂学的角度模拟口服给药及药物经胃肠道转运的过程，坚持了近代科学分析的原则，又包含整体与发展的思想，适用于中药及其复方制剂的研究和生产领域。

一、半仿生提取法的优点

（1）半仿生提取法技术条件的优选，既考虑到单体成分，又考虑到活性混合成分。中药复方是一个多元、复杂的体系，内在化学成分复杂，很难用其中某一成分的药效或药代参数来代表整个中药或复方的参数。以单体成分、总浸出物及不同极性部分和主要药理作用做指标，同时考虑指标在工艺选择中的主次，给予不同的加权系数，以标准化处理并加权求和后的数值为特征，求得回归方程，优选出半仿生提取法工艺参数。按所选的工艺参数进行半仿生提取法提取得到的是"活性混合物（包括配位络合物和分子络合物单体）"，这样既能充分发挥混合物成分的综合作用特点，又有利于用单体成分控制制剂质量。

（2）提取过程符合中医配伍、临床用药的特点及口服药物在胃肠道转运吸收的特点。

（3）在具体的工艺选择上，半仿生提取法以单体成分作指标，同时考虑活性混合成分，这样不仅能利用单体成分控制中药制剂的质量，又能充分发挥混合物的综合作用。

（4）半仿生提取法提取率高,不改变中药、方剂原有的功能和主治,减少有效成分的损失,缩短生产周期,降低生产成本。

二、半仿生提取法的缺点

半仿生提取技术的提取溶剂以水为基础,然而随着现代提取技术的发展和对中药药用物质基础的进一步明确,研究人员发现很多低极性药用成分需要乙醇等极性低的溶剂来提取更为有效。在工业化大生产中,采用低沸点、低黏度的溶剂来提取,在过滤、浓缩等工艺环节更便利、能耗更低。非水提取工艺的采用越来越普遍,而半仿生提取技术却适用于水提工艺,这使半仿生提取技术在工业生产中的应用受到一定的局限。能否扩大应用范围,需要结合药品的安全、有效、稳定、可控等因素进行深入的对比研究。半仿生提取法沿用传统的高温煎煮法,在酸、碱环境下进行,这很可能会影响到许多成分的变化,使物质化学成分变得更为复杂,安全性、药效的变化方向需要结合安全评价与药效学研究来进行验证。

第四节　半仿生提取法应用实例

实例1　黄芩中黄芩苷的提取

中药黄芩为唇形科植物黄芩 *Scutellaria baicalensis* Georgi 的根,为常用的清热解毒中药。具有清热燥湿、凉血安胎、解毒的功效,主治温热病、上呼吸道感染、肺热咳嗽、湿热黄疸、肺炎、痢疾、咯血、目赤、胎动不安、高血压、痈肿疔疮等症。黄芩中主要化学成分为黄芩苷、黄芩素、汉黄芩苷、汉黄芩素、木蝴蝶素 A 及二氢木蝴蝶素 A 等 20 余种黄酮类化合物。其中黄芩苷为主要有效成分,具有抗菌、消炎及降转氨酶的作用。

黄芩苷

提取黄芩苷比较普遍使用的方法是水提酸沉法,但存在后续处理困难、能耗大的缺点。采用半仿生提取法,以温度、pH、提取时间、用水量为考察因子,优化黄芩苷提取工艺;采用分光光度法在 278 nm 处分析提取物中黄芩苷的含量。结果显示,黄芩苷提取优化工艺为:温度 100℃时,pH2 提取 1 h,pH8 提取 1 h,2 次提取用水量均为每 3 g 黄芩 100 mL 水,仿生提取法提取率为 62.08%,水提法提取率为 57.51%。相比传统水提法,半仿生法有较高提取率。

实例2　黄柏有效成分的提取

黄柏 *Phellodendron chinense* Schneid 为常用中药,其性寒、味苦,具清热燥湿、泻火解毒等功效,常用于湿热泻痢、黄疸、白带以及热痹、热淋等症。现代研究表明,黄柏含小檗碱等生物碱类化学成分,是黄柏抗菌、收敛、消炎的有效成分。采用半仿生提取法提取黄柏的有效成分,以小檗碱、总生物碱、干浸膏量为指标,以比例分割法优选半仿生提取法的最佳提取条件。

小檗碱

5 种提取液的制备方法如下。

1. WE 液　精密称取黄柏10~20 目的粗粉 25 g,加水煎煮 3 次(加水量分别为药材量的 10、10、8 倍;浸泡 15 min),煎煮时间分别为 2、1、1 h,分别抽滤,合并滤液,浓缩至 200 mL。

2. SBE-1 液　按上述方法,只将第一煎用水以 1 mol/L 盐酸调至 pH 1.0,第二煎和第三煎用水以饱和氢氧化钙溶液分别调至 pH 7.0、10.0。

3. SBE-2 液　按同样方法,只将 1 mol/L 盐酸改用 0.5 mol/L 硫酸。

4. SBE-3 液　按同样方法,只改用 0.1 mol/L 氢氧化钠溶液调至 pH 7.0 和 10.0 分别作第二、第三煎。

5. SBE-4 液　按同样方法,只改用 0.1 mol/L 氢氧化钠溶液调至 pH 7.0 和 10.0 分别作第二、第三煎。

然后依法测定小檗碱、总生物碱的含量和干浸膏得率,结果如表 9-1 所示。

表 9-1　黄柏 5 种提取液的测定结果

提取液	小檗碱含量(mg/g)	总生物碱的含量(mg/g)	干浸膏得率(mg/g)
WE	6.327±0.222	7.404±0.221	0.200 1±0.001 0
SBE-1	9.046±0.061	12.929±0.060	0.346 6±0.007 3
SBE-2	8.569±0.116	12.008±0.169	0.351 8±0.002 1
SBE-3	7.997±0.147	11.670±0.136	0.421 0±0.001 7
SBE-4	7.585±0.298	9.248±0.237	0.471 9±0.002 7

结果显示:黄柏 5 种提取液中,SBE 液明显优于 WE 液,最佳工艺为采用 SBE 法盐酸调至水为 pH1.0 作第一煎,饱和氢氧化钙溶液调至水为 pH7.0 和 10.0 作第二、第三煎。

实例 3　莲子心生物碱的提取

莲子心为睡莲科植物莲 Nelumbo nucifera Gaertn 的成熟种子的绿色胚芽,其性味苦,寒。具有清心醒脾、补脾止泻、养心安神、明目、止泻固精、益肾涩精止带等功效。临床主要用于热病,心烦神昏,暑热烦渴,高血压,烦热失眠等。药理研究表明其具有强心、扩张外周血管、降低血压、松弛平滑肌等作用。莲子心含莲心碱、异莲心碱、甲基莲心碱、荷叶碱等生物碱,此外尚含木犀草苷、金丝桃苷及芸香苷、β-谷甾醇及叶绿素等化学成分。莲子心总生物碱是莲子心的主要成分,为白色无定形粉末,不溶于水,易溶于有机溶剂。

莲心碱

采用半仿生提取法提取生物碱,在药材粒度、煎煮温度、过滤、浓缩等条件一致的前提下,根据预试验结果,发现提取溶剂的 pH、溶剂用量、提取时间等因素对提取的结果影响较大,故采用均匀试验考察上述几种因素的影响。以干浸膏得率、莲子心总生物碱的含量为指标,评价最佳提取条件。结果表明在提取 3 次,3 次煎煮液的 pH 为 5、6、8,煎煮溶剂量为 4 倍,提取总时间为 10 h 的情况下,干浸膏得率为 38.22%、莲子心总生物碱的含量为 15.746 mg/mL,为莲子心生物总碱提取的最佳条件。

实例 4　葛根芩连汤有效成分的提取

葛根芩连汤是经典古方之一,来源于张仲景所著《伤寒论》,基本组方为葛根、黄连、黄芩、炙甘草。主治表证未解、邪热入里证,身热,下利臭秽,胸脘烦热,口干作渴,喘而汗出,舌红苔黄,脉数或促。临床主要应用于急性肠炎、溃疡性结肠炎、幽门螺杆菌性胃炎、慢性结肠炎、轮状病毒性肠炎、放射性肠炎、糖尿病、糖尿病并发症、过敏性紫癜、急性脑梗死、痤疮、黄带等。葛根、黄芩、黄连、甘草主要有效成分依次分别为葛根素、黄芩苷、小檗碱、甘草酸。

根据原处方(葛根 24 g、黄芩 9 g、黄连 9 g、甘草 6 g)采用半仿生提取法进行提取,用均匀设计法设计试验。分别以葛根素、黄芩苷、盐酸小檗碱、甘草酸作为含量测定指标。结果表明最佳提取条件是:提取 3 次;第一、二次提取均用 pH 10 的水溶液,第三次提取 pH 1 的水溶液,每次提取 30 min,12 倍量的水。结果葛根素、黄芩苷、小檗碱、甘草酸的质量分数分别为 0.220%、5.26%、4.97%、8.95%,提取效果良好。

实例 5　麻杏石甘汤有效成分的提取

麻杏石甘汤是由麻黄、杏仁、炙甘草、生石膏煎煮制成的汤剂。主治外感风邪,身热不解,咳嗽喘逆,气急鼻扇,口渴,有汗或无汗,舌苔薄白或黄,脉浮而数者。临床常用于治疗感冒、上呼吸道感染、急性支气管炎、支气管肺炎、大叶性肺炎、支气管哮喘、麻疹合并肺炎等。方中麻黄、杏仁、炙甘草、生石膏主要有效成分分别为麻黄碱、氢氰酸、甘草次酸、钙离子等。

采用半仿生提取法提取时，在药材粒度、煎煮温度、煎煮用水量、滤过、浓缩等条件相同的前提下，以麻黄碱、甘草次酸、氢氰酸、钙离子、干浸膏得率为指标，采用均匀设计法对麻杏石甘汤对工艺条件进行优选。确定半仿生提取法工艺条件为：用水煎 3 次，pH 依次为 2.0、6.5、9.0；煎煮时间依次为 2.0、1.0、0.5 h。试验结果麻黄碱、甘草次酸、氢氰酸、钙离子、干浸膏得率分别为 0.630 6、0.420 8、0.763 9、3.303 1、0.198 6 mg/g，综合评价高于其他提取方法，表明此工艺条件较佳。

参考文献

[1] 孙秀梅,张兆旺.建立中药用"半仿生提取"研究的技术平台[J].中成药,2006,28(4)：614－616.

[2] 张瑞亭,张兆旺,孙秀梅.思维方式的转换与中药"半仿生提取法"[J].中国中药杂志,1997,22(9)：542－544.

[3] 张兆旺,孙秀梅.中药方剂药效物质提取新技术"半仿生提取模式"的探讨[J].世界科学技术——中药现代化,2000,2(4)：53－56.

[4] 张兆旺,孙秀梅.关于中药药剂现代化的沉思[J].中成药,2001,23(11)：843－846.

[5] 张兆旺,孙秀梅.建立中药复方用半仿生提取研究的技术平台[J].中成药,2005,7(1)：56－59.

[6] 张兆旺,孙秀梅."半仿生提取法"的特点与应用[J].世界科学技术——中药现代化,2000,2(1)：35－38.

[7] 张兆旺,孙秀梅.用"半仿生提取法"研制中药配方颗粒的设想[J].世界科学技术——中药现代化,2004,6(3)：59－62.

[8] 李立,周芳,刘敏,等.半仿生法提取黄芩苷的研究[J].中成药,2007,29(10)：1527－1529.

[9] 杨秀芳,程芳玲.正交实验优选黄芩苷的半仿生提取工艺[J].陕西科技大学学报,2005,23：24－27.

[10] 袁小红,赵瑞芝,丘小惠.均匀设计法优选莲子心的半仿生提取工艺[J].中国药房,2005,16(21)：1618－1619.

[11] 张学兰,张兆旺,徐霞,等.黄柏 SBE 法与 WE 法的成分比较[J].中国中药杂志,1999,24(10)：600－602.

[12] 张学兰,张兆旺,王颖.用均匀设计优选黄连解毒汤的半仿生提取法工艺条件[J].中国中药杂志,2002,27(7)：546－547.

[13] 孙秀梅,张兆旺,尉小慧,等.用均匀设计优选麻杏石甘汤的半仿生提取法工艺条件[J].中成药,2002,24(12)：914－918.

[14] 张兆旺,孙秀梅,王英姿,等.用均匀设计优选复壮胶囊的半仿生提取工艺条件[J].中国中药杂志,2002,27(2)：103－108.

[15] 孟宪生,曹爱民,王海波,等.均匀设计优化半仿生提取葛根芩连汤的工艺研究[J].中草药,2006,37(5)：719.

第十章
萃取法

萃取法是利用化合物在两种互不相溶（或微溶）的溶剂中溶解度或分配系数的不同来进行分离的方法，其利用了相似相溶原理。萃取法既可以从液体混合物中提取出所需要的物质，进行分离或富集，也可用来除去混合物中少量杂质，是分离和纯化化合物的重要手段之一。常用的液-液萃取，其操作过程并不造成被萃取物质化学性质的改变，所以萃取操作是一个物理过程。

萃取法是一种经典的分离方法，使用分液漏斗就可完成，操作简单方便，在化学实验室使用广泛。随着萃取法技术的发展和工业化应用的需求，萃取法衍生了连续逆流萃取法、逆流分配法、胶体（胶团）萃取、溶剂微胶囊萃取等新技术和新方法，成为化合物分离的重要手段。

第一节　萃取法的原理

萃取法是利用提取物中各成分在两种互不相溶的溶剂中分配系数的不同而实现分离的方法。萃取时如果各组分在两相溶剂中的分配系数相差越大，则分离效率越高，分离的效果就越好。萃取法由有机相和水相相互混合，水相中要分离出的物质进入有机相后，再靠两相质量密度不同将两相分开。

1. 分配系数 K　分配定律是萃取方法理论的主要依据，即物质对不同的溶剂有着不同的溶解度。在两种互不相溶的溶剂中，当加入某种可溶性的物质时，它能分别溶解于两种溶剂中。在恒温恒压情况下，如果一个溶质溶解在两种同时存在的互不相溶的液体里，达到平衡后，该溶质在两相溶液中浓度的比为一常数，这一常数称为分配系数，用符号 K 来表示，反映了该成分在两种溶剂中溶解度的差异。可用下式表示：

$$K = \frac{C_1}{C_2} = \frac{W_1 \times V_2}{W_2 \times V_1}$$

K 表示分配系数，C_1 代表溶质在 1 相溶剂中的浓度，C_2 代表溶质在 2 相溶剂中的浓度，W 表示重量，V 表示体积。现假定有 A、B 两种溶质用氯仿（2）及水（1）进行分配，如 A、B 均为 1 g，$K_A = 10(C_{H_2O}/C_{CHCl_3})$，$K_B = 0.1$，两相溶剂体积比 $V_{CHCl_3}/V_{H_2O} = 1$，则在用分液漏斗作一次振摇分配平衡后,溶质 A 的 90% 以上将分配在 1 相溶液剂(水)中,不到 10% 则分配到 2 相溶剂氯仿中。同理,$K_B = 0.1 = 10\%$,则振摇平衡,溶质 B 的分配将与 A 相反,即不到 10% 在水中,90% 以上分配在氯仿中。以上说明,在上述条件下,A、B 两种成分在氯仿及水中仅作一次分配就可实现 90% 以上程度的分离。

2. **萃取效率**   实际分离工作中,要把所需要的化合物从溶液中完全分离开,通常萃取一次是不够的,必须重复萃取数次。在多次萃取时就涉及萃取效率问题。假如在萃取操作中,都是将一定量的萃取溶剂分为等量多次萃取,而不是用一次全量萃取。设 $V_1(\mathrm{mL})$ 溶剂中含 $W(\mathrm{g})$ 溶质,现用 $V_2(\mathrm{mL})$ 的另一种溶剂萃取后还剩下 $W_1(\mathrm{g})$ 溶质,萃取过程符合分配定律,则:

$$K = \frac{W_1/V_1}{(W - W_1)/V_2}$$

整理得原溶液(V_1)中的剩余溶质量为:

$$W_1 = W \times \frac{KV_1}{KV_1 + V_2}$$

若再用 $V_2(\mathrm{mL})$ 溶剂对第一次萃取后的原溶液再作萃取,依上法得出第二次萃取后的剩余溶质量 W_2 为

$$W_2 = W_1 \frac{KV_1}{KV_1 + V_2} = W\left(\frac{KV_1}{KV_1 + V_2}\right)^2$$

若每次用 $V_2(\mathrm{mL})$ 溶剂作 n 次萃取,最后的剩余量为

$$W_n = W\left(\frac{KV_1}{KV_1 + V_2}\right)^n$$

若用总量溶剂(nV_2)作一次萃取,所用溶剂量为 $nV_2(\mathrm{mL})$,一次萃取后,剩余量为:

$$W' = W\left(\frac{KV_1}{KV_1 + nV_2}\right)$$

因为:

$$\left(\frac{KV_1}{KV_1 + V_2}\right)^n < \frac{KV_1}{KV_1 + nV_2}$$

所以 $W_n < W'$

说明使用相同溶剂总量进行萃取时,分批萃取效率要比一次萃取高,因此萃取时,通常都是以少量多次为原则。

3. **分离系数(分离因子)β**   我们可以用分离系数 β 值来表示分离的难易,其定义为 A、B 两种溶质在同一溶剂系统中分配系数的比值。其反映了两种成分之间差异的大小。

即:

$$\beta = \frac{K_A}{K_B} \quad (\text{其中 } K_A > K_B) \tag{1}$$

上例中，$\beta = K_A/K_B = 10/0.1 = 100$

又：

$$\beta = \frac{K_A}{K_B} = \frac{C_{1A}/C_{2A}}{C_{1B}/C_{2B}} = \frac{C_{1A}/C_{1B}}{C_{2A}/C_{2B}} \tag{2}$$

式(2)表明分离系数 β 是溶质 A、B 在 1 相溶剂中的平衡浓度之比，与它们在另一相中的平衡浓度之比差多少倍。一般地，$\beta \geq 100$，仅作一次简单萃取就可实现基本分离；但 $100 > \beta \geq 10$，则需萃取多次；$\beta \leq 2$ 时，要实现基本分离，须作 100 次以上萃取才行；$\beta \approx 1$ 时，则 $K_A \approx K_B$，意味 A、B 两者性质极其近似，故即使作任意次分配也无法实现分离。在实际分离工作中，我们总希望选择分离系数 β 值大的溶剂系统，以求简化分离过程，提高分离效率。分离系数 β 是液-液萃取时判断物质分离难易的重要参数。一般情况下，$\beta > 50$，简单萃取可以实现分离，但 $\beta < 50$ 时，则宜采用逆流分溶法。但通常对于由未知成分组成的混合物来说，不知道混合物中各个成分在同一溶剂系统中的分配比，无法直接求得 β 值，这时可借助纸色谱(PPC)进行测算。

已知 PPC 的原理与液-液萃取法基本相同，R_f 值与分配系数 K 之间有下列关系：

$$K_{\text{有机相/水相}} = \frac{1}{r} \frac{R_f}{(1-R_f)} \tag{3}$$

(3)式中 r 为纸色谱设定常数。当色谱滤纸湿重($W_{湿}$)为干重($W_干$)的 1.5 倍时，$r = 2$。

纸色谱展开后设 A、B 两种(或两组)成分的 R_f 值分别为 R_{fa} 及 R_{fb}，则：

$$\beta = \frac{K_A}{K_B} = \frac{R_{fa}(1-R_{fb})}{R_{fb}(1-R_{fa})} \qquad \text{式中 } R_{fa} > R_{fb}$$

据此可选择液-液萃取分离混合物的方案。当 $\beta > 50$，简单萃取；而 $\beta < 50$，逆流分溶法。

4. 分配系数与 pH 值　对于酸性、碱性或两性有机化合物来说，由于溶剂的 pH 变化可以改变它们的存在状态(游离型或解离型)，从而影响其分配系数。

(1) 酸性化合物(HA)：在水中的解离平衡及解离常数 K_a 如下。

$$HA + H_2O \rightleftharpoons A^- + H_3^+O$$

$$K_a = \frac{[A^-][H_3^+O]}{[HA]}$$

两边取负对数：

$$pK_a = pH - \log \frac{[A^-]}{[HA]}$$

即：酸性越强，K_a 越大，PK_a 越小。

若使该酸性化合物近于完全解离，即使 HA 均转为 A^-，则：

$$pK_a \approx pH - \log(100/1)$$

$$pH \approx pK_a + 2$$

相反,若使该化合物完全游离,即使 A^- 均变为 HA,则:

$$pK_a \approx pH - \log(1/100)$$

$$pH \approx pK_a - 2$$

结论:当 $pH - pK_a > 2$ 时,酸性物质以解离形式(A^-)存在,易溶于水,难分配于有机溶剂中。当 $pH - pK_a < 2$ 时,酸性物质以游离形式(HA)存在,易分配于有机溶剂,难分配于水中。通常,酚类的 pK_a 为 $9.2 \sim 10.8$,羧酸的 pK_a 为 5,因此 $pH = 3$ 可使酸性物质解离。

(2)碱性化合物(B)

$$B + H_2O \Longrightarrow BH^+ + OH^-$$
$$\text{(共轭酸)}$$

$$K_b = \frac{[B^+][OH^-]}{[B]}$$

现在碱性物质碱性强弱更多以其共轭酸(BH^+)的解离常数 K_a 或 pK_a 来表示(也可用 pK_b 表示,可以换算)。

$$BH^+ + H_2O \Longrightarrow B + H_3^+O$$
$$\text{(共轭酸)} \qquad\qquad \text{(共轭碱)}$$

$$K_a = \frac{[B][H_3^+O]}{[BH^+]}$$

$$pK_a = pH - \log\frac{[B]}{[BH^+]}$$

即:碱性越强,其共轭酸$[BH^+]K_a$越小,则 pK_a 越大。

若使该碱性化合物近于完全成盐,即使 B 均变为 BH^+,

则: $$pK_a \approx pH - \log(1/100)$$
$$pH \approx pK_a - 2$$

同样,若使 BH^+ 均变为 B,

$$pH \approx pK_a + 2$$

即:当 $pH - pK_a > 2$ 时,碱性物质以游离型(B)存在,易溶于有机溶剂。

当 $pH - pK_a < 2$ 时,碱性物质以盐形式(BH^+)存在,易溶于水。这样,我们可根据 pK_a 值求出酸性或碱性化合物的呈游离型或解离型时的 pH。

一般 $pH < 3$ 时,酸性物质多呈非解离状态(HA)存在,碱性物质呈解离状态(BH^+)存

在。pH＞12时,酸性物质多呈解离状态（A⁻）存在,碱性物质则呈非解离状态（B）存在。通常解离状态溶于水,不溶于有机溶剂,游离状态溶于有机溶剂,而不溶于水。

第二节　萃取法的主要操作方法

一、简单萃取法

这是实验室常用的一种分离技术操作,只需普通分液漏斗或其他简单仪器即可完成。操作时将水提取浓缩液或提取物浸膏加少量水稀释后,在分液漏斗中用与水不相混溶的有机溶剂进行萃取。若有效成分是亲脂性的,一般多用石油醚、苯、氯仿或乙醚等亲脂性有机溶剂进行萃取;若有效成分是偏于亲水性物质,则需用乙酸乙酯、正丁醇或戊醇等弱亲脂性的有机溶剂进行萃取。也可根据预实验结果选择合适的溶剂,如有生物碱成分应选用氯仿萃取;如有黄酮类成分,多选用乙酸乙酯萃取;如有皂苷类成分一般用正丁醇或异戊醇进行萃取。用简单萃取法进行分离时,也可利用有效成分或共存杂质的性质差异,用某种方法使某一类成分的分配系数发生改变,然后用萃取法分离。如 pH 梯度萃取法就是利用不同成分的酸碱性的差异,在某一定 pH 条件下,某成分可成盐或可游离,改变了该成分在溶剂系统中的分配系数而与其他成分分离。依次改变 pH 条件,则不同酸碱性的化学成分依次被萃取出来而达到分离的目的。

（一）萃取溶剂的选择

萃取溶剂的物理性质：为使原料液与萃取溶剂充分混合接触后所形成的萃取相与萃取相能较快地分层,要求萃取溶剂与稀释剂有较大的密度差;同时,如物系界面张力较大时,细小的液滴比较容易聚结,有利于两液相分层,但液滴分散程度较差,混合时界面小,接触不良,不利于质量传递;如物系界面张力过小,液滴分散程度较好,且易产生乳化现象,有利于传质,但两液相较难分层。因此,物系的界面张力要适中,在实际萃取操作中,易于分层更为重要,故一般多选界面张力较大的萃取溶剂。实验室萃取常用的有机溶剂有石油醚、氯仿、乙醚、乙酸乙酯、正丁醇等。萃取溶剂的选择主要考虑以下因素。

（1）在适宜的有机溶剂中要有足够的溶解度。

（2）在适宜条件下的各种水相介质中极少溶解,以减少萃取溶剂的损失并保证萃取分离效果。

（3）沸点高,挥发性低,无毒,便于安全操作。

（4）在萃取过程中,两相分离和流动性能良好。

（5）传质速度快。

（6）既有较高的萃取能力和萃取选择性。

（二）操作过程

两相溶剂萃取一般是在分液漏斗、下口瓶或萃取罐中进行。少量萃取时,在分液漏斗中加入待分离的物质和萃取溶剂,用力振摇后,静置,待分层。分层后,开启活塞放出下层液,上层液从分液漏斗上口倒出,完成一次萃取。萃取时要避免猛烈振摇,以免产生乳化,影响分层。如果各成分在两相溶剂中分配系数相差越大,则分离效率越高。如果水提液中欲分离的成分是亲脂性物质,一般多用亲脂性有机溶剂,如石油醚、苯、氯仿或乙醚与水相之间进行两相萃取;如果有效成分是偏于亲水性的物质,在亲脂性溶剂中难溶解,就需要改用亲脂性弱的有机溶剂,例如乙酸乙酯、正丁醇等进行萃取。还可以根据需要在氯仿、乙醚中加入适量乙醇或甲醇以增大有机溶剂的亲水性,利于有效成分的溶出。不过,一般有机溶剂亲水性越大,与水作两相进行萃取的效果就越不好,因为较多的亲水性杂质也会被萃取出来,影响到有效成分的进一步精制。例如,提取黄酮类成分时,多用乙酸乙酯和水进行两相萃取;提取亲水性强的皂苷类成分则多选用正丁醇和水进行两相萃取;用溶剂萃取法萃取精油,多以非极性溶剂石油醚、甲苯和水进行两相萃取。实验室少量萃取一般在分液漏斗中进行,中量萃取可选择适当的下口瓶,工业大量生产可用密闭的萃取罐。

(三)注意事项

(1)萃取时如果各成分在两相溶剂中分配系数相差越大,则分离效率越高。如果水提液中欲分离的成分是亲脂性物质,一般多用亲脂性有机溶剂;如果有效成分是偏于亲水性的物质,就需要改用亲脂性弱的有机溶剂。

(2)控制水提取液的浓度,使其相对密度在 1.1~1.2 之间;过浓容易萃取不完全,过稀则溶剂用量太大,影响操作。一般萃取 3~4 次即可完成,每次所用溶剂与水溶液应保持一定的比例;第一次萃取时,溶剂要多一些,一般为水提取液的 1/3~1/2 为宜;以后的用量可以少一些,一般为 1/6~1/4 即可。

(3)中药中含有的一些成分如蛋白质、皂苷、树脂等都有一定的表面活性,是天然的乳化剂,因此乳化是萃取中常遇到的比较突出的问题。萃取时要尽量防止乳化。乳化属于胶体化学范畴,是指一种液体以细小液滴(分散相)的形式分散在另一不相溶的液体(连续相)中,这种现象称为乳化现象,生成的这种液体称为乳状液或乳浊液。

发生乳化的主要原因为:① 中药的水提液和生物发酵液中通常含有大量蛋白质,它们分散成微粒,呈胶体状态。蛋白质一般由疏水性肽链和亲水性极性基团构成。由于疏水基和亲水基的平衡,蛋白质显示表面活性而起乳化剂作用,构成乳状液,因此在萃取过程中会产生上述界面现象。② 萃取体系中含有呈胶粒状态和极细微的颗粒或杂质。③ 有机相的理化性质,如有机相黏度过大,化学性质不稳定发生分解产生易乳化的物质等。④ 为了两相的充分混合,人们往往进行过度的搅拌(输入能量过大)而造成分散相液滴的过细分散而导致乳化。

破乳方法有:① 加入表面活性剂:表面活性剂可改变界面的表面张力,促使乳浊液转型。② 电解质中和法:加入电解质,中和乳浊液分散相所带的电荷,而促使其凝聚沉淀,也就起到盐析蛋白质的作用。常用的电解质如氯化钠、硫酸铵等。这种方法适用于少量乳浊液的处理或乳化不严重的乳浊液的处理。③ 吸附法破乳:当乳化液经过一个多孔性介质时,由于该介质对油和水的吸附能力的差异,也可以引起破乳。例如,碳酸钙或无水碳酸钠易为水所润湿,但不能为有机溶剂所润湿,故将乳状液通过碳酸钙或无水碳酸钠层时,其中水分被吸附。④ 加热:温度升高,使乳状液液珠的布朗运动增加,絮凝速度加快,同时还能降低黏度,使聚结速度加快,有利于膜的破裂。⑤ 稀释法:在乳状液中,加入连续相可使乳化剂浓度降低而减轻乳化。在实验室的化学分析中有时用此法比较方便。⑥ 机械方法:产生乳化后,如果乳化现象不严重,可采取过滤或离心沉降的方法。分散相液滴在重力场或离心力的作用下会加速碰撞而聚合,适度搅拌也可以起同样的促聚作用。⑦ 调节水相酸度:加酸往往可以达到破乳的目的,但这时需要考虑其他工艺条件的限制。⑧ 静止法:长时间放置也可以减少乳化现象。

二、连续逆流萃取法

连续逆流萃取也称为连续动态逆流提取,是通过多个提取单元之间物料和溶剂合理的浓度梯度排列和相应的流程配置,结合物料的粒度、提取单元组数、提取温度和提取溶媒用量,循环组合对物料进行提取的一种新的中药提取分离技术。在提取过程中,物料和溶剂同时作连续相向的逆流运动,物料在运动过程中不断改变与溶剂的接触情况,有效改善了提取状态,可以显著提高提取效率。该提取工艺设计原理是利用固液两相的浓度梯度差,逐级将药料中有效成分扩散至起始浓度相对较低的溶液中,达到最大限度转移物料中溶解成分的目的。适用于极性相差较大的成分的分离。

连续逆流萃取法装置如图 10-1 所示,通常有一根、数根或更多的萃取管,管内用小瓷圈等填充物填充,以增加两相溶剂萃取时的接触面。将两相溶剂中比重较大的一相放于萃取管中,比重较小的另一相贮于高位容器中,操作时将高位容器中的溶剂在高位压力下由萃取管下部缓缓流入,穿过管中溶剂层进行萃取,然后由管的上部流出。通常药材的提取浓缩液是水相,若使用比水轻的溶剂如苯、乙酸乙酯等萃取溶剂贮于高位容器内;若使用比水重的溶剂如氯仿进行萃取时,则应将氯仿放在萃取管中,将药液贮于高位容器内。

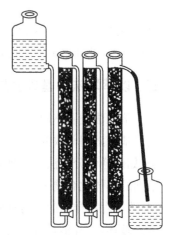

图 10-1　连续逆流萃取法装置图

该法克服了使用分液漏斗多次萃取的操作麻烦,萃取效率较高,通过循环,大大降低了溶剂的使用量,不会产生乳化现象。萃取是否完全,可取样品用薄层色谱、纸色谱和呈色反应或沉淀反应进行检查。

三、逆流分配法

逆流分配法(counter current distribution,CCD)是将混合物在一定量的两相溶剂中,经多次移位萃取分配而达到分离的方法。本法所采用的逆流分配仪是由若干支乃至数百支的管子组成,操作时,自盛有混合物溶液的管内加入另一种不相混溶的溶剂,振摇放置即分成上、下两层,再将上层转移到盛有下层新溶剂的下一管中,同时加入新的上层溶剂到原管内振摇放置分层。如此反复操作数次或数十次甚至数百次,混合物几乎完全被分离开。若无此仪器,少量萃取时可用若干个分液漏斗代替。

逆流分配法具有很强的分离混合物各组成的能力,适用于分离性质非常近似的同系物或同分异构体以及一般方法难于分离的多肽、蛋白质等高分子化合物。由于无需加热,所以对一些受热易破坏的化合物的分离尤为适宜。但其操作时间长,消耗溶剂较多,应用上会受到一定限制。

第三节　萃取法的应用及特点

一、萃取法的应用领域

萃取技术已广泛应用于化学、生物学、医药、环保和食品化工等领域,主要应用于各种化合物的分离或纯化。

二、萃取法的应用特点

简单萃取法是分离物质最简单、最基础的手段,选择性高,操作简便,但适用于分离分配系数差异较大的成分,且分离时易乳化。在中药化学成分分离过程中,常用于初步分离。而逆流分配法及以逆流分配法为基础的液滴逆流色谱法(DCCC)和高速逆流色谱法(HSCCC)可以用于单体化合物的分离,但需要较大的仪器设备投入。

三、以萃取法为基础发展的一些新技术

萃取法是以不同化合物分配系数的不同来达到分离目的。这种分离机制十分有效,发展基于溶剂萃取的新型分离技术成为研究的热点。在此基础上,发展了一系列新的方法,如以逆流分配法为基础的色谱方法,如液滴逆流色谱法和高速逆流色谱法,可以用于精细的单体化合物分离,且这些方法使用全液态的液-液分离溶剂系统,不用固态的固定相,故不存在样品的不可逆吸附,样品可定量回收;还极大地抑制了样品的变性,样品不会遭到破坏;另外液体体系更换及平衡方便、快捷。因此这些技术得到了较快的发展,我们将在其他章节中专门介绍,以下介绍几种萃取新技术。

（一）胶体（胶团）萃取

胶团萃取是被萃取物以胶团或者胶体形式从水相被萃取到有机相的溶剂萃取方法。它既可以用于无机物的萃取,也可用于有机物的萃取。胶团可以分为正相微胶团和反相微胶团。其中反相微胶团萃取法较常见。反胶团是两性表面活性剂在非极性有机溶剂中亲水基团自发地向内聚集而成的,内含微小水滴的,空间尺度仅为纳米级的几何型胶体;是一种自我组织和排列而成的,并具有热力学稳定的有序构造。反胶团在微小界面和微小水相具有两个特异性功能:一是具有分子识别并允许选择透过的半透膜的功能;二是

在疏水性环境中具有使亲水性大分子如蛋白质等保持活性的功能。

反胶团萃取的优点：① 有很高的萃取率和反萃取率并具有选择性。② 分离、浓缩可同时进行，过程简便。③ 能解决蛋白质如（胞内酶）在非细胞环境中迅速失活的问题。④ 由于构造反胶团的表面活性剂往往具有细胞壁功效，因而可直接从完整细胞中提取具有活性的蛋白质和酶。⑤ 反胶团萃取技术的成本低，溶剂可反复使用等。

影响反胶团萃取的因素：① 表面活性剂和溶剂的种类。现在多数采用 AOT 为表面活性剂。AOT 是琥珀酸二(2-乙基己基)酯磺酸钠或丁二酸二异辛酯磺酸钠（aerosol）。溶剂则常用异辛烷(2,2,4-三甲基戊烷)。AOT 能迅速溶于有机物中，也能溶于水中，并形成微胶团，但不是球状而是液晶态。AOT 作为反相微胶团的表面活性剂是由于它具有两个优点：一个是所形成的反相微胶团的含水量较大；另一个是形成反相微胶团时，不需要加表面活性剂。② 水相的 pH。蛋白质是一种两性物质，各种蛋白质具有确定的等电点(PI)。当溶液的 pH 小于等电点时，蛋白质的表面带正点，反之则带负电。如果溶液中存在有几种蛋白质，只要它们的 PI 不同，就可以利用控制 pH 而达到分离它们的目的。③ 离子的强度和种类。离子强度是反相微胶团萃取中的另一重要参数。④ 其他影响因素。除上述影响因素之外，还有温度、含水量、阳离子类型、溶剂结构、表面活性剂含量等。例如含水量太小，微胶团过小，则蛋白质无法进入，溶解率也就下降。表面活性剂太少，则微胶团难以形成，溶解度也必然下降。

（二）溶剂微胶囊萃取

萃取分离技术中两相溶剂界面张力大小对混合和分相影响很大，两相的夹带导致分离不够干净，因而对两相溶剂的选择要求相对较高，且存在设备设计和放大困难等问题。为了解决这些问题，溶剂固定化技术就是发展方向之一。这些技术通过将萃取剂有效地固定在其他支撑载体上，可以解决液液萃取过程中的溶剂损失和相分离难等问题。但由于固定化溶剂的稳定性问题没有得到很好的解决，且支撑材料的耐溶剂能力不够，因此，这些技术的工业化进程受到很大的影响。近年来，微胶囊技术得到迅速发展，将微胶囊技术与萃取技术相结合的溶剂微胶囊技术引起了国内外众多研究者的关注，并得到了迅速发展。

萃取溶剂微胶囊的制备是利用微囊化方法将萃取溶剂包覆起来，解决传统液液萃取中的两相分散、混合、分离以及溶剂的损失和设备结构复杂等问题。避免乳化和分相问题，在萃取溶剂包覆量和防止萃取溶剂流失方面具有明显的优势。用简单易控制的溶剂挥发法就可成功制备聚砜及聚苯乙烯材料包覆的多种萃取溶剂（如磷酸三丁酯、2-乙基己基磷酸、三辛胺等）微胶囊。壁材和分散剂的选择对不同萃取溶剂进行包覆有影响，同时搅拌速度和膜溶液组成对微胶囊的形态、萃取溶剂包覆量也有重要的影响。实验表明有以下一些规律。

（1）用聚砜作壁材可以包覆磷酸三丁酯、2-乙基己基磷酸，而用聚苯乙烯可以包覆三辛胺、aliquat 336。

（2）对于不同的 OW 乳液体系，只有选择合适的分散剂，才能得到理想球形状、分散性好的微胶囊。

（3）增大搅拌速度可以降低液滴尺度，从而减小微胶囊粒径。

（4）膜溶液组成的影响因素，一是膜溶液的黏度和两相界面张力，这是除搅拌速度外微胶囊粒径的决定因素；二是膜溶液中壁材与萃取剂的比例，其优化时才能得到萃取溶剂包覆量高的微胶囊。

溶剂微胶囊是在传统液-液萃取的基础上，为适应现代科学技术的要求而发展起来的新型萃取技术。虽然还很不成熟，但已显示一些特点：① 溶剂微胶囊中萃取溶剂含量较高，作为分离介质，具有选择性好、容量高、相分离容易以及对于萃取剂无特殊物性要求等。② 将液-液传质过程转化成为固-液传质过程，因此，设备的结构简单，操作过程简单易控，没有液-液萃取设备的复杂和放大问题。③ 溶剂在微胶囊中的稳定性比较好，可有效地减少分离过程中的溶剂损失以及夹带问题。④ 包覆的壁材选择性也比较宽，固定化效果好。

因此，溶剂微胶囊萃取在生物、材料、制药以及环境等方面得到推广应用。

第四节　萃取法应用实例

实例　中药大黄中羟基蒽醌类化合物的分离

中药大黄为蓼科植物掌叶大黄 *Rheum palmatum* L.、唐古特大黄 *Rheum tanguticum* Maxim. ex Balf. 或药用大黄 *Rheum of ficinale* Baill. 的干燥根及根茎，为常用中药之一。大黄具有泻热通肠、凉血解毒、逐瘀通经的功效。现代药理研究证明，大黄中羟基蒽醌类具有抗菌作用，其中以芦荟大黄素、大黄素及大黄酸作用较强，它们对多数革兰阳性细菌均有抑制作用。此外，还具有抗肿瘤、利胆保肝、利尿、止血作用等。大黄的化学成分从 19 世纪初开始研究，已被阐明结构的化学成分有 136 种以上，但其主要成分为蒽醌类化合物，总含量 2‰～5‰，其中游离的羟基蒽醌类化合物仅占 1/10～1/5，主要为大黄酚、大黄素、芦荟大黄素、大黄素甲醚和大黄酸等。

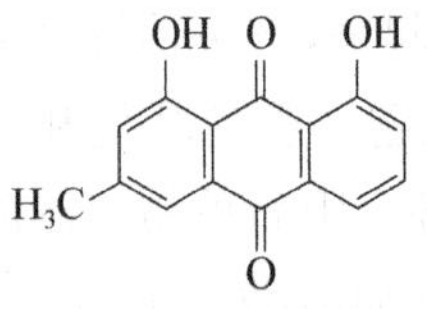

大黄酚 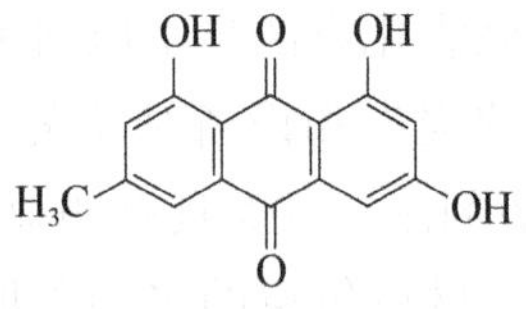　　大黄素 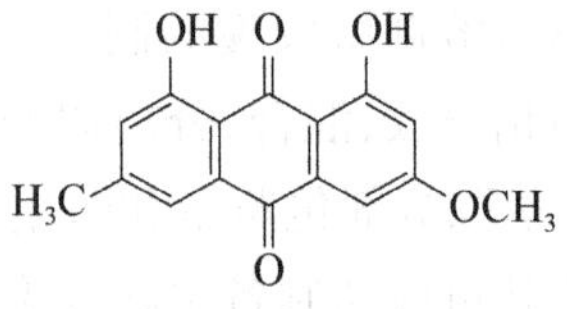　　大黄素甲醚

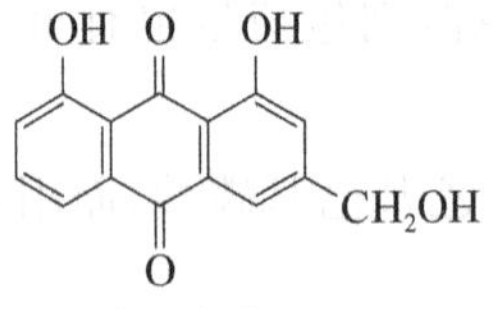

芦荟大黄素 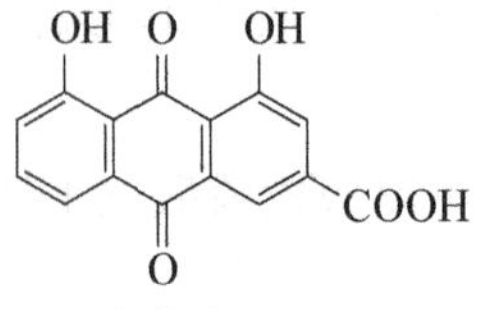　　大黄酸

从大黄中提取分离游离的羟基蒽醌时,根据它们的酸性强弱的差异,可采用 pH 梯度萃取法进行分离。分离时先用 10％硫酸和三氯甲烷的混合液,在水浴上回流水解并使游离蒽醌转入有机溶剂中,然后用不同 pH 的碱液进行分离,提取分离流程如图 10-2 所示。

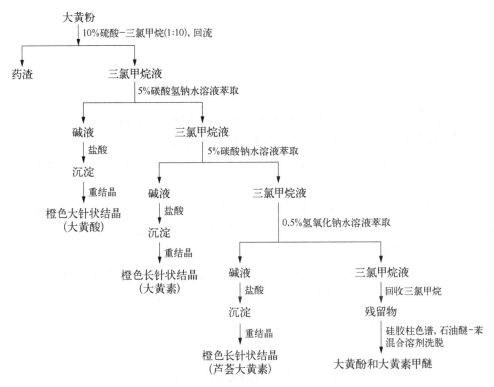

图 10-2　大黄中羟基蒽醌类化合物提取分离的工艺流程

在用硅胶柱色谱分离大黄酚与大黄素甲醚时,也可用石油醚-乙酸乙酯作洗脱剂进行分离,或将大黄酚和大黄素甲醚的混合物上纤维素柱,用水饱和的石油醚作洗脱剂,亦可得到较好的分离效果。

上述 pH 梯度萃取法虽然简便,但常会因萃取次数过多而彼此混杂。例如用 5％碳酸钠水溶液萃取大黄素时,若萃取次数多,则芦荟大黄素亦会混入 5％碳酸钠水溶液中。但若萃取次数过少,则可能提取不完全。

参考文献

[1] 匡海学.中药化学实验方法学[M].北京:人民卫生出版社,2013.

[2] 石任兵.中药化学[M].北京:人民卫生出版社,2012.

[3] 谢平,罗永明.天然药物化学实验技术[M].南昌:江西科技出版社,1993.

[4] 董小萍,罗永明.天然药物化学[M].北京:中国中医药出版社,2015.

[5] 李融,王纬武.化工原理(下)[M].上海:上海交通大学出版社,2009.

第十一章
沉淀法

　　沉淀法(precipitation)是利用某种沉淀剂或改变条件,使需提取的药物或杂质在溶液中的溶解度降低而形成无定形固体沉淀从而达到分离目的的方法。由于沉淀法的操作简单,不需要特殊的或专用的设备,所以,无论是在实验室的研究工作还是在工业生产中,其运用均很普遍。

　　早期沉淀法在物理方面的运用可能比化学方面频繁。随着科技的发展,沉淀法的运用范围越来越宽广,技术也在不断更新进步。如今,使用沉淀法分离提纯物质,一般会和其他的方法结合使用。

　　虽然沉淀法具有浓缩和分离的双重作用,但对被沉淀的对象及其浓度有一定的要求,即浓度越高越好。此法不仅适用于抗生素、有机酸等小分子物质,在蛋白质、酶、多肽、核酸和其他细胞组分的回收或分离中运用更广泛。

第一节　沉淀法的原理

一、基本原理

　　沉淀法又称沉淀分离法,是在样品中加入某些试剂或溶剂,使被分离化学成分或杂质溶解度降低而以固体形式沉淀析出的一种分离方法。通过沉淀法,可使有效成分析出而分离或使杂质成为沉淀而除去。在应用沉淀分离技术时,需要考虑 3 个因素:一是沉淀的方法和技术应具有一定的选择性,以使目标成分得到较好的分离;二是对于一些活性物质(如酶、蛋白质等)的沉淀分离,必须考虑沉淀方法对目标成分的活性和化学结构是否破坏;三是食品和医药中目标成分的沉淀分离,必须充分估量试剂残留对人体的影响。

　　在应用沉淀法时,尤其是得到的沉淀是需要的被分离组分时,总是希望得到较纯净的沉淀,而影响沉淀纯度的原因有共沉淀和后沉淀两方面。

　　(一) 共沉淀

　　在进行沉淀反应时,某些可溶性杂质也同时被沉淀下来的现象,称为共沉淀。产生共沉淀的原因有表面吸附、形成混晶、包埋或吸留,其中表面吸附是主要的原因。

　　1. 表面吸附　分布在沉淀表面的离子与沉淀内部的离子处在不同情况下,表面的离子的静电引力未被平衡,这样在沉淀表面上产生了一种静电力场,溶液中带相反电荷的分子被吸引到沉淀表面上,这就产生表面吸附现象。沉淀吸附杂质的量与沉淀的总表面积、温度及杂质的浓度有关。

2. 形成混晶 如果杂质离子与构晶离子具有相同的晶格或相同的电荷和离子半径比,杂质离子可进入晶格排列中,形成混晶。

3. 包埋和吸留 在沉淀的过程中,当沉淀剂的浓度较大,而加入的速度又较快时,沉淀迅速长大,表面吸附的杂质来不及离开沉淀表面就被再沉积上来的沉淀所覆盖,陷入沉淀晶体内部,这种现象叫做包埋或吸留。应该指出,由包埋或吸留现象给沉淀带来的杂质是无法洗去的。但是,可以通过沉淀的陈化或重结晶的方法予以减少。

（二）后沉淀

当沉淀析出后,在放置的过程中,溶液中原来不能析出沉淀的组分,也在沉淀表面逐渐沉淀出来,这种现象称为后沉淀。

二、沉淀法分类

沉淀法根据其加入的沉淀试剂可分为水醇沉淀法、酸碱沉淀法、铅盐沉淀法、专属试剂沉淀法等方法。

（一）水醇沉淀法

水醇沉淀法就是在沉淀过程中涉及水和乙醇两种溶剂,一般有两种沉淀方式。

1. 水提醇沉法 于水提取的浓缩液中加入乙醇使含醇量达 60％以上,则难溶于乙醇的成分如淀粉、树胶、黏液质、蛋白质等杂质从溶液中沉淀出来,经过滤除去沉淀,即可达到有效成分与这些杂质相分离的目的。这种方法在中药药剂中常用于除去杂质。

2. 醇提水沉法 于醇提取的浓缩液中加入 10 倍量以上水,可沉淀亲脂性杂质。主要用于除去醇提液中的脂溶性杂质(如油脂、叶绿素等)。

水醇沉淀法的特点:① 操作简单易行。② 乙醇沸点适中,可回收后反复使用。③ 其本身具有杀菌作用,乙醇处理的物料不易霉变。

（二）酸碱沉淀法

酸碱沉淀法是利用酸性成分在碱中成盐而溶解、在酸中游离而沉淀,而碱性成分在酸中成盐而溶解、在碱中游离而沉淀的性质,来进行分离的一种分离方法。一般有 3 种沉淀方式。

1. 酸提取碱沉淀 用于生物碱的提取分离。

2. 碱提取酸沉淀 用于酚、酸类成分和内酯类成分的提取分离。

3. 调 pH 等电点 调节 pH 至等电点,使蛋白质、多肽等酸碱两性的化学成分沉淀析出而分离。

酸碱沉淀法具有沉淀反应可逆、样品收率较高的特点。

（三）铅盐沉淀法

利用中性醋酸铅和碱式醋酸铅为试剂的沉淀法,是分离中药化学成分的经典方法之一。在水或醇溶液中,中性醋酸铅和碱式醋酸铅能与多种化学成分生成难溶性铅盐或络合物沉淀,借此将有效成分与杂质分离。

铅盐沉淀法的特点：中性醋酸铅能与含有羧基及邻二酚羟基的酚酸类成分产生沉淀；而碱式醋酸铅的沉淀范围比中性醋酸铅更广，不仅能与羧基及邻二酚羟基的酚酸类成分产生沉淀，还能沉淀某些大分子中性成分。

（四）专属试剂沉淀法

利用某些试剂能选择性与某类化学成分反应生成可逆的沉淀，借以与其他化合物分离的方法。如水溶性生物碱可加入雷氏铵盐沉淀而分离；甾体皂苷可被胆甾醇沉淀；鞣质可用明胶沉淀等。但在使用试剂沉淀法时要注意：若用试剂来沉淀分离有效成分，则生成的沉淀应是可逆的。若被沉淀的化合物是杂质则生成的沉淀可以是不可逆的。

（五）盐析法

盐析法是在中药的水提液中加入无机盐使之达到一定的浓度或半饱和或饱和状态后，可使提取液中的某些成分在水中的溶解度降低而沉淀析出，或用有机溶剂萃取出来，从而达到与水溶性大的杂质分开的一种分离方法。

盐析法的特点：一般的生物碱、皂苷、挥发油等都可用盐析从水溶液中分离出来。常用作盐析的无机盐有氯化钠、氯化钾、氯化钙、硫酸钠、硫酸镁、硫酸铵、硫酸钾等。

三、沉淀法分离的影响因素

1. pH　沉淀法溶液的 pH 必须要保持被分离物质的稳定，不能过低。

2. 温度　有机溶剂沉淀时，温度是最重要的因素。在有机溶剂存在下，大多数蛋白质的溶解度随温度降低而显著减小，因此，低温下沉淀更完全。

3. 沉淀的溶解度　为保证沉淀的纯度和分离效果，沉淀的溶解度必须很小。

第二节　沉淀法的操作及设备

一、沉淀法的操作

（一）水醇沉淀法

常用水提醇沉法，操作时将中药水提液浓缩至 $1:1 \sim 1:2$(mL:g)，药液放冷后，边搅拌边缓慢加入乙醇使达规定含醇量，密闭冷藏 $24 \sim 48$ h，滤过，滤液回收乙醇，得到精制液。操作时应注意：① 药液应适当浓缩，以减少乙醇用量。但应控制浓缩程度，若过浓，有效成分易包裹于沉淀中而造成损失。② 浓缩的药液冷却后方可加入乙醇，以免乙醇受热挥发损失。③ 选择适宜的醇沉浓度。一般药液中含醇量达 $50\% \sim 60\%$ 可除去淀粉等杂质，含醇量达 75% 以上大部分杂质均可沉淀除去。④ 慢加快搅。应快速搅动药液，缓缓加入乙醇，以避免局部醇浓度过高造成有效成分被包裹损失。⑤ 密闭冷藏。可防止乙醇挥发，促进析出沉淀的沉降，便于滤过操作。⑥ 洗涤沉淀。沉淀采用乙醇（浓度与药液中的乙醇浓度相同）洗涤可减少有效成分在沉淀中的包裹损失。如采用乙醇沉淀法从白及水提液中获得白及胶；自新鲜栝楼根中提取天花粉蛋白，可分次加入乙醇使蛋白质沉淀析出。

（二）酸碱沉淀法

往提取液中加入适量酸水（或碱水），让欲分离成分生成盐溶解于酸水（或碱水）中，然后再加适量碱水（或酸水），形成沉淀而析出使其恢复为原来结构，最后经离心或利用与水不相混溶的有机溶剂将其萃取分出。适于分离酸性、碱性或酸碱两性化合物。如提取黄酮、蒽醌、酚酸性成分，可采用碱提取酸沉淀法。如一些生物碱的提取可以采用酸提取碱沉淀法，如蝙蝠葛碱的分离。

（三）铅盐沉淀法

操作时先将药材的水或醇提取液中加入过量的饱和醋酸铅溶液至沉淀完全，静置后滤除沉淀，沉淀用水洗，洗液与滤液合并再加入碱式醋酸铅溶液至沉淀完全，滤出沉淀并用水洗，这样就分成了中性醋酸铅沉淀物、碱式醋酸铅和母液 3 个部分。将它们分别进行脱铅处理，即可分离到化学成分不同的 3 个部分。通常脱铅方法是将铅盐沉淀悬浮于水或稀醇中，通入硫化氢气体，使铅盐分解并转为不溶性硫化铅沉淀，有效成分游离在溶液中，过滤，沉淀用水洗，洗滤液合并，再浓缩即可。铅盐沉淀法可以沉淀含有羧基及邻二酚羟基的酚酸类成分，如有机酸、氨基酸、蛋白质、黏液质、树胶、酸性树脂、酸性皂苷、鞣质、部分黄酮苷、蒽醌苷、香豆素苷等，还可以沉淀某些大分子中性成分，如中性皂苷、糖类、某些异黄酮及碱性较弱的生物碱等。

（四）专属试剂沉淀法

在提取液中加入某些特定试剂，使欲分离成分与加入的试剂生成沉淀而析出，待沉淀完全后，滤过得到沉淀，将沉淀再用一定溶剂或试剂将其复原为原化合物。如水溶性生物碱可加入雷氏铵盐沉淀而分离，甾体皂苷可被胆甾醇沉淀，鞣质可用明胶沉淀等。

（五）盐析法

在中药的提取液中加入无机盐，通常为氯化钠，要在搅拌下缓慢均匀、少量多次地加入；尤其到接近饱和度时，加盐的速度要慢；使之达到饱和状态后，可使提取液中的某些成分沉淀析出，有时需要在冰浴中放置一段时间，待沉淀完全后再离心或过滤。有些成分水溶性较大，在分离时，亦常先在水提液中加一定量的食盐，再用有机溶剂提取。例如：三七的水提取液中加硫酸镁至饱和状态，三七皂苷亦可沉淀析出；自黄藤中提取掌叶防己碱、自三颗针中提取小檗碱在生产上都是用氯化钠或硫酸铵盐析制备。有些成分如原白头翁素、麻黄碱、苦参碱等水溶性较大，分离时往往先在水提液中加入一定量的氯化钠，再用有机溶剂萃取以提高萃取得率。用水蒸气蒸馏提取挥发油时，当挥发油不易于水分层时也可在馏出液中先加入氯化钠盐析，然后用乙醚萃取。

二、沉淀法的设备

水醇沉淀法的设备：醇沉罐多设计成细长、锥角为 $60°\sim90°$ 锥底不锈钢罐。醇沉后杂质沉淀于锥底，清液从上部吸出。一些中药生产中，仍用人工搅拌醇沉罐，工具简陋，效果差，容易造成浓缩液结块沉淀现象。现在一般使用的醇沉罐有两类。

1. 机械搅拌醇沉罐　机械搅拌醇沉罐设备由上椭圆形封头,锥底带夹带的圆桶体,内装折叶桨叶搅器、电机、减速器以及特殊的微调旋转液管、气动出渣口(A 型)或罐底直接装置阀(B 型)等组成。醇沉罐筒体夹套内可通入冷盐水或低温水,使浓缩液间接冷却,控制其所需温度。

2. 空气搅拌醇沉罐　在空气搅拌醇沉罐中,以压缩空气为动力进行搅拌沉淀,罐底一般为锥形。由于空气中的压力、成分等因素复杂且不好控制,所以一般不常用此种方法。

在工业生产上,水醇沉淀法作为一个单元操作,其上游有提取操作,下游有分离、浓缩等操作,因此,现在中药生产上多采用动态提取浓缩流水线,使提取、浓缩、沉淀、酒精回收、分离等连续进行,如图 11-1 所示。

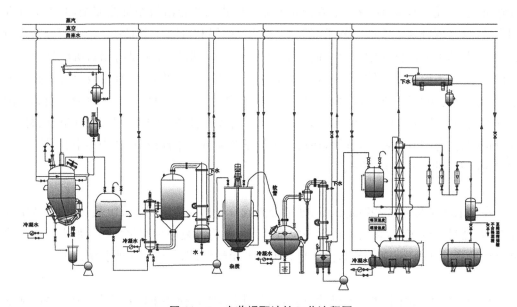

图 11-1　中药提取浓缩工艺流程图

第三节　沉淀法的应用及特点

沉淀法广泛应用在医药、化工、环保、食品等各个领域,且运用也比较普遍。如在环保领域,沉淀法在污水处理中运用非常普遍,常用沉淀法去除一些重金属污染物等。处理方法操作简便,节约成本,比较适合工业生产方面的运用;但是沉淀剂的用量不容易控制,结果不是很精确。在中药领域中,沉淀法是中药有效成分的提取和分离的常用方法。

一、沉淀法的应用

1. 水醇沉淀法　可将水提取液中的淀粉、树胶、黏液质、蛋白质等杂质从溶液中沉淀出来,经过滤除去沉淀,即可达到有效成分与这些杂质相分离的目的。

2. 酸碱沉淀法　当提取黄酮、蒽醌、酚酸性成分,可采用碱提取酸沉淀法;若提取一些生物碱类物质,可以采用酸提取碱沉淀法。沉淀反应必须是可逆的。

3. 铅盐沉淀法　中性醋酸铅和碱式醋酸铅可以沉淀含有羧基及邻二酚羟基的酚酸类成分,如有机酸、氨基酸、蛋白质、黏液质、树胶、酸性树脂、酸性皂苷、鞣质、部分黄酮苷、蒽醌苷、香豆素苷等。碱式醋酸铅还可以沉淀某些大分子中性成分,如中性皂苷、糖类、某些异黄酮及碱性较弱的生物碱等。反应后需要进行脱铅处理,将铅盐沉淀悬浮于水或稀醇中,通入硫化氢气体,使铅盐分解并转为不溶性硫化铅沉淀,有效成分游离在溶液中而达到分离。

4. 专属试剂沉淀法　在生物碱盐的溶液中,加入某些生物碱沉淀试剂,则生物碱生成不溶性复盐而析出。水溶性生物碱难以用萃取法提取分出,常加入雷氏铵盐使生成生物碱雷氏盐沉淀析出。甾体皂苷可被胆甾醇沉淀,可使其与三萜皂苷分离;明胶能沉淀鞣质,可用于分离或除去鞣质;重金属盐与有机酸生成沉淀等。

5. 盐析法　一般的生物碱、皂苷、挥发油等都可用盐析法从水溶液中分离出来。

二、沉淀法的特点

1. 优点　选择性好,分辨率高;工艺设备简单,操作方便,成本低,便于批量生产。在产物浓度越高的溶液中,沉淀越有利,收率越高。

2. 缺点　沉淀效果受时间、温度、溶解度、pH等多方面因素干扰,需要很好地把握这些条件因素,这就要求操作人员要非常熟练。比如样品浓度过高,容易出现共沉淀现象,使一部分杂质析出;样品浓度过低,沉淀剂用量过大且沉淀析出不彻底。过滤困难、产品纯度较低需继续精制。

三、沉淀法的发展趋势

中药的有效成分十分复杂,在提取分离时,仅依靠沉淀法往往达不到分离的要求。如今,在使用沉淀法分离有效成分的同时,为了使提取的药物成分纯度更高,会选用几种沉淀方法联合使用或在使用沉淀法的同时结合其他的分离方法。例如醇沉法和萃取法、结晶法、色谱法、膜分离法等综合使用,这样提取分离的化学成分纯度更高,才能满足中药有效成分的研究和运用。

第四节　沉淀法的应用实例

实例1　中药茯苓中茯苓多糖的提取分离

中药茯苓为寄生在松树根上的多孔菌科真菌茯苓 *Poria cocos* (Schw.) Wolf 的干燥菌核,味甘、淡、性平,入药具有利水渗湿、益脾和胃、宁心安神之功效。现代医学研究表明茯苓能增强机体免疫功能,其中含有的茯苓多糖具有抑制肿瘤生长、抗病毒、抗氧化、增强机体免疫力、保肝、催眠、抗炎等作用,是茯苓的主要活性成分,可广泛应用于医疗保健食品等领域。

茯苓多糖是一种真菌多糖,来源于茯苓的菌核,占整个茯苓菌核干重的70%～90%,其化学组成为(1→3)-β-D-葡聚糖。茯苓多糖主要存在于茯苓细胞壁中,按照溶解度的不同又分为水溶性茯苓多糖和碱溶性茯苓多糖。通常采用水提醇沉淀法或碱提醇沉淀法。

水提醇沉淀法:称取一定量茯苓粉末→热水浸提→抽滤→滤液减压浓缩(浸提液：浓缩液为10∶1)→95%乙醇溶液沉淀(含醇量80%)→于冰箱中静置过夜→离心→沉淀物用无水乙醇、丙酮、乙醚洗涤→真空干燥得茯苓多糖粗品。该法采用水作为溶剂,具有价廉、无毒、操作安全等优点,其缺点是浸提时间长且提取收率较低。

也可采用稀碱提取茯苓多糖,然后用二甲基亚砜(DMSO)进行精制。茯苓的稀碱提取液4℃静置过夜,抽滤后滤液用10%醋酸溶液中和,加入等量的95%乙醇溶液沉淀,于4℃过夜,抽滤取沉淀。用流水透析2日后,依次用蒸馏水、无水乙醇、丙酮、乙醚洗涤。之后置58℃干燥箱中减压干燥,即得茯苓多糖粗品。取茯苓多糖粗品溶于二甲基亚砜(DMSO)中,在室温下搅拌1.5h后,加蒸馏水继续搅拌20min,放置2h抽滤。沉淀用无水乙醇、丙酮、乙醚洗涤,置干燥箱中60℃以下干燥30min,即可得茯苓多糖的精制品。

实例2 蝙蝠葛中蝙蝠葛碱的提取分离

蝙蝠葛为防己科植物 *Menispermum dauricum* DC 的根及根茎,具有清热解毒、利咽喉、消肿止痛的功效。蝙蝠葛中含有蝙蝠葛碱、山豆根碱、去甲山豆根碱等多种生物碱。这些生物碱是蝙蝠葛的主要活性成分。

蝙蝠葛碱

蝙蝠葛碱的提取分离:取蝙蝠葛粗粉,以0.5%的硫酸水溶液温热浸提2次,合并提取液,用浓氨水碱化至pH9.0～9.5,然后用苯萃取,合并苯液,再以2%的盐酸萃取苯溶液,合并酸水萃取液,用氨水调pH至9.0,产生沉淀,过滤,水洗至中性,60℃下烘干,即得到蝙蝠葛碱成品。

实例3 槲树皮中槲皮苷的提取分离

槲树皮为壳斗科植物槲栎 *Quercus aliena* Biume 的干燥根皮和树皮,有消乳肿、涩肠固脱的功效,用于乳腺炎、哮喘、脱肛、痔血等症。槲树皮含槲皮苷,是活性成分之一。

槲皮苷

槲皮苷的提取分离：槲树皮的乙醇提取液，先加入少量中性醋酸铅溶液，搅拌均匀，析出暗棕色沉淀，滤除沉淀，于滤液中继续加入中性醋酸铅溶液至不再产生橙黄色沉淀。过滤收集沉淀，洗净后，悬浮于乙醇中，通入硫化氢至铅盐全部分解，过滤，蒸干滤液，得黄色残渣，溶于热水中，滤除不溶物，放冷，槲皮苷即结晶析出。

实例 4　中药知母中知母皂苷的提取分离

中药知母为百合科植物知母 *Anemarrhena asphodeloides* Bge. 的干燥根茎。具有清热泻火、生津润燥、清热泻火、生津润燥的功效，用于外感热病之高热烦渴、肺热燥咳、骨蒸潮热、内热消渴、肠燥便秘。根茎中含总皂苷约 6％，是知母的主要活性组分。

知母皂苷的提取分离：将知母中获得的粗皂苷溶于少量乙醇中，加入胆甾醇饱和乙醇溶液，利用甾体皂苷可与胆甾醇生成难溶性的分子复合物而得到沉淀。经过干燥后用乙醚提取出胆甾醇，而皂苷不溶，得到的残留物为含知母皂苷的粗品。

实例 5　中药黄连中小檗碱的提取

中药黄连为毛茛科植物黄连 *Coptis chinensis* Franch. 、三角叶黄连 *Coptis deltoidea* C. Y. Cheng et Hsiao 和云连 *Coptis teeta* Wall. 的干燥根茎，分别习称"味连""雅连""云连"。具有清热燥湿、泻火解毒的功效，在中医临床有广泛的应用。黄连含多种生物碱，主要是小檗碱（berberine），又称黄连素，含量为 5％～8％，是中药黄连的主要有效成分。

小檗碱

小檗碱的提取分离：取黄连粉末用稀硫酸浸泡一段时间，过滤后滤液用石灰乳调节pH，静置沉降一段时间，脱脂棉过滤后滤液用浓盐酸调节 pH，加入适当量的氯化钠静置一段时间，抽滤得到的固体干燥至恒重，即可得到小檗碱的粗品。

参考文献

[1] 梁光义. 中药化学[M]. 北京：中医古籍出版社，2005.

[2] 王峥涛. 中药化学[M]. 上海：上海科学技术出版社，2009.

[3] 罗永明. 天然药物化学[M]. 武汉：华中科技大学出版社，2011.

第十二章
结晶法

    结晶法是分离和精制固体化学成分最常用的方法之一,是利用混合物中各成分在某种溶剂或某种混合溶剂中的溶解度不同来达到分离的方法。固体化学成分溶于一种热的溶剂或混合溶剂中,然后慢慢冷却此溶液,溶解的化学成分在较低温度时溶解度下降而形成过饱和溶液,然后该化学成分从溶液中结晶析出,而其他杂质仍留在母液中,这种现象称为结晶。一般情况下,结晶状化合物都有较高纯度,这样就可通过过滤使结晶和母液分开,从而达到分离纯化的目的。中药化学成分在常温下多数是固体物质,具有结晶化的通性,可用结晶法来达到分离,一旦获得结晶,就能有效地精制成单体。纯化合物的结晶有一定的熔点和结晶学特征,有利于化合物的鉴定。因此,获得结晶并纯化至单体是鉴定中药化学成分、研究其分子结构的重要途径,结晶法也就成为中药化学成分分离的重要手段。

    结晶是一种历史悠久的分离技术。500年前人们已开始利用结晶原理制造食盐。目前结晶技术广泛用于化学工业,在氨基酸、有机酸、抗生素生产过程中成为重要的分离纯化手段。大多数固体产品都是以结晶的形式出售的,因此,在产品的制造过程中一般都要利用结晶技术。

第一节　结晶法的原理

一、基本原理

    晶体是内部结构的质点元素(原子、离子或分子)作三维有序规则排列的固态物质,具有规则的几何外形。晶体中每一宏观质点的物理性质和化学组成都相同,这种特性称为晶体的均匀性。这是因为每一宏观质点的内部晶格均相同。晶体的这种特性保证了晶体产品具有高的纯度。

    固体物质在溶剂中的溶解度与温度有密切关系,一般是随着温度的升高溶解度增大。如果把固体物质溶解在热的溶剂中达到饱和,那么当冷却时,由于溶解度降低固体物质就会变成过饱和状态,并从溶剂中以晶体形式析出。利用两种或多种可溶性固体化学成分在同一种溶剂里溶解度的不同,就可使其中某一化学成分通过从溶液中结晶的方式析出,析出的晶体便可进一步用沉降、过滤、离心分离等方法使其与溶液分离,从而达到了使该化合物分离和纯化的目的。一般地说,从不是结晶状物质处理得到结晶状物质,这一步称为结晶;而从不纯的结晶处理得到较纯的结晶称为重结晶。结晶和重结晶没有本质上的区别,他们除了处理的原料有所区别外,操作原理和方法基本相同。结晶后的母液经处理可分别得到第二批、第三批结晶,这种方法则称为分步结晶。结晶状化合物在反复重结晶过程中,结晶的析出总是越来越快,纯度越来越高。分步结晶各部分所得结晶,其纯度往往有较大差异,获得的结晶常含一种以上的化学成分,在未检查前不要贸然混合在一起。大多数中药的化学成分在常温下是固体物质,常具有结晶的通性,因此,可以用结晶法来进行分离、纯化、精制。

二、结晶过程

结晶过程包括晶核的形成和晶体的成长两个阶段。在溶液中,许多晶核形成进入成长阶段后,还有新的晶核继续形成,所以,在结晶操作过程中这两个阶段通常是同时进行的。

1. 晶核的形成 在过饱和溶液中产生晶核的过程称为晶核的形成。晶核形成的方式有两种:初级成核和二次成核。在没有晶体存在的过饱和溶液中产生晶核的过程称为初级成核。初级成核又可分为均相初级成核和非均相初级成核。在亚稳区内洁净的过饱和溶液还不能自发地产生晶核,只有进入不稳区后才能自发地产生晶核。这种在均相过饱和溶液中自发产生晶核的过程称为均相初级成核。如果溶液中混入外来固体杂质,如空气中的灰尘或其他人为引入的固体粒子,它们对初级成核有诱导作用,这种在非均相过饱和溶液中产生晶核的过程称为非均相初级成核。二次成核是指在含有晶体的过饱和溶液中进行成核的过程。一般工业上的成核过程主要采用二次成核,即在处于亚稳区的澄清过饱和溶液中,加入一定数量的晶种来诱发晶核的形成,制止自发成核。

2. 晶体的成长 过饱和溶液中已经形成的晶核逐渐长大的过程称为晶体的成长。晶体成长的过程,实质上是过饱和溶液中的过剩溶质向晶核表面进行有序排列,从而使晶体长大的过程。一般认为,晶体的成长过程包括两个步骤:一是溶液中的过剩溶质从溶液向晶体表面扩散,属扩散过程;二是到达晶体表面的溶质分子按一定排列方式嵌入晶体格子中,组成有规则的晶体结构,使晶体增大,同时放出结晶热,这个过程称为表面反应过程。由此可知,晶体成长过程是溶质的扩散过程和表面反应过程的串联过程。因此,晶体的成长速率与溶质的扩散速率和表面反应速率有关。

三、结晶的影响因素

结晶过程同时进行着晶核的形成和晶体的成长,因此,晶核形成和晶体成长的速率的大小对结晶形成有很大的影响。如果晶核形成速率远远大于晶体成长速率,溶液中含有大量晶核,它们还来不及成长,过程就结束了,所得到产品的颗粒便小而多;如果晶核形成速率远远小于晶体成长速率,溶液中晶核数量较少,随后析出的溶质都供其长大,所得到产品的颗粒便大而均匀;如果两者速率相近,最初形成的晶核成长时间长,后来形成的晶核成长时间短,结果是产品的颗粒大小参差不齐。

这两种速率的大小不仅影响到产品的外观质量,还可能影响到产品本身的内部质量。例如:晶体成长速率过快时,就有可能导致两个以上的晶体彼此相连形成晶簇,从表面上看晶体颗粒较大,而实际上,在晶体与晶体之间往往夹有气态、液态或固态杂质,严重影响了产品的纯度。在实际生产中,往往要求结晶产品既要有颗粒大而均匀的外观质量,又要有较高的纯度,这就必须从控制晶核形成速率与晶体成长速率入手。影响这两个速率的因素也就是影响结晶的因素,其主要有以下几点。

(一)结晶溶剂

合适的结晶溶剂是结晶的关键。所谓适宜的结晶溶剂,最好是在冷时对要结晶的成分溶解度较小,而热时溶解度又较大的溶剂。这样才能较容易制备过饱和溶液而结晶,适宜的结晶溶剂一般通过实验方法进行优选。

(二)溶液的浓度

结晶必须在超过饱和浓度时才能实现,所以溶液的浓度是结晶的首要条件,一定要予以保证。浓度高,晶核形成速率和晶体成长速率均随过饱和度增加而增大,结晶效率也高。但过饱和度过大,溶液会产生大量的晶核,不利于晶体的成长。所以,过饱和度不能过大,既保持有足够的晶核,又保持有较高的晶体成长速率,使结晶高产而优质。过饱和溶液浓度的选择存在一个最优化问题,一般由实验确定。

(三)冷却或蒸发的速度

溶液的过饱和通常是靠冷却和蒸发造成的。冷却或蒸发速度的快慢,直接影响到操作时过饱和度的大小。如果快速冷却或蒸发将使溶液很快达到饱和状态,自发地产生大量晶核,而得到大量的细小晶体;反之,如果缓慢冷却或蒸发,常得到颗粒较大的晶体。

(四)杂质

杂质的存在会干扰结晶的形成,有时少量的杂质也会阻碍晶体的析出。因此,结晶前应该先尽可能地除去干扰结晶的杂质。

中药经过溶剂提取和初步分离后所得到的成分,大多仍是混合的组分。混合物中的杂质,有时即使是少量甚至微量杂质的存在,也能阻碍或延缓结晶的形成。所以在制备结晶时,必须尽可能除去杂质,避免对结晶的干扰。除去杂质的方法很多,可采用溶剂法,可选用溶剂溶出杂质,或者只溶出所需要的成分;有时可用少量活性炭等进行脱色处理,除去有色杂质;沉淀法、透析法、超滤法等也是常用的去除杂质的方法。还可采用色谱法分离精制,可将粗提物通过装有氧化铝、硅胶、大孔吸附树脂等色谱柱子后,再进行结晶;应根据要分离成分的性质,选择合适的柱色谱填料,使其不被吸附而损失。如果经反复处理仍不能使近于纯品的成分结晶化,则可先将其制备成衍生物,在纯化还原后,可望得到结晶。例如游离生物碱常可先制备成生物碱盐类,羟基化合物可先转变成乙酰化物,羰基化合物可先制备成苯腙衍生物结晶。美登碱就是反复分离精制仍难以得到结晶,但如果先制备成 3-溴丙基美登碱结晶后,再经水解除去溴丙基,美登碱就能制备成为结晶。因此,结晶法常在中药成分分离的后期应用。

（五）晶种

工业生产中的结晶操作一般都是在人为加入晶种的情况下进行的。晶种的作用主要是用于加快结晶。

第二节　结晶法的操作及设备

结晶是把含有固体溶质的饱和溶液加热蒸发溶剂或降低温度后，使原来溶解的溶质成为有一定几何形状的固体析出的过程。析出晶体后的溶液仍是饱和溶液，又称母液。因此，结晶的方法通常有两种：一种是蒸发溶剂法，也叫浓缩结晶法，对于溶解度受温度变化影响不大的固体溶质适用；将溶液加热蒸发（或慢慢挥发），过饱和的溶质就能成固体析出。另一种是冷却热饱和溶液法，也叫降温结晶法，适用于溶解度受温度变化影响较大的固体溶质的结晶；先用适量的溶剂在加温的情况下，将化合物溶解制成过饱和的溶液，然后再放置冷却，通常放于冰箱中让其溶质从溶液中析出。

一、结晶法的操作过程

结晶法的操作过程包括：选择合适的结晶溶剂—加热溶解—趁热过滤—结晶—抽滤—干燥。主要的操作通常包括以下 4 个步骤。

（一）溶解

将需要结晶处理的固体物质或粗晶溶解于沸腾或近于沸腾的适宜溶剂中。操作时可在三角瓶中进行，若为挥发性较大或沸点较低的有机溶剂，则可在装有回流冷凝器的圆底烧瓶或三角瓶中进行。将样品置于瓶内，加入部分溶剂和小沸石，在水浴上加热至沸，分次加入溶剂使样品溶解。为了减少样品留在母液中而造成损失，加入溶剂的量应尽可能少，并且应将溶剂加热沸腾或近于沸腾，以使溶剂产生最大的溶解度，以利于冷却后过饱和溶液的形成和结晶的析出。

某些样品由于含少量有色杂质可使结晶溶液呈色，这时可加入适量活性炭脱色。活性炭的用量视活性炭的活性、所用溶剂极性和所含杂质的量而定，常用量为固体样品量的 $1\%\sim2\%$。若活性炭用得过多，欲结晶的成分可因被吸附而损失。活性炭在水溶液中脱色效率最高，低分子醇类次之，非极性溶剂中效果不显著。加活性炭时，应待样品全部加热溶解，稍冷后再加入，否则易发生暴沸，加入活性炭后，回流 $5\sim10$ min 即可。

（二）热滤

将溶解了样品的热溶液趁热过滤，以除去不溶性杂质，当用了活性炭脱色时也将活性炭一并滤除。通过溶解而制得的结晶溶液是一个热的饱和溶液，遇冷往往易析出结晶，必须趁热过滤。过滤有常压过滤和减压抽滤两种方法。过滤前可先用溶剂润湿和温热过滤漏斗和滤纸，必要时需要保温过滤。过滤时应将热溶液分次倾入，从漏斗上滤过，以防在漏斗上冷却而析出结晶。结晶溶液如含胶状物质，常常会堵塞滤纸不易过滤，可在滤纸上加一层硅藻土和石棉等助滤剂。减压抽滤时，用有机溶剂过滤时，滤纸和漏斗不易贴紧，可先用少量水润湿滤纸，然后减压抽紧滤纸，再用有机溶剂洗去水分，最后才过滤溶液。过滤时压力不宜抽得太低，否则滤液急剧蒸发，有沸腾溢出的危险，而且溶剂迅速挥发，残渣易将滤孔堵塞而影响过滤。

（三）析晶

将滤液慢慢冷却放置，结晶析出。在这一过程中，一般是溶液浓度高，降温快，析出结晶的速度也快，但此时结晶的颗粒较小，杂质也可能较多；有时自滤液中析出的速度太快，超过了化合物晶核的形成和分子定向排列速度，往往只能得到无定型粉末；有时溶液浓度过高，相应杂质的浓度或溶液的黏度也较大，反而阻碍结晶的析出。因此，在操作中往往使溶液浓度适当，慢慢降低温度，常常能析出结晶较大而纯度较高的结晶。有的结晶的形成需要较长的时间，往往需要放置数天或更长的时间。

在放置过程中，一般将瓶塞塞住，以防溶剂蒸发，避免液面先出现结晶而使结晶纯度较低。若溶剂全部蒸发，开始形成的结晶被母液中干的内容物包住，也达不到纯化的目的。如果放置一段时间后没有结晶析出，可采用如下几种方法诱发结晶。

（1）可用玻璃棒或金属刮勺摩擦瓶内壁溶液边缘处，摩擦动作应是垂直方向，而且要足以听得见摩擦声。

（2）加入种晶是诱导结晶的常用而有效的手段，种晶即同种化合物结晶的微小颗粒，往往将种晶加入到冷却的溶液中，即可引发结晶过程的开始，结晶会立即长大。而且溶液中如果是光学异构体的混合物，还可优先析出与种晶相同的光学异构体。若没有种晶时，可用玻璃棒蘸取饱和溶液一滴，任溶剂挥发掉，然后移入溶液中，也有助于溶液的结晶。

（3）放入较低温度环境中如冰水浴中冷却，使溶质溶解度再降低，也有助于结晶的产生，一般放入冰箱中即可。

如使用以上方法仍无结晶析出，可打开瓶塞任溶液逐步挥散，慢慢析晶。或另选合适的溶剂处理，或除掉一些杂质后再进行结晶操作。

（四）滤过

滤出结晶。滤出的结晶要用少量冷的溶剂洗涤晶体，以便除去黏附在晶体表面的母液。操作时先把母液抽干，将晶体压紧，尽量抽除母液，然后停止抽气，加入少量冷溶剂浸泡片刻，再抽滤，反复多次。每次溶剂用量不宜过多。最后一次洗涤后尽量抽干溶剂，取出结晶干燥即得。

二、结晶溶剂的选择

选择合适的结晶溶剂是结晶法操作的关键。因此，结晶溶剂的选择是最重要的实验操作条件，理想结晶溶剂都是通过实验进行选择。

（一）理想结晶溶剂的条件

（1）该溶剂对欲纯化的化学成分热时溶解度大，冷时溶解度小，而对杂质则冷热都不溶或冷热都易溶。这样欲结晶的化学成分在热时和冷时溶解度相差较大，热时溶解的化学成分溶液冷时易析出结晶,而杂质冷热都不溶时可在热滤过程中除去;杂质冷热都易溶时,冷却后不随欲结晶成分一同析出而留在母液中,也能经滤过除去。结晶溶剂对欲纯化化学成分的溶解度在 1/10 到 1/1 000 之间,一般在 1/100 左右为宜。

(2) 溶剂的沸点不宜太高或太低,宜在 30~150℃之间,溶剂沸点过低易挥发逸失,过高则不易将结晶表面附着的溶剂除去。

(3) 该溶剂与欲结晶的成分不发生化学反应。

(4) 尽可能安全、低廉、易得。

(二) 常用溶剂

常用的单一溶剂:水、甲醇、乙醇、丙酮、乙酸乙酯、氯仿、苯、石油醚等。常用的溶剂不能结晶时,有时可考虑一些不常用溶剂,如二氧六环、二甲亚砜、二甲基甲酰胺、吡啶等。

常用的混合溶剂:乙醇-水、丙酮-水、乙醚-甲醇、苯-石油醚、乙醚-石油醚、氯仿-醚或醇等。

(三) 选择溶剂的小量试验方法

1. 单一溶剂的选择 取少量样品用不同的溶剂试验其溶解度,包括冷时和热时的溶解度。常选用加热时能全溶,放冷时能析出的溶剂,冷热时都易溶或冷热时都难溶的溶剂不宜选用。一般首选使用乙醇,因为它是一个具有脂溶性和水溶性基团的溶剂,比较经济安全。

2. 混合溶剂的选择 若选择不到合适的单一的结晶溶剂,可考虑选择混合溶剂。混合溶剂一般由两种互溶的溶剂组成,其中一种是对样品溶解度大的溶剂,而另一种是样品相对不溶的溶剂。先将样品溶于最少量的溶解度大的沸溶剂中,然后向沸溶液中滴加溶解度小的第二种溶剂直至浑浊,这时再滴加第一种易溶的溶剂使浑浊全部变清为止,溶液在该点达到饱和状态,当冷却时,必然易析出结晶。在选择混合溶剂时,最好选择样品在低沸点溶剂中较易溶解,而在高沸点溶剂中较难溶解的两者混合使用;这样在放置析晶过程中,先塞进瓶塞看是否能结晶,如不结晶,可打开瓶塞任溶剂逐步在室温下自然挥发,低沸点的溶剂易挥发而比例逐渐减少,样品的溶解度又降低,促进结晶的析出。

三、结晶法的设备

结晶法在实验室的操作就用常规玻璃器皿即可完成,而工业结晶设备主要分冷却式和蒸发式两种,后者又根据蒸发操作压力分常压蒸发式和真空蒸发式。因真空蒸发效率较高,所以蒸发式结晶器以真空蒸发为主。特定目标产物的结晶具体选用何种类型的结晶器主要根据目标产物的溶解度曲线而定。如果目标产物的溶解度随温度升高而显著增大,则可采用冷却结晶器或蒸发结晶器,否则只能选用蒸发结晶器。冷却和蒸发结晶根据设备的结构形式又分许多种,这里仅介绍常用的主要结晶器及其特点。

(一) 冷却结晶器

1. 槽式结晶器 通常用不锈钢板制作,外部有夹套通冷却水以对溶液进行冷却降温。连续操作的槽式结晶器,往往采用长槽并设置有长螺距的螺旋搅拌器,以保持物料在结晶槽的停留时间。槽的上部要有活动的顶盖,以保持槽内物料的洁净。这种结晶器的传热面积有限,为间歇结晶槽,其劳动强度大,对溶液的过饱和度难以控制;但在小批量、间歇结晶操作时槽式结晶器还是比较合适的。常见的槽式结晶器如图 12-1 和图 12-2 所示。搅拌槽结晶器结构简单,设备造价低。夹套冷却式结晶器的冷却比表面积较小,结晶速度较低,不适于大规模结晶操作。另外,因为结晶器壁的温度最低,溶液过饱和度最大,所以器壁上容易形成晶垢,影响传热效率。为降低晶垢的影响,槽内常设有除晶垢装置。外部循环冷却式结晶器通过外部热交换器冷却,由于强制循环,溶液高速流过热交换表面,通过热交换器的溶液温差较小,热交换器表面不易形成晶垢,交换效率较高,可较长时间连续运转。

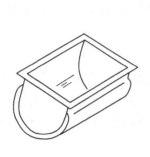

图 12-1 间歇槽式结晶器

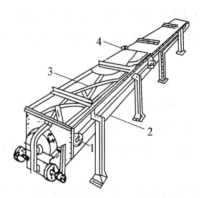

图 12-2 长槽搅拌式连续结晶器

1. 冷却水进口;2. 水冷却夹套;
3. 螺旋搅拌器;4. 两段之间接头

2. Howard 结晶器 Howard 结晶器也是夹套冷却式结晶器,但结晶器主体呈锥形结构。饱和溶液从结晶器下部通入,在向上流动的过程中析出结晶,析出的结晶向下沉降。由于下部流速较高,只有大颗粒晶体能够沉降到底部排除。因此,Howard 结晶器是一种结晶分级型连续结晶器。由于采用夹套冷却,结晶器的容积较小,适用于小规模连续生产。

(二)蒸发结晶器

1. Krystal-Oslo 结晶器 蒸发结晶器有结晶器主体、蒸发室和外部加热器构成。图 12-3 所示为一种常用的 Krystal-Oslo 型常压蒸发结晶器。溶液经外部循环加热器后送入蒸发室蒸发浓缩,达到过饱和状态,通过中心导管下降到结晶生长槽中。

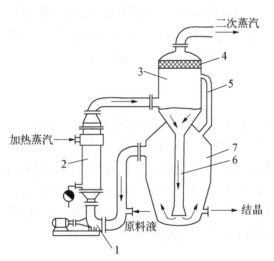

图 12-3 Krystal-Oslo 结晶器示意图

1. 循环泵;2. 加热器;3. 蒸发室;4. 捕沫器;
5. 通气管;6. 中央管;7. 结晶成长段

在结晶生长槽中,流体向上流动的同时结晶不断生长,大颗粒结晶发生沉降,从底部排出产品晶浆。因此 Krystal-Oslo 结晶器也具备结晶分级能力。

2. DTB 结晶器　另一种常用的蒸发结晶器称为 DTB 结晶器,内设导流管和钟罩型挡板,导流管内又设有螺旋桨,驱动流体向上流动进入蒸发室,如图 12-4 所示。在蒸发室内达到过饱和的溶液沿导流管与钟罩形挡板间的环形面积缓慢向下流动。在挡板与器壁之间流体向上流动,其间细小结晶沉积,澄清母液循环加热后从底部返回结晶器。另外,结晶器底部设有淘洗腿,细小结晶在淘洗腿内溶解,而大颗粒结晶作为产品排出回收。若对结晶产品的粒度要求不高,可不设淘洗腿。

DTB 结晶器的特点是,由于结晶器内设置了导流筒和高效搅拌螺旋桨,形成内循环通道,内循环效率高,过饱和度均匀,并且温度较低。因此,DTB 结晶器的晶浆密度可达到 30%～40% 的水平,生产强度高,可生产粒度达 600～1 200 μm 的大颗粒结晶产品。

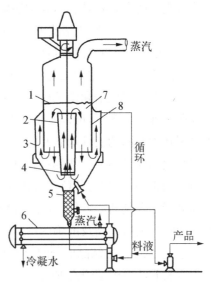

图 12-4　DTB 蒸发结晶器

1. 沸腾表面; 2. 导流筒; 3. 沉降区; 4. 螺旋桨;
5. 淘析柱; 6. 加热器; 7. 浆液; 8. 筒形挡板

四、结晶纯度的判断

在中药化学成分的研究中,提取分离工作的最终目的是分离有效成分,而有效成分必须是单一的纯化合物,即所谓单体,这样才能有效地进行一些物理常数的测定、元素分析和光谱分析,测定的数据才可靠,才能正确鉴定和推测出化合物的结构。若结晶纯度不够,就需要进一步重结晶。因此,对分离出来的结晶进行纯度判断和检查是研究工作的重要一环,通常从如下几方面进行判断和检查。

1. 结晶形态和色泽结晶　化合物都有一定的晶形和均匀的色泽。结晶的形态很多,在天然化合物中最为多见是针状结晶,其他还有片状结晶、粒状结晶、柱状结晶、棱柱状结晶和方形结晶等。结晶的形状往往随结晶的条件不同而不同,但一个纯化合物的结晶形态总是一致的。如果样品的结晶形状不一致,就可能不是一个单体化合物。结晶的色泽如果不均匀,并随着结晶次数增多,结晶色泽变浅,那么这种色泽往往反映了杂质的存在,应继续重结晶除去,必要时要加活性炭脱色除去。

2. 熔点和熔距　一个纯化合物一般都有一定的熔点和较小的熔距。如重结晶前后熔点一致,熔距很窄,则一般说明该化合物纯度很高了。一般单体化合物的结晶熔距较窄,有时要求在 0.5℃ 左右。但一般自植物中提取出来的中药化学成分结晶,由于本身结构的原因,有时熔距会在 1～2℃ 以内。如果熔距长则表示化合物不纯,但有些例外情况,特别是只有分解点的化合物,有些化合物分解点距离较长或分解点不易看清楚。如有些结晶化合物在加热测熔点过程中色泽逐渐变深,最后分解,看不到明显的收缩点。也有一些化合物熔点一致,熔距较窄,但不是单体化合物,这种现象常见于一些立体异构体或结构非常类似的混合物,因此,通常还要配合色谱方法进行检查。

3. **色谱法**　色谱法是鉴定样品纯度的一种常用方法,各种色谱方法如薄层色谱、纸色谱、气相色谱和高效液相色谱等方法均可于对化合物纯度的检查。它们不仅适用于结晶样品的检查,也可用于无定形粉末、液体等各种样品的检查。一般常用的有薄层色谱和纸色谱。在薄层色谱和纸色谱中如果操作条件适当,一个单体化合物经过展开剂展开,显色或在紫外灯下观察,可以看到一个不拖尾的近于圆形的斑点。但一个样品的检查往往需要用几种不同的展开剂展开,然后显色或在紫外灯下观察,如果不止一个斑点或斑点有拖尾则说明样品不纯。如都只看到一个斑点,方可证明样品是一个单体。个别情况下甚至须采用正相、反相两种色谱方式加以确认。但有时也有例外,因此,常配合熔点、熔距等指标进行综合判断。另外,气相色谱和高效液相色谱也是判断纯度的重要方法,具有用量少、时间快、灵敏度高及准确的特点,但两者均需配置价格昂贵的仪器设备。

总之,判断一个结晶成分的纯度的方法很多,检查时应多采用几个指标综合起来考虑。通常情况下,一个中药化学成分经过同一溶剂 3 次重结晶,其熔点一致,同时在薄层色谱或纸色谱中经数种不同的展开剂系统检查都为一个斑点者,一般可以认为是一个单体。

第三节　结晶法的应用及特点

一、结晶法的应用

结晶法是一种高效的分离提纯手段,在分离制备领域具有独特的优势,广泛应用于金属晶体材料的制备和从海水中提取食盐、废水处理等,在化工、材料、医药、食品等行业有大量的应用,在有机化合物的分离和纯化方面也应用广泛。药物结晶是药物生产中的主要技术过程。经常用于药物活性组分及其中间体、赋形剂的生产中。结晶过程决定了晶体的纯度和性质,而药物晶体的性质与药物的生物利用度、稳定性、释放性能、压缩性能等都密切相关。因此,药物的纯度和晶体性质、晶型直接与药物的疗效相关,结晶和结晶方法是药物研究的重要考虑因素,结晶法操作是目前医药及精细化工产品从溶液中分离和提纯的一种重要的操作。另外,结晶法还可用于手性药物的拆分等。

二、结晶法的特点

结晶法作为一种简便易行、高选择性的纯化手段,在医药领域中广泛应用。但对于中药化学成分的分离制备来说,由于其组成复杂,必须要纯化到一定的程度才能够用结晶的方法来进行分离和纯化。与其他纯化方法相比,结晶法具有以下特点。

(1) 结晶法是物理方法,没有副反应,产物纯度高,对环境无污染。

(2) 操作过程简单,实验条件易控制。

（3）成本低,产量高,适用于工业化生产。

三、结晶法的一些新进展

一种活性成分可能存在多种固体形式,结晶过程中形成的多晶型结构是常见的现象,化合物的结晶过程影响晶体纯度、大小、晶型等,进而改变药物安全性、疗效和生物利用度。因此,人们研究和开发一些新的结晶方法,以发现安全性、疗效和生物利用度较理想的晶体,提高晶型的纯度和收率。

（一）超临界流体结晶法

超临界流体结晶法将化学成分溶解在超临界流体中,然后根据化学成分溶解度随压力而改变的结晶技术,通过超临界溶液的快速膨胀法（RESS）或超临界流体抗溶剂法（SAS）加以实现。与 RESS 相比,SAS 过程操作压力较低,易于选择溶剂。采用超临界流体使化学成分在溶液中结晶而析出晶体。该方法得到的晶体较好地保持了原有的生物活性。超临界流体作为结晶溶剂,其操作条件调节范围较大,适用于选择性结晶、杂质分离和晶型控制。超临界流体与有机混合溶剂和产品易于分离,并且 CO_2 作为最重要的超临界流体,毒性小、成本低,是一种环境友好型技术。但目前能够实现工业化生产的还只是少数。主要原因在于理论发展有限,所要求的设备压力高、投资大。

（二）高通量结晶法

由于结晶过程很容易形成多晶型,并且在存放的过程中也会受温度、粉碎程度等影响,导致晶型转变,进而影响药效,因此,尽早发现并筛选出可能存在的晶型,根据不同的需求进行开发,具有重要的研究意义。国外开发了高通量结晶系统,系统包括实验设计、实验方案进行和数据分析,是一种自动化结晶技术平台。将化合物在结晶系统按照设计的程序,在自动化设备的不同条件下,产生尽可能多的固体,再进行晶体的收集、分析和数据处理,精确其固体形态和性质,指导和优化结晶过程。该技术大大减少了优化结晶条件的时间,加快了晶体结构研究的速度。

（三）纳米结晶法

采用纳米技术,将药物颗粒转变成直径小于 1 000 nm 的微粒,使其理化性质发生特殊改变,提高水溶性和生物利用度。目前可通过自组装技术和破碎技术两种工艺进行纳米结晶。目前大多采用湿磨的方式,与高压均质技术相结合,将药物颗粒分散在表面活性剂中,形成混悬液后再碾磨,通过压力的急剧变化和粒子之间的相互碰撞,使药物微粒破碎至纳米尺寸,形成纳米结晶。由于纳米结晶使药物的生物利用度提高、载药率高、顺应度好,纳米技术将成为人类预防、治疗各种疾病的有力工具。但仍存在设备能耗高、易磨损等问题,以及药物本身存在的一些性质也制约着纳米结晶的应用。

（四）微重力结晶法

结晶的生长过程中,重力是一个重要的影响因素,它在晶体的形成过程中会影响流体的浮力对流程度和界面区域的输运性质。在微重力作用下,可以改善晶体的完整性以及杂质的均匀性,使晶体得到很好的生长。目前在太空实验室已实现了晶体的稳定生长,晶体纯度高,晶型稳定。由于条件难以到达,尚不能实现工业生产,但是为药物结晶充实了理论基础。

第四节　结晶法应用实例

实例 1　中药甘草中甘草酸的制备

中药甘草为豆科植物甘草 *Glycyrrhizina uralensis* Fisch. 的干燥根及根茎。具有补脾益气、清热解毒、祛痰止咳、缓急止痛、调和诸药的功效,用于脾胃虚弱,倦怠乏力,心悸气短,咳嗽痰多,脘腹、四肢挛急疼痛,痈肿疮毒,缓解药物毒性、烈性。甘草甜酸亦称甘草皂苷、甘草甜素,是从中药甘草中分离的一种皂苷成分,为甘草中的主要成分,也是甘草甜味的有效成分,是一种非常有前景的纯天然甜味剂。它具有甜度高(甜度为蔗糖 80~300 倍)、低热能、安全无毒和较强的医疗保健功效,是高血压、肥胖症、糖尿病、心脏病患者使用的最理想甜味剂。

应用结晶法制备甘草酸时,首先将甘草切细加 5 倍量的冷水浸泡 2 日,浸提液过滤分别得到滤液和滤渣,往滤渣中再加入 3 倍量的冷水浸泡 12 h,再次过滤得到滤液。合并两次滤液蒸发浓缩,冷却后加入乙醇并在低温下放置 2 日,将混合液过滤,滤液再次蒸发浓缩的到黑褐色黏稠状提取液,此时提取液中的甘草酸含量约为 15%,干燥失重在 35% 以下。甘草提取液再次浓缩后生成甘草酸粗结晶,最后将此粗结晶在稀乙醇溶液中进行重结晶即可得到较纯的甘草酸产品。

实例 2　中药白芷中香豆素的制备

中药白芷为伞形科植物白芷 *Angelica dahurica* (Fisch.) Benth. et Hook 的干燥根。具有祛风湿、活血排脓、生肌止痛的功效。用于头痛、牙痛、鼻渊、肠风痔漏、赤白带下、痈疽疮疡、皮肤瘙痒等症。白芷的主要有效成分为香豆素类。通过对白芷超临界萃取物进行溶剂萃取分离,得到纯度较高的香豆素浸膏,再经过结晶方法纯化香豆素浸膏,通过选定合适的结晶溶剂和结晶条件,得到高纯的香豆素结晶。最终的结晶工艺条件为:以石油醚为结晶溶剂,结晶温度 4℃,结晶时间 48 h。结晶过程中香豆素回收率可达 70%,最终所得香豆素晶体,香豆素含量>98%。

参考文献

[1] 韩金玉,颜迎春,常贺英,等. 新型药物结晶技术[J]. 化工进展,2002. 21(12):945-948.

[2] Yeo SD,Kim MS,Lee JC. Recrystallization of sulfathiazole and chlorpropamide using the supercritical fluid antisolvent process[J]. J Supercrit Fluids,2003,25(2):143-154.

[3] 冯志强,邓伟,郭宗儒. 药物研究与开发中的高通量结晶技术[J]. 药学学报,2005,40(6):481-485.

[4] 殷海翔,徐元龙. 药物纳米结晶的研究进展[J]. 中国医药工业杂志,2013,44(6):625-629.

[5] 梅彦红. 超临界萃取-溶剂萃取-结晶集成技术分离白芷中香豆素[D]. 杭州:浙江大学,2012.

[6] 应国清. 药物分离工程[M]. 杭州:浙江大学出版社,2011.

第十三章
膜分离技术

膜分离技术(membrane separation technique)是以选择性透过膜为分离介质,在膜两侧一定推动力的作用下,使原料混合物中的某组分选择性地透过膜,从而使混合物得以分离,达到提纯、浓缩等目的的分离技术。膜分离现象广泛地存在于自然界中,特别是生物体内。人类对膜现象的研究始于 1748 年,而膜分离在工业上的应用则始于 1925 年。此后差不多每 10 年就有一项新的膜分离得到研究和应用开发,如 20 世纪 30 年代的微滤,40 年代的渗析,50 年代的电渗析,60 年代的反渗透,70 年代的超滤,80 年代的气体分离,90 年代的渗透气化。尤其 1960 年第一张可工业化应用的反渗透膜研制成功,成为膜分离技术研究的一个重要里程碑,膜分离技术自此进入了大规模工业化应用的时代。膜分离作为一种新型的分离技术已广泛应用于生物产品、医药、食品、生物化工等领域,是药物生产过程中制水、澄清、除菌、精制纯化以及浓缩等加工过程的重要手段。目前该技术在中药化学成分提取分离中主要用于提取液的过滤除杂,尤其适用于中药制剂提取过程的除杂,以达到提高纯度、减小服用剂量的目的。该技术是一种操作较为简便的提取分离方法,对设备的要求不太高,易于推广,应用前景广阔。

第一节　膜分离的原理及种类

一、膜分离的机制

膜分离技术是用筛分原理或溶解扩散对匀相或非匀相体系进行选择性分离的一种分离技术。任何化学成分对膜的通过和传递都受到膜两侧的自由能差或者化学位差所推动。化学成分选择透过膜的能力可分为两类:借助外界能量,发生由低位到高位的移动;借助本身的化学位差,发生由高位到低位的移动。移动和传递的驱动力可以是膜两侧的压力差、浓度差、电位差、温度差等。化学成分通过膜移动和传递时,根据膜的结构和性质等的不同,通常有以下几种不同分离机制。

1. 筛分机制　膜的表面可看成是无数微孔,这些孔眼像筛子一样截留住那些直径相对大于它们的溶质颗粒。依据孔眼大小不同的膜可将分子大小不同的化学成分达到分离目的。

2. 溶解-扩散机制　溶质和溶剂在膜的料液侧表面外吸附和溶解,并各自在浓度差或压力差造成的位差推动下扩散通过膜,然后从膜的透过液侧表面解吸,使分子大小不同的溶质得到分离。

3. 孔流机制　是借助 Carman-Kozeny 方程来描述溶剂透过膜的通量,假定通过膜的流量与通过堆积层的流量相同,并将膜简化成由空隙率和单位体积的比表面积等膜结构参数表征的平行连接的毛细管体系。

4. 优先吸附-毛细管流动机制　当水溶液与具有微孔的亲水膜相互接触,由于膜的化学性质对水溶液中的溶质具有排斥作用,结果使靠近膜表面的浓度梯度急剧下降,从而在膜的界面上形成一层被膜吸附的纯水层。这层水在外加压强的作用下进入膜表面的毛细孔,并通过毛细孔流出。

基于上述分离机制,根据所分离物质的相对分子质量大小或被分离物质的颗粒大小,通过选择不同的膜及其分离组件和操作技术,可选择性分离从微米级、亚微米级直到大分子、小分子、离子和原子级的不同物质,达到分离、净化或浓缩等目的。

二、膜分离过程

膜分离过程的实质是物质通过膜的传递速度不同而得到分离。不同膜过程有其适用的分离范围,各种膜的分离与截留性能以膜的孔径和截留分子质量来加以区别。图 13-1 简单示意了 4 种不同的膜分离过程,箭头反射表示该物质无法透过膜而被截留。细菌、悬浮物、小颗粒等,一般过滤截留相对分子质量从几万到几十万,甚至上百万;油、胶体、蛋白质、鞣质、多糖、淀粉等,截留相对分子质量从 1 000 到几万;糖、染料、盐、活性剂等的截留相对分子质量从 200 到 1 000。根据所分离物质的相对分子质量大小或被分离物质的颗粒大小采用微滤、超滤、纳滤和反渗透等不同的技术,选择性分离从微米级、亚微米级直到大分子、小分子、原子和离子级的不同物质,从而达到灭菌、分离、净化或浓缩等目的,即根据目标产物的不同,让某些物质通过,同时让另一些物质留下。

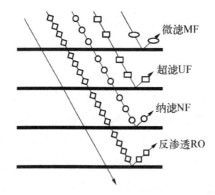

图 13-1　膜分离示意图

三、膜和膜分离技术的分类

(一) 膜的分类

膜分离技术发展很快,膜的种类繁多,通常以分离机制、分离的推动力、膜材料及结构形态等进行分类。

1. **按分离机制分类**

(1) 有孔膜：膜的孔径大小虽有差别,但分离原理与筛网、滤纸的分离相同。

(2) 无孔膜：分离原理类似于萃取,由于被分离物与高分子膜的亲和性强,进入膜分子间隙的粒子经溶解-扩散后,可从膜的另一侧被分离出来。

(3) 具有反应性官能团作用的膜：例如离子交换膜,当电荷相同时就互相排除。

2. **按膜的材料分类**

(1) 无机膜：具有高热稳定性、耐化学腐蚀、无老化问题、使用寿命长、可反向冲洗等特性,已在工业生产中得到越来越多的应用。主要是微滤级别的膜,有陶瓷膜和金属膜。

(2) 有机膜：高分子材料制成,如反渗透纤维素类、聚酰胺类、芳香杂环类、聚砜类、聚烯烃类、硅橡胶类、含氟高分子类等。

(二) 膜分离技术的分类

1. **按分离的推动力分类**

(1) 压力差：反渗透、超过滤、微滤等。

(2) 电压差：电渗析。

(3) 浓度差：渗析、控制释放、渗透蒸发、膜蒸馏等。

2. **按膜的孔径大小分类**　依据其孔径(或称为截留相对分子质量)的不同,可将膜分为微滤膜、超滤膜、纳滤膜和反渗透膜等。

表 13-1　常用不同孔径膜及其分离技术的基本特点比较

类型	膜孔径	操作压力(MPa)	分离机理	适用范围	技术特点	不足之处
微滤 (MF)	0.02~ 10 μm	0.01~0.2	颗粒大小、形状	含微粒或菌体溶液的分离	操作简便,通水量大,工作压力低,制水率高	有机污染物的分离效果较差
超滤 (UF)	0.001~ 0.1 μm	0.1~0.5	颗粒大小、形状	有机物或微生物溶液的分离	与微滤技术相似	与微滤技术相似
纳滤 (NF)	1~50 nm	0.5~2.5	优先吸附、表面电位	硬水或有机物溶液的脱盐	可对原水进行部分脱盐和软化,生产优质饮用水	常需预处理,工作压力较高
反渗透 (RO)	<1 nm	1.0~10	优先吸附、溶解扩散	海水或苦咸水的淡化	几乎可去除水中一切杂质,包括悬浮物、胶体、有机物、盐、微生物等	工作压力高;制水率低;能耗大

四、常用膜分离技术

(一) 微滤

微滤又称微孔过滤,该技术是以静压差为推动力,利用多孔筛网状过滤膜的筛分作用进行分离。微滤膜的孔径范围一般为 0.05～10 μm,具有比较整齐、均匀的多孔结构。微滤膜在静压差的作用下,小于膜孔的粒子通过滤膜,大于膜孔的粒子则被阻拦在滤膜面上,使大小不同的组分得以分离。能对大直径的菌体、细小悬浮固体等进行分离,可用于一般料液的澄清、过滤、空气除菌等精密过滤过程。

微滤膜截流的机制取决于膜的物理的和化学的性能以及膜与粒子间相互作用的性质,截留效果与物理结构直接相关。此外,吸附和电性能等因素对截留率也有影响。微滤膜的截留机制通常可分为两大类。

1. 膜表面截留或筛滤机制 指膜具有截留比它孔径相当的微粒等杂质的作用,即过筛作用。除了要考虑孔径因素之外,还要考虑包括吸附和电性能在内等其他因素影响造成的物理作用或吸附截留。在孔的入口处,微粒因为架桥作用也同样被截留。

2. 膜内部截留或深度过滤机制 指当膜的孔径较粒子的尺寸大时,粒子能够进入膜空隙内,当它与孔壁相接触并黏附于其上时,微粒将被截留在膜内部而不是在膜表面(如图 13-2)。微滤能截留 0.1～10 μm 的颗粒,微滤膜允许大分子有机物和溶解性固体(无机盐)等的通过,但能阻挡住悬浮物、细菌、部分病毒及大尺度的胶体的透过,其有效分离范围为 0.1～10 μm 的粒子,操作静压差为 0.01～0.02 MPa。

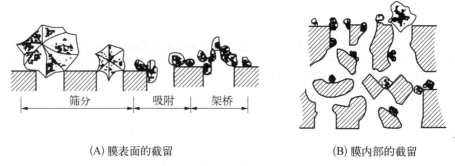

(A) 膜表面的截留	(B) 膜内部的截留

图 13-2 微滤截留位置

(二)超滤

超滤是介于微滤和纳滤之间的一种膜过滤,和微滤一样也是一种以静压为推动力的多孔膜分离技术。膜孔径大小在 0.002～0.1 μm 之间,在一定的操作压力(0.1～0.5 MPa)下,超滤膜截留相对分子质量 1 000～300 000 的粒子,只允许溶剂和小于膜孔径的溶质透过,大于膜孔径的溶质被阻止通过,使得原料液得到净化、分离和浓缩。主要用于从液相物质中分离大分子化合物蛋白质、淀粉、天然胶、酶、核酸聚合物等,广泛应用于料液的澄清、大分子有机物的分离纯化、除热原等。

超滤膜对大分子物质的截留机制主要是筛分作用,截留效果的主要决定因素是膜的表面分离层上孔的形状与大小。此外膜表面、微孔内的吸附和粒子在膜孔中的滞留也使药液中大分子被截留。膜表面的物化性质对超滤分离有重要影响,超滤膜一般为非对称膜,其分离层上有无数不规则的小孔,且孔径大小不一,很难确定其孔径,也很难用孔径去判断其分离能力,故超滤膜的分离能力是用对标准有机物的截留相对分子质量(定义为能截留 90% 的物质的分子质量)来进行表述。

超滤具有与微滤相似的特点,在到达临界压力和长期使用后,超滤的通量不随压力的增加而呈线型增加,可出现浓差极化和膜污染现象。

(三)纳滤

纳滤是一种介于超滤与反渗透之间的膜分离技术,其技术原理近似机械筛分。纳滤膜的孔径通常在几个纳米范围内,因此称纳滤。当操作压力 $\leqslant 1.50$ MPa,截留相对分子质量为 $200 \sim 1\,000$。纳滤膜大多为荷电膜,它的表面分离层由聚电解质所构成,对离子有静电相互作用。因此纳滤的传质机制为溶解-扩散模式,对溶质的分离由化学势梯度共同控制。阴离子物料的荷电性、离子价数和浓度对膜的分离效应有很大影响。对一价离子渗透较强,多价离子有高截留率。对于阴离子,截留率按下列顺序递增:NO_3^-、Cl^-、SO_4^{2-}、CO_3^{2-}。对于阳离子,截留率递增顺序为 H^+、Na^+、K^+、Ca^{2+}、Mg^{2+}、Cu^{2+}。纳滤膜的截留特性是以对标准 $NaCl$、$MgSO_4$、$CaCl_2$ 溶液的截留率来表征,通常截留率范围在 $60\% \sim 90\%$,相应截留相对分子质量范围在 $100 \sim 1\,000$ 之间,故纳滤膜能对小分子有机物、水、无机盐等进行分离,实现脱盐与浓缩的同时进行。基于纳滤分离技术的上述特点,其在制药工业等诸多领域显示出广阔的应用前景。

(四)反渗透

反渗透是一种采用半透膜的新型膜分离技术,半透膜是一种能够让溶液中一种或几种组分通过而其他组分不能通过的选择性膜。

当把溶剂和溶液(或两种不同浓度的溶液)分别置于半透膜的两侧时,纯溶剂将透过膜而自发地向溶液(或从低浓度溶液向高浓度溶液)一侧流动,这种现象称为渗透。当溶液的液位升高到所产生的压差恰好抵消溶剂向溶液方向流动的趋势,渗透过程达到平衡,此压力差称为该溶液的渗透压,以 Δ 表示。若在溶液侧施加一个大于渗透压的压差 P 时,则溶剂将从溶液侧向溶剂侧反向流动,此过程称为反渗透(reverse osmosis)。可利用反渗透过程从溶液中获得纯溶剂,如图 13-3 所示。

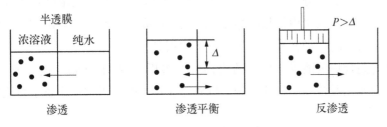

图 13-3　渗透与反渗透示意图

反渗透膜多为不对称膜或复合膜,图 13-4 所示的是一种典型的反渗透复合膜的结构图。反渗透膜的致密皮层几乎无孔,因此可以截留大多数溶质(包括离子)而使溶剂通过。反渗透操作压力较高,一般为 $2 \sim 10$ MPa。大规模应用时,多采用卷式膜组件和中空纤维膜组件。反渗透膜性能评价的主要参数为透过速率(透水率)与截留率(脱盐率)。此外,在高压下操作对膜产生压实作用,造成透水率下降,因此抗压实性也是反渗透膜性能的一个重要指标。

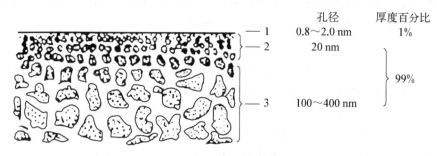

图 13 - 4　典型的反渗透复合膜的结构图
1. 表皮层；2. 过渡层；3. 多孔层

反渗透是利用膜的选择性只能透过溶剂(通常是水)而截留离子物质或小分子物质的性质,对溶液施加压力,以膜两侧静压为推动力,克服溶剂的渗透压,使溶剂通过反渗透膜而从溶液中分离出来,使得浓度较高的溶液进一步浓缩。一般反渗透的操作压力常达到几十个大气压。反渗透的截留对象是所有的离子,对 NaCl 的截留率在 98% 以上,能够去除可溶性的金属盐、有机物、细菌、胶体粒子、发热物质和所有离子,主要应用领域有海水和苦咸水的淡化,纯水和超纯水制备,废水处理工业用水处理,饮用水净化,医药、化工和食品等工业料液处理和浓缩以等。反渗透是一种节能技术,过程中无相变,一般不需加热,工艺过程简单,能耗低,操作和控制容易,应用范围广泛。

（五）透析

透析又称渗析,是一种以浓度差为推动力的膜分离操作,利用膜两侧溶液的浓度差使溶质从浓度高的一侧通过膜孔扩散到浓度低的一侧,实现不同性质溶质的分离。即利用膜能透过小分子和离子但不能透过大分子的性质,从溶质中去除作为杂质的小分子或离子的过程。

透过透析膜的溶质分子数(通量)与膜的面积和厚度、溶质的浓度梯度和扩散系数等因素有关。而扩散系数又由样品的黏度、温度、膜的孔径大小等因素决定。影响通量的另一重要因素是与膜的孔径相关的被截留分子的相对分子质量。

透析时将混合物溶液置于由半透膜构成的渗析器内,器外则定期更换溶剂(通常是水),即可达到纯化混合物的目的。若渗析时外加直流电场以加速小离子自膜内向膜外的扩散,称为电渗析(electrodialysis)。

（六）膜蒸馏

膜蒸馏是一种采用疏水微孔膜,以膜两侧蒸气压力差为传质驱动力的膜分离过程,可用于水的蒸馏淡化,水溶液去除挥发性物质。例如当不同温度的水溶液被疏水微孔膜分隔开时,由于膜的疏水性,两侧的水溶液均不能透过膜孔进入另一侧,但由于暖侧水溶液与膜界面的水蒸气压高于冷侧,水蒸气就会透过膜孔从暖侧进入冷侧而冷凝,这与常规蒸馏中的蒸发、传质、冷凝过程十分相似，所以称其为膜蒸馏过程。与其他常用分离过程相比，膜蒸馏具有分离效率高、操作条件温和、对膜与原料液间相互作用及膜的机械性能要求不高等优点。

（七）膜萃取

膜萃取又称固定膜界面萃取，是膜技术和液液萃取过程的结合，是基于非孔膜技术发展起来的一种新型分离技术。在膜萃取过程中，萃取剂和样品液不直接接触，萃取相和样品液相分别在膜两侧流动，其传质过程分为简单的溶解-扩散过程和化学位差推动传质，即通过化学反应给流动载体不断提供能量，使其可能从低浓度区向高浓度区输送溶质。膜萃取能使界面化学反应与扩散两类不同过程同时发生。原料中被迁移物质浓度即使很低，只要有供能溶质的存在，仍然有很大的推动力，可以减少萃取剂在样品液中的样品夹带损失，同级萃取的反萃过程易于实现，可得到较高的单位体积传质速率。

（八）液膜分离

液膜分离是一种以液膜为分离介质，以浓度差为推动力的膜分离技术。液膜分离涉及3种液体：通常将含有被分离组分的样品液作连续相，称为外相；接受被分离组分的液体，称为内相；成膜的液体处于两者之间，称为膜相。在分离过程中，被分离组分从外相进入膜相，再转入内相，浓集于内相。如果工艺过程有特殊要求，有时也可将样品液作为内相，接受液作为外相，这时被分离组分的传递方向，则从内相进入外相。液膜分离与液-液萃取虽然机制不同，但都属于液-液系统的传质分离过程，因此液膜分离也称液膜萃取。对于水溶液组分的萃取分离，通常需经萃取和反萃取两步操作，才能将被萃组分通过萃取剂转移到反萃液中。液膜分离系统的外相、膜相和内相，分别对应于萃取系统的样品液、萃取剂和反萃剂。液膜分离时三相共存，使相当于萃取和反萃取的操作在同一装置中进行，而且相当于萃取剂的接受液用量很少。

液膜分离虽具有传质推动力大、传质速率高、接受液用量少等优点，但过程的可靠性较差，操作采用乳化液膜时，制乳、破乳困难，故适用范围较小，至今尚处于试验阶段。

（九）亲和膜分离

亲和膜分离又称膜亲和色谱（membrane-based affinitychromatography），是一种利用亲和膜（affinity membrane）为介质的分离纯化生物大分子的技术，是膜分离技术和亲和色谱技术的有机结合。亲和膜是利用亲和配基修饰的滤膜，其分离过程包括亲和吸附、洗脱及亲和膜再生等步骤，多采用错流方式，达到分离与浓缩之双重目的。该技术的关键是制备适宜的亲和膜。亲和膜制备和分离过程如下。

1. 改性　基于在微孔滤膜或超滤膜上所具有的某些官能团，通过适当的化学反应途径，将其改性，接上一个间隔臂，一般应是大于3个碳原子的化合物。

2. 制备　选用一个能与被分离化合物特异性结合的亲和配基，在一定条件下让其与间隔臂分子产生共价结合，生成带有亲和配基的膜分离介质。

3. 亲和络合　将混合物样品液缓慢地通过膜，使样品中被分离的化合物与亲和配基产生特异性相互作用及络合,生成配基和配位物为一体的复合物,其余不和膜上配基产生亲和作用的物质则随流动相通过膜流走。

4. 洗脱 改变条件,如洗脱液的组成、pH、离子强度、温度等,使复合物产生解离,并将解离物收集起来,进一步处理。用亲和膜色谱法纯化生物大分子时,使用的缓冲液组成、pH 和离子强度,以及操作时的加料速度和温度、洗脱方式是影响产品纯度甚至成败的关键因素。尤其使用特异性比较低的配基时,要特别注意纯化条件和洗脱方式的选择。洗脱方式有特异性洗脱和非特异性洗脱。特异性洗脱就是在洗脱液中加入对配基有更强亲和力的物质,将目标物质置换下来。而改变缓冲液中的盐浓度、pH、温度、加入变性剂等则属于非特异性洗脱。

5. 再生 将解离后的亲和膜进行洗涤、再生、平衡,以备下次分离操作时再用。

亲和膜的亲和作用是范德华力、疏水力、静电力、氢键、化学键等作用力的综合表现,亲和吸附时载体与配基之间主要遵循以下互补匹配原则:几何形状互补匹配;静电相互作用互补匹配;氢键相互作用互补匹配;疏水相互作用互补匹配。

亲和膜分离是以具有特异性结合的亲和膜为吸附介质纯化目标化合物的分离方法,具有传质阻力小、达到吸附平衡的时间短、配基利用率高、设备体积小等优点。膜污染等是导致吸附效率低、膜寿命下降的主要问题。尤其适合生物大分子的高效、大规模分离纯化。

五、膜分离的影响因素

(一)膜结构参数

膜的分离性能与其材料性质、结构相关,它们不仅影响膜的渗透分离性能,更与膜的使用寿命密切相关。膜结构参数包括膜材质和膜孔径,这两方面均对膜分离过程产生影响。

1. 膜材质 膜材质的表面性质对膜分离过程的影响较大,选择适宜的膜材质可以保证所滤药液的稳定性,同时也可避免药液对膜的腐蚀所引起膜的破损脱落。按对水的亲和性可将膜材质分为疏水性和亲水性两类,膜的亲水性、荷电性会影响到膜与溶质间相互作用的大小,同一种膜材料对不同的中药影响也不相同,应根据提取物和截留物的性质选择。

2. 膜孔径 膜孔径的选择是膜分离的关键,选择合适的孔径能有效截留杂质,保留有效成分。虽然膜孔径的选择主要依据被分离物质的相对分子质量,但因中药药液黏度较大,高分子胶体物质较多,所以通常选择截留分子相对分子质量稍大的膜。通常被截留分子的大小要与膜孔径有 1~2 个数量级的差别。若选择的膜孔过大,杂质去除不完全;若膜孔过小,有效成分的损失就会增大,也极易造成膜孔堵塞。

(二)中药水提液体系性质

中药及其复方水提液为十分复杂的体系,其物理化学表征参数和化学组成是影响膜分离过程的主要因素。

1. 药液的预处理　中药水提液成分复杂,除有效成分外,还含有较多的杂质,固体物含量高。若直接过滤,会造成膜的严重污染,降低其使用寿命。因此,药液的预处理是中药膜过滤前必不可少的工序,也是保证分离效率与质量的关键。预处理效果的好坏直接影响膜的污染程度、使用寿命,以及系统的生产能力。

2. 药液浓度　药物有效成分的相对分子质量、分子构型和柔韧性不尽相同,在过滤时易形成凝胶层,变为次级膜,而次级膜的形成增加了药物有效成分通过膜的阻力。随着药液浓度的增大,药液中大分子物质的浓度越高,次级膜越易形成,药液的有效成分转移率和膜通量越低。经过实验研究发现,在不影响生产周期的情况下,可降低药液的浓度,减少次级膜的形成,提高有效成分转移率和膜通量。

3. 加水顶洗量　随着过滤的进行,膜过滤后期由于料液的浓度、黏度越来越大,膜的污染较重,导致膜通量较小,但循环液中尚有部分有效成分未能滤出,严重影响产品的得率与膜过滤的工效。为了提高产品得率,缩短膜过滤时间,向循环液中加入一定量的纯水透析就非常必要,这就是加水顶洗量。

（三）操作参数

1. 膜面流速　膜过滤是一种错流过滤过程,物料以一定的流速流经具有不对称孔结构的膜表面,在压力驱动下,小分子物质透过膜。随着药液流速的增加、膜面浓度极化和沉积凝胶阻力减少,滤液通量随之增加,因此,流速的大小对膜表面动态凝胶层的形成有很大影响。

2. 压力　膜过滤是以压力为推动力的传质过程,压力的选择不仅关系到生产效率,也涉及膜的污染及能耗等问题。适当的压力不仅能够增加过滤效果,还可以降低实验动力消耗。另外,膜过滤过程中存在着临界压力,在临界压力之下,膜通量与操作压差呈正比;而在临界压力之上,由于浓差极化等因素的影响,操作压差与膜通量正比关系受到影响。

3. 过滤温度　温度也是影响膜过滤的一个因素。温度增加,料液黏度降低,通量会有所提高。但温度过高,蛋白质、鞣质、淀粉等物质极易吸附、沉积在膜表面,加重膜污染,同时也影响膜的工作性能及滤液的稳定性。

第二节　膜分离技术的设备及操作

一、膜的选择及膜分离装置

1. 膜的选择　膜是膜分离技术装置的核心部分,选择适宜的膜是影响膜分离质量的关键。首先,要看生产的剂型,一般说来,固体制剂、口服液、针剂等膜的选择是不同的,同一剂型的不同工艺环节,膜的选择也不相同;其次,要看料液的性质,即料液湿度、黏度、固含量、pH、主要成分等;再次,要达到的目的是除杂、除菌、除热原,还是要分离提取相对分子质量在某一范围内的目标产物;最后,综合各方面情况决定选择什么材质的膜,是陶瓷膜还是高分子有机膜,然后再选择膜的孔径。一般情况下陶瓷膜远优于有机膜,但陶瓷膜造价高。

　　当膜分离技术在工业上应用时,要使单位体积内装下最大的膜面积,装得愈多,它的处理量就愈大,设备费用就越小;占地、生产成本均减小了,经济效益就可得到提高。其次要尽量减少浓差极化。此外,原料液(或气)的预处理和膜的清洗也是膜分离技术在应用中需要注意的问题。

　　2. 膜分离装置　膜分离装置主要包括膜分离器、泵、过滤器、阀、仪表及管路等。膜分离器是将膜以某种形式组装在一个基本单元设备内,然后在外界驱动力作用下能实现对混合物中各组分分离的器件,它又被称为膜组件或简称组件(module)。在膜分离的工业装置中,根据生产需要,一般可设置数个至数千个膜组件。

二、膜分离组件

　　膜组件是膜分离装置中的核心部分。把膜以某种形式组装在一个基本单元设备内,可完成混合物中各组分的分离,且便于使用、安装、维修。膜组件的基本构成包括膜、膜的支撑体、与膜组件中流体分布有关的流道、膜的密封、外壳和外接口等。在工业膜分离过程中,可根据生产需要选择膜组件,主要考虑适用的膜和设计组件类型。一般来说,膜面积越大,单位时间透过量越多,因此当膜分离技术实际应用时,要求开发在单位体积内具有最大膜面积的组件。

　　通常一种性能良好的膜组件要具备以下条件:① 具有良好的机械稳定性、化学稳定性和热稳定性,对膜可提供足够机械支撑,并可使原料侧与透过侧严格分开。② 在能耗最小的条件下,使原料在膜面上的流动状态均匀合理,无静水区,以减少浓差极化。③ 具有尽可能高的装填密度(即单位体积的膜组件中填充较多的有效膜面积),并使膜的安装和更换方便。④ 装置牢固、安全可靠,容易维护和价格低廉。

　　目前工业上常用的膜组件主要有:板框式、圆管式、螺旋卷式、中空纤维式等 4 种类型,其主要性能比较如表 13 - 2。

表 13 - 2 　 各种膜组件性能比较

型　式	优　点	缺　点
板框式	保留体积小,能量消耗介于圆管式和螺旋卷式之间	死体积较大
圆管式	易清洗,无死角,适宜于处理含固体较多的料液,单根管子可以调换	保留体积大,单位体积中所含过滤面积较小,压降大
螺旋卷式	单位体积中所含过滤面积大,换新膜容易	料液需要预处理,压降大,易污染,清洗困难
中空纤维式	保留体积小,单位体积中所含过滤面积大,可以逆洗,操作压力较低(小于 0.25 MPa),动力消耗较低	料液需要预处理,单根纤维损坏时,需要换整个膜件

1. **板框式膜组件** 板框式膜组件的基本构造是膜、原液流道和透过液流道相互重叠压紧,装置体积比较紧凑(图13-5)。板框式膜组件对膜的机械强度要求比较高,以便于安装、耐受机械振动。

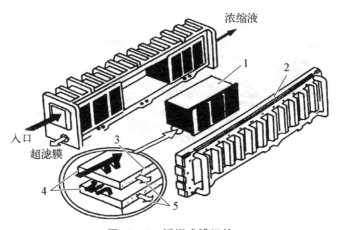

图 13-5 板框式膜组件

1. 膜堆;2. 盖板;3. 多孔支持物;4. 膜;5. 超滤液的流动路线

2. **圆管式膜组件** 圆管式组件是由圆管式的膜及膜的支撑体等构成(图13-6),按膜的断面圆管直径不同,可分为粗管、毛细管和纤维管(即中空纤维)。目前所指的管式主要是指前一种。

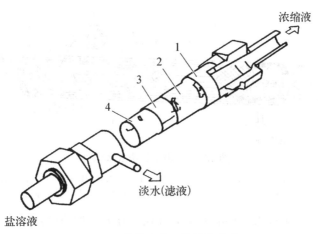

图 13-6 圆管式膜组件的构造简图

1. 套管;2. 支撑管;3. 多孔支撑管;4. 膜

圆管式膜的基本特征:原液的流道比较大,不易堵塞,膜面清洗不仅可以用化学方法,而且也容易实现用泡沫海绵球之类的物理机械清洗。管式膜主要用于超滤,反渗透使用较少。

3. **卷式膜组件** 卷式组件所用的膜为平板膜。在实际使用时往往将多个组件装于一个壳体之内,然后将每一个组件的中心管相互连通(图13-7)。反渗透时,由于运转压力高,压力损失影响小,可多装几个组件。超滤时,运转压力低,压力损失影响大,连结的膜组件不超过 3 个。壳体多用不锈钢或玻璃钢管。卷式膜的膜面流速要求为 5～10 m/s,单个组件压力损失很小。进水速度对膜的性能影响很大。

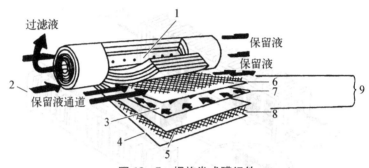

图 13-7 螺旋卷式膜组件

1. 过滤液通道；2. 样品；3. 过滤液流向；4. 封面；
5. 胶贴；6. 滤膜；7. 过滤液导层；8. 通道层；9. 膜封套

4. 中空纤维式膜组件 中空纤维是管式膜的一种,外径一般为 40～250 μm,最大直径可达 1 mm 以上,外径与内径之比为 2～4。中空纤维的主要特点：① 组件能做到非常小型化,由于不用支撑体,在组件内能装几十万到上百万根中空纤维,所以具有极高的装填密度。② 透水侧压力损失大,有时能达数个大气压。③ 膜面污垢去除较困难,只能化学清洗,进料水要求严格预处理。④ 中空纤维一旦损坏无法更换。(图 13-8)

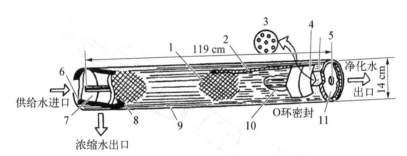

图 13-8 中空纤维式膜组件

1. 流动网格；2. 中空纤维膜；3. 中空纤维膜放大断面图；4. 环氧树脂管板；
5. 支撑管；6. O 环密封；7. 端板；8. 中空纤维膜；9. 壳；10. 供给水分布管；11. 端板

中空纤维反渗透组件根据料液流动的方式可分为 3 种情况：轴流式、放射流式、纤维卷筒式(表 13-3)。

表 13-3 各种中空纤维组件的比较

组件的形式	轴 流 式	放 射 流 式	绕 线 筒 式
优 点	膜的装填密度最高,制造比较容易	原液流动比较均匀	组件制造比较容易
缺 点	原液流动不易达到均匀	制作比较复杂,单位流程长度的压力损失比轴流式大	装填密度较小

轴流式：特点是料液的流动方向与装在筒内的中空纤维方向平行。

放射流式：特点是料液从位于组件中心的多孔配水管流出，沿着半径的方向从中心向外呈放射形流动，而中空纤维的排列与轴流式一样。

纤维卷筒式：中空纤维在中心多孔管上呈线团形式缠绕，而轴流式和放射流式组件中心的中空纤维是折返式缠绕。

三、膜分离工艺流程

中药膜分离工艺流程可分为药液预处理工艺、膜分离操作工艺和后处理工艺三部分。

（一）药液预处理工艺

中药水提液含有大量的悬浮性固体微粒、药材细胞碎片、细菌、可溶性高分子物质（如淀粉、黏液质、蛋白质等），不经预处理直接微滤或超滤，会导致膜孔阻塞或聚集在膜表面使膜污染，降低药液透过速度、分离性能和生产效率，甚至使生产无法正常进行。药液的温度和 pH 控制不当，也会导致膜的形态结构发生变化，使膜的性能下降。因此必须对中药水提液进行适当的预处理。

药液预处理取决于药液的理化性质、分离膜的理化性质和膜分离过程中所采用的膜组件的类型，主要包括以下几个方面。

（1）去除悬浮颗粒部分高分子杂质。通常采用高速离心法或絮凝澄清法处理。

（2）去除微生物。中药水提液通常经过高温煎煮处理，一般情况下不含微生物，但如果生产环境不佳，生产周期太长，药液有可能繁殖微生物。此时需要重新加热灭菌。

（3）调节药液温度。各种膜特别是有机高分子材料制成的分离膜均有其适宜的使用温度范围，在适宜的温度范围内，提高进料药液温度可提高药液的透过速度。进料药液的温度一般以调整到 20～30℃为宜。

（4）调整进料药液 pH。有机高分子材料制成的分离膜有其允许的 pH 范围，当超出允许范围时，就需要对进料液的 pH 进行调整。

一般而言，卷式膜组件和中空纤维式膜组件对药液的预处理要求高，而管式膜组件和板框式膜组件对药液的预处理要求低；微滤对药液的预处理要求低，而超滤、纳滤和反渗透对药液的预处理要求高；无机膜对药液的预处理要求低，而高分子有机膜对药液的预处理要求高。

（二）膜分离操作工艺

1. 错流操作　膜分离一般采用错流（crossflow）操作。在一般的常规过滤中，不能通过的物质沉积后留在了滤材上，随着过滤的继续进行，压差会逐渐增大，通量明显降低，即大家俗称的"死端过滤"。错流操作具体方式是：料液在压力驱动下进入系统，并在膜管内高速流动，方向不是直接压向膜的表面，而是切向流过膜面形成所谓的切向流（图 13-9）。小分子物质透过膜，大分子物质（或固体颗粒）被膜截留，从而达到分离、浓缩、纯化的目的。如图 13-10 所示，错流过滤系统中存在着两股流出的液体：一股是渗透液（或称滤液）V_1；另一股是用于提供膜表面冲刷作用的循环流体（切向流）V_2。它们之间的关

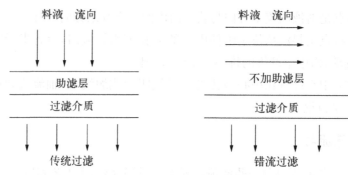

图 13 - 9　常规过滤与错流过滤

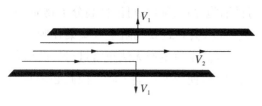

图 13 - 10　错流过滤示意图

系是：渗透液是切向流中通过了膜过滤后的部分；而切向流在流出膜后，由于一次通过只有部分小分子等清液透出，所以要求剩下的料液再经过循环系统，再次进入膜进行过滤。

2. 单程操作和循环操作　膜分离操作还可分为单程操作和循环操作（图 13 - 11）。单个膜组件单程操作一般采取分批操作，但由于单个膜组件的通过能力和流道长度都有限，所以单程操作通常不采用单个膜组件，而是采用多个膜组件串联使用，构成单程连续操作。即原料药液用泵增压后，流过一系列膜组件，不断分出透过液，待浓缩到指定浓度后减压即可。循环操作将一批原料药液置于槽中，用泵加压后送往膜组件，滤出透过液，同时将截留液经调节阀减压后返回槽中，再次送往膜组件进行分离。直到截留液浓度达到预定值为止。

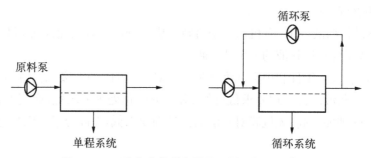

图 13 - 11　膜分离的单程操作和循环操作示意图

通常按每批处理量和操作时间来选择膜组件的规格、组件数及其组合方式。膜组件的配置方式有一级配置和多级配置。一级配置是指原料药液经一次加压的膜分离，二级配置是指原料药液经二次加压的膜分离，以此类推。在同一级配置中，排列方式相同的组件组成一个段。

（三）后处理工艺

中药膜分离的后处理工艺主要包括两个方面：一是分离膜污后为恢复膜的性能而进行的膜清洗工艺。二是对需要的中药透过或中药浓缩液的进一步加工处理，如浓缩、干燥、采用其他技术一步分离纯化处理、制剂加工等。

四、膜的污染及清洗

（一）膜的污染

膜污染就是指由于膜表面形成了吸附层或膜孔堵塞等外部因素导致膜性能下降的现象。其中膜的渗透通量下降是一个重要的污染标志。膜的污染可使膜的纯水渗透通量下降 $20\%\sim40\%$，污染严重时通量下降 80% 以上。如不能有效地控制膜的污染并及时进行清洗再生，膜分离技术将很难在生产中推广使用。膜污染机制主要有以下 3 种。

1. 机械阻塞　药液中小于膜孔的组分成为透过液，大于膜孔的组分（主要是微粒）因不透过膜孔被截留下来，与孔直径相当的组分则可能直接或在其他组分的协助下阻塞膜孔，而使膜孔失去透过和分离性能，导致膜通量下降。这是造成膜污染的主要原因之一。

2. 吸附和沉积作用　中药药液的微粒、胶体和溶质能借氢键、静电引力、范德华力等与分离膜发生相互作用，进而吸附和沉积在分离膜表面。当吸附和沉积严重时，就形成滤饼层，导致膜通量下降、膜分离性能改变。

3. 浓差极化　在膜分离过程中，由于溶剂和小分子溶质大量透过膜，大分子溶质被截留在膜表面积累。当浓度高于主体料液浓度时将引发这些溶质从膜表面向主体料液反向扩散，这一现象称为浓差极化。这一现象几乎存在于所有的膜分离过程，出现的时间取决于料液性质、膜性能及操作条件。随着膜表面料液浓度的进一步增大，最终在膜表面形成凝胶层，严重时甚至形成滤饼层。研究表明，在膜表面溶质的浓度达到凝胶浓度之前，通量随着压力升高而增大；一旦膜分离形成凝胶层后，膜的渗透通量会显著下降，受操作压力影响较小。可见，在膜分离操作一段时间后，由于浓差极化、颗粒沉积和膜表面的吸附作用等原因，不仅造成膜通量下降，而且还会使膜发生劣化，导致膜的使用寿命缩短。

不同的膜分离过程，膜的污染程度和造成原因也不同。微滤膜的孔径较大，对溶液中的可溶物几乎没有分离作用，常用于截留溶液中的悬浮颗粒和胶体，因此膜污染主要是由于颗粒在膜孔内堵塞和在膜表面形成凝胶层造成的。超滤膜的孔径较微滤小，通常用于分离大分子物质、胶体及乳液等；其渗透通量一般较高，而溶质的扩散系数低，因此受浓差极化的影响较大，所遇见的污染问题也主要是由浓差极化造成的。反渗透和纳滤为无孔膜，截留的物质大多为盐类和小分子有机物；由于渗透通量较低，传质系数较大，在运行过程受浓差极化影响较小，溶质在膜表面吸附和沉积作用是造成污染的主要原因。

（二）膜劣化

膜劣化是指膜材质自身发生了不可逆转的变化，从而导致膜性能改变。

导致膜劣化有化学、物理及生物 3 个方面的原因。化学性劣化是指由于处理料液 pH 超出膜的允许范围而导致膜水解，或膜被料液中的某些组分氧化等化学因素造成的劣化。而物理性劣化则是指膜结构在很高的压力下导致致密化，或在干燥状况下发生不可逆转性变形等物理因素造成的劣化。生物性劣化通常是由于处理料液中存在微生物，微生物在膜表面黏附、代谢形成生物膜，其至以某些膜材料为底物进行生物降解。

（三）膜污染和膜劣化的预防

1. 料液的预处理　　预处理是预防污染的有效措施之一。对于具体的膜分离过程，可选用杀菌、调节 pH、预先脱除粗大颗粒物等多种预处理方法。如在超滤或微滤过程中，调节料液的 pH，使电解质处于比较稳定的状态，或采取离心、砂滤等手段除去料液中的粗大杂质等。又如在反渗透和纳滤过程中，采用微滤、超滤做预处理以减少颗粒在膜表面沉积、减轻吸附污染，对料液消毒防止细菌侵蚀膜材料，在料液中加入某些配位剂将易形成沉淀的物质配位起来，防止在膜分离过程中沉淀等。

2. 操作方式的优化　　膜分离过程中膜污染的防治及渗透通量的强化可通过操作方式的优化来实现。例如，控制初始渗透通量（低压操作，恒定通量操作模式和过滤初始通量控制在临界通量以上）；反向操作模式；高分子溶液的流变性；脉动流、鼓泡、振动膜组件、超声波照射等。

3. 膜组件结构优化　　膜分离过程设计中，膜组件内流体力学条件的优化，即预先选择料液操作流速和膜渗透通量，并考虑到所需动力等。为了改善膜面附近的传递条件，可通过设计不同形状的组件结构来促进流体的湍流流动，但因此造成的压力损失及附加动力费用很大，与单纯提高流速方法相比有时也不具有明显优势。

4. 膜组件的清洗　　针对膜污染产生的原因，可以在膜分离过程完成后采用合适的清洗方式对已经污染的膜进行清洗再生，恢复膜通量。在进行清洗时大多采用整体清洗的方式，即直接对膜组件进行清洗而不必将膜和组件分开。需要引起注意的是，不能等到膜污染非常严重时才清洗，否则会使清洗步骤增多，时间延长，增加清洗难度。

此外，缩短膜的清洗周期、选择抗污染性能强的膜对膜污染防治也非常重要。

（四）膜的清洗

当膜的渗透通量降低到一定值后，生产能力下降、能耗增大，必须对膜组件进行清洗或更换。因此，膜清洗是恢复膜的分离性能、延长膜的使用寿命的重要操作。膜的合理清洗方法应根据膜的性能和污染原因进行确定。常用的清洗方法可以分成水力清洗、机械清洗、电清洗和化学清洗 4 种。

1. 水力清洗　　有低压高速冲洗、反冲洗、低压水与空气混合冲洗等多种方式。冲洗液可以是去离子水或透过液。在清洗时交替改变冲洗液的压力和流动方向，增大流动的紊乱程度，可将膜表面上松散、瓦解的沉积物在料液的冲刷作用下被带离膜表面进入溶液主体。这种清洗方法对膜孔堵塞和膜表面因凝胶层压实形成的滤饼等污染比较有效，使膜的渗透通量得到一定程度的恢复。

2. 机械清洗　　用海绵球清洗或刷洗，通常用于超滤和微滤的内压管式膜组件。海绵球的直径略大于膜管直径，通过水力使海绵球在管内流动，强制性地洗去膜表面的污染物。该法几乎能去除全部的软质垢，对于硬质垢的清洗可能会造成膜表面损伤。

3. 电清洗　　通过对膜施加电场力，使带电粒子或分子沿电场方向迁移达到清除污染的目的。该法适用于荷电膜且装置上配有电极的场合，如电渗析。

4. 化学清洗　它是减轻膜污染的最重要方法之一。选用一定的化学试剂,对膜组件进行浸泡或采用物理清洗方式在膜表面循环清洗。如抗生素生产中对发酵液进行超滤分离,每隔一定时间(如运行 1 周)采用 pH11 的碱液对膜组件浸泡 15~20 min 后循环清洗,以除去膜表面的蛋白质沉淀和有机污染物。又如当膜表面被油脂污染以后亲水性能下降,膜的透水性降低,可以采用热的表面活性剂溶液进行浸泡清洗。常用的化学清洗剂有酸、碱、酶、螯合剂、表面活性剂、次氯酸盐、磷酸盐等,主要利用清洗剂的溶解、氧化、渗透等作用松动和瓦解污染层,达到清洗目的。

膜污染被认为是影响膜正常运行的主要问题。定期清洗是解决方法之一,但属于被动操作,应积极主动寻求预防和减轻膜污染的方法。

第三节　膜分离技术的应用及特点

膜分离作为一种新型的分离技术已广泛应用于生物产品、医药、食品、生物化工等领域,是药物生产过程中制水、澄清、除菌、精制纯化以及浓缩等加工过程的重要手段。现广泛应用在中药有效部位和有效成分的提取分离、中药制剂制备等方面。尤其在中药注射剂制备中应用广泛,可以有效地除去杂质和热原,提高产品的澄明度,减少不良反应,并有一定的脱色作用。其效果大大优于传统的水醇法、醇水法等方法。

一、膜分离技术在中药化学成分分离中的应用

中药的化学成分非常复杂,其化学成分的相对分子质量从几十到几百万。一般来说,相对分子质量高的化学成分主要是胶质和纤维素等无效成分或药效较低的成分,而中药中的有效成分相对分子质量一般较小,仅有几百到几千。表 13-4 列出了部分中药主要成分的相对分子质量。

表 13-4　部分中药主要成分的相对分子质量

成　　分	相对分子质量	成　　分	相对分子质量
淀粉	50 000~500 000	天麻素	286
多糖	5 000~500 000	丹参酮	276
树脂、果胶	15 000~300 000	青蒿素	282
蛋白质	5 000~500 000	柴胡皂苷	780
葡萄糖	198	乌头碱	646
麦芽糖	360	麦芽碱	165
蔗糖	342	喜树碱	348
芦丁	664	苦参碱	248

(续表)

成　分	相对分子质量	成　分	相对分子质量
胡萝卜苷	577	咖啡碱	194
大黄素	270	可可豆碱	180
大黄酚	254	茶碱	180
大黄酸	284	麻黄碱	165
甘草酸	413～822	鞣碱	170
阿魏酸	194	胆碱	409
氨基酸	75～211	大叶菜碱	156
白果酸	346	熊果碱	457

采用超滤技术可以滤除中药水提液中相对分子质量大于几万的杂质(无效成分),如纤维素、黏液质、树胶、果胶、淀粉、鞣质、蛋白质(少数药材除外)、树脂等成分。它们在水提液中多数呈溶解状态,少数以固体微粒形式存在。因此,在超滤前应先采用压滤、离心或静置沉淀等方法,去除大部分结成团块、微粒的物质。然后采用截留相对分子质量较大物质的超滤膜滤除以上杂质。这种方法对去除蛋白质和多糖成分尤其有效,还能滤除醇沉法不能去除的树脂成分。

对于相对分子质量几千以上的中药成分,采用超滤法浓缩也极其有效。当某些蛋白质、多肽和多糖等是中药的有效成分时,先设法除去更大相对分子质量的杂质和其他可沉淀成分,然后超滤浓缩,使水分和小分子无效成分、无机盐、单糖等成分透过滤膜而被滤除,从而提高了产品的纯度。采用超滤膜分离技术进行浓缩,滤除药液中水分和小相对分子质量杂质,可达到节省能耗、提高药品纯度的效果。

对于相对分子质量小于 1 000 的中药有效成分,采用截留相对分子质量较小物质的超滤膜,可以代替沉淀法实现对它的精制。例如,制备注射针剂时,截留相对分子质量为几千或 1 万物质的超滤膜可以滤除鞣质、色素和小相对分子质量蛋白质等成分,对注射剂药液进行超滤处理,能显著地提高针剂的澄明度并除去热原。

采用截留相对分子质量很小(200～500)物质的纳滤膜,可以分步滤除中药提取液中的无机盐和多糖等成分,达到精制的目的。

根据相对分子质量的差异,可以选择合适的膜,采用膜分离技术除去杂质,富集有效部位或有效成分。因此膜技术在中药提取分离、制备中有着越来越广泛的应用。

二、膜分离技术的特点

膜分离过程是一个高效、环保的分离过程,是多学科交叉的高新技术,在物理、化学和生物性质上呈现出各种各样的特性,具有较多的优势。与传统的分离技术如蒸馏、吸附、吸收、萃取、深冷分离等相比,膜分离技术具有如下优点:① 可常温操作,适于热敏物质的分离、浓缩和纯化。② 分离过程不发生相变化(除渗透气化外)。③ 能耗低;④ 分离系数较大等。所以,膜分离技术是现代分离技术中一种效率较高的分离手段,可以部分取代传统的过滤、吸附、冷凝、重结晶、蒸馏和萃取等分离技术,在分离工程中具有重要作用。

与传统的分离操作相比,膜分离具有以下特点。

(1) 膜分离过程是一种物理过程,一般不发生相变化,且通常在室温下进行,能耗通常较低,特别适用于对热敏物质的分离、分级、浓缩与富集。

(2) 膜分离过程一般无需从外界加入其他物质,可以节约资源和保护环境。

(3) 膜分离是一个高效分离过程,可以实现高纯度的分离。同时实现分离与浓缩过程,提高了分离效率。

(4) 膜分离设备体积都比较小,其本身没有运动的部件,可靠性高,操作、维护都十分方便。而且可以方便插入已有的生产工艺流程,易与其他分离过程结合,可以实现连续操作,易自控和维修。

(5) 膜分离采取了错流过滤方式,是一种公认有效的流体处理技术。

(6) 应用范围广,适用性强。

三、膜分离技术存在的问题

1. 膜污染和膜劣化　膜分离技术在中药领域内的应用日益增多,但工业化进程严重滞后,其中最主要的就是由于膜污染和膜劣化等原因引起的膜通量显著下降,以致膜分离过程难以进行。影响膜污染的因素除了膜本身的材料、结构、孔径外,主要还有溶液温度、溶液浓度、溶液的 pH、溶液的离子强度、流速、压力等。

膜污染和膜劣化的预防应贯穿于整个膜分离过程中。膜分离前,应采取粗滤、絮凝、调整 pH 等手段,针对药液中主要污染物进行前处理;使用对膜有更强吸附作用的物质对膜做预吸附处理,以改良膜面性能。膜分离中,应进行流速、压力、温度和浓度等操作参数的优化以及改善膜面水力学条件(膜面搅拌、脉冲等);外加电场、磁场,利用电泳、电渗和磁动力学原理减少电荷物质在膜面堆积,改变待滤液表面张力等。膜分离后,应对膜清洗剂(酸、碱、酶等)、清洗时间、清洗方式进行优选。

2. 适合中药体系的专用膜设备和操作工艺研究有待加强　中药尤其是复方成分复杂,针对该体系的专用膜设备较少,因此加强适合中药体系的专用膜设备的研究也是十分迫切的。

规范的操作工艺可以改善膜分离的效果。以超滤为例,预处理效果好,会减少膜污染和膜劣化,提高膜设备的清洗效果,并能够延长膜的使用时间。由于中药提取液预处理方式的多样化,深入研究有效的预处理方式对提高膜技术至关重要。

第四节　膜分离技术应用实例

膜分离技术在中药提取分离、制备中的应用主要包含以下几个方面:中药注射液和口服液等的制备;中药有效部位的富集;中药有效成分的分离纯化等。下面以膜技术在两个中药有效部位富集的应用实例来说明其在中药提取分离、制备中的应用。

实例 1　黄芪中黄芪多糖的分离

中药黄芪为豆科草本植物蒙古黄芪 *Astragalus membranaceus*（Fisch）Bunge var. *mongholicus*（Bunge）Hsiao、膜荚黄芪 *Astragalus membranaceus*（Fisch）Bunge 的干燥根,具有补气固表、利水退肿、托毒排脓、生肌等功效,能增强免疫系统功能、抗炎症、抗病毒、抗肿瘤、抗氧化、延缓衰老和降血糖等。黄芪中重要的有效成分是黄芪多糖,其在增强机体免疫力、降血糖、抗衰老方面等方面有较强的活性。

采用超滤技术对黄芪多糖进行分离纯化。结果:黄芪粗多糖水溶液采用 5 μm 过滤器过滤进行预处理,在初始料液浓度为 20 g/L、压力为 0.35 MPa、温度为 35℃、进料流速为 0.467 L/s 的条件下,采用截留相对分子质量为 200 和 10 000 物质的超滤膜依次对料液进行超滤,得到活性黄芪多糖,提取得率为 8.1%。产品中多糖含量由超滤前的 36.0% 提高到 86.8%,有效实现了黄芪多糖提取液中活性多糖与大分子蛋白、多酚等物质的分离,说明超滤是一种很有效的多糖纯化方法。

实例 2　人参中人参多糖的分离

中药人参为五加科植物人参 *Panax ginseng* C. A. Mey. 的干燥根,在我国有着悠久的药用历史,具有大补元气、复脉固脱、补脾益肺、生津、安神等功效,临床上主要用于治疗心血管系统疾病、胃和肝脏疾病、糖尿病。并且它与其他药物合用,还可以治疗多种疾病。人参主要含有人参皂苷、人参多糖、人参多肽及挥发油、多种氨基酸、脂肪酸及维生素、微量元素等有效成分。人参多糖是从人参根、茎、叶等部位提取出来的多糖成分,主要由半乳糖醛酸、葡萄糖、木糖、阿拉伯糖和鼠李糖等组成的酸性杂多糖。研究表明人参多糖具有多种生物活性,如抗肿瘤,免疫调节,降血糖,抗氧化,抗疲劳,调控造血细胞的增殖分化,增强 T 细胞、NK 细胞和 LAK 细胞的活性,增强免疫器官功能等。

采用超滤技术对人参多糖进行分离纯化。将提取过皂苷的人参芦头药渣加相当于生药量的 12 倍水提取 3 次,每次 2 h,收集提取液。再过以下几种不同规格的微滤膜(表 13-5),以能最大限度地透过有效成分为佳。

表 13-5　微滤膜的筛选

膜规格	透过率(%)	截留率(%)	平均通量[L/(m² · h)]
0.8 μm	84.91	15.75	142
0.45 μm	26.30	68.94	110
0.14 μm	8.64	84.73	88

这 3 种规格的膜透过液均为澄清透明的,表明这 3 种膜除去不溶性微粒的效果都很好。表 13-5 数据显示,其中 0.8 μm 膜透过率最高,达 84.91%,通量亦为最高,选择此种规格陶瓷膜进行料液的粗处理。提取得率为 8.89%,所得多糖纯度为 77.54%。说明用

超滤膜过滤后再醇沉一次代替传统的两次醇沉法,除了所得多糖纯度更高之外,还有工艺流程短、操作方便简单、节约成本等优点。

参考文献

［1］李淑芬,姜忠义.高等制药分离工程[M].北京:化学工业出版社,2004.

［2］卢艳花.中药有效成分提取分离技术[M].北京:化学工业出版社,2008.

［3］时钧,袁权,高从堦.膜技术手册[M].北京:化学工业出版社,2001.

［4］任建新.膜分离技术及其应用[M].北京:化学工业出版社,2003.

［5］王湛.膜分离技术基础[M].北京:化学工业出版社,2000.

［6］陈安稳,时翔云.膜蒸馏过程的影响因素及其联合集成工艺研究进展[J].工业水处理,2013,33(2):13-15.

［7］赵亚丽.液膜分离与火焰原子吸收法结合测定镉、铜[J].晋城职业技术学院学报,2012,5(4):26-29.

［8］郭立玮.中药膜分离领域的科学与技术问题[J].膜科学和技术,2003,23(4):209-213.

［9］杨义芳,孔德云.中药提取分离新技术[M].北京:化学工业出版社,2009.

［10］许海燕.固元多糖苷提取物及其前体脂质体的研究[D].上海:上海医药工业研究院,2006.

第十四章
常压柱色谱技术

在近代的分离分析技术中,当数色谱技术发展最快、应用最广。它不仅可作定性定量之用,而且还可用于制备工作,尤其是对中药和天然药物中结构相类似的化学成分,用一般结晶、沉淀、液-液萃取等方法难以得到较好的分离时,借助色谱技术往往可获得满意的结果。柱色谱又称柱层析,是将固定相装填于柱管内构成色谱柱,常压输送流动相,以重力和毛细管作用力为驱动力,将混合组分通过色谱柱而洗脱,从而将其分离成单一化学成分的一种方法,是目前分离纯化中药化学成分最经典和最常用的方法。

1906 年,俄国植物学家 Tswett 利用碳酸钙作吸附剂的柱色谱成功分离了植物色素。他将这种分离方法命名为色谱法(chromatography)。但在此后的 20 多年里几乎无人问津这一技术。直到 1931 年,Kuhn 和 Lederer 用氧化铝和碳酸钙成功分离了 α、β 和 γ 胡萝卜素,此后用这种方法分离了 60 多种此类色素,Kuhn 的研究获得了广泛的承认,也让科学界接受了色谱法,使色谱法开始为人们所重视。柱色谱操作方式,主要包括常压柱色谱、减压柱色谱和加压柱色谱 3 种模式。其中常压柱色谱是最简单的分离模式,其技术流程简单,操作方便,得到了广泛的应用。

第一节 柱色谱的原理及种类

色谱法的基本原理是基于样品中各种化学成分对固定相和移动相亲和作用的差别而达到相互分离的。柱色谱的分离依其固定相的作用机制可分以下几种:吸附柱色谱、分配柱色谱、离子交换柱色谱和凝胶柱色谱等。吸附柱色谱利用混合物中各化学成分对吸附剂的吸附能力的差别而进行分离;分配柱色谱利用混合物中各化学成分在固定相(液体)和移动相中分配系数差别而进行分离;离子交换柱色谱利用混合物中各离子型化学成分与固定相的可交换能力或交换系数的差异而进行分离;凝胶柱色谱利用凝胶微孔的分子筛作用对混合物中分子大小不同的化学成分进行分离。

一、吸附柱色谱

固定相为吸附剂的柱色谱法称为吸附柱色谱法。吸附柱色谱是利用混合物中各化学成分在吸附剂表面活性中心的吸附能力的差别而实现分离。吸附柱色谱是将待分离混合物样品均匀地加在装有吸附剂的柱子(玻璃柱或金属柱)中,再加适当的洗脱溶剂(流动相)冲洗;由于吸附剂对各化学成分的吸附能力不同,各化学成分在柱中向下移动的速度不同,吸附力最弱的化学成分随溶剂首先流出,通过分段收集洗脱液而使各化学成分得到分离。化学成分之间的性质差异越大,分离效果越好。

吸附剂是一些多孔的物质,表面积大,表面有许多吸附活性中心,其吸附能力直接影响吸附剂的性能。吸附过程是样品中各化学成分(X)与流动相分子(Y)争夺吸附剂表面活性中心(即为竞争吸附)的过程。该过程产生的吸附平衡可以表示为:

$$Xm + nYa = Xa + nYm$$

流动相中样品的分子 Xm 与吸附在吸附剂表面的流动相分子 Ya 相置换,结果样品的分子被吸附,以 Xa 表示。流动相分子回到流动相之中,以 Ym 表示。吸附平衡常数称为吸附系数(absorption coefficient, Ka),可用下式表示:

$$Ka = \frac{[Xa][Ym]^n}{[Xm][Ya]^n}$$

式中,Xm 和 Xa 分别表示在流动相中和固定相中被吸附的溶质分子;Ya 代表被吸附的流动相溶剂分子;Ym 表示在流动相中的溶剂分子。因为流动相的量很大,$[Ym]/[Ya]$ 近似于常数,且吸附只发生于吸附剂表面,所以,吸附系数可写成:

$$Ka = \frac{Xa/Sa}{Xm/Vm}$$

式中,Sa 为吸附剂的表面积,Vm 为流动相的体积。上式表明吸附系数与吸附剂的活性、化学成分的性质和流动相的性质有关。

吸附现象有物理吸附、化学吸附及半化学吸附之分。物理吸附也叫表面吸附,是因构成溶液的分子(含溶质及溶剂)与吸附剂表面分子的分子间力的相互作用所引起;其特点是无选择性,吸附与解吸附过程可逆,且可快速进行,故在分离工作中用得最广;常见吸附剂有硅胶、氧化铝、聚酰胺和活性炭等,其中以硅胶、氧化铝及活性炭为吸附剂进行的吸附色谱即属于物理吸附。化学吸附如黄酮等酚酸性物质被碱性氧化铝吸附,或生物碱被酸性硅胶吸附等,因为具有选择性,吸附十分牢固,有时甚至不可逆,故用得较少。半化学吸附如聚酰胺对黄酮类、醌类等化合物之间的氢键吸附,力量较弱,介于物理吸附与化学吸附之间,也有一定的应用。在吸附柱色谱中,常用的是物理吸附原理,以下介绍常用的吸附剂柱色谱。

(一)硅胶柱色谱

色谱硅胶为一多孔物质,可用通式 $SiO_2 \cdot xH_2O$ 表示。它具有多孔性硅氧烷交联结构,由于其骨架表面具有很多游离和键合活性状态硅醇基团,硅胶与被分离物质之间

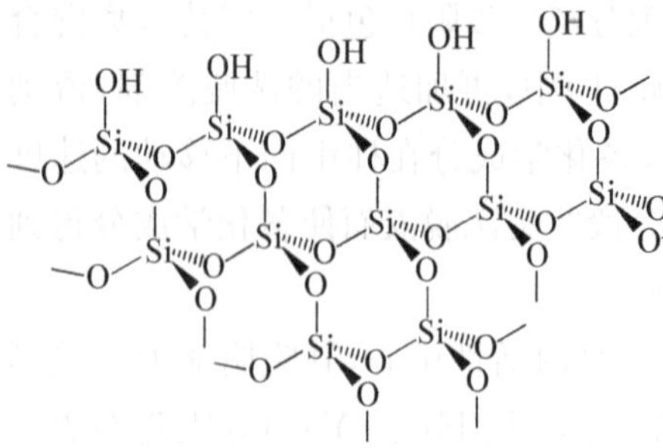

图 14 - 1 硅胶的化学结构

可产生相互作用(图14－1)。这种作用有物理和化学作用两种：物理作用来自硅胶表面与溶质分子之间的范德华力；化学作用主要是硅胶表面的硅羟基与待分离物质之间的氢键作用。整个色谱过程即是吸附、解吸、再吸附、再解吸过程。一般情况下极性较大的物质易被硅胶吸附，极性较弱的物质不易被硅胶吸附。

硅胶的吸附能力与硅羟基数量有关。另外，硅胶随着含水量的增加活性降低，若硅胶游离水高达 17％，其吸附能力极低。

色谱用硅胶应该是中性无色颗粒，但是由于制造过程常接触强酸，故在实验前一般要检查酸性，pH 不低于 5 才可使用，而且使用前一般在 120℃烘 24 h 进行活化。

硅胶柱色谱适用范围广，能适用于非极性混合物，也能用于极性混合物，如芳香烃、萜类、甾体、生物碱、蒽醌、酚类、磷脂类、脂肪酸和氨基酸等有机物分离。

1. 洗脱剂的选择　选择适当的洗脱剂是柱色谱的首要任务。在硅胶吸附色谱分离中，洗脱剂的选择主要根据样品的极性、溶解度和吸附剂的活性等因素来考虑。根据相似相溶原理，溶剂极性越弱，则吸附剂对溶质将表现出越强的吸附能力；溶剂极性增强，则吸附剂对溶质的吸附能力即随之减弱。常用溶剂极性大小如下：

石油醚＜环己烷/己烷＜苯＜乙醚＜氯仿＜乙酸乙酯＜正丁醇＜丙酮＜乙醇＜甲醇＜水。

使用单一溶剂，有时不能达到很好的分离效果，往往使用混合溶剂。很多时候，洗脱剂的选择要靠不断变换洗脱剂的组成来达到最佳效果。

2. 被分离化合物的性质　硅胶为极性吸附剂，具有对极性物质具有较强的亲和能力的特性。不同的化学成分，极性强者优先被吸附。

硅胶也是一种酸性吸附剂，一般适用分离酸性或中性化学成分，不宜分离碱性化学成分，以免发生化学吸附。当然通过适当的方法使硅胶处理成中性时，也可分离碱性化学成分。通常在分离酸性或碱性化学成分时，在洗脱剂中分别加入适量的乙酸(或氨水、二乙胺等)，能够起到抑制拖尾、促进分离的效果。

(二) 氧化铝柱色谱

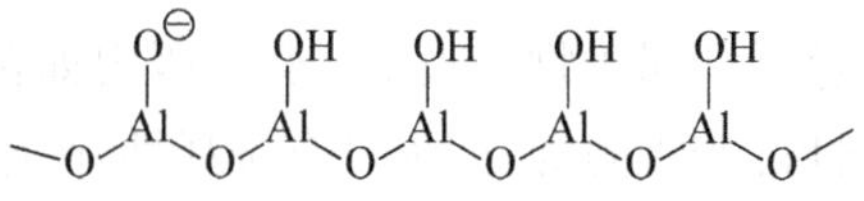

氧化铝柱色谱是另一种最常用色谱方法。氧化铝是由 Al(OH)₃ 直接在高温下(约 600℃)脱水制得(图 14 - 2)。其吸附分离也是通过分子间吸附，无选择性，吸附与解吸附过程可逆、快速。

图 14 - 2　氧化铝的化学结构

现在用于柱色谱的氧化铝商品分为中性、碱性和酸性 3 种。中性氧化铝适用于分离醛酮、萜类以及对酸碱不稳定的酯和内酯等有机物，酸性氧化铝适用于有机酸、酸性氨基酸和酚类化学成分的分离，而碱性氧化铝对于分离碱性成分如生物碱颇为理想，也适用于萜类、甾体、强心苷等化合物的分离。

与硅胶一样,氧化铝的活性与含水量关系极大。在一定温度下除去水分,就可以使氧化铝活化,加入一定量水即可使活性改变。氧化铝的活化比硅胶所需的温度要高得多,因而需要在高温炉中进行,常规的烘箱不能完成对氧化铝的活化。

氧化铝与硅胶一样,为极性吸附剂,具有对极性物质具有较强的亲和能力的特性,极性越强越容易被吸附。其洗脱剂选择与硅胶柱色谱的选择也有相似之处,即洗脱剂的选择主要根据样品的极性、溶解度和吸附剂的活性等因素来考虑。

（三）活性炭柱色谱

活性炭是使用较多的一种非极性吸附剂,其吸附作用与硅胶和氧化铝相反,对非极性物质具有较强的亲和力,主要用于分离水溶性成分如氨基酸、糖类及某些苷类等。

一定条件下,活性炭对芳香化合物的吸附力大于脂肪族化合物,对相对分子质量大的化合物的吸附力大于小的化合物。利用这些吸附性质的差别,可将水溶性芳香族物质与脂肪族物质分开、单糖与多糖分开、氨基酸与多肽分开。活性炭的吸附作用在水溶液中吸附最强,有机溶剂中则较弱。溶剂的极性降低,则活性炭对成分的吸附能力也降低,故水的洗脱能力最弱,而有机溶剂则较强,洗脱剂的洗脱能力随溶剂极性的降低而增强。

（四）聚酰胺柱色谱

聚酰胺为高分子聚合物质,不溶于水、甲醇、乙醇、乙醚、氯仿及丙酮等常用有机溶剂,对碱较稳定,对酸尤其是无机酸稳定性较差,可溶于浓盐酸、冰醋酸及甲酸。聚酰胺通过分子中的酰胺羰基与酚类、黄酮类化合物的酚羟基,或酰胺键上的游离胺基与醌类、脂肪羧酸上的羰基形成氢键缔合而产生吸附(图 14-3)。利用这一性质使这些有机物与不能形成氢键的化合物分离。聚酰胺柱色谱法主要用于酚类、黄酮类、蒽醌类等化学成分的分离。

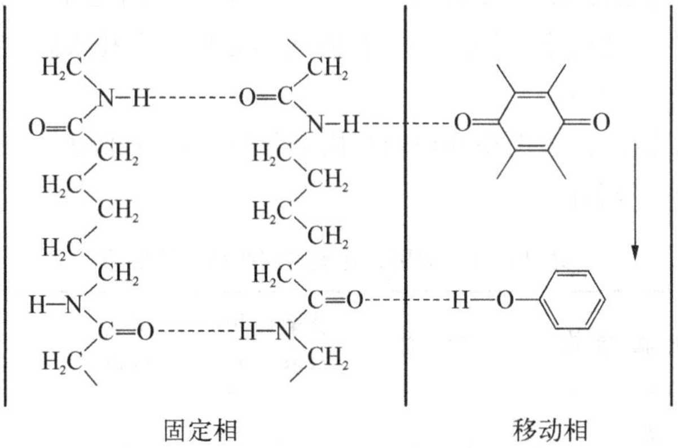

图 14-3　聚酰胺的吸附原理

聚酰胺吸附强弱取决于各种化合物与之形成氢键缔合的能力。通常在含水溶剂中大致有下列规律。

（1）形成氢键的基团数目越多,则吸附能力越强。

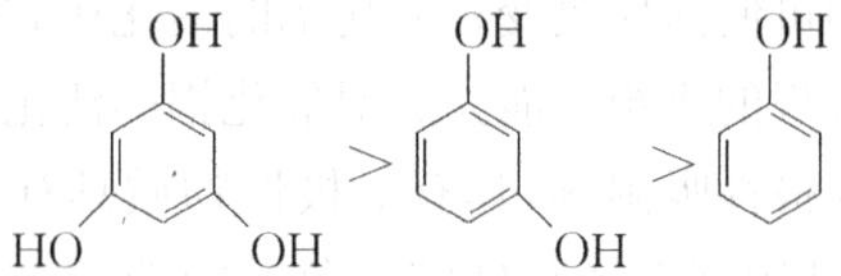

（2）易形成分子内氢键者在聚酰胺上的吸附能力相应减弱。例如:

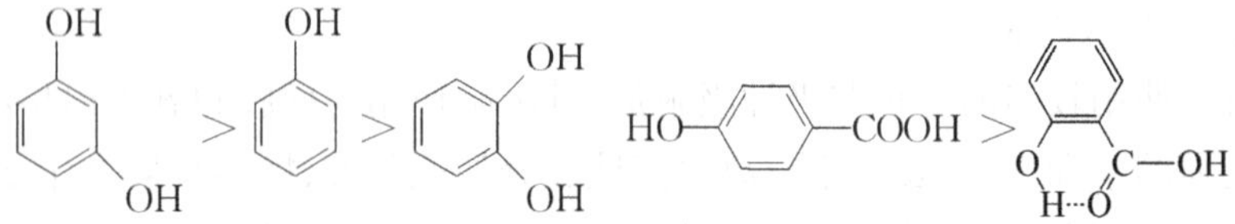

（3）分子中芳香化程度高者,则吸附能力增强;反之,则减弱。例如:

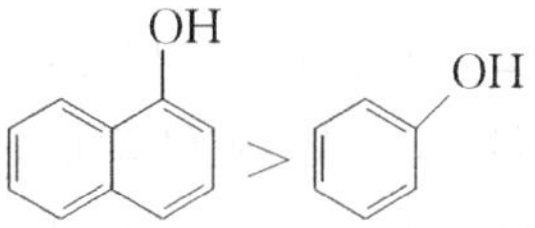

由于聚酰胺是氢键吸附作用,所以洗脱剂的选择主要根据分离化合物与聚酰胺在洗脱剂中形成氢键的强弱所决定。

因此,各种溶剂在聚酰胺柱上的洗脱能力由弱至强,可大致排成下列顺序:

水＜甲醇＜丙酮＜氢氧化钠水溶液＜甲酰胺＜二甲基甲酰胺＜尿素水溶液

（五）大孔吸附树脂柱色谱

大孔吸附树脂(macro-reticular resins)也称大网格吸附剂,是继离子交换树脂之后又一新型分离介质。它既不同于离子交换树脂,又有别于凝胶分子筛,同时兼有吸附性和筛选性。其吸附性与范德华力或氢键有关,筛选性能与具有网状结构和很高的比表面积有关。它是吸附性和筛选性原理相结合的分离材料。利用不同化合物与其吸附力的不同及分子大小的不同,在大孔树脂上经溶剂洗脱而达到分离。大孔吸附树脂一般为白色球形颗粒状,粒度多为 20～60 目。

大孔树脂根据孔径、比表面积和树脂结构可分为许多型号,表 14-1 中列出一些国内外常用大孔树脂的型号和性质。

表 14-1　常用大孔吸附树脂型号及性质

吸附剂名称	树脂结构	极性	比表面积 (m²/g)	孔径 (nm)	孔度 (%)	骨架密度 (g/mL)
Amberlite XAD-1	苯乙烯	非极性	100	20	37	1.07
Amberlite XAD-2	苯乙烯	非极性	330	9	42	1.07
Amberlite XAD-6	丙烯酸酯	中极性	498	6.5	49	

（续表）

吸附剂名称	树脂结构	极　性	比表面积（m²/g）	孔径（nm）	孔度（%）	骨架密度（g/mL）
Amberlite XAD-7	2-甲基丙烯酸酯	中极性	450	8	55	1.24
Amberlite XAD-9	亚砜	极性	250	8	45	1.26
Amberlite XAD-10	丙烯酰胺	极性	69	35.2		
HPD100	苯乙烯	非极性	550	35		
HPD300	苯乙烯	非极性	650	27		
HPD400	苯乙烯	弱极性	550	83		
HPD500	苯乙烯	极性	520	48		
HPD600	苯乙烯	极性	610	28		
D101	苯乙烯	非极性	480～520	13～14		
D201	苯乙烯	弱极性	150			
AB-8	苯乙烯	弱极性	480～520	13～14		
NKA-9	苯乙烯	极性	250～290	15～16.5		
GDX-104	苯乙烯	非极性	590			
GDX-401	乙烯、吡啶	强极性	370			

以聚苯乙烯为核心的大孔树脂属于非极性大孔树脂，能吸附非极性化合物；以极性物质为核心的大孔树脂属于极性大孔树脂，能吸附极性化合物。在应用中，可根据实际要求和化合物性质选择合适的树脂型号和分离条件。要取得满意的分离效果，须注意以下几方面因素的影响。

1. 化合物极性的大小　遵从相似物吸附相似物的原则，根据吸附物质的极性大小选择不同类型的大孔吸附树脂。极性较大的化合物一般适于在中极性的大孔树脂上分离，而极性小的化合物则适于在非极性的大孔树脂上分离。对于未知化合物，可通过一定的预试验大致确定。

2. 化合物体积的大小　在一定条件下，化合物体积越大，吸附力越强。通常分子体积较大的化合物选择较大孔径的树脂。在合适的孔径情况下，比表面积越大，分离效果越好。

3. 洗脱溶剂和 pH　根据被分离成分的性质及吸附分离环境选择适宜的洗脱液种类进行洗脱和解吸。常用的方法是用低级醇、酮或其水溶液解吸。所选用的溶剂应符合两个要求：一是要求溶剂应能使大孔网状吸附剂溶胀，这样可减弱溶质与吸附剂之间的吸附力；二是要求所选用的溶剂应容易溶解吸附物。一般情况下，酸性化合物在适当的酸性溶液中充分被吸附,碱性化合物在适当碱性溶液中较好地被吸附,中性化合物可在近中性的溶液中被较充分地吸附。根据化合物结构特点灵活改变溶液 pH,可使分离工作达到理想效果。

大孔树脂在水中吸附性强,故适用于从水溶液中分离和提纯化合物,因此,在中药化学成分的分离中,尤其是水溶性成分的提取分离中应用较为广泛。

二、分配柱色谱

分配柱色谱的固定相是液态,即在硅胶多孔性固体载体上涂覆一相溶剂作为固定相,填充在色谱柱中,然后加入与固定相不相混溶的另一相溶剂作为流动相进行洗脱,利用被分离各种化学成分在固定相与流动相中的分配系数的差异而相互分离。

当样品进入色谱柱后,由于样品组分在固定相和流动相之间的相对溶解度存在差异,致使各组分在两相间进行分配。若用 C_m 和 C_s 分别表示溶在流动相和固定相中的溶质分子。当达到分配平衡时,溶质在固定相与流动相中的浓度之比为狭义分配系数(partition coefficient) K。

$$K = C_s/C_m$$

溶质分子在固定相中溶解度越大而在流动相中溶解度越小时,K 值越大,该化合物的洗脱时间越长。K 与固定相、流动相的种类与极性有关。根据固定相和流动相之间相对极性的大小,可将分配色谱法分成如下两类。

1. 正相分配色谱法 流动相极性小于固定相极性。流动相常用各种有机溶剂。样品组分极性强,分配系数越大,洗脱时间越长。样品中各组分按极性由弱到强的顺序先后流出色谱,这种方法常用于分离强极性化合物。

2. 反相分配色谱法 流动相极性大于固定相极性。流动相常用甲醇-水、乙腈-水等系统。样品组分极性越弱,分配系数越大,洗脱时间越长。样品中各组分按极性由强到弱的顺序先后流出色谱柱,这种方法广泛应用于各类化合物的分离。

早期分配色谱法是将固定液涂覆在载体上,但在进行色谱分离时,固定相容易流失,影响色谱分离效果。为了避免固定相的流失,现在通常将固定液采用化学反应的方法,结合在载体上。这种化学键合固定相的填料,既克服了固定相容易流失的缺点,且有很好的化学稳定性,可选用的流动相范围较广,使用寿命长。因此,现在的分配色谱法大多采用化学键合相填料。

化学键合固定相一般都用薄壳型或全多孔型硅胶作载体,将硅胶表面的活性的硅羟基进行键合反应(图 14-4)。键合上长度不同的烃基(R),在载体硅胶上形成一层亲油性表面(固定相)。

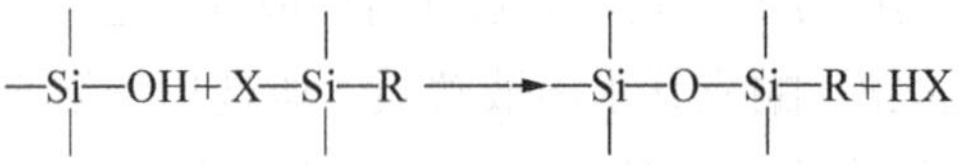

$$—Si—OH + X—Si—R \longrightarrow —Si—O—Si—R + HX$$

(X=卤原子、烷氧基)

图 14-4 反相硅胶键合固定相的键合反应

键合的烃基通常为乙基($-C_2H_5$)、辛基($-C_8H_{17}$)和十八烷基($-C_{18}H_{37}$)，分别命名为 RP(reverse phase)-2、RP-8 和 RP-18，它们的亲脂性强弱顺序为：RP-18＞RP-8＞RP-2。

三、离子交换柱色谱

该法是以离子交换树脂为固定相的柱色谱，离子交换树脂是一种多功能基高分子化合物。每个树脂颗粒都由交联的具有三维空间立体结构的网络骨架组成，在骨架上连接许多可以活动的功能基，这种功能基能离解出离子，可以与周围的外来离子相互交换，而且这种交换是可逆的。利用被分离样品中各种离子性化学成分与离子交换树脂等进行离子交换反应时，因交换平衡的差异或亲和力差异而达到分离。

根据所交换离子性质的不同，离子交换树脂分为阳离子和阴离子交换树脂。每类树脂根据它的离解性能大小，又分为强、中、弱型。

（一）常见的离子交换树脂

1. 阳离子交换树脂　能与溶液中的阳离子进行交换的树脂。其中的可解离交换的离子性基团是磺酸基($-SO_3H$)、磷酸基($-PO_3H_2$)、羧基($-COOH$)和酚性羟基($Ar-OH$)等酸性基团。根据交换基团活性大小分强酸型、弱酸型阳离子交换树脂。如连有许多磺酸基($-SO_3H$)的称为强酸型阳离子交换树脂，具有许多羧基($-COOH$)称为弱酸型阳离子交换树脂。

2. 阴离子交换树脂　能与溶液中的阴离子进行交换的树脂。阴离子交换树脂中含有季铵、伯胺、仲胺、叔胺等碱性基团。分为强碱型和弱碱型阴离子交换树脂。强碱型阴离子交换树脂其母核和苯乙烯强酸型树脂相同，在母核上连有许多季铵基，类似氢氧化钠。弱碱型阴离子交换树脂母核上连有许多伯胺基、仲胺基、叔胺基，交换反应是在胺基上进行的。

（二）主要影响因素

样品化合物与离子交换树脂进行离子交换反应的能力强弱，主要取决于化合物解离度的大小和带电荷的多少等因素。另外离子交换色谱法的保留行为和选择性受被分离离子、交换树脂、流动相的性质、温度等因素的影响。

1. 化合物解离度　化合物解离度大（酸性或碱性强），则易交换在树脂上，相对来说较难洗脱。因此，当具不同解离度成分的混合物被交换在树脂上，解离度小的化合物先于解离度大的化合物被洗脱。

2. 化合物离子的电荷和水合半径　在离子浓度相同的情况下，价态高的离子的保留能力强。同价态的阳离子交换剂上保留能力随其水合离子半径的增大而变小。在常温下稀溶液中阳离子在强酸性阳离子交换树脂上的保留能力的顺序是：

$Fe^{3+}＞Al^{3+}＞Ba^{2+}≥Pb^{2+}＞Sr^{2+}＞Ca^{2+}＞Ni^{2+}＞Cd^{2+}≥Cu^{2+}≥Co^{2+}≥Mg^{2+}≥Zn^{2+}≥Mn^{2+}＞Ag^+＞Cs^+＞Rb^+＞K^+≥NH^+＞Na^+＞H^+＞Li^+$。

常见阴离子在强碱性阴离子交换树脂上的保留能力顺序是：

枸橼酸根$>PO_4^{3-}>SO_4^{2-}>I^->NO_3^->SCN^->NO_2^->Cl^->HCO_3^->CH_3COO^->OH^->F^-$。

3. 离子交换树脂的交联度和交换容量　在一定范围内树脂的交联度越大，交换容量越大，则化合物的保留时间越长。

4. 流动相的组成和pH　由于水是优良的溶剂并具有电离性，因此，大多数离子交换树脂色谱都选用水作为洗脱剂，有时也采用水-甲醇混合溶剂。同时为了保持一定的pH，经常采用不同离子浓度的含水缓冲液作为洗脱剂。例如在阳离子交换树脂中，经常用醋酸、枸橼酸、磷酸缓冲液；在阴离子交换树脂中，则应用氨水、吡啶等缓冲液；对复杂的多组分则可采用梯度洗脱的方法，也就是在洗脱的过程中随时间改变溶剂的性质，如pH、离子强度等。

5. 样品浓度　当样品浓度比较高时，树脂的解离度会趋向减小，有时会影响吸附顺序及选择性。因此一般倾向于使用稍稀的样品溶液，此时分离的选择性较人，有于提取分离。

6. 温度　温度对稀溶液的交换性能影响不大，但当溶液浓度比较高时，温度升高使水合倾向大的离子容易交换吸附。对于弱酸或者弱碱，温度增高，有利于增大离子交换速度。

离子交换树脂柱色谱主要适合离子性化合物的分离，如生物碱、有机酸、氨基酸、肽类和黄酮类成分。另外，除了上述离子交换树脂外，还可用离子交换纤维和离子交换凝胶来进行分离。离子交换纤维和离子交换凝胶是在纤维素或葡聚糖等大分子的羟基上，通过化学反应引入能释放或吸收离子的基团制得的，如二乙氨乙基纤维素（DEAE-cellulose）、羧甲基纤维素（CM-sellulose）、二乙氨乙基葡聚糖凝胶（DEAE-sephadex）、羧甲基葡聚糖凝胶（CM-sephadex）等。这些类型的离子交换剂既有离子交换性质，又有分子筛的作用，对水溶性成分的分离十分有效，主要用于分离纯化蛋白质、多糖等水溶性成分。

四、凝胶柱色谱

凝胶柱色谱（gel chromatography）是一种以凝胶为固定相的色谱技术。常出现多种名称，如凝胶过滤、分子筛色谱、排阻色谱、凝胶渗透色谱等。凝胶是具有许多孔隙的立体网状结构的高分子多聚体，而且孔隙大小有一定的范围。它们呈理化惰性，大多具有极性基团，能吸收大量水分或其他极性溶剂。凝胶柱色谱是利用凝胶微孔的分子筛作用对分子大小不同的化合物进行分离的方法。将凝胶颗粒在适宜的溶剂中浸泡，使其充分溶胀，然后装入色谱柱中，加入样品溶液，再用洗脱剂洗脱。由于凝胶颗粒膨胀后形成的骨架中有许多一定大小的孔隙，当混合物溶液通过凝胶柱时，比凝胶孔隙大的分子不能进入凝胶内部（即被排阻在凝胶颗粒外部），只能在凝胶颗粒的间隙移动，并随洗脱剂从柱底先行流出；比凝胶孔隙小的分子可以自由进入凝胶内部，移动被滞留，随流动相走在后面。这样经过一段时间洗脱后，混合物中的各成分就能按分子由大到小顺序先后流出并得到分离。

常用凝胶主要有以下两类。

1. 葡聚糖凝胶　葡聚糖凝胶(sephadex)具有良好的化学稳定性,是目前生化产品制备中最常用的凝胶。G 类葡聚糖凝胶(sephadex-G)的最基本骨架是葡聚糖,它是一种以右旋葡萄糖为残基的多糖,分子间主要是 $\alpha-1,6$-糖苷键(约占 95%),分枝为 1,3-糖苷键(约占 5%),以 1-氯-2,3-环氧丙烷为交联剂将链状结构连接为三维空间的网状结构的高分子化合物(图 14-5)。由于其分子内含大量羟基而具亲水性,能在水中溶胀。

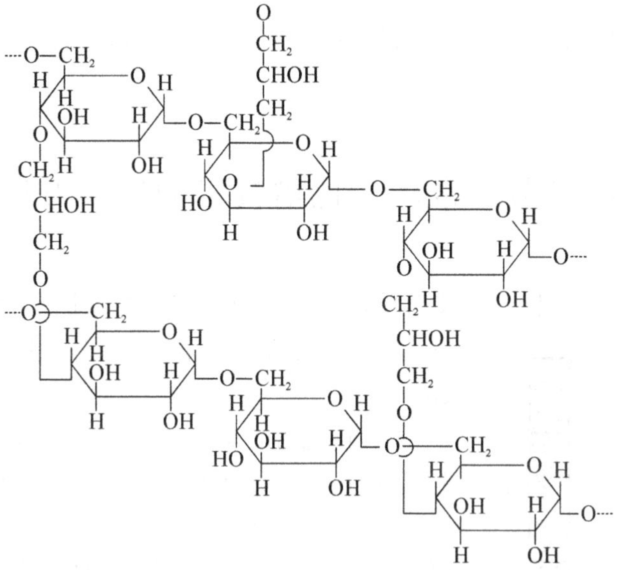

图 14-5　交联葡聚糖凝胶的化学结构

葡聚糖凝胶网孔大小可通过调节交联剂和葡聚糖的配比及反应条件来控制。加入交联剂越多,交联度越大,网状结构越紧密,网孔越小,吸水膨胀就越小。交联度越小则网状结构越稀疏,网孔越大,吸水膨胀就越大。商品型号即按交联度大小分类,并以吸水量(每克干凝胶吸水量×10)来表示,如 sephadex G-25,表示该凝胶吸水量为 2.5 mL/g, sephadex G-75 的吸水量为 7.5 mL/g。

G 类葡聚糖凝胶(sephadex-G)只适用于用水作为洗脱剂,并且根据所需分离物质相对分子质量的大小可以选用不同规格的凝胶。

2. 羟丙基葡聚糖凝胶(sephadex LH-20)　羟丙基葡聚糖凝胶是在 sephadex G-25 分子中的羟基上引入羟丙基而成醚键结合状态:—OH→—OCH$_2$CH$_2$CH$_2$OH。虽然分子中羟基总数未改变,但非极性烃基部分所占比例相对增加了。因此,这种凝胶既有亲水性又有亲脂性,不仅可在水中应用,也可在多种有机溶剂中膨胀后应用。这种凝胶在 pH>2 的不含氧化剂的溶液中稳定。用低级醇为溶剂时,对芳香族、杂环族化合物仍有吸附作用。但用氯仿时则可去除对上述化合物的吸附作用,而对含羟基与羧基的化合物却有吸附作用。这种凝胶所用的洗脱剂范围较广,可以是含水的醇类,如甲醇、乙醇等;也可使用单一有机溶剂,如甲醇、二甲基甲酰胺、三氯甲烷等;还可使用混合溶剂,如三氯甲烷与甲醇的混合液;并可在洗脱过程中改变溶剂组成,类似梯度洗脱,以达到较好的分离效果,同时也扩大了使用范围,可适用于某些亲脂性、难溶于水的成分的分离。

凝胶色谱主要用于蛋白质、酶、多肽、氨基酸、多糖、苷类、甾体以及某些黄酮、生物碱的分离。在葡聚糖凝胶分子上引入各种离子交换基团,使凝胶具有离子交换剂的性能,同时仍保持凝胶的一些特点。如羧甲基交联葡聚糖凝胶(CM-sephadex)、二乙氨基乙基交联葡聚糖凝胶(DEAE-sephadex)、磺丙基交联葡聚糖凝胶(SP-sephadex)、苯胺乙基交联葡聚糖凝胶(QAE-sephadex)等。此外,商品凝胶还有丙烯胺凝胶(sephacrylose,商品名 Bio-Gel P)、琼脂糖凝胶(separose,商品名 Bio-Gel A)等,都适用于分离水溶性大分子化合物。

第二节　常压柱色谱技术的操作方法

常压柱色谱的仪器装置比较简单,包括色谱柱、接收瓶及固定色谱柱的铁架台等(图 14-6)。通常在色谱柱的上端可接一个装洗脱液的分液漏斗。

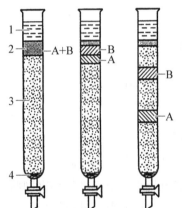

图 14-6　常压柱色谱装置及分离过程示意图

1. 溶剂; 2. 样品; 3. 吸附剂;
4. 玻璃棉

常压柱色谱的操作包括装柱、上样、洗脱等步骤,但不同类型的柱色谱往往有不同的要求。本节以最常见的硅胶柱色谱、大孔吸附树脂柱色谱、离子交换柱色谱和凝胶柱色谱进行讨论,重点介绍这几种柱色谱的实验方法和操作步骤。

一、硅胶柱色谱

(一)装柱

色谱柱的大小规格由待分离样品的量和吸附难易程度来决定。一般柱管的直径为 0.5～10 cm,长度为直径的 10～40 倍。用于初步分离时吸附剂的颗粒大小一般应在 80～100 目;用于细分时颗粒大小一般在 200～300 目。填充吸附剂的量为样品重量的 20～50 倍,柱体高度应占柱管高度的 3/4,柱子过于细长或过于粗短都不好。装柱前,柱子应干净、干燥,并垂直固定在铁架台上;将少量洗脱剂注入柱内,取一小团玻璃毛或脱脂棉用溶剂润湿后塞入管中,用一长玻璃棒轻轻送到底部,适当捣压,赶出棉团中的气泡,但不能压得太紧,以免阻碍溶剂畅流(如管子带有筛板,则可省略该步操作)。再在上面加入一层约 0.5 cm 厚的洁净细砂,从对称方向轻轻叩击柱管,使砂面平整。

常用的装柱方法有干装法和湿装法两种。

1. **干装法**　在色谱柱管口上放一漏斗,将吸附剂通过漏斗均匀地倒入柱内,中间不应间断。操作时把干吸附剂经漏斗以细流状倾泻到管柱内,同时用套在玻璃棒(或铅笔等)上的橡皮塞轻轻敲击管柱,使吸附剂装填均匀。填充完毕后,可在吸附剂上再加盖一层滤纸。再打开活塞,沿柱管壁加入溶剂,以排尽柱内空气,浸没吸附剂并保留一定高度的液面即可。

2. 湿装法　在柱内装入溶剂,然后将吸附剂用溶剂调成淤浆状,并将淤浆状的吸附剂慢慢连续不断地倒入柱内,应尽可能连续均匀地一次完成;同时打开活塞,让溶剂慢慢地流出。如果柱子较大,应事先将吸附剂泡在一定量的溶剂中,并充分搅拌后过夜(排除气泡),然后再装。无论是干装法,还是湿装法,装好的色谱柱应是充填均匀,松紧适宜一致,没有气泡和裂缝,否则会造成洗脱剂流动不规则而形成"沟流",引起色谱带变形,影响分离效果。

(二)上样

上样也有干法和湿法之分。干法就是把干燥待分离的样品用少量适宜溶剂溶解后,再将样品溶液缓缓加入少量硅胶中(样品和硅胶的比例一般为1∶3),一边加入一边拌匀,待样品全部加入硅胶后,再用旋转蒸发仪除去溶剂,如此得到的粉末小心加至柱顶。干法上样较麻烦,但可以保证样品层很平整。湿法就是将干燥待分离固体样品称重后,溶解于极性尽可能小的溶剂中使之成为浓溶液;将柱内液面降到与柱面相齐时,关闭柱子;用滴管沿色谱柱管壁将样品溶液均匀地加至柱顶;加完后,用少量溶剂把容器和滴管中样品冲洗净并全部加到柱内,再用溶剂把黏附在管壁上的样品溶液淋洗下去;慢慢打开活塞,调整液面和柱面相平为止,关好活塞;若样品的溶解性差,能溶解的溶剂又不能进行柱色谱(如DMF、DMSO等会随溶剂一起展开,呈现一个很长的脱尾),这时就必须将样品用硅胶拌样后再干法上样;如果样品是液体,可直接加样。

(三)洗脱

样品上样后,将选好的洗脱剂沿柱管内壁缓慢地加入柱内,直到充满为止(任何时候都不要冲起柱面覆盖物)。打开活塞,让洗脱剂慢慢流经柱体,洗脱开始。在洗脱过程中,注意随时添加洗脱剂,以保持液面的高度恒定,特别应注意不可使柱面暴露于空气中。在进行大柱洗脱时,可在柱顶上架一个装有洗脱剂的带盖塞的分液漏斗或倒置的长颈烧瓶,让漏斗颈口浸入柱内液面下,这样便可以自动加液。如果采用梯度溶剂分段洗脱,则应从极性最小的洗脱剂开始,依次增加极性,并记录每种溶剂的体积和柱子内滞留的溶剂体积,直到最后一个成分流出为止。洗脱的速度也是影响柱色谱分离效果的一个重要因素。大柱一般调节在每小时流出的毫升数等于柱内吸附剂的克数。中小型柱一般以1~5滴/s的速度为宜。

1. 洗脱溶剂　洗脱剂可以是单一的溶剂,也可以是由若干种溶剂组成的溶剂系统,通常后者应用更普遍。一般而言,洗脱剂选择的规律是:分离极性小的化学成分用极性弱的洗脱剂,如乙酸乙酯-石油醚系统等;分离极性较大的化学成分用极性较强的洗脱剂,如甲醇-氯仿系统、甲醇-水-正丁醇-醋酸系统等。洗脱剂的选择一般通过薄层色谱(TLC)来确定。将样品在薄层色谱上用不同的溶剂系统展开,选择斑点数量多、分离度好且斑点形状较规整的溶剂系统。由于薄层板和柱色谱的不同,开始洗脱的洗脱剂的极性应控制在薄层色谱中被分离化合物的 R_f 值<0.3 为宜。

2. 洗脱方式　有等度洗脱和梯度洗脱两种方式。等度洗脱即流动相比例恒定进行洗脱,常用于不太复杂的样品;而梯度洗脱则是在洗脱过程中变换洗脱剂的品种和比例,逐步增加洗脱剂的极性,使洗脱能力递增,从而能分离较为复杂的样品。

（四）收集与检测

对于有色物质,可按色带分段收集,两色带之间要另收集,可能两组分有重叠。对无色物质的接收,一般采用分等份连续收集,每份流出液的体积毫升数等于吸附剂的克数。若洗脱剂的极性较强,或者各成分结构很相似时,每份收集量就要少一些;具体数额的确定,要通过薄层色谱检测,视分离情况而定。现在,多数用分步接受器自动控制接收。

洗脱完毕,采用薄层色谱法对各收集液进行检测,把含相同组分的收集液合并,除去溶剂,便得到各组分的较纯样品。

二、大孔吸附树脂柱色谱

大孔树脂用于中药化学成分的分离时,通常用被分离样品的水溶液通过大孔树脂后,依次用水、甲醇、乙醇、丙酮、乙酸乙酯等洗脱剂洗脱,可获若干部位,根据吸附力的强弱选用不同的洗脱剂。对非极性大孔树脂来说,洗脱剂极性越小,洗脱能力越强;而对于极性大孔树脂来说,则洗脱剂极性越大,洗脱能力越强。也可用不同浓度的含水甲醇(或乙醇、丙酮)进行洗脱,根据实际情况,可采用不同极性梯度的洗脱液洗下不同组分。具体操作步骤如下。

（一）树脂的预处理

大孔吸附树脂一般含有未聚合的单体、致孔剂、引发剂及其分解物、分散剂和防腐剂等脂溶性杂质,使用前应先预处理。具体方法如下:

先将大孔吸附树脂用 2 倍左右体积的甲醇或其他水溶性溶剂浸泡 2 h,并不时搅动,使树脂充分溶胀。然后将已充分溶胀的吸附树脂装柱,用 5～8 倍的甲醇或其他水溶性溶剂(如乙醇、丙酮)对树脂层进行洗脱,流速为每小时 3～4 倍柱体积。洗至 1 份醇洗脱液加 3 份水不产生白色浑浊为止。再以每小时 6～8 倍柱体积的流速将蒸馏水通过树脂层,置换出甲醇至无醇味即可。必要时还可用酸碱液交替洗涤处理,最后用蒸馏水洗至中性即可。现在有些厂家提供已作深度处理的精品树脂,可用水充分淋洗即可使用。

（二）样品液的预处理

大孔吸附树脂处理的样品液往往是用热水、适当浓度的乙醇或其他溶剂提取出的提取液,杂质较多,容易污染堵塞树脂。此时可就样品进行过滤、沉淀、调节 pH 等处理,除去部分杂质,制成澄清的上样液;这样既能提高纯化率,也能保护树脂的使用寿命。近年来结合用膜分离技术对样品液进行预处理,将中药提取液通过微孔滤膜后,直接用大孔吸附树脂色谱柱进行分离精制,提高了收率,生产周期也大为缩短。

（三）装柱和上样

装柱与硅胶柱色谱的操作基本相同。通常大孔吸附树脂用乙醇湿法装柱，装柱后继续用乙醇在柱上流动清洗，不时检查流出液，直至与水混合不呈白色浑浊为止。最后以大量水洗洗净乙醇即可。将样品液直接加到已处理好的大孔吸附树脂柱柱顶，必要时也可将样品液用少量树脂拌样后上样。

（四）洗脱与收集

大孔吸附树脂一般先用水开始洗，再用浓度递增的乙醇溶液进行洗脱，并控制洗脱溶剂的用量与流速，使提取液由上至下通过树脂柱。采用等份收集，将洗脱液用薄层色谱或纸色谱定性检查；根据检查结果，将成分相同的洗脱液合并。减压蒸馏回收溶剂，得到分离纯化的化学成分。如为几个化合物的混合物，可再用其他方法进一步分离。

（五）树脂的再生

大孔吸附树脂可以反复使用多次，树脂用久了吸附的杂质就会增多，其吸附能力有所减弱，故使用一层时间后需要再生。树脂的再生处理比较方便，再生时用 1 mol/L 盐酸和 1 mol/L 氢氧化钠液顺次浸泡洗涤，最后用蒸馏水洗至中性，浸泡于甲醇或乙醇中贮存，临用前用蒸馏水洗尽醇即可使用。

三、离子交换树脂

离子交换柱色谱主要用于分离离子性化合物，如生物碱、有机酸、氨基酸、肽类和黄酮类成分。进行分离时，常经历以下步骤。

（一）离子交换树脂的选择

（1）被分离的物质为生物碱阳离子时，选用阳离子交换树脂；如是有机酸阴离子时，选用阴离子交换树脂。

（2）被分离的离子吸附性强（交换能力强），选用弱酸或弱碱型离子交换树脂，如用强酸或强碱型树脂，则由于吸附力过强而很难洗脱；被分离的离子吸附性弱，应选用强酸或强碱型离子交换树脂，如用弱酸或弱碱型离子交换树脂则不能很好地交换或交换不完全。

（3）被分离物质相对分子质量大，选用低交联度的树脂；相对分子质量小，选用高交联度的树脂。如分离生物碱、大分子有机酸、多肽类，采用 2%～4% 交联度的树脂为宜。分离氨基酸或小分子肽（二肽或三肽），则以 8% 交联度的树脂为宜。制备无离子水或分离无机成分，需用 16% 交联度的树脂。只要不影响分离的完成，一般尽量采用高交联度的树脂。

（4）作分离色谱用的离子交换树脂颗粒要求较细，一般用 200 目左右；作提取离子性成分用的树脂，粒度可较粗，可用 100 目左右；制备无离子水用的树脂可用 16～60 目。但无论作什么用途，都应选用交换容量大的树脂。

（二）流动相的选择

由于水是优良的溶剂并具有电离性，因此，大多数离子交换树脂色谱都选用水为流动相,有时亦采用水-甲醇混合溶剂。为了获得最佳的洗脱效果,经常需用竞争的溶剂离子,并同时保持恒定的溶剂 pH。为此,经常采用各种不同离子浓度的含水缓冲溶液。如在阳离子交换树脂中,经常用醋酸、枸橼酸、磷酸缓冲液;在阴离子交换树脂中,则应用氨水、吡啶等缓冲液;对复杂的多组分则可采用梯度洗脱方法,即有规律地随时间而改变溶剂的性质,如 pH、离子强度等。

（三）离子交换树脂的预处理

首先将新树脂浸泡在蒸馏水中 1～2 日,使它吸水膨胀后,然后按以下方法处理。

（1）强酸型阳离子交换树脂的商品树脂一般是 Na 型。用树脂体积 4 倍的 5％的盐酸搅拌 5 h 进行交换,使它变为 H 型后除去酸液,用水洗到中性。然后用 4 倍量的 5％氢氧化钠或氯化钠进行交换,使它变为 Na 型;除去氢氧化钠或氯化钠后,再用水洗至流出液不含 Na^+ 为止。必要时可重复 1～2 次上述处理。最后用 6 倍量的 5％盐酸进行交换,使它变为 H 型,用蒸馏水洗到中性为止。

（2）强碱型阴离子交换树脂的商品树脂一般是 Cl 型。先用树脂体积 4 倍量的 5％的氢氧化钠溶液使它变为 OH 型,除去碱液,用水洗涤到中性。然后用 4 倍量的 5％盐酸溶液使它变为 Cl 型,除去酸液后再用水洗到近中性时为止。必要时可重复上述处理 1～2 次,最后用 6 倍量的 5％氢氧化钠溶液进行交换,使它变为 OH 型。

（3）弱酸型阳离子交换树脂的商品树脂一般是 Na 型。先用树脂体积 4 倍量的 5％盐酸使它变为 H 型后,除去酸液,用水洗到中性。然后用 4 倍量的 5％氢氧化钠使它变为 Na 型,再用水洗涤至呈弱碱性。必要时可重复上述操作 1～2 次,最后用 6 倍量的 5％盐酸进行交换,使它变为 H 型,倒出酸液后用蒸馏水洗到中性。

（4）弱碱型阴离子交换树脂的商品树脂一般是 Cl 型。用强碱型阴离子交换树脂相同的方法进行处理,最后将其洗至近中性即可,因为 Cl 型可水解。在预处理过程中,也可以使用稀硫酸和氯化氨。

（四）装柱

将树脂放在烧杯中,加水充分搅拌除去气泡。在色谱柱中先倒入一些水并在柱中保持一定高度,打开活塞,将准备好的树脂随着少量水在搅拌下慢慢加入到色谱柱中,待树脂沉降后,上盖一层脱脂棉或滤纸即可。

（五）上样

样品一般以溶液形式（即将样品溶于水中或酸水、碱水中配成样品溶液）加入柱顶。阳离子交换树脂交换量较大,样品量可加到整个柱交换量的 1/2;而阴离子树脂的交换量较小,一般只加到全交换量的 1/4～1/3。

（六）洗脱及收集

用选定的流动相进行洗脱。对于难顶替的组分我们还可以采用梯度洗脱的方法。分步等量收集洗脱液,通过选择的指示剂指示交换终点,结束收集。

（七）树脂的再生

将用过的树脂使其恢复原状的方法叫树脂的再生。离子交换树脂可以重复使用,可采取预处理方法再生。离子交换树脂不用时加水保存,要注意防止霉变。保存时,阳离子树脂转为 Na 型。阴离子树脂转为 Cl 型。

四、凝胶柱色谱

（一）凝胶种类的选择

首先依据待分离成分的性质选择合适的型号。如果几种型号都可使用,就应根据具体情况在这些适宜型号范围选用。如要从大分子成分中除去小分子时,最好选用交联度大的型号为好;反之,如欲使小分子成分浓缩并与大分子物质分离,则以选用交联度较小的型号为好。

（二）溶胀

凝胶使用前需要浸入洗脱液中一至数天使其充分溶胀。如凝胶的溶胀不完全,会导致色谱柱的不均匀。

（三）装柱

凝胶色谱柱直径大小不影响分离度。样品用量大,可加大柱的直径,一般制备用凝胶柱,直径大于 2 cm。色谱分离度与柱长有关,因此,凝胶柱必须有适宜的高度,但过高易挤压变形阻塞,一般不超过 1 m。分组分离时用短柱,一般凝胶柱长 20～30 cm,柱高与直径的比值为 5∶1～10∶1,凝胶柱体积为样品溶液体积的 4～10 倍。单体分离时柱高与直径比值为 20∶1～100∶1。此外,柱滤板下的死体积应尽可能小;如果死体积大,被分离组分之间重新混合的可能性就大,其结果是影响洗脱峰形,出现拖尾现象,降低分辨力。在精确分离时,死体积不能超过总床体积的 1/1 000。

（四）装柱

凝胶在装柱前,可用水浮选法除去凝胶中的单体、粉末及杂质,并可用真空水泵抽气排除凝胶中的气泡。将柱垂直固定,加入少量流动相以排除柱中底端的气泡,再加入一些流动相于柱中约 1/4 的高度。然后在搅拌下缓缓地、均匀地、连续地加入凝胶悬浮液,同时打开色谱柱下口,维持适当的流速。凝胶在柱中均匀地沉积,直到所需高度为止。最后用较小的滤纸片轻轻盖住凝胶的表面,再用大量洗脱剂将凝胶床洗涤一段时间。待凝胶沉积稳定后,凝胶表面留少量溶剂。凝胶柱必须使填充非常均匀,否则必须重填。因此在进行分离之前,对色谱柱必须进行是否均匀的检查。检查方法是在柱旁放一支与柱平行的日光灯,用肉眼观察半透明的凝胶柱内是否有"纹路"或"气泡"。也可向色谱柱内加入有色大分子等,加入物质的相对分子质量应在凝胶柱的分离范围内。如果观察到柱内谱带窄、均匀、平整,即说明色谱柱性能良好;如果色带出现不规则、杂乱、很宽时必须重新装填。

（五）上样

凝胶柱上样时要使样品部分柱长尽量短和平整。上柱前一般将样品过滤或离心处理,防止样品中的一些沉淀物污染色谱柱。打开色谱柱的下口活塞,让流动相与凝胶柱床刚好平行,关闭出口。上样溶液浓度应尽可能大一些,用滴管吸取样品溶液沿柱壁轻轻地加入色谱柱中,再打开色谱柱的下口活塞,让样品液渗入凝胶内。当样品液面恰与凝胶床表面平时,再次加入少量的洗脱剂冲洗管壁。重复上述操作几次,使样品恰好全部渗入凝胶,随后可慢慢地逐步加大洗脱剂的量进行洗脱。

（六）洗脱及收集

流动相一般多采用水或缓冲溶液,少数采用水与一些极性有机溶剂的混合溶液。除此之外,还有个别比较特殊的流动相系统,这要根据溶质分子的性质来决定。由于凝胶色谱流速较慢,收集份数多,上样后最好可将色谱床与洗脱液贮瓶及收集器相连,设置好一个适宜的流速,就可定量地分步收集洗脱液。薄层色谱检查,根据化学成分分布情况进行合瓶,然后回收溶剂即得到被分离化合物。

（七）再生及保存

凝胶色谱在分离后用流动相稍加平衡就可进行下一次的色谱操作。但有时有污染物污染凝胶。若是沉积于凝胶床表面的不溶物,可把表层凝胶去掉,再适当增补一些新的溶胀凝胶,并进行重新平衡处理即可。如果整个柱有微量污染,可用 0.5 mol/L NaCl 溶液洗脱。

凝胶柱经多次使用后,会出现色泽改变、表面有污渍、流速减低等现象,此时就要对凝胶进行再生处理。葡聚糖凝胶的再生常用温热的 0.5 mol/L 氢氧化钠和 0.5 mol/L 的氯化钠的混合液浸泡,用水冲到中性;而聚丙烯酰胺和琼脂糖凝胶由于遇酸碱不稳定,则常用盐溶液浸泡,然后用水冲到中性。

经常使用的凝胶以湿态保存为主。为了避免凝胶柱染菌,可加少许氯仿、苯酚或硝基苯等化学物质,可使色谱柱保存放置几个月至一年。

第三节　常压柱色谱技术的应用及特点

尽管近年来随着色谱理论的迅速发展,色谱技术也逐步仪器化、自动化和高速化,但是常压柱色谱分离效率比经典的化学分离方法高得多,且不需要昂贵的仪器设备,更换流动相和吸附剂方便,消耗材料少,成本低,适合分离取样量从克到微克级范围的各种样品,具有高效能、高选择性、制备量大、应用范围广等特点,在中药有效成分的分离分析研究中仍占有重要的地位。目前主要应用在如下两个方面。

1. 分离混合物　在中药提取物的有效部位中,往往含有结构相似、理化性质相似的几种成分的混合物,用一般的化学方法很难分离,可用柱色谱将其分离。

2. 精制化合物　在提取、分离得到有效成分时,往往含有少量结构类似的杂质,不易除去,也可利用柱色谱除去杂质得到纯品。

由于中药有效成分类型不同,性质各异,所以选择色谱分离方法是不同的。一般生物碱的分离可用硅胶或氧化铝柱色谱,对于极性较高的生物碱可用分配色谱,而对季铵型水溶性生物碱也可用分配色谱或离子交换柱色谱。苷类的色谱分离往往决定于苷元的性质,如皂苷、强心苷,一般可用分配色谱或硅胶吸附柱色谱。挥发油、甾体、萜类包括萜类内酯,往往首选氧化铝及硅胶柱色谱。黄酮类化合物、鞣质等多元酚衍生物可用聚酰胺吸附柱色谱。有机酸、氨基酸一般可选用离子交换色谱,有时也用分配色谱。有些氨基酸也可用活性炭吸附柱色谱。对于大分子化合物,如多肽、蛋白质、多糖,常用凝胶柱色谱。

由于常压柱色谱的填料和分离机制有多种,因此在实际应用中有不同的特点。主要类型常压柱色谱在中药有效成分的分离时的应用特点如下。

一、吸附柱色谱

（一）硅胶柱色谱

硅胶柱色谱吸附容量较大,分离范围广,能用于极性和非极性化合物的分离,中药中存在的各类化学成分大都用硅胶进行分离。但硅胶又是一种弱酸性吸附剂,不宜分离碱性物质。

硅胶也是亲水性吸附剂,吸附能力较氧化铝弱,但使用范围远比氧化铝广,亲脂性成分及亲水性成分都可适用。

（二）氧化铝柱色谱

氧化铝柱色谱稳定性高、价格低廉、吸附能力强、分离效果好、活性容易控制,适用于中药中各类化学成分的分离要求。但氧化铝偏碱性,一些酚性化合物和部分酸性化合物,能与氧化铝结合因而不能应用。另外,氧化铝色谱时可催化引起一些副反应,例如某些化合物色谱时引起的异构化、氧化、皂化、水合以及脱氯化氢形成双键等反应。氧化铝经处理有 3 种不同类型供使用,它们的适用范围也不相同。

1. 碱性氧化铝　因其中混有碳酸钠等成分而带有碱性,对于分离一些碱性成分,如生物碱类的分离颇为理想,但是碱性氧化铝不宜用于醛、酮、酯、内酯等类型的化合物分离。

2. 中性氧化铝　是由碱性氧化铝除去氧化铝中碱性杂质再用水洗至中性得到的产物。中性氧化铝仍属于碱性吸附剂的范畴,不适用于酸性成分的分离,适用于分离生物碱、萜类、甾类、挥发油、内酯及某些苷类。

3. 酸性氧化铝　是氧化铝用稀硝酸或稀盐酸处理得到的产物,不仅中和了氧化铝中含有的碱性杂质,并使氧化铝颗粒表面带有 NO_3^- 或 Cl^- 的阴离子,从而具有离子交换剂的性质,可以用于酸性成分的柱色谱。

（三）聚酰胺柱色谱

聚酰胺柱色谱分离效率高,方法简便、速度快、制备容量大。极性物质与非极性物质均可适用,特别适合于分离酚类、醌类、黄酮类等化合物。但聚酰胺对鞣质的吸附力特强,近乎不可逆,故用于植物粗提取物的脱鞣处理也特别适宜。

（四）活性炭柱色谱

活性炭是非极性吸附剂,吸附容量较大,分离效果较好,价格便宜,适用于大量制备分离水溶性物质(如氨基酸、糖类及某些苷类)。

二、分配柱色谱

分配色谱没有死吸附现象,可以减少样品在分离过程中的损失,应用范围广泛,一般各类型化合物均能适用,特别适用于水溶性、亲水性化合物而又稍能溶于有机溶剂者。一般正相分配色谱主要用于分离极性及中等极性的化合物,反相分配色谱主要用于分离非极性及中等极性的各类化合物。但分配色谱也有样品处理量较少的缺点。

三、离子交换树脂柱色谱

离子交换树脂柱色谱主要用于分离离子性化合物,如生物碱、有机酸、氨基酸、肽类和黄酮类成分。在中药化学成分分离过程中,能粗分酸碱性与中性化学成分。一般中性成分不与离子交换树脂发生吸附,酸碱性成分依据酸碱性的大小能与离子交换树脂发生不同程度的吸附。阳离子交换树脂分离生物碱类成分,阴离子交换树脂分离有机酸类等酸性成分;弱酸性或弱碱性离子交换树脂用于分离吸附力强的中药成分,强酸性或强碱性离子交换树脂用于分离吸附力弱的中药成分;低交联度的离子交换树脂适合分离相对分子质量大的中药成分,高交联度的树脂适合分离相对分子质量小的中药成分。如分离生物碱、大分子有机酸及肽类用 $1\% \sim 4\%$ 交联度树脂为好,分离氨基酸可用 5% 交联度的树脂。离子交换树脂中聚合物骨架稳定,使用寿命长。在工业生产过程中,可以简化生产流程,缩短生产时间,提高生产效率和产品质量,广泛用于氨基酸、肽类、生物碱、有机酸、酚类等的工业生产。

四、凝胶柱色谱

凝胶柱色谱主要用于大分子化合物,如多肽、蛋白质、多糖、苷类等的分离,现已成为中药化学成分研究领域中最常用的分离方法之一。但凝胶柱色谱的价格较高,往往反复使用以降低成本。凝胶柱色谱还可用于大分子化合物的相对分子质量测定。

第四节　常压柱色谱技术应用实例

实例 1　半边旗二萜混合物的硅胶柱色谱分离

半边旗 *Pteris semipinnata* L 为凤尾蕨科真蕨目植物,主要应用于止血、生肌、解毒、消肿,治吐血、外伤出血、发背、疔疮、跌打损伤、目赤肿痛。现代药理学研究发现其具有抗菌、抗癌作用。其主要活性成分为贝壳杉烷结构的二萜类化合物。贝壳杉烷是一类含刚性四环骨架的二萜,主要存在于绿色植物的茎叶中。自然界发现的贝壳杉烷衍生物种类繁多,其生物活性包括调节植物生长、抗微生物、抗炎、抗细胞毒性及抗肿瘤等作用。

贝壳杉烷

首先称取一定重量的半边旗二萜混合物,将硅胶在烘箱中活化 2 h,干燥器中冷却到室温,用流动相充分浸泡,超声脱气,重力沉降法装柱(215 cm×30 cm),用流动相洗出硅胶中的杂质并平衡。半边旗二萜混合物粉末用流动相溶解配制成进料液,进样后以流动相洗脱,洗脱流速 1 mL/min,接收量每瓶 10 mL;其次经层析纯化的 4F 和 5F 样品分别用适量丙酮-水重结晶,收集白色晶体,得到 2 个化合物的纯品。

实例 2　常压氧化铝柱色谱分离制备石杉碱甲 A

草药蛇足石杉 *Huperzia serrata* 又名蛇足石松,为石杉科多年生草本。全草入药,有清热解毒、生肌止血、散瘀消肿的功效,治跌打损伤、瘀血肿痛、内伤出血,外用治痈疔肿毒、毒蛇咬伤、烧烫伤等。但该品有毒,中毒时可出现头昏、恶心、呕吐等症状。

石杉碱甲(huperzine A)是我国学者从蛇足石杉中分离得到的一种生物碱,化学名(5R,9R,11E)- 5 -氨基- 11 -亚乙基- 5,6,9,10 -四氢- 7 -甲基- 5,9 -亚甲环芳辛并- 2(1H)-吡啶酮。

石杉碱甲A

药理实验显示石杉碱甲是高效、可逆、低毒性的乙酰胆碱酯酶抑制剂,具有提高记忆的功能,用于中、老年良性记忆障碍及各型痴呆、记忆认知功能及情绪行为障碍,尚可用于治疗重症肌无力等。1994 年,石杉碱甲在国内上市应用于治疗阿尔茨海默病,商品名为哈伯因。1997 年,FDA 批准其作为食品添加剂或营养保健品在美国销售。石杉碱甲在蛇足石杉中的含量仅万分之几,且蛇足石杉本身生长周期长,对生长环境要求高,不便大量人工栽培。而人工合成的制备工艺目前还无法用于工业化的放大生产,因此从植物中分离制备仍然是获得它的主要途径。

采用固定相碱性氧化铝 100~200 目和硅胶 100~200 目干法装柱(径高比 1:10),干法上样(上样比例 1:50),三氯甲烷-甲醇(47:3,*V/V*)洗脱。硅胶柱的工艺参数为:填料粒度 200~300 目,湿法装柱(径高比 1:10),湿法上样(上样比例 1:30),三氯甲烷-甲醇(48:2,*V/V*)洗脱。所得产物溶于丙酮,静置过夜后,即可获得符合《中国药典》要求的结晶产物,本工艺条件下的石杉碱甲总回收率达到 76.1%。

石杉碱甲粗提浸膏

 ↓ 碱性氧化铝柱色谱,流动相三氯甲烷-甲醇(47∶3,V/V)

含石杉碱甲流分

 ↓ 硅胶柱色谱,流动相三氯甲烷-甲醇(48∶2,V/V)

石杉碱甲 A

图 14-7 石杉碱甲分离制备的工艺流程

实例 3 石斛中多糖的离子交换柱色谱分离纯化

中药石斛味甘,微寒,无毒,入胃、肾经,具有滋阴清热、生津益胃、润肺止咳、益精补肾、壮筋补虚之功效,为传统名贵中药。其来源植物有 70 多种,铁皮石斛 *Dendrobium of ficinale* Kimura et Migo、细茎石斛 *Dendrobium moniliforme*(L.)Sw.、细叶石斛 *Dendrobium hancockii* Rolfe 均为石斛的重要来源植物。现代科学研究表明,石斛的药理作用与其所含多糖有着密切关联。

石斛全草粉末经 95%乙醇提取后,按 20 倍体积水,90℃,每次 1 h,提取 3 次;过滤,合并滤液,减压浓缩;4 倍乙醇体积沉淀数次,再溶解,浓缩,透析,冻干,得石斛多糖。采用离子交换柱色谱:DEAE 纤维素柱(3.5 cm×55 cm),柱温 12℃,流速 2 mL/min;流动相为 NaCl 溶液,时间梯度为 0、200、400、600、800、1 000 min,相应 NaCl 浓度梯度为 0、0.05、0.1、0.2、0.3、0.5 mol/L;苯酚-硫酸法检测洗出峰。中性多糖质量分数测定:收集水洗脱峰,浓缩,冻干,获得物记为中性多糖;称重,计算中性多糖在多糖中所占比例。

石斛全草粉末

 ↓ 95% 乙醇提取,每次 1 h,提取 3 次;合并滤液,减压浓缩;4 倍乙醇
  体积沉淀,再溶解,浓缩,透析,冻干

石斛多糖

 ↓ 离子交换柱色谱:DEAE 纤维素柱(3.5 cm×55 cm);柱温 12℃;
  流速 2 mL/min;流动相 NaCl 溶液,梯度为 0、0.05、0.1、0.2、0.3、
  0.5 mol/L

石斛中性多糖

图 14-8 石斛中性多糖分离纯化的工艺流程

实例 4 新疆一枝蒿中黄酮类的聚酰胺柱色谱分离

新疆一枝蒿 *Artemisia rupestris* L. 为菊科蒿属植物,主要分布在新疆维吾尔自治区,欧洲也有分布,是维吾尔族常用药物,具有抗炎、抗肿瘤、抗过敏、活血、保肝和解蛇毒等作用。新疆一枝蒿全草含有黄酮类、倍半萜类、多糖、氨基酸和挥发油等多种成分,国内有文献报道从中分离得到槲皮素和木犀草素两个化合物。

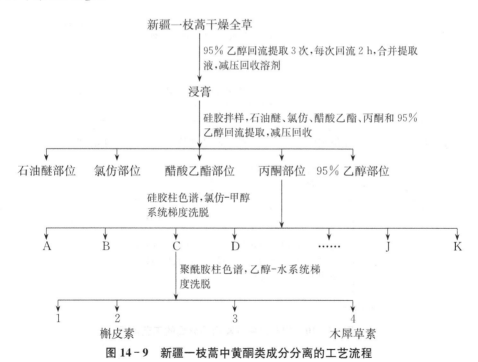

槲皮素　　　　　　　　木犀草素

新疆一枝蒿干燥全草 10 kg，用 95％乙醇回流提取 3 次，每次回流 2 h；合并提取液，减压回收溶剂，得浸膏 1.6 kg。取浸膏 1.4 kg 与硅胶（140～160 目）拌匀，依次用石油醚、氯仿、醋酸乙酯、丙酮和 95％乙醇回流提取；减压回收溶剂后得到 5 个部位：石油醚（366.8 g）、氯仿（369.7 g）、醋酸乙酯（89.5 g）、丙酮（170.5 g）和乙醇（255.7 g）。取丙酮部位 150 g 用硅胶柱色谱分离，氯仿-甲醇系统梯度洗脱，薄层色谱检查，合并成分相似的流分，减压浓缩得到 A～K 11 个部分。C 部分经过聚酰胺柱色谱，乙醇-水系统梯度洗脱，得到 4 个洗脱部分；其中第一部分得到化合物 2（槲皮素，2 mg），第 4 部分得到化合物 4（木犀草素，13 mg）。

图 14-9　新疆一枝蒿中黄酮类成分分离的工艺流程

实例 5　抱石莲中滨蒿内酯的凝胶柱色谱分离

抱石莲 *Lepidogrammitis drymoglossoides*（Bak.）Ching 为水龙骨科植物，生于海拔 880～1 580 m 的常绿阔叶林下岩石上或树干上，分布于长江流域以南各省区及福建、湖北、陕西和甘肃等地。具有凉血解毒、治瘰疬之功效。用于小儿高热、肺结核、风湿性关节炎、跌打肿痛、疮痈肿毒、各种出血等。关于该植物化学成分研究报道较少，目前仅从该植物中分离得到 20 多个化合物。有文献报道从中分离得到滨蒿内酯。

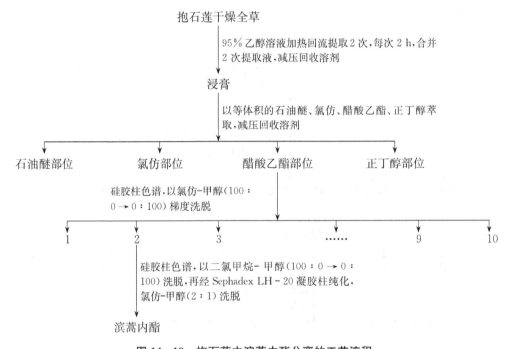

滨蒿内酯

抱石莲干燥全草 21 kg,95%乙醇溶液加热回流提取 2 次,每次 2 h；合并 2 次提取液,减压回收溶剂,得乙醇浸膏。浸膏以适量蒸馏水分散,依次以等体积的石油醚、氯仿、醋酸乙酯、正丁醇萃取,减压回收溶剂得石油醚部位 239.5 g、氯仿部位 132 g、醋酸乙酯部位 56 g、正丁醇部位 122.5 g。

取醋酸乙酯部位 50 g 进行硅胶柱色谱分离,以氯仿-甲醇(100∶0 →0∶100)梯度洗脱,每 250 mL 为 1 流分,经薄层色谱检识,合并主斑点相同流分,浓缩后得 10 个部分(Fr. 1 ~Fr. 10)。Fr. 2 经硅胶柱色谱,以二氯甲烷-甲醇(100∶0 →0∶100)洗脱,再经 sephadex LH - 20 凝胶柱纯化,氯仿-甲醇(2∶1)洗脱,得滨蒿内酯(4. 3 mg)。

图 14 - 10 抱石莲中滨蒿内酯分离的工艺流程

参考文献

[1] 吕应年,邓亦峰,李彩虹,等. 常压硅胶柱层析分离制备高纯贝壳杉烷型二萜[J]. 化学与生物工程,
    2006,23(9): 60 - 62.

[2] 徐朝晖,郑向炜,高君伟,等. 常压柱色谱组合法制备石杉碱甲[J]. 中国新药与临床杂志,2012,

31(12)：732 - 736.

[3] 华允芬,陈云龙,张铭.三种药用石斛多糖成分的比较研究[J].浙江大学学报(工学版),2004,38(2)：249 - 252.

[4] 吉腾飞,杨建波,宋卫霞,等.新疆一枝蒿化学成分研究Ⅱ[J].中国中药杂志,2007,32(12)：1187 - 1189.

[5] 张丽媛,任灵芝,王腾华,等.抱石莲的化学成分研究[J].中草药,2014,45(20)：2890 - 2894.

第十五章
中低压柱色谱技术

中低压柱色谱属于加压柱色谱,加压柱色谱是指施加压力于色谱柱进行的液相色谱,是从常压柱色谱的基础上发展起来的快速分离技术。常压柱色谱所用的分离填料的颗粒一般都较大,其分离的分辨率一般很有限。因此,要进一步提高色谱柱的分辨率,最有效的办法就是减小分离填料的颗粒大小或者增加色谱柱的长度,但这样会增大色谱柱的阻力以及降低流动相的流速。为了进一步提高柱色谱的分辨率又能保证有较快的分离速度,采用颗粒较小的分离填料,并对色谱柱施加压力是行之有效的办法。现在加压柱色谱可分离化学结构非常相近的样品,制备量可从毫克级至千克级,是一种最有效的现代分离手段。根据使用的分离填料的颗粒大小和施加压力大小的不同,加压柱色谱分为低压、中压和高压 3 种。由于加压柱色谱的流动相均为液相,同时为了区别于气相色谱,故加压柱色谱可分为低压液相色谱(low pressure liquid chromatography, LPLC)、中压液相色谱(middle pressure liquid chromatography, MPLC)和高压液相色谱(high pressure liquid chromatography, HPLC)3 种类型。高压液相色谱通常称高效液相色谱,其理论和应用以及仪器的发展迅速,我们将用专门章节介绍,本章仅介绍中、低压柱色谱技术。

1978 年 Clark W. Still 提出了关于在加压条件下进行柱色谱制备的方法,采用了更小颗粒度的吸附剂,使其具有更高的分辨率,因此能够完成化学结构非常相近、难度很大的分离工作。中低压液相色谱不仅优于经典的常压柱色谱方法,与高压色谱相比也有其独特的优势,主要体现在分离量、分离速度和成本上。因此,成本和压力都较低的中低压柱色谱仍是分离研究普遍使用的分离技术。另外低压、中压与高压液相色谱 3 种色谱是通过压力的大小大致划分,只是为了区分方便,它们的压力范围之间会存在一定交叠。

第一节　中低压柱色谱的原理

中低压柱色谱是利用较细颗粒的吸附剂,同时在柱子上端适当加压以提高洗脱速度的柱色谱方法。当施加一定压力的流动相通过色谱柱时,可降低样品在柱中的扩散效应,加快其在柱中的移动速度,这对提高分辨率、回收样品、保持样品的生物活性等都有利。分离同样量的样品,加压法比常压法用的吸附剂少,分离效果好。低压柱色谱、中压柱色谱和高压柱色谱所加压力大小不同,但它们的分离原理都是一样的,与经典色谱法相同,有吸附、分配、离子交换、分子筛等分离机制,通常是吸附色谱、分配色谱等应用较多,仅将流动相改为加压输送,色谱柱以特殊的方法用小粒径的填料填充,从而使柱效大大高于经典常压液相色谱,同时柱后连有高灵敏度的检测器,可对流出物进行连续检测。

第二节 中低压柱色谱技术的设备及操作

一、中低压柱色谱的设备

中低压柱色谱的设备主要包括输液系统、进样系统、分离系统、检测系统、色谱数据处理系统,如图 15-1 所示。其工作原理是由恒流泵输送流动相,通过进样阀上样,在色谱柱中对样品分离后,利用检测器检测、记录仪记录,并同时收集各个流分。

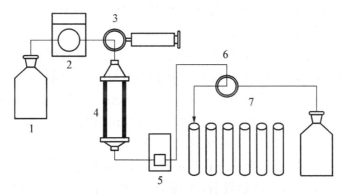

图 15-1 中低压柱色谱示意图
1. 流动相储存器;2. 泵系统;3. 进样阀;4. 柱;
5. 检测器;6. 流分收集器;7. 废液分流阀

(一)输液系统

用于进样的进样阀,一般采用隔膜注射进样器完成进样操作,进样量是恒定的,这对提高分析样品的重复性是有益的。

(二)进样系统

该系统包括加压泵、流动相贮存器和梯度仪三部分。加压泵是中低压柱色谱重要部件,一般使用恒流泵,用于使流动相以恒定的速度流过色谱柱,泵系统的流速范围必须能满足不同制备量的要求,其压力、流速可调且稳定。低压色谱压力一般为 $3.5\sim10$ bar $(1$ bar$=100$ kPa$)$,流速最大为 100 mL/min,中压色谱压力一般为 $5\sim50$ bar,流速范围:$2.5\sim250$ mL/min。

流动相贮存器用于存储选定的洗脱剂,梯度仪可使流动相随固定相和样品的性质而改变,包括改变洗脱液的极性、离子强度、pH,或改用竞争性抑制剂或变性剂等。这就可使各种结构相似的化学成分都能获得有效分离。

（三）分离系统

该系统主要是色谱柱，是色谱分离最核心的部分。色谱柱一般根据被分离化学成分性质和对压力需求来选择合适的色谱柱。因为固定相中的基质是由机械强度高的树脂或硅胶构成，它们都有惰性（如硅胶表面的硅酸基团基本已除去）、多孔性和比表面积大的特点，加之其表面经过机械涂渍（与气相色谱中固定相的制备一样），或者用化学法偶联各种基团（如磷酸基、季铵基、羟甲基、苯基、氨基或各种长度碳链的烷基等）或配体的有机化合物。因此，这类固定相对结构不同的化学成分有良好的选择性。

另外，固定相基质粒小，柱床极易达到均匀、致密状态，极易降低涡流扩散效应。基质粒度小，微孔浅，样品在微孔区内传质短。这些对缩小谱带宽度、提高分辨率是有益的。根据柱效理论分析，基质粒度小，塔板理论数 N 就越大。这也进一步证明基质粒度小，会提高分辨率的道理。

中低压制备色谱柱的柱体材质主要有 3 种：① 塑料柱：便于制造、便于观察，但容易变形与破裂。② 玻璃柱：便于观察与重复使用，但制造比较麻烦，压力过高容易破裂。③ 不锈钢柱：耐压程度更高、更安全，但不便于观察。

1. 低压柱　采用直径、高度不同的玻璃柱，两端制成螺纹接口。内装粒度较小填充剂，配成一定机械附件，用含氟塑料细管相连，使操作半自动化。色谱柱可反复应用，可根据被分离物的不同，选用不同类型的色谱填料，包括反相色谱的填料。也有商品化的塑料（聚丙烯材料）低压柱，操作简单方便，但对有机溶剂耐受性较差，一般为一次性柱，耐受压力范围小于 10 bar。使用较多的是 Merck 公司生产的 Lobar 系列产品，Lobar 柱可分离克数量级样品，其分辨效果有时可接近高效液相色谱分辨率。低压柱上样量高于高效液相色谱，且无须特别设备，实用省时，易于普及，分离效果高于一般的柱色谱。

2. 中压柱　采用更长、内径更大的色谱柱（更易添装）。中压柱一般为玻璃柱，适用于所有有机溶剂，常使用 5～20 bar 的压力来维持适当流速。中压液相色谱柱一般都是由自己填装的，固定相颗粒一般在 25～200 μm，可采用湿法或干法装柱。用硅胶进行分离时，通常干法装柱。应用键合固定相进行分离时，常用湿法装柱。

（四）检测系统

检测系统是对色谱峰进行在线检测，并将信号输出至记录装置和流分收集器。中低压制备色谱中，常用的检测器有紫外检测器、示差折光检测器和荧光检测器 3 种。与分析型色谱不同，制备色谱对检测器的灵敏度、基线噪声等的要求并不高，而是要求检测器能够在高流速下工作，并且在检测高浓度样品时不会出现平头峰。

1. 紫外检测器　该检测器适用于对紫外光（或可见光）有吸收性能样品的检测。其特点：使用面广（如蛋白质、核酸、氨基酸、核苷酸、多肽、激素等均可使用）；灵敏度高（检测下限为 10^{-10} g/mL）；线性范围宽；对温度和流速变化不敏感；可检测梯度溶液洗脱的样品。

2. 示差折光检测器　凡具有与流动相折光率不同的样品组分，均可使用示差折光检测器检测。目前,糖类化合物的检测大多使用此检测系统。这一系统通用性强、操作简单,但灵敏度低(检测下限为 10^{-7} g/mL),流动相的变化会引起折光率的变化,因此,它既不适用于痕量分析,也不适用于梯度洗脱样品的检测。

3. 荧光检测器　凡具有荧光的物质,在一定条件下,其发射光的荧光强度与物质的浓度成正比。因此,这一检测器只适用于具有荧光的有机化合物(如多环芳烃、氨基酸、胺类、维生素和某些蛋白质等)的测定,其灵敏度很高(检测下限为 10^{-12} ～10^{-14} g/mL),痕量分析和梯度洗脱作品的检测均可采用。

(五)流分收集器

简单的流分收集器只具有按时间或体积接收的功能,而比较好的流分收集器能够根据色谱峰进行收集,现在流分收集器都可根据时间、体积或色谱峰进行自动化收集,避免了烦琐的人工操作。

二、中低压柱色谱的操作方法

(一)样品预处理

根据上样方式不同,选择合理的样品预处理方案。如果提取物成分复杂,样品预处理后色谱分离更加容易。否则样品中杂质可能会在柱中析出,堵塞柱头,致使无法分离。通常正确、简单的样品预处理(如过滤、萃取等)对于去除原始混合物中不需要的物质是十分有用,尤其在使用昂贵的反相色谱柱时,尤其需要进行这样的预处理。

(二)分离方法的建立和条件优化

1. 色谱柱的选择　实验室里常用各种规格的玻璃柱,其价廉易得,但玻璃柱能承受的压力很小,容易破碎。不锈钢柱具有良好的耐腐蚀、抗压力性能,但其价格相对昂贵。色谱柱的大小应根据待分离样品的量进行选用,样品的处理量一般随所用色谱柱内径的增加而增加。为了提高分离样品的量,可以使用内径较大的制备柱,但随着柱径的增加,柱内填料装填的不均匀程度也将增加,而导致色谱柱的柱效降低,分离效果下降。色谱柱不宜太短,流动相在柱进口和出口的不规则流动使柱效降低。但柱长超过某一长度后,由于填充床层的不均匀性,使柱效不能随柱长线性增加;另外柱长增加也受泵的最大操作压力限制。

在同样的体积下,在能获得满意的分离度的条件下,尽可能使用短而粗的柱。长柱因理论塔板数较大而能够提供更佳分离度,但会因扩散效应而使峰形展宽,并且分离时间更长一些。短柱更易均匀装填,并且与长柱相比更容易操作。

2. 固定相的选择　中低压柱色谱可用硅胶、键合固定相(如 C_{18})、离子交换树脂、聚酰胺、氧化铝、凝胶、大孔树脂等作为色谱柱的固定相,可以根据待分离样品的化学性质进行选择,其中硅胶、键合固定相是中低压色谱最常用的填料。硅胶具有较高的样品容量和机械强度,对于相对分子质量较小(<2 000)的化学成分分离效果较好,且成本相对较低。选择合适的固定相柱填料还应注意颗粒大小。减小颗粒度可增加色谱柱的塔板数及分辨率分离效果佳,但也有装柱困难、需要更高的操作压力、成本增加等问题。固定相颗粒的

大小需根据分离的难易程度而定。进行有效分离的最适宜的固定相颗粒直径为 15 μm 左右。对于量小难分离的样品,应采用小颗粒(5～10 μm)的固定相;若固定相颗粒稍大,则采用稍长的色谱柱进行分离也可达到相同的分离效能。对于较易分离的样品,可采用较大颗粒的固定相及相对多的上样量,此外也可采用较低压力的进行分离。尽管如此,使用更小颗粒的固定相及更高的压力操作系统仍是一种发展趋势。

固定相柱填料颗粒形状对色谱分离也有影响,球形颗粒固定相填料优于不规则形状颗粒的填料,具有较高的机械强度,不易破碎,柱的填装重现性较好、使用寿命也较长,并能增加样品在柱中的渗透性等优点,但球形颗粒填料价格较高。

3. 流动相的选择　作为中低压柱色谱流动相的溶剂一般要求具有化学稳定性和惰性、低黏度、低沸点等性质,毒性、成本、纯度等也会影响溶剂的选择。通常使用混合溶剂,从而要求各个溶剂相互混溶,并且能完全溶解样品。若使用紫外检测器来监测分离过程,则所用溶剂在检测波长没有紫外吸收。

(三) 分离条件的建立和优化

中低压柱色谱的分离方法和分离条件可以通过薄层色谱和分析型液相色谱进行摸索、建立和优化。

1. 薄层色谱　薄层色谱快速方便的特点非常适合于用作柱色谱分离之前的条件摸索工具,可以确定柱色谱分离合适的固定相和较佳选择性的流动相条件。条件摸索时首先根据样品化学成分类型等情况,利用分子特性(即极性、大小、形状、电荷等)之间差别,确定分离机制,从而决定采用的色谱类型(即吸附、尺寸排阻、离子交换色谱)。然后进行测试多种溶剂,了解它们对样品的分离效果,从中可选择合适的流动相系统。同时优先分离系统参数,使在选择性、分离度和产率等方面获得满意结果。中低压柱色谱中应用最多的是硅胶和键合固定相的反相硅胶,因此,薄层色谱分析初步确定分离条件时,用硅胶薄层色谱来确定正相柱的条件,用反相硅胶薄层色谱来确定反相柱的条件。当采用该方法时,由于薄层色谱中硅胶的表面积是柱色谱中硅胶表面积的两倍,所选的展开剂条件应使样品的 R_f 值小于 0.3。当然,薄层色谱板的填料与柱色谱中填料完全相同(类型、厂家、粒径、孔径)时,才可确保两者试验条件的最佳转换。

2. 分析型液相色谱　由于分析型液相色谱仪器逐步普及,用分析型液相色谱进行柱色谱条件的探索也是一种有效方法。良好的分析型液相色谱分离通常是成功进行制备液相色谱分离的先决条件。通常要考虑的因素包括色谱柱尺寸、填料、流量、工作压力、进样量、产品纯度、产品回收率、色谱分离效果等。在分析色谱分离条件的基础上,线性放大到制备色谱过程。进行线性放大的基本假设是分析色谱系统和制备色谱系统的化学性质、传质过程都保持不变,而将进样量、流量、收集体积等乘以线性放大系数。线性放大系数为各色谱柱截面积与分析色谱柱截面积之比。将分析型液相色谱条件直接用于制备型分离时,所用的压力应为分析型分离时的 1/3 左右。

(四) 装柱

色谱柱柱床填装须使固定相颗粒分布均匀和装填密度均匀,才能获得较好的色谱分离效果。虽然现在有很多色谱柱商品供购买选用,但价格昂贵,中低压柱色谱的色谱柱通常还是实验室自己填装。

柱子的尺寸与被分离样品的量直接相关,通常硅胶用量与样品量的比值为 100∶3,而硅胶的质量/体积比近似为 1∶2(即 1 g 的硅胶的体积大概为 2 mL),因此很容易根据分离样品的量来确定色谱柱的大小。

根据固定相颗粒度和柱子的尺寸,采用不同的装柱方法,柱效跟填料的颗粒度关系很大,颗粒度的减小会增加装柱的难度。通常有干法装柱和湿法装柱两种。

1. 干法装柱　将填料直接装入柱中,加压压实即可。

2. 湿法装柱　将填料倒入装柱溶剂中,搅拌均匀成悬浆状,然后将此悬浆液慢慢连续不断地通过装柱器倒入柱内。此时应将管下端活塞打开,使洗脱剂慢慢流出。吸附剂慢慢沉于管的下端,待加完吸附剂后,将装柱器与泵相连,使用洗脱剂高流速冲柱,将柱压控制在 25 bar 左右,直到吸附剂的沉降不再变动即可。一般来说,颗粒直径小于 20～30 μm 的固定相采用湿法装柱。由于固定相悬浆以高速装入色谱柱,从而可减少空隙的形成。湿法装柱还比较适用于具有溶胀的填料,如反相硅胶,可克服因为溶胀柱内留有的气泡。但湿法装柱需要一定的设备。

（五）加样

正确的上样方法对于保证柱色谱分离成功十分重要,一般要求使样品均匀地分布于柱顶端。上样方式有液体和固体两种。用液体上样时尽可能选用流动相来溶解样品,然后加入色谱柱的顶部。操作顺序是:停泵——加入样品——冲洗进样口——启动泵。加入样品的方法有注射器进样、旋转阀进样、六通阀进样等。为了分离处理更多的样品,应在小体积的流动相中溶解较多的样品,但应注意样品在流动相中的溶解度。如果溶解度较小,样品溶液上样体积太大,分辨能力就会下降;另一方面,如果样品溶液上样体积太小,样品浓度过浓,则可能在柱的顶部形成沉淀,影响分离效果。必要时可将样品溶于不同于流动相的溶剂后上样,但需谨慎。固体上样是将样品的干粉与柱填料混合或预先吸附在填料上,然后加至柱顶或将混合物加入分离柱前的前置柱中。此法可解决样品溶解度低的问题。加样时,样品的量对色谱的分离效果起着关键作用,一般来说样品量大约为其硅胶量的 1%。有些中低压色谱柱经流动相进行优化后,进样量可增加到高达 10%,这样使得分离更加快速、高效和经济。

（六）洗脱

1. 等度洗脱　等度洗脱是经典色谱分离常用的方法,在洗脱分离过程中使用恒定组成的溶剂。

2. 梯度洗脱　在自动的快速色谱纯化系统中,梯度洗脱是经常使用的。梯度洗脱时,洗脱溶剂的极性随时间连续变化,可使分离过程加快,使纯化工作更简便、更快速。

（七）收集和检测

低压柱色谱一般采用与常压柱色谱相同的方式进行收集。中压柱色谱一般采用自动收集的方式,通过紫外检测器或其他检测器的检测,从而对峰进行收集。一般情况下有两种方式：① 收集峰。当信号强度和峰夹角大于设定值时，收集器被激活，开始收集。② 全部收集。通过信号强度和对夹角的设定，对色谱峰收集；对于没有出现色谱峰的液体，也按照一定体积进行收集。无论是第一种方式，还是第二种方式，它们对峰的收集，又分为半峰收集、全峰收集。半峰收集指当出峰时，从色谱峰的波峰到波谷作为一个流分收集，而全峰收集指对一个色谱峰的从波谷到波谷收集。如果对分离目标的纯度要求很高，一般建议用半峰收集的方式。当然，中低压制备也可以采用手动收集的方式对流分进行收集。但是必须通过计算，得出检测器到真正流出峰的滞后体积，一边精确地对色谱峰进行收集。

需要注意的是，色谱峰的大小不仅取决于样品中某个化学成分含量的相对多少，还与其被检测器检测的物理性质有关。如，混合物中一个主要的具有弱紫外吸收的化学成分可能被一个很微量的但具有很强紫外吸收的化学成分完全掩盖，此时根据色谱峰来收集流分可能导致主要化学成分的丢失。

分离结束后，可利用薄层色谱或分析型高压液相色谱对被分离的物质进行分析检测。

第三节　中低压柱色谱技术的应用及特点

中低压柱色谱是施加压力于色谱柱进行分离的液相色谱技术，分离速度快、制备样品量大、分离效果好，已经广泛应用于中药、天然产物、生物制品的纯化和精制。在相似中药化学成分的分离、敏感化合物的分离、超纯标准品的制备、生物分子如肽类化合物的分离等方面显示很强的技术优势，成为现代分离的常规技术手段。其主要特点如下：

（1）分辨率较高，中低压柱色谱中使用颗粒度更小的吸附剂，使其具有更高的分离因子，从而获得更高的分离度。

（2）分离速度快，通过加压，加快洗脱剂的流速，分离效率高。

（3）分离制备样品量的范围宽，中低压柱色谱可以处理从毫克级至克级的样品。常规色谱方法很难分离克数量级的化学结构非常相近的样品。

（4）简单易行，中低压制备系统装置相对简单，操作方便。

第四节　中低压柱色谱技术应用实例

实例　油橄榄叶中木犀草素-7-O-β-D-葡萄糖苷制备分离

油橄榄叶为木犀科木犀榄属植物油橄榄 *Olea europare* L. 的叶。油橄榄为常绿乔木，是世界著名的木本油料兼果用树种。栽培品种有较高食用价值，含丰富优质食用植物油——油橄榄油，主要分布于地中海国家，希腊、意大利、突尼斯、西班牙为集中产地。油橄榄叶含有裂环烯醚萜类、黄酮类、游离醇、甾醇、烷烃类等化学成分。现代药理学研究表明,油橄榄叶具有降血脂、调血脂、抗糖尿病的作用。下面主要介绍油橄榄叶中木犀草素-7-O-β-D-葡萄糖苷的分离提取。

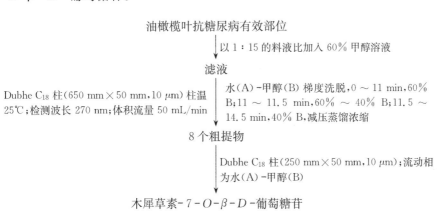

木犀草素-7-O-β-D-葡萄糖苷

将油橄榄叶抗糖尿病有效部位适量,以 $1:15$ 的料液比加入 60% 甲醇溶液,超声使其溶解,溶液过 $0.45\ \mu m$ 滤膜,滤液作为进样液备用。

首先采用 Dubhe C_{18}柱($250\ mm\times20\ mm$,$10\ \mu m$)进行初步优化;柱温 $25℃$;检测波长 $270\ nm$;体积流量 $10\ mL/min$;柱压 $5.3\ MPa$;进样量 $1\ mL$。以水(A)-甲醇(B)为流动相,洗脱条件:$0\sim8\ min$,$60\%\ B$;$8\sim8.5\ min$,$60\%\sim40\%\ B$;$8.5\sim11\ min$,$40\%\ B$;进样质量浓度为 $50\ mg/mL$。为了规模化制备,将上述优化的色谱条件在 DAC-HB 动态轴向压缩柱($650\ mm\times50\ mm$,$10\ \mu m$)上进行进一步优化,色谱条件:柱温 $25℃$;检测波长 $270\ nm$;体积流量 $50\ mL/min$;进样量 $17\ mL$;进样质量浓度 $50\ mg/mL$;柱压 $13.6\ MPa$。在此条件下,最终优化的洗脱条件为:水(A)-甲醇(B)梯度洗脱,$0\sim11\ min$,$60\%\ B$;$11\sim11.5\ min$,$60\%\sim40\%\ B$;$11.5\sim14.5\ min$,$40\%\ B$。在优选的色谱条件下,共分离得到 8 个组分经减压蒸馏浓缩至近干($70℃$,$-0.08\ MPa$),残渣转移至蒸发皿中,在减压真空干燥箱中($50℃$,$-0.08\ MPa$)至恒定质量,备用。

为了进一步分离纯化化合物,将分离得到的 8 个组分各 $0.8\ g$,在 60% 甲醇溶液以 $1:8$ 的料液比超声溶解,溶液过 $0.45\ \mu m$ 滤膜,滤液作为进样液备用。样品溶液分别在 Dubhe C_{18}柱($250\ mm\times20\ mm$,$10\ \mu m$)上进行纯化制备,流动相为水(A)-甲醇(B)。经过优化制备色谱条件,对第一次制备得到的组分进行 2 次制备,分离纯化得到木犀草素-7-O-β-D-葡萄糖苷。

油橄榄叶抗糖尿病有效部位

　　以 $1:15$ 的料液比加入 60% 甲醇溶液

滤液

Dubhe C_{18} 柱($650\ mm\times50\ mm$,$10\ \mu m$)柱温 $25℃$;检测波长 $270\ nm$;体积流量 $50\ mL/min$　　水(A)-甲醇(B)梯度洗脱,$0\sim11\ min$,60% B;$11\sim11.5\ min$,$60\%\sim40\%$ B;$11.5\sim14.5\ min$,40% B,减压蒸馏浓缩

8 个粗提物

　　Dubhe C_{18} 柱($250\ mm\times50\ mm$,$10\ \mu m$);流动相为水(A)-甲醇(B)

木犀草素-7-O-β-D-葡萄糖苷

图 15-2　油橄榄叶中木犀草素-7-O-$\boldsymbol{\beta}$-$\boldsymbol{D}$-葡萄糖苷分离的工艺流程

参考文献

[1] 袁黎明. 制备色谱技术及应用[M]. 北京：化学工业出版社，2004.

[2] 徐任生. 天然产物化学[M]. 第 2 版. 北京：科学出版社，2004.

[3] 丁明玉，杨学东，陈德朴，等. 现代分离方法与技术[M]. 北京：化学工业出版社，2004.

[4] K 霍斯泰特曼，A 马斯顿，M 霍斯泰特曼. 制备色谱技术[M]. 北京：科学出版社，2000.

[5] 夏雅俊，刘永峰，裴栋，等. 中压制备色谱法分离制备油橄榄叶中多酚类化合物[J]. 中草药，2014，45(12)：1689 - 1692.

第十六章
制备型高效液相色谱技术

高效液相色谱技术(high performance liquid chromatography,HPLC)是 20 世纪 60 年代末期在经典液相色谱技术和气相色谱技术的基础上发展起来的新型分离分析技术。由于气相色谱对高沸点有机化合物的分离分析受到局限,而经典的液相色谱技术操作烦琐,分离时间长,有人尝试将气相色谱的理论和方法引入经典液相色谱,因此,随着色谱理论的发展,微粒固定相、高压输液泵和高灵敏度检测器的研制成功,诞生了世界上第一台高效液相色谱仪,开启了高效液相色谱的时代。高效液相色谱使用粒径更细的固定相填充色谱柱,提高色谱柱的塔板数,以高压驱动流动相,使得经典液相色谱需要数日乃至数月完成的分离工作得以在几个小时甚至几十分钟内完成,且高效快速、选择性好、灵敏度高,成为现代化合物分离分析的主要方法。尤其在中药有效成分的分离中,常规的柱色谱技术经常很难分离化学结构相近的化合物,而制备型高效液相色谱的发展,其具有的高柱效和大载样量,使其在中药制备及分离中扮演重要角色。

从分离原理上讲,高效液相色谱技术和经典液相(柱)色谱技术没有本质的差别,但由于高效液相色谱采用了新型高压输液泵、高灵敏度检测器和高效微粒固定相,使其在分离速度、分离效能、检测灵敏度和操作自动化方面远远超过经典的液相色谱法,达到了和气相色谱技术相媲美的程度,且保持了经典液相色谱对样品适用范围广、可供选择的流动相种类多和便于用作制备等优点。但高效液相色谱技术与经典液相(柱)色谱技术的区别也是显而易见的,主要区别是:经典液相(柱)色谱技术使用粗粒多孔固定相,装填在大口径、长玻璃柱管内,流动相仅靠重力流经色谱柱,溶质在固定相的传质、扩散速度缓慢,柱入口压力低,柱效低,分析时间长。高效液相色谱技术使用了全多孔微粒固定相,装填在小口径、短不锈钢柱内,流动相通过高压输液泵进入高柱压的色谱柱,溶质在固定相的传质,扩散速度大大加快,从而在短的分析时间内获得高柱效和高分离能力。其他性能的比较如表 16-1 所示。

表 16-1　高效液相色谱技术与经典液相柱色谱技术的比较

项　　　目	高效液相色谱技术	经典液相(柱)色谱技术
色谱柱柱长(cm)	10~25	10~200
色谱柱内径(mm)	2~10	10~50
固定相粒径(m)	5~50	75~600

（续表）

项　　目	高效液相色谱法	经典液相(柱)色谱法
筛孔(目)	300～2 500	30～200
色谱柱入口压力(MPa)	2～20	$10^{-3}\sim5\times10^{-1}$
理论塔板数(m^{-1})	$2\times10^3\sim5\times10^4$	2～50
进样量(g)	$10^{-6}\sim10^{-2}$	1～10
分离时间(h)	0.05～1.0	1～20

　　随着高效液相色谱技术的发展,商业化、自动化、智能化的仪器设备大量出现。常见的高效液相色谱仪根据其用途可分为分析型和制备型两种。

　　分析型高效液相色谱的目的是分离鉴别及定量测定,不需对样品进行回收,系统中使用1～5 μm的固定相,一般进样量是微克级,甚至更低;样品量和固定相之比有的甚至小于1：100 000,进样体积一般来说都大大小于色谱柱体积(小于1：100)。在这种条件下,会达到很好的分离效果,峰形尖锐并且很对称,即呈一条高斯曲线的最佳峰形,有利于得到样品的组成及含量等信息。

　　而制备型色谱的目的在于从复杂的混合物中分离得到一定量高纯度的化合物,系统中使用5～40 μm颗粒的固定相。按样品的进样量还分为半制备或小规模制备型(≤100 mg)、制备型(100 mg～100 g)及大规模制备型(≥100 g)等类型。随着上样量的加大,其分离度也将下降。为提高每次分离获得纯品的数量,制备型高效液相色谱分离通常浓缩超量进样,在超载情况下运行,吸附变化线就会成非线性,峰形会变得不对称。大规模制备型制备型即生产型的高效液相色谱,它所制备的样品量在上百克甚至几千克,所用色谱柱直径常大于150 mm。制备型是在分析型的基础上发展起来的一种高效分离纯化技术,但制备型高效液相色谱不是分析型高效液相色谱的简单放大,它们之间有许多不同之处,两者的比较如表16-2。

表16-2　制备型与分析型高效液相色谱技术区别

项　　目	分　析　型	制　备　型
目的	获得样品的定量定性信息分离	富集或纯化样品成分
样品量	<0.5 mg	半制备型：≤100 mg 制备型：0.1～100 g 工业生产型：≥0.1 kg
进样模式	批操作	批操作连续操作
上样量	尽可能少,基本范围：$10^{-10}\sim10^{-3}$ g样品/柱填料(g)	尽可能大,基本范围：0.001～0.1 g样品/柱填料(g)
流速	1.0 mL/min	>10 mL/min
理论基础	线性色谱	非线性色谱

制备高效液相色谱相对于其他色谱的优势在于其上样量也能较大,分离速度快,分离度高,所制备的化合物纯度高。在中药化学成分分离方面应用广泛,优势显著。本章主要介绍实验室规模的制备型高效液相色谱。

第一节 基本理论和概念

高效液相色谱是在气相色谱和经典液相色谱的基础上发展起来的。现代液相色谱和经典液相色谱没有本质的区别。不同点仅仅是现代液相色谱比经典液相色谱有更高的效率和实现了自动化操作。经典的液相色谱技术的流动相在常压下输送,所用的固定相柱效低,分析周期长。而现代液相色谱技术引用了气相色谱的理论,流动相改为高压输送,色谱柱是以特殊的方法用小粒径的填料填充而成,从而使柱效大大高于经典液相色谱(每米塔板数可达几万或几十万);同时柱后连有高灵敏度的检测器,可对流出物进行连续检测。因此,高效液相色谱具有分析速度快、分离效能高、自动化等特点。

高效液相色谱分离系统也由固定相和流动相组成。固定相可以是吸附剂、化学键合固定相、离子交换树脂或多孔性凝胶;流动相是各种溶剂。根据分离机制不同,液相色谱可分为液固吸附色谱、液液分配色谱、化合键合色谱、离子交换色谱以及分子排阻色谱等类型。被分离混合物由流动相液体推动进入色谱柱。根据各组分在固定相及流动相中的吸附能力、分配系数、离子交换作用或分子尺寸大小的差异进行分离。色谱分离的实质是样品分子(以下称溶质)与溶剂(即流动相或洗脱液)以及固定相分子间的作用,作用力的大小决定色谱过程的保留行为。

高效液相色谱所用基本理论主要是塔板理论与速率方程,这些基本理论和概念可以用于了解化学成分在高效液相色谱过程中的运行状态,解释色谱流出曲线,研究色谱保留值和各种因素的影响规律,指导高效液相色谱的实验条件优化和实际应用。以下对这些理论和概念进行简单的介绍。

一、色谱图

高效液相色谱图又称流出曲线,如图 16-1 所示,是检测的信号强度随时间变化的曲线。流出曲线上突起部分称色谱峰。图中其他参数分别是如下 3 项。

1. t_R 保留时间(retention time),是从进样开始到组分出现浓度极大点时所需时间,即组分通过色谱柱所需要的时间。

2. t_0 死时间(dead time),是指不被固定相滞留组分的保留时间,相当于流动相到达检测器所需要的时间。

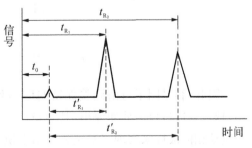

图 16-1 高效液相色谱图

3. t'_R 调整保留时间,是指组分由于和固定相作用,比不作用的组分在柱中多停留的时间,即组分在固定相中滞留的时间。等于组分的保留时间与死时间之差值,即:

$$t'_R = t_R - t_0$$

二、分配系数(K)

分配系数指在一定温度和压力下,组分在两相间达到平衡时于固定相与流动相中的浓度比。

$$K = \frac{C_s}{C_m}$$

K 为热力学常数,与组分性质、固定相性质、流动相性质及温度有关。当实验条件固定,K 仅与组分性质有关。

不同色谱固定相的分离机制各不相同,分别形成吸附平衡、分配平衡、离子交换平衡和渗透平衡,K 分别为吸附系数,狭义分配系数,选择性系数和渗透系数。虽然名称有所不同,但物理意义都一样,表示平衡状态下两相中浓度之比。除了凝胶色谱技术中的 K 仅与待测分子大小尺寸、凝胶孔径大小有关外,其他 3 种 K 值都受组分的性质、流动相的性质、固定相的性质以及柱温的影响。

三、容量因子(k)

容量因子是在平衡状态下,组分在固定相与流动相中的质量比。被分离各组分分配系数 K 不等或容量因子 k 不等是分离的前提,但容量因子 k 容易获得,实际工作中更为常用。

$$k = \frac{W_s}{W_m} = \frac{C_s V_s}{C_m V_m} = K \frac{V_s}{V_m}$$

式中,V_s、V_m 分别为组分在固定相和流动相中扩散的体积。反映溶质分子在柱中的移动速度。是色谱技术中广泛采用的保留值参数。

由于:

$$t_R = t_0 \left(1 + K \cdot \frac{V_s}{V_m} \right) = t_0 (1 + k)$$

$$k = \frac{t_R - t_0}{t_0} = \frac{t'_R}{t_0}$$

因此,容量因子可由调整保留时间与死时间之比而得,组分与固定相间的作用力越小,越容易通过色谱柱而流出,其容量因子越小。k 的最佳值为 $2 \sim 5$,k 值改变可通过调节流动相的极性来实现。对正相色谱来说,流动相极性增加,k 值减小;反相色谱则相反,即流动相极性增加,k 值增大。

四、理论塔板数(*N*)

理论塔板数是反映组分在固定相和流动相中动力学特性的重要色谱参数,是衡量色谱柱柱效的重要指标。理论塔板数的计算如下:

$$N = 5.454\left(\frac{t_R}{W_{1/2}}\right)^2 = 16\left(\frac{t_R}{W_b}\right)^2$$

式中,t_R 为保留时间;W_b 为峰宽。

常用理论塔板数 N 来评价色谱柱的分离效能。理论塔板数越大,组分在固定相和流动相间达平衡的次数就越多,色谱峰宽度就越窄;反之,理论塔板数越小,组分在固定相和流动相间达到衡的次数就越少,色谱宽度就越宽。

五、选择性系数(*α*)

选择性系数 α 同时也称为分离系数,它取决于两个色带间相隔距离及色带本身的宽度。

$$\alpha = \frac{t_{R_2} - t_0}{t_{R_1} - t_0} = \frac{k_2}{k_1}$$

改变 α 即是改变后一组分相对于前一组分的保留时间。当 $a = 1$ 时两组分分不开,α 的改变可通过选择不同的固定相或流动相来实现。改变 a 的途径主要有:改变固定相,改变流动相,改变温度,改变样品的本身性质。

六、分离度(*R*)

色谱系统的分离度是该系统分离两个组分能力的指标。分离度 R 表示 2 个相邻色谱峰的分离程度。R 的计算公式为:

$$R = \frac{2(t_{R_2} - t_{R_1})}{W_1 + W_2}$$

式中,W_1 及 W_2 是色谱峰基线宽度;t_{R_1} 及 t_{R_2} 是组分 1 和组分 2 的保留时间。分离度与柱效(*n*)、选择性因子(*α*)及容量因子(*k*)之间的关系如下:

$$R = \left(\frac{k}{k+1}\right)\left(\frac{\alpha-1}{\alpha}\right)\left(\frac{\sqrt{N}}{4}\right)$$

式中,选择性因子 $\alpha = k_2/k_1$,若 $k_2 = k_1$,则 $\alpha = 1$,$\alpha - 1 = 0$,$R = 0$,两组分无法分离。

以分配系数不等是分离的前提,在该前提下,N、α 及 k 越大,R 越大。改变多元溶剂系统的配比,洗脱能力改变,则 t_R 改变,是 k 改变;而 N 主要由色谱柱性能来决定。N、α 和 k 三者对分离度 R 的影响见图 16-3 所示。

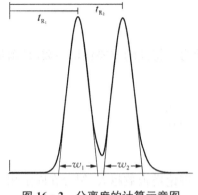

图 16 - 2 分离度的计算示意图

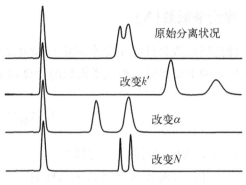

图 16 - 3 改变 N、α 和 k 对 R 的影响

七、速率理论

在高效液相色谱中,色带的扩散现象主要受以下 3 个因素影响。

1. 涡流扩散或多路径(H_p) 这是由柱内填料的装填均匀程度所引起的色谱峰展宽因素。这种展宽因素直接与色谱柱填料的均匀度和装填技术成正比,填料粒度越小,粒度范围越窄,装填越致密,涡流扩散的影响也就越小。

2. 纵向扩散或分子扩散(H_d) 这是当组分分子在色谱柱内随流动相向前移动时,由分子运动本身形成的纵向扩散的峰展宽因素。纵向扩散与组分分子在流动相中的扩散系数成正比,而与流动相流速成反比。所以当流动相流速较大时,由分子纵向扩散引起的影响可忽略不计。

3. 传质或质量转移(H_s、H_m 及 H_{sm}) H_s 为组分分子在固定相内的传质过程引起的峰展宽因素,H_m 为组分分子在流动相中的传质过程引起的峰展宽因素,H_{sm} 为组分分子在固定相孔隙内滞留的流动相中的传质过程引起的峰展宽因素。

柱效 H 是以上各个因素综合影响的结果,可用以下公式表示。

$$H = H_p + H_d + H_s + H_m + H_{sm}$$

根据对以上各个影响因素的分析,要得到好的分离效果,就必须尽量减少色谱峰展宽因素影响,减小填料粒径,提高填料装填的均匀度及采用低黏度的流动相以加快传质速率,才能提高柱效。

第二节 制备型高效液相色谱技术的设备及操作

高效液相色谱技术系采用高压输液泵将规定的流动相注入装有填充剂的色谱柱,对供试品进行分离测定的色谱方法。当样品用进样器注入后,即被高压输液泵输送的流动相带入色谱柱内,各组分在柱内流动相和固定相之间进行色谱分离。被分离的各个组分依次进入检测器,并将检测信息送入数据采集与处理系统,记录和处理色谱信号。最后流分收集器对不同分离成分进行收集，如图 16-4 所示。高效液相色谱由经典柱色谱发展而来，主要是对经典柱色谱做了三方面大的改进：一是应用了各种高效能的固定相，使液相色谱分离达到了高效；二是由高压泵加压解决了使流动相以一定速度流过色谱柱的问题；三是采用了先进的高灵敏度检测器。以上三方面的改进，使液相色谱发挥出高压、高效、高速、高灵敏度的特点。

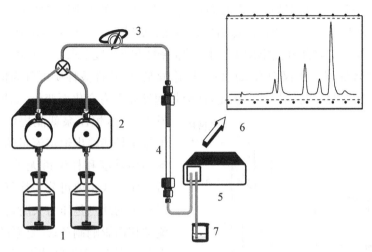

图 16-4　高效液相色谱的仪器示意图

1. 流动相容器；2. 高压输液泵；3. 进样器；4. 色谱柱；
5. 检测器；6. 色谱图；7. 收集容器

一、制备型高效液相色谱的仪器设备

制备型高效液相色谱仪主要包括输液系统、进样系统、色谱柱系统、检测系统和流分收集系统。高效液相色谱仪一般由高压输液系统、进样系统、色谱柱、检测器、数据采集与处理系几部分组成。仪器的各主要组成及其功能分别介绍如下。

（一）高压输液系统

高效液相的高压输液系统由溶剂贮存器、高压输液泵、梯度洗脱装置等组成。

1. 溶剂贮存器　存放洗脱液的储液瓶，其结构材料对洗脱液必须是化学惰性的。常见的溶剂贮存器一般由玻璃、不锈钢或氟塑料制成，容量为 1~2 L，用来贮存足够数量、符合要求的流动相。溶剂进入高压泵前应预先脱气，以免进柱后因压力下降使溶解在载液中的空气自动脱出形成气泡而影响检测器的正常工作。常用脱气方法有：① 低压脱气法。采用电磁搅拌水泵抽真空。由于抽真空会导致溶剂蒸发，对二元或多元洗脱液的组成会有影响，故此法仅适用于单一组成的洗脱液。② 超声波脱气法。洗脱液置于超声波清洗槽中，以水为介质超声脱气。一般 500 mL 溶液需 20~30 min。此法方便易行，脱气效果较好，是目前普遍采用的脱气方法。

2. 高压输液泵　高压输液泵是高效液相色谱仪中的关键部位之一。它产生的高压将流动相连续不断地送入柱系统，使样品在色谱柱中完成分离过程。在高效液相色谱仪中，由于液相色谱仪所用色谱柱柱径较细，所填固定相粒度很小，因此对流动相的阻力较大。为了使流动相能较快地流过色谱柱,对高压输液泵的性能有如下要求:① 输出压力高。由于色谱柱填料颗粒细,为使洗脱液以一定的流速流过色谱柱,泵必须具有一定的输出压力。同时,输出压力应平稳,脉动小,有利于降低检测器的噪声,提高信噪比和柱效。② 流量范围宽。流量可调范围大,一般在 0.01～10 mL/min 范围内可选择。对于大口径色谱柱输液能力可能须达到 100 mL/min。③ 流量恒定。为使色谱过程具有良好的重现性,泵的输出流量要稳定。其流量精度应为 1%左右。④ 耐酸、碱缓冲液的腐蚀,密封性好。⑤ 泵体易于清洗。由于制备的目的不只是为了取得好的色谱图,因而对泵的精密度和准确度要求并不十分严格。

目前在高效液相色谱仪中所采用的高压输液泵,按其排液性质可分为恒压泵和恒流泵两大类。恒压泵是保持输出压力恒定,而流量随外界阻力变化而变化,如果系统阻力不发生变化,恒压泵就能提供恒定的流量。

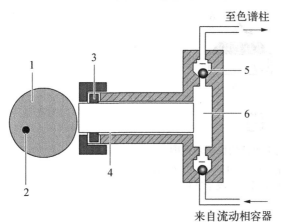

图 16-5　单活塞往复泵结构示意图

1. 偏心轮;2. 与电动机相连;3. 密封垫;
4. 活塞;5. 单相阀;6. 活塞缸

恒流泵是能给出恒定流量的泵,其流量与流动相黏度和柱渗透无关。高压输液泵按工作方式主要可分为往复泵和气动泵:气动泵的缺点是压力大时,会把气体溶入流动相而影响制备;往复泵的缺点主要是有脉冲存在,需加脉冲阻尼装置。其中往复柱塞泵是目前在高效液相色谱仪上应用最广泛的一种恒流泵,其结构如图16-5所示。许多高压输液泵都带有可变的柱头附件,只需改变活塞的截面积或行程距离就能很方便地满足从分析到制备的不同流量要求。

3. **梯度洗脱装置**　在色谱分离过程中,洗脱液组成按一定的速率连续改变称为梯度洗脱。由于液相色谱中洗脱液的极性变化直接影响样品组分的保留值(或 k),因此梯度洗脱可改善复杂样品的分离度,达到提高分离效果、缩短分离时间的目的。一般在液相色谱中,梯度洗脱比程序升温、流速程序、重复分离和连用柱等方法有效得多。梯度洗脱装置可分为以下两类。

(1) 低压梯度洗脱装置。低压梯度洗脱又称为外梯度洗脱,是在常压下将洗脱液按预先规定的比例混合后,再由高压输液泵输入色谱柱。所以也称泵前混合,仅需一台泵即可实现。

(2) 高压梯度洗脱装置。高压梯度洗脱又称为内梯度洗脱,是将洗脱液经高压输液泵加压后再混合的洗脱装置。常见的高压梯度洗脱装置由两台高压泵、梯度程序控制器、混合器等部件组成。两台泵分别将极性不同的溶剂输入混合器,经充分混合后再输入色谱柱。这是一种泵后高压混合形式。

梯度洗脱的实质是通过不断地变化流动相的强度,来调整混合样品中各组分的 k 值,使所有谱带都以最佳平均 k 值通过色谱柱。它在液相色谱中所起的作用相当于气相色谱中的程序升温,所不同的是,在梯度洗脱中溶质 k 值的变化是通过溶质的极性、pH 和离子强度来实现的,而不是借改变温度(温度程序)来达到。

(二)进样系统

进样系统包括进样口、注射器和进样阀等,其作用是把分析试样有效地送入色谱柱上进行分离。其总体要求是密封性好、死体积小、重复性好、进样时引起色谱系统的压力和流量波动要很小、便于实现自动化等。高效液相色谱的进样系统包括取样、进样两个功能,而实现这两个功能又分手动和自动两种形式。主要方式有以下几种。

1. 注射器进样 这种进样方式是用微量注射器刺过色谱柱上端进样器的隔膜,直注入色谱柱相连的进样头内。这种进样方式结构简单、操作方便、价格低廉,可以达到较高的柱效。但缺点是操作压力不能过高,进样量有限(一般小于 100 μL),进样重复性差。

2. 阀进样 在常压下,将样品溶液导入进样阀,经阀切换操作直接在高压状态下把样品送入色谱柱进行分离。阀进样耐压高,不需要停流。进样量固定,重复性好,操作方便。但阀接头和连接管死体积的存在,会对柱效率有一定影响。

高效液相色谱的进样阀有六通进样阀、双路进样阀等类型。其中六通进样阀最为常用,由阀体、阀芯、储样管、手柄、旋转密封环组成。阀体和阀芯为不锈钢制成,旋转密封环为聚四氟乙烯等材料制成;阀芯和旋转密封环由同一手柄带动旋转。密封环上有 3 个互不能通的沟槽供样品和流动相流动。进样后,储样管内的样品即被流动相带入色谱柱中。如图 16-6 所示。六通进样阀的优点是进样量较大,可变化范围较宽,重复性好,耐压高和易于自动化,可适用于制备分离。缺点是阀的死体积大,容易引起色谱峰的展宽,且进样后清洗麻烦。

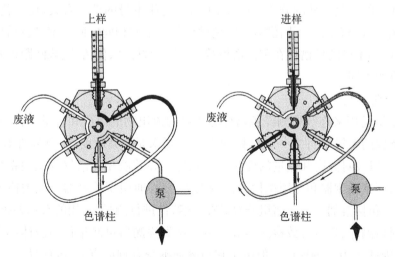

图 16-6 六通阀进样器及工作原理

3. 自动进样器进样 只需将装好样品的小瓶按一定次序放入样品架上,操作者设定好的进样程序,自动进样器便会按照程序控制和要求,自动进行取样、进样、清洗取样系统等一系列操作,该系列操作可以分成 3 个阶段:① 吸入样品到进样针。② 注射样品到定量环。③ 冲洗进样装置。以上操作自动循环运行。

自动进样器的样品架上有转盘式和排式等类型,比较常见的是转盘式样品架,自动进样工作步骤如下:① 电机带动储样盘旋转,将待分离样品瓶置于取样器下方。② 电机正转,丝杆带动滑块向下移,把取样针刺入样品瓶塑料盖,滑块继续下移,样品溶液经取样针管道吸入进样阀定量管,完成取样动作。③ 进样阀切换完成进样。④ 电机反转,丝杆带动滑块上移,取样针恢复原位。

(三) 色谱分离系统

色谱分离系统主要是色谱柱及连接管等。分析型高效液相色谱仪往往还会有保护柱、恒温器等部件。

色谱柱是色谱分离结果良好的关键,是高效液相色谱仪的核心部件。通常对色谱柱的分离性能要求是分离度高,柱容量大,分离速度快。

色谱柱管材料均采用优质不锈钢,内壁要求精细抛光加工,不允许有轴向沟痕,以免影响色谱过程的良好进行,引起色谱区带的展宽,降低柱效。柱长为 $10\sim50$ cm,实验室制备型色谱柱内径一般为 $20\sim40$ mm,分析型的色谱柱内径为 $2\sim6$ mm,一般为 4.6 mm。

色谱柱的填料常用化学键合硅胶,以十八烷基硅烷键合硅胶最为常用,辛基硅烷键合硅胶和其他类型的硅烷键合硅胶(如氰基键合硅烷和氨基键合硅烷等)也有使用。正相色谱系统使用极性填充剂,常用的填充剂有硅胶等。离子交换色谱系统使用离子交换填充剂;分子排阻色谱系统使用凝胶或高分子多孔微球等填充剂;对映异构体的分离通常使用手性填充剂。填料颗粒的大小、形状、均匀性、表面积、孔径、孔体积等均会影响色谱柱的效率。填料粒度小、粒度均匀、规则球形,有利于提高柱效。

值得注意的是色谱柱的分离性能,除了与固定相本身的性能有关,还与色谱柱结构、装填和使用技术等有关。不同供应商的色谱柱甚至来源相同的同一型号色谱柱也可能存在很大差异,如不同的色谱柱在理论塔板数、谱峰的对称性、保留值、峰间距以及使用寿命等方面会有所不同。

(四) 检测系统

检测系统是用来连续检测经色谱柱分离后的流出物的组成和含量变化的装置,是高效液相色谱仪的关键部件之一。对检测系统的要求是:灵敏度高,重复性好,线性范围宽,死体积小以及对温度和流量的变化不敏感等。高效液相色谱仪的检测系统按其应用范围分为通用型检测器和专用型检测器两大类。① 通用型检测器。该类检测器是对色谱柱流出物(包括溶剂和被分离组分)总体理化特性进行测量,常用的有示差折光检测器、蒸发光散射检测器、介电常数检测器等。由于这类检测器可测量任何液体都存在的理化特性响应,因此连用范围很广。但由于它与溶剂本身有响应有关,因此易受温度、流量等因素的影响。② 专用型检测器又称溶质性质检测器,是仅对被分离组分某种理化特性进行测量的检测器,它选择性地测量样品有别于溶剂的某一理化特性,仅某些被分离组分响应灵敏,而对流动相本身没有响应或响应很小。常用的有紫外检测器、荧光检测器、电化学检测器、化学发光检测器等。其中紫外检测器是使用最广泛的检测器,其次是示差折光检测器和荧光检测器。这类检测器的灵敏度高,受外界影响小,且可用于梯度洗脱,但由于它只能选择性地响应某一理化特性,而不具备该理化特性的化合物无法响应,这就限制了其应用范围。以下介绍几种常用的检测器。

1. 紫外检测器　紫外检测器是利用被分离组分对特定波长紫外光的选择性吸收而进行检测。其工作原理都是基于光的吸收定律——朗伯比耳定律。紫外检测器从结构上可分为单波长式、多波长式、紫外/可见分光式和光电二极管阵列快速扫描式。其中,光电二极管阵列检测器(DAD)是一种新型紫外吸收检测器,可获得全部紫外波长的色谱信号,即可以获得时间、光强度和波长等全部色谱信息的三维立体图谱,如图 16-7 所示。二极管阵列检测元件由 1 024(512 或 211)个光电二极管组成,可同时检测 180～600 nm 的全部紫外光和可见光的波长范围内的信号,应用钨灯与氘灯的组合光源。氘灯光源发出连续光,经过消色差透镜系统聚焦在检测池。透过光束经过入射狭缝投射到光栅,经过光栅的表面色散投射到二极管阵列元件上。光照射二极管,产生入射二极管电流,这样由光信号转换成电信号被仪器检测到(见图 16-8)。全扫描的紫外检测器比单波长的用途更为广泛,在制备型色谱中紫外检测器流动池体积也相应有所增大,响应的非线性使得制备型色谱在高样品浓度下,灵敏度或检测器的检测能力有所下降。

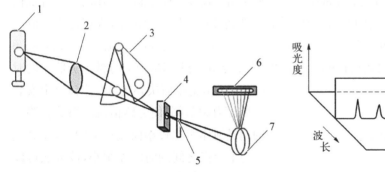

图 16-7　光电二极管阵列检测器结构示意图

1. 氘灯；2. 透镜；3. 快门；4. 流通池；
5. 狭缝；6. 二极管阵列；7. 光栅

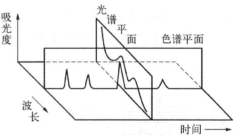

图 16-8　光电二极管阵列检测器
检测结果示意图

紫外检测器在高效液相色谱中应用广泛,具有灵敏度高、对温度和流速不敏感、可用于梯度洗脱等优点,是最常用的检测器。但紫外检测器仅适用于测定有紫外吸收的物质。在用于制备分离时,为了适应制备过程大流量和高浓度的特点,允许在被分离组分的最大吸收波长下检测。紫外检测器的波长可变,也有利于选择特定波长检查样品中可能存在的微量杂质。而用于分析型高效液相色谱时,紫外检测器的主要缺陷是线性范围窄,很容易超负荷。改进办法是利用多波长的有利条件,可选择对样品吸收小的波长来检测,必要的时候也可以采用分流技术。

2. 示差折光检测器　示差折光检测器是通过连续测定色谱柱流出液折射率的变化而对样品浓度进行检测的。任意一束光由一种介质射入另一种介质时,由于两种介质的折射率不同而发生折射现象。由于样品被分离组分溶液的折射率与流动相溶剂折射率有差异,当这些组分洗脱出来时,会引起流动相折射率的变化,这种变化与样品被分离组分的浓度成正比。检测器的灵敏度与溶剂和溶质的性质都有关系,溶有样品的流动相溶液和流动相溶剂本身之间折射率之差反映了被分离组分在流动相中的浓度。示差折光检测器属于浓度型检测器,响应信号与溶质的浓度成正比,样品的浓度越高,溶质与溶剂的折射率差别越大,检测器响应信号越大。示差折光检测器一般可按物理原理分成4种不同的设计:反射式、折射式、干涉式和克里斯琴效应示差折光检测器。它们的共同特点是检测器响应信号反映了样品流通池和参比池之间的折射率之差。

由于示差折光检测器是一种通用型检测器,对所有物质都有响应,具有广泛的适用范围,它对没有紫外吸收的物质如高分子化合物、糖类、脂肪烷烃等都能够检测。示差折光检测器还适用于流动相紫外吸收本底大,不适于紫外吸收检测的体系。在凝胶色谱中示差折光检测器是必不可少的,尤其是对聚合物,如聚乙烯、聚乙二醇、丁苯橡胶等的相对分子质量分布的测定。另外,示差折光检测器在制备型色谱中,即使在不了解被分离组分的物理化学性质的情况下仍能进行检测并给出有用的信息。但与紫外检测器相比,示差折光检测器的灵敏度较低,一般不用于微量组分的分离分析。由于示差折光检测器对溶剂组成变化有响应,故不能用于梯度洗脱。另外因折射率是与温度有关物理特性,故示差折光检测器对温度变化敏感。

示差折光检测器是制备色谱经常使用的一种通用性较好的检测器。使用时为了降低检测器的噪声水平,常采用分流的办法,即色谱流出液离开柱口后分成两路,固定让少量流出液(如10%)通过检测池,再与主流路汇合进入流分收集器或直接排放。但需要注意的问题是因分流阻力无法调整,不能保证两股流路中的浓度分布互相协调,有时导致流分收集的时间差错。较好的解决办法是在主流路上安装一个压力调节阀,使旁路恒流。当此旁路上的测量池体积比较小而流量适中时,在分流点与汇合点之间的时间差很小,该方法可以用于柱流量较大的场合。

3. 蒸发光散射检测器 蒸发光散射检测器(ELSD)是基于溶质的光散射性质的检测器。由雾化器、加热漂移管、激光光源和光检测器等部件构成。色谱柱流出液导入雾化器,被载气(压缩空气或氮气)雾化成微细液滴,液滴通过加热漂移管时,流动相中的溶剂被蒸发掉,只留下溶质,激光束照在溶质颗粒上产生光散射,光检测器收集散射光并通过光电倍增管转变成电信号,如图16-9所示。因为散射光强只与溶质颗粒大小和数量有关,而与溶质本身的物理和化学性质无关,所以ELSD属通用型和质量

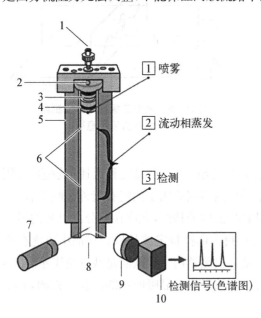

图 16-9 蒸发光散射检测器原理示意图

1. 柱流出物;2. 喷雾器减压;3. 氮气;4. 喷雾器;
5. 加热漂移管;6. 样品微粒;7. 激光光源;
8. 排出气体;9. 光检测器;10. 光电倍增器

型检测器,适合于无紫外吸收、无电化学活性和不发荧光样品的检测。其灵敏度与载气流速、气化室温度和激光光源强度等参数有关。与示差折光检测器相比,温度影响小,信噪比高,也可用于梯度洗脱。对不稳定的样品可安装分流装置进行收集。

4. 荧光检测器 荧光检测器是基于某些被分离组分在紫外光照射下能产生荧光的特性而进行检测。许多有机化合物,如芳香族化合物、蛋白质、肽类、有机胺、生物碱、激素等,在被一定强度和波长的紫外光照射后,发射出较激发光波长更长的荧光。产生的荧光强度与激发光强度、量子效率和样品浓度成正比。荧光检测器最大的优点是灵敏度高和选择性好。其灵敏度要比紫外检测器高 2～3 个数量级,且所需样品量很小,一般可检测到每毫升多少纳克的含量。但由于能产生荧光的化合物比较有限,荧光检测器不如紫外检测器的应用广泛。

5. 质谱检测器 利用质谱仪的灵敏度高、选择性好,且能提供一定结构信息的特点,将质谱作为高效液相色谱分离后各组分的检测器是发展的方向。高效液相色谱与质谱的连用技术(简称液-质连用技术,LC-MS)已广泛使用。但目前液-质连用技术主要用于定性和定量分析。但质谱检测器能使高效液相的方法建立更加方便,可以跟踪并鉴别不同色谱图中的每个峰、从痕量化合物或干扰中找出目标化合物及辨认干扰峰。在质谱检测器提供的结构信息的引导下,可以选择高效液相色谱分离后感兴趣的峰进行收集,这样不仅提高了分离工作效率,而且提高了对感兴趣的分离目标针对性,对于中药化学成分的分离研究具有广阔的应用前景。

目前,高效液相色谱仪通用的检测器主要为紫外检测器、示差折光检测器和蒸发光散射检测器。对于无紫外吸收的化合物,可采用后两种检测器。与分析型高效液相色谱不同,用于制备型高效液相色谱的检测器应能适应流动相高速流过。因柱上洗脱下来的物质浓度过高,会导致检测器超负荷,所以制备型高效液相色谱常常在紫外吸收较弱处进行检测,或是采用旁路分离管将少量流出液导入分析型检测器。将示差折光检测器与紫外检测器联合使用则效果更好。因为紫外检测器在超载状态下使用容易引起误差。且由于组分分离的不完全及非线性下的响应,使得主要组分的回收率下降,而用示差折光检测器就可克服这一点,使得主要组分的回收率比较高。虽然示差折光检测器常适用于制备分离,但在某些系统中为了准确地检测样品中所有峰,往往也需要将示差折光检测器与紫外检测器配合使用。所以要根据制备的规模和组分的吸收情况来选择检测器。当没有合适的检测方法时,也可用薄层色谱对高浓度的流出液各流分进行检测。

检测器的性能通常可用以下几个主要指标来评价。

(1) 噪声(noise):噪声是指检测器输出信号与被测样品无关的随机扰动变化,分为短噪声和长噪声两种形式。短噪声又称毛刺,由比色谱峰的有效值频率更高的基线扰动构成,其存在并不影响色谱峰的分辨。长噪声是由与色谱峰相似频率的基本扰动构成的,会影响色谱峰的分辨。出现长噪声的主要原因是检测器本身组件的不稳定,或是对环境温度变化及流量波动很敏感,流动相含有气泡或被污染等。

(2) 漂移(drift):漂移是指输出信号的基线随时间的增加朝单一方向偏离。它是比色谱峰有效值更低频率的输出扰动,不会使色谱峰模糊,但是为了有效工作需要经常调整基线。漂移产生的原因有电源电压不稳、温度及流量的变化、固定相的流失、更换的新溶剂尚未完全平衡等。噪声和漂移都会影响检测器的检测能力,需设法降低或消除。

(3)灵敏度(sensitivity):灵敏度又称响应值,是指一定量的物质通过检测器时所发出的信号大小,是衡量检测器质量的重要指标。实验表明,一定量的物质(W)进入检测器后,会产生一定强度的响应信号(R)。如果以 R 对 W 作图,可得到一曲线,曲线的斜率即为检测器的灵敏度(S):

$$S = \Delta R / \Delta W$$

式中,ΔR 为信号的增加值,ΔW 为样品量的增加值。因此,灵敏度是响应信号对进样量的变化率。检测器的灵敏度与样品性质有关,斜率越大的样品灵敏度越高。此外,检测器的进样量是有限度的,超过最大允许进样量时,响应值不再与样品量呈线性关系。

(4)线性范围(linear range):线性范围是指检测器响应信号与试样量之间存在的线性关系范围。通常以呈线性响应的样品量上、下限来表示。检测器的响应信号 R 与样品浓度 C 之间的关系如下:

$$R = BC^X$$

式中,B 为比例常数,X 为检测器的响应指数。当 $X=1$ 时,$R=BC$,为线性响应;当 $X \neq 1$ 时,则认为是非线性响应了。当然,由于电子和机械等原因,检测器不可能做到绝对线性。实际上,只要 $X=0.99 \sim 1.02$,就可认为是线性响应了。在线性范围内,用输出信号大小进行定量分析既方便又准确;若非线性部分,以输出信号大小判断样品含量将产生偏差。一般希望检测器的线性范围尽可能大些,以便兼顾不同量样品的测定工作。

(5)检测限(detectability):检测限是指在噪声背景下恰能产生可辨别信号时进入检测器的样品量,是检测器的重要性能指标。检测限与噪声有关,一般规定响应值等于两倍噪声时所需的样品量:

$$D = 2N / S$$

式中,D 为检测限,N 为噪声,S 为灵敏度。检测器噪声越小,检测限也越小,说明检测器的检测能力强,性能好。具有一定噪声水平的同一仪器,灵敏度高的物质检测限小。

(五)流分收集器

在制备型分离工作中需使用大量的洗脱溶剂,因此要采用适当的收集器。若收集一个或几个已分离的组分,用手动流分收集器即可。然而当大量样品组分必须一次分离或为了提高一个或多个组分的收集量而要进行多次重复性分离,使用自动流分收集器更为方便。如有可能,应对溶剂回收再利用,因而也应尽量不使用混合溶剂。在使用反相或聚合物吸附进行分离时,有时从水液中回收样品较困难,一种解决办法是蒸除其中的有机溶剂,然后用甲苯或氯仿提取残留水液。

(六)数据采集与处理系统

高效液相色谱仪的数据采集与处理系统包括计算机和相关的智能管理软件。通过计算机控制整个高效液相色谱仪的运转,并进行数据的收集、贮存和处理等工作,从而使制备型高效液相色谱仪的分离速度以及自动化程度等大为提高。并广泛使用集成了一系列智能管理软件的色谱工作站来采集记录和分析处理色谱的信息数据。这些色谱智能化软件包括高效液相色谱仪最佳柱系统推荐、色谱条件优化、定性、定量、谱图库的建立、谱图检索及显示等。系统的主要功能如下。

1. 自动控制　操作者通过计算机对高效液相色谱仪的实验参数进行指令性控制。预先设定色谱仪的操作参数,如柱温、流动相流量、梯度洗脱程序、检测器灵敏度、最大吸收波长、自动进样器的操作程序、分析工作日程等,并可以全部实现自动控制。还可对色谱仪的工作状态进行自行诊断,并能用模拟图形显示诊断结果,可帮助色谱工作者及时判断仪器故障并予以排除。

2. 在线显示　色谱分离过程中在线绘出色谱图,同时标出每个色谱峰的名称、保留时间、峰高或峰面积,可对色谱柱控温精度、流动相流量精度、氘灯和氙灯的光强度及使用时间、光吸收波长校正、检测器噪声、自动进样器的线性等进行监测。

3. 自动采集　智能化数据处理和谱图处理功能可由色谱分析获得色谱图,打印出各个色谱峰的保留时间、峰面积、峰高、半峰宽,并可按归一化法、内标法、外标法等进行数据处理,打印出分离结果。谱图处理功能包括谱图的放大、缩小,峰的合并、删除,多重峰叠加等。使用专用的多种色谱参数的计算和绘图软件,可计算柱效、分离度、Kovats保留指数、拖尾因子,并可绘制标准工作曲线等,还可进行仿真模拟等操作。

4. 处理储存　色谱工作站可对数据进行归纳分类和统计处理,可运行多种色谱分离优化软件、保留指数定性软件等。可自动修正和优化色谱分析数据,如对基线进行校正、搭界色谱峰的分解等。并可利用已储存的分析方法和计算程序,按操作者的要求自动打印出分离分析结果。其大大提高了工作效率,也改善了结果的准确度和精密度。

二、制备高效液相色谱方法的建立与操作

（一）样品预处理

在高效液相色谱进样之前,需对样品进行预处理,才能获得较好的分离结果,并对色谱柱、仪器起到保护作用。好的预处理会使液相色谱制备上样量和回收率大为提高,降低溶剂损耗,延长色谱仪器、色谱柱使用寿命等。有时样品的预处理往往成为样品分离成败的关键,这一点在中药化学成分的分离中尤为重要。

1. 样品组分的富集　高效液相色谱分离的样品通常已经过化学或色谱方法初步分离。但当样品组分复杂,不同物质以多相非均一态存在,被分离组分浓度低时,要获得高的回收率、重现性好的分离结果,可对样品进行处理,常用的方法有过滤、离心、沉淀、液液萃取、柱色谱等。近年来,低压快速分离色谱(FLASH)、固相萃取(SPE)、超临界萃取(SFE)等一些新颖、简单、快速、高效的方法已被成功用于中药等复杂样品的处理,使样品有效成分达到预富集,提高制备上样量和回收率,降低溶剂损耗,延长色谱仪器、色谱柱使用寿命等。

2. 样品的溶解　用高效液相色谱分离时,通常要将样品溶解后进样,选择合适溶剂溶

解样品也是高效液相色谱分离制备过程中的重要步骤。所选择的溶剂应对样品具有很高的溶解度,不干扰样品的分离,和流动相互溶,容易处理,安全低毒为好。溶解样品的溶剂以流动相为溶剂溶解为最佳,也可用与流动相不同的溶剂,一般尽量选择流动相或接近流动相组成的溶剂,以便减小洗脱体积并防止峰变形。如被分离的组分在流动相中溶解度低,就很难在柱内形成高含量的溶液区;如果选择溶解样品的溶剂强度大于流动相的洗脱强度,那么,流动相洗脱体积就会增加。在考虑样品溶液的稳定性、方法的经济与方便的基础上,可换用水、甲醇等较简便、经济的溶剂。但要充分考察溶剂给色谱系统带来的一系列影响。另外,要避免采用色谱柱填料不允许使用的溶剂。对于难溶样品,可以采用DMF、DMSO溶剂溶解,但可能需要采用在线稀释技术。

3. 样品和溶剂过滤　由于色谱柱填料颗粒很细,内腔很小,溶剂和样品中的细小颗粒会使色谱柱容易堵塞。同时溶剂和样品中的细小颗粒会增加进样阀的堵塞和磨损,也会增加泵头活塞杆和活塞的磨损,易于堵塞管路及检测池,从而使系统压力升高,甚至超过限定压力等。因此,样品和溶剂过滤非常重要。

过滤时常用滤膜材料可以是聚四氟乙烯、醋酸纤维、尼龙、纸或无机膜等。常用的滤膜孔径有 $0.2\,\mu m$ 和 $0.45\,\mu m$ 两种规格。滤膜选用时应注意滤膜能适合于所用的溶剂,这一点在使用含四氢呋喃的溶剂时尤其重要。以下列出了实验室常用的滤膜类型及特点。

(1) 聚四氟乙烯滤膜:适用于所有溶剂、酸和盐,并无任何可溶物,但价格较为昂贵。

(2) 醋酸纤维滤膜:不适用于有机溶剂,特别适用于水基溶液,推荐用于蛋白质和其相关样品。

(3) 尼龙 66 滤膜:适用于绝大多数有机溶剂和水溶液,可用于强酸、70% 乙醇、二氯甲烷,不适用于二甲基甲酰胺。

(4) 再生纤维素滤膜:具有蛋白吸收低,同样适用于水溶性样品和有机溶剂。

常用样品过滤头有多种规格,可根据上样量进行选择:① 30 mm 内径:适用于大进样量的过滤。② 13 mm 内径:适用于范围广的过滤。③ 3 mm 内径:适用于小进样量的过滤。也可用能套在注射器上的滤头除去样品中混有的颗粒状杂质,既方便又廉价。滤头可以是不锈钢或塑料套的,常用一次性聚丙烯外壳的。也可在色谱柱与进样器之间安装前置柱以除去颗粒状杂质和吸附性强的样品组分。前置柱通常装有少量与色谱柱相同的填料,如填充得当,对系统分离效果不会造成很大影响。

(二) 分离条件的选择

不管是制备型还是分析型高效液相色谱,要取得良好的分离结果都离不开合适的溶剂系统、好的柱效以及好的选择性,与容量因子 k'、理论塔板数和分离度等参数直接相关。在制备型高效液相色谱中,与色谱柱填料、尺寸、样品量、流速等实验条件有关。一般可先用分析型高效液相色谱来进行分离条件的选择,然后再将其转化为用于制备型分离的条件。所使用的分析柱应装有与制备型色谱柱相同的填料,同时应使得容量因子尽可能小。因为将分析型洗脱剂系统转换至制备型系统时,经常导致分离效能的下降,同时小的容量因子可缩短分离时间,降低成本和后处理难度。好的分析型高效液相色谱分离通常是成功进行制备型高效液相色谱分离的先决条件。在寻找合适的分析型高效液相色谱分离条件时，应使待测物与干扰杂质的分离度尽可能大，以适应在制备型高效液相色谱分离过程中分离度下降导致所制备的化合物纯度下降。分离条件的选择主要从以下几个方面考虑。

1. 色谱柱　制备型高效液相色谱分离的关键是色谱柱。

（1）色谱柱填料类型：中药化学成分种类繁多，所含化学成分种类丰富，且有不少结构相似而含量高低不一，采用常规方法难以进行分离、精制。色谱柱填料的选择首先应根据中药中分离目标化合物的化学性质，如极性和非极性、离子型和非离子型、小分子和大分子、热稳定性和热不稳定性等，有正相、反相、凝胶、离子交换、亲和色谱等不同类型可供选择。只有选择适宜的色谱填料，才能取得较好的分离效果。其中正相和反相色谱柱在中药化学成分的分离纯化中最为常用。

（2）色谱柱填料粒度：制备型液相色谱柱通常采用直径在 $10 \sim 40~\mu m$ 或更大颗粒的填料。一般小颗粒（$5 \sim 10~\mu m$）用于高分离度的制备，粗颗粒（$30 \sim 60~\mu m$）用于超载的高容量制备。样品量的大小与填料的用量有关，而与颗粒度的关系不大。均匀的粗颗粒填料，多用于高样品量的制备。对于少量样品的分离，粗颗粒填料长柱与细颗粒填料短柱有同等的分离效能。相对于细颗粒的填料，在一定的分离度条件下，粗颗粒所需分离时间较长。另一方面，当样品量大于 $0.1~mg$，粗颗粒（$30~\mu m$）填料长柱对分离和制备比较理想，但样品组分在柱上的保留时间比小颗粒短柱要长。因此，必须根据制备的目的和实验室的技术水平来选择填料的粒度。总的原则为：小颗粒的填充柱，在线性范围内，采用相对小的样品量，利用分析型分离的色谱条件较方便；当 α 远大于 1 时，大颗粒柱对非线性模式分离是比较理想的。在非线性范围内，由于分离体系破坏了平衡，参数之间不能直接比较。一般柱在超载状态下，分离度的减小是不可避免的。

（3）色谱柱填料形状：球形颗粒填料优于不规则形状颗粒填料，前者具有较高的机械强度、不易破碎、柱的填装重现性较好、可增加样品在柱中的渗透性等优点。球形颗粒填料价格较高，但其使用寿命也较长。

（4）色谱柱体积：色谱柱体积的选择取决于待分离样品的量。影响分离度的主要参数是选择性和容量因子，但色谱柱的其他一些参数对分离的成功也至关重要。增加色谱柱的长度可以加大上样量和分离度，但并非越长越好。对于难分离的组分，使用小颗粒的吸附剂和大直径的色谱柱有利于分离，但同时柱压也增加了。只有综合考虑色谱柱填料颗粒大小、长度、操作压力等各种因素，才能得到好的分离效果。柱的载样量的增加必须在柱的填装技术及柱壁的机械承受允许范围内，才可通过增大柱的直径来实现，然而增大柱的直径意味着增加费用及消耗更多的溶剂。大体积柱的特点是在不降低柱效率的情况下，承受的样品量比较大，但这一点涉及样品的溶解度问题。在解决了溶解度的前提条件下，采用直径比较大的短柱效果更好。

2. 流动相　一般是先在分析型高效液相色谱上进行流动相的筛选优化，找到合适的溶剂系统；然后根据分析型液相色谱上优化的条件，考虑到重要的因素和在理论上应用合适的放大因子，可将分离条件放大到更大规模的制备分离。制备型高效液相色谱分离大多采用恒定的流动相为洗脱条件,这样可减少操作中可能出现的问题。然而,对于那些难分离的样品,有时也需在分离过程中采用梯度洗脱。反相色谱系统的流动相一般首选甲醇-水系统;若采用紫外末端波长检测时,则首选乙腈-水系统。正相色谱硅胶柱一般使用烷烃、醇类、酯类或醚类溶剂。但分析液相色谱条件的选择,要考虑的因素是为了将来很好地放大到制备液相色谱,因此,采用的流动相条件要适合制备液相的要求。不宜在流动相中加入非挥发性添加剂,如磷酸盐、离子对试剂等,它们会在产物回收时引起麻烦;可采用挥发性缓冲物来改进分离效果,又易于将其除去。如果确需使用磷酸盐等试剂,可通过凝胶、C_{18}柱、调节 pH 萃取等方式进行除盐。在不同的 pH 情况下,化合物的出峰顺序可能有很大改变,因此可以利用 pH 优化色谱条件,在流动相中加入易挥发的甲酸、乙酸;如果色谱柱耐碱,可以加入氨水等以改善分离,提高分离效率。此外,还要注意以下几点。

(1) 流动相的纯度:进行制备型高效液相色谱分离时,所用溶剂的纯度很重要。由于在制备型高效液相色谱中流动相流速往往是每分钟几十毫升,因此溶剂消耗量非常大。如果流动相溶剂中含有微量的不挥发性杂质,当大量溶剂经蒸发后,其杂质浓度就会增高,极大地影响制备的产品纯度。当流动相中所含杂质在柱上积累时,也将影响色谱柱的寿命,甚至影响色谱过程的分离。另外,流动相中紫外吸收杂质也对紫外检测器的检测有影响。因此,高效液相色谱用溶剂使用前常常需要纯化。所用的水必须是全玻璃系统的二次蒸馏水。在使用电化学或其他高灵度检测器时,需要用石英系统的二次蒸馏设备,目的在于除去普通蒸馏水或去离子水中的微量尘埃,有机物或无机物杂质和溶解于水中的酸、碱性气体等。现在也常用商品化的纯化水设备,这些设备包括阴、阳离子交换,活性炭吸附和微膜过滤等净化部件,制出的水适合在高效液相色谱中使用。

(2) 流动相对检测器的影响:紫外检测器是高效液相色谱中应用最广泛的一类检测器。使用紫外检测器时,就要考虑流动相的紫外吸收对被分离组分检测的影响。流动相应当在所使用检测波长下没有吸收或吸收很小。当用示差折光检测器时,应当选择折光指数与样品差别较大的溶剂作流动相,以提高灵敏度。

(3) 流动相的黏度:溶剂的黏度增加会影响溶质的扩散,减慢组分的传质,降低柱效,增高柱压,往往使分离时间增加。因此,最好选择 100℃ 以下的低沸点流动相。在排阻色谱中,许多溶剂黏度很大,为保持聚合物的溶解度,可逐步升高柱温。而离子交换色谱中,常用浓的盐溶液作为流动相,黏度比较高,使用后要及时排除。

此外,因制备型高效液相色谱往往需消耗大量溶剂,为降低成本,应尽可能使用价格低廉的溶剂,也可以对非色谱纯度的溶剂进行重蒸后使用。流动相中应尽量避免使用非挥发性添加剂,否则将影响最终收集物的纯度。为了方便蒸除溶剂,应尽量不使用混合溶剂。在使用反相柱或聚合物吸附剂填料进行分离时,有时从水溶液中回收样品有较大困难,这时可先蒸除其中的有机溶剂,然后用氯仿等与水不混溶的有机溶剂萃取,或是对已得到的纯化组分进行再次色谱分离。

3. 样品量 制备型高效液相色谱与分析型高效液相色谱的根本区别在于分离目的不同。在分析型高效液相色谱中,主要是对目标产物进行定性和定量分析,达到对化合物鉴定的目的,不需要收集得到特定纯度的流分,洗脱液通常是作为废液来处理。但在制备型高效液相色谱中,是要以最少的时间分离得到最大量的产品,并要节省时间和费用。因此,制备型高效液相色谱在保证分离效果的基础上,上样量应尽可能大些。色谱柱的上样量与色谱类型、柱体积、填料类型和制备规模等有关。

(1) 色谱类型:不同的色谱类型,载样量的确定方法不同。液-液分配色谱中根据填料的量确定,液-固色谱根据填料的表面积,排阻色谱根据溶质的相对分子质量和填料的类型,离子交换色谱根据交换容量等。

(2) 柱体积:由于柱体积不同,分离容量也有所不同。当分离度小于1.2时,为线性条件下的分析分离;当分离度大于1.2时,在非线性条件仍可得到好的分离度和纯度。增加柱横截面,也可以提高柱容量和单位时间的产量。在超载工作时,增加柱长和适当增加流动相的流速,也可以提高产量。

(3) 填料类型及粒度:多孔填料比薄壳型的填料产量有较明显的提高。填料颗粒小($5\sim10~\mu m$)能提高制备分离的能力,适合于选择性因子小的成分的分离。大颗粒的填料,可提高单位时间的产量,但易导致重叠谱带的增加。

(4) 制备规模:制备型高效液相色谱以分离得到纯化合物为目的,在经济合理的前提下,规模越大越好。按照分离一次进样量的多少,制备型高效液相色谱有3种规模,即半制备级、克级和工业级,应该按照制备规模(分离目的)来选择相关分离条件。3种制备规模样品处理量与相关色谱柱参数的关系如表16-3所示。

表 16-3　3 种制备规模样品量的相关色谱柱参数

制备规模	上样量	柱内径(cm)	柱长(cm)	填料粒度(μm)
半制备	10~50 mg	0.5~2	15~50	10~30
制备	0.1~1g	约5	20~70	40~60
工业	20 g	10~50	50~100	40~60

(5) 柱超载方式:制备型高效液相色谱分离的目的是以最少的时间生产最大量的产品。目标产物的纯度、产量、生产周期、运行成本等成为关键指标。因此,制备型高效液相色谱与分析型高效液相色谱的操作方式有显著不同,为了提高制备量,色谱柱必须超载。制备型高效液相色谱色谱柱的超载有质量超载和体积超载两种方式,一般质量超载是指维持较小的进样体积,但提高进样浓度;样品浓度超过吸附等温线的线性范围,出现的峰形不对称,峰前陡峭而后部拖尾;体积超载是指保持较小的进样浓度,但增加进样体积,一般进样浓度限制在吸附等温线的线性范围内,洗脱的峰形高、对称或是个大平顶。一般认为采用质量超载的方式较好。但当样品浓度过稀又有好的方法浓缩时,采用体积过载方式。制备型高效液相色谱分离过程中,分离度和柱效均随质量超载程度的增加而下降。但是在分离度可以满足分离要求的前提下,采用质量超载的方式操作,可以有效提高制备量。但值得注意的是在超载状态下,色谱柱分离度、理论板数和容量因子随着超载的状况而变化。

（三）色谱条件的转换

在确定了适当的分析型色谱分离的条件后，应将该条件转用于制备型液相色谱柱，将分析型液相色谱条件直接用于制备型分离时，所用的压力应为分析型分离时的 1/3 左右。不同类型的柱选择的流动相流速也要根据实际情况确定，根据试验结果判断分离效果。

根据分离的目的，制备分离通常采用以下两种途径来实现。一是使用高效填料大直径柱，可在无超载的情况下，调整分离参数，完成分离。小颗粒（约 10 μm）柱常常用于高分离度产品的快速纯化，尽管大颗粒填料长柱同样能完成分离，但增加了分离时间。二是使用大颗粒（约 50 μm）填料大直径柱，在超载的状态下完成相对大量的制备和纯化，分离度大于 1.2 时，分离时间在柱超载时相对要缩短，在分离度损失不大的情况下，可采用较高的流速。

（四）制备型高效液相色谱主要操作

1. 进样　高效液相色谱中的进样方式有隔膜进样、停流进样、阀进样、自动进样器进样数种。目前最常见的是阀进样。虽然由于阀接头和连接管死体积的存在，柱效率稍低于注射器隔膜进样，但因耐压高，重复性良好，操作方便而深受欢迎，其中，以六通进样阀最为常用。当然，具有自动进样器更方便。操作时注意以下几点。

（1）确定进样方式：进样方式在高效制备液相色谱分离上采用的基本为手动进样和自动进样两种方式。手动进样方式的特点是：简单、方便、成本低廉，无法实现自动化和夹心进样、在线稀释等高级进样方式。而自动进样则克服了手动进样的缺点，但成本较高。自动进样循环可以被分成 3 个阶段：① 吸入样品到进样针。② 注射样品到定量环。③ 冲洗进样装置。

（2）确定进样浓度和进样体积：为了维持峰形和载样量，进样体积可以用下式计算后合理放大。

$$V_p = \frac{V_a D_p^2 L_p}{D_a^2 L_a}$$

V_p 和 V_a 分别是制备型系统和分析型系统的进样体积（μL），D_p 和 D_a 分别是制备型系统和分析型系统的色谱柱的内径（mm），L_p 和 L_a 分别是制备型系统和分析型系统的色谱柱的柱长度（mm）。例如在分析型色谱柱 4.6 mm×50 mm 进样 20 μL，在制备型色谱柱 20 mm×50 mm 上相当于可进样 378 μL。

（3）确定流速：制备型液相色谱的流速必须根据柱尺寸放大。对于相同颗粒度的色谱柱，即可将经过优化的分析型分离条件直接转化至生产规模的分离，可用下式计算制备型系统中流动相的流速。

$$F_p = F_a \times D_p / D_a$$

F_p 和 F_a 分别是制备型系统和分析型系统的流速（mL/min），D_p 和 D_a 分别是制备型系统和分析型系统的色谱柱的内径（mm）。例如在分析型色谱柱 4.6 mm×50 mm 上 1 mL/min 的流速等同于制备型色谱柱 20 mm×50 mm 上 19 mL/min 的流速。

2. 检测　常用的制备高效液相色谱的检测器除紫外检测器可以使用制备池直接触

发接收信号外,其他检测器均可以通过分流的方式,触发接收信号进行收集。分流器使很少量的一部分洗脱流分到分析检测器,而剩余的大部分洗脱液直接到流分收集器。流入到收集器的流分会有一定的延迟。要测定检测器触发延迟时间,即被分离目标化合物从检测器到流分收集器所用的时间,以精确触发流分收集的起止。延迟时间可以通过自动延迟软件或通过人工测试计算得到。

3. **流分的收集** 对于简单的混合物,可以用试管手工收集,也可以在检测器后安装一个死体积小的三通阀,按照记录仪上色谱峰的起止信号,并考虑到延迟时间,确定收集开始和收集结束的时间,转动此三通阀以完成流分收集。对于样品中被分离组分很复杂或者收集需要很长时间时,最好使用自动流分收集器。此时三通阀的动作可以由色谱峰的起止信号控制,也可以按照一定的时间程序控制。三通阀的转动与接收器的位移是同步进行的。目前,许多仪器都可将自动流分收集与检测器的色谱信号关联,以实现完全自动化收集。自动流分的收集基本分为如下几种情况。

(1)基于峰的流分收集:根据检测器信号峰设定一个较高的阈值,当检测器信号超过预先设定的阈值时,流分收集就开始,信号低于设定阈值时流分收集就终止。这种根据阈值基于峰的流分收集适用于大多数分离纯化应用,且简便易行。

(2)基于时间的流分收集:根据流分的保留时间及其色谱峰宽,以时间作为流分收集器动作指令的收集方式。

(3)基于斜率的流分收集:以色谱峰的正负斜率作为流分收集器动作指令的收集方式。

(4)质荷比收集模式:使用质谱检测器时,可根据色谱峰的质荷比,以某一质荷比作为流分收集器动作指令的收集方式。

(5)切割收集方式:制备型液相色谱以得到一定量的纯品为目的,为了在单位时间内得到较大的制备量,常在柱超载状态下运行。此时常要采取切割收集方式进行样品的收集,以增加单位时间的样品通过量,提高分离效率。切割方式主要有以下几种:① 中心切割。切割范围如图 16-10 所示。中心切割技术的优点是难分离物质中的第一峰易于纯化,如果是单一组分,则主峰前后部分可能不纯,而峰的中心部分为纯组分。② 边缘切

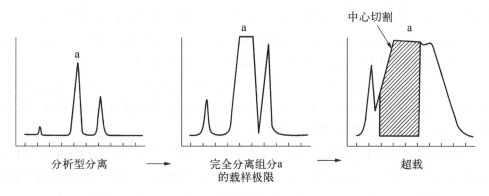

图 16-10 超载及中心切割

割。当对两个或多个相距很近的成分进行分离时,若色谱系统的选择性不足以将该混合物分开,可通过切割相应色谱峰的前部和后部获得纯的化合物,而对于中间未分离部分可采用循环分离以进一步分离获得纯品。如图 16-11 所示。

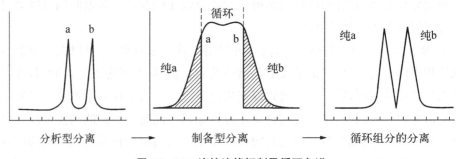

图 16-11　峰的边缘切割及循环色谱

对双组分样品或相邻物质对,如果大量样品进入柱子,重叠峰两侧可按照图 16-11 切割,直接收集 a 和 b 两部分,将得到高纯度的组分。重复进行分离制备,则可获得较大量的纯物质。重叠的中间部分(a+b)可以循环分离,循环分离按设计的规则是容易实现的。很明显,对在主峰后面流出的部分,需增加溶剂强度,使其尽快洗脱。然后再按正常条件重新平衡柱子。

4. 循环分离　即对样品分离得到的流分再进入色谱柱进行分离。其目的在于当单次分离的分辨率不高时,通过循环分离来提高产物的回收率和纯度。

经过一次色谱分离后,若两峰没有完全分开或边缘切割后重叠的中间部分,可以将其再回到色谱柱入口进行第二次或更多次的循环分离,这就相当于增加柱长,从而提高分离度。最简单的方法是将柱流出物直接由泵打回色谱柱,这是一个密闭系统,其体积是有限的,因而经过几次循环后,前面的流分就会和后面的流分重叠。若在检测器后面加一个多路阀,控制柱流出物是收集或是循环,就可以把不需循环的色谱峰排除掉。当然,由于被循环的流分在泵腔、管路和脉动阻尼器的"柱外死体积"中产生谱带扩张,这种直接再循环的分离效果有时仍不够理想。

另一种比较好的方法是所谓的交替再循环,这个系统使用了两根色谱柱、两个检测器和两只六通阀。样品先经柱 1 和检测池 1,后经柱 2 和检测池 2;当全部组分进入柱 2 后,再把柱 2 流出液导入柱 1,相当于第三次循环,直到分离满意为止。这种系统由于柱外体积小,峰展宽效应小,因此分离效率高,但需双倍的设备投资成本。

5. 洗脱液纯度的测定和浓缩　经制备高效液相色谱纯化得到的流分经过分析型高效液相色谱或超高效液相色谱(UPLC)检测纯度,若纯度不够还可以进一步循环纯化。如符合要求,就可进行后处理以除去溶剂,得到纯品。

在制备型高效液相色谱分离工作中,使用了大量的洗脱溶剂,分离得到的化合物以流分的形式溶解在大量流动相中,要得到干燥纯品则需要除去溶剂。另外,制备色谱的流动相,溶剂的消耗量是很大的,回收再生循环利用也可降低溶剂消耗费用。一般进行处理的方法有减压蒸馏、冻干和柱吸附法等。溶剂的沸点越低越有利于通过旋转蒸发器回收除去溶剂。对于含水量较高的极性流动相,可在有机溶剂挥去后用减压低温干燥或冷冻干燥的方法除去溶剂;也可采取柱色谱吸附的方法,如以甲醇-水为洗脱液的流分,可将收集的流分用水稀释 5 倍,用泵加回到色谱柱上,然后用甲醇将纯化合物洗脱下来。对于缓冲液流动相,在溶剂挥发前还需要脱盐处理,可以通过膜分离或者离子交换来实现。

第三节　制备型高效液相色谱技术的应用及特点

制备型高效液相色谱法在分离富集物化性能差别微小化合物方面优势明显,人们对制备型高效液相色谱法的研究深入而系统,使其应用范围日益扩展,分离特点逐渐突显。

一、制备型高效液相色谱技术的应用领域

高效液相色谱技术是目前技术最成熟、应用最为广泛的一种分离技术,目前在化学、化工、医药、生命科学、环保、农业等科学领域获得广泛的应用。近年来,从自然资源中寻找具有生物活性化合物的探索工作日益受到人们的关注。人们在运用高效的筛选方法,从植物、海洋生物及微生物中发现新的先导化合物的同时,需要一个快速、有效的分离方法以分离目标化合物,而色谱技术是迄今人类掌握的对复杂混合物分离效率最高的一种方法,具有能够分离物化性能差别微小化合物的优势。因此,分析型高效液相色谱技术一经出现,就引起广大研究者特别是分析化学工作者的高度重视,使这项技术在分析应用方面取得了巨大成功。随着人们大规模分离的需要,制备型高效液相色谱技术也相应产生,并受到人们越来越广泛的重视。在我国,该技术已被列入"863"工程生物技术领域的攻关项目中。由于技术上的原因,长期以来制备型液相色谱技术发展缓慢,但是随着理论研究的深入,新颖的填料、新的填充方法以及在仪器和流程上的进展,制备型液相色谱技术近年来获得了很大的发展,成为分离的常规技术。液相色谱通过采用不同的固定相技术,可以分离有些常规方法难以分离的化合物(如图 16 - 12 所示),这样便大大拓展了其应用范围。

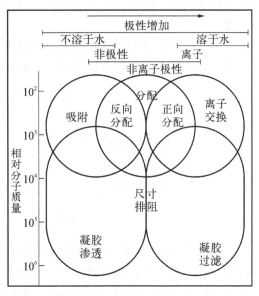

图 16 - 12　各种高效液相色谱技术方法的应用范围

二、制备型高效液相色谱技术的应用特点

高效液相色谱技术具有高柱效、高选择性、分离速度快、灵敏度高、重复性好、应用范围广等优点。已成为现代分离技术的重要手段之一。

优点：① 分离效率高,选择性好。② 分离速度快:较经典液相色谱法速度快得多,通常分离在几十分钟内完成。③ 检测灵敏度高,使用了高灵敏度的检测器。④ 应用范围广,70%以上的有机化合物可用高效液相色谱分离,特别是高沸点、大分子、强极性、热稳定性差化合物的分离,显示出优势。⑤ 流动相种类多,可通过流动相的优化达到高的分离效率。⑥ 操作自动化,重复性好,一般在室温下分析即可,不需高柱温。此外高效液相色谱还有色谱柱可反复使用、样品不被破坏、易回收等优点。

缺点：① 仪器和色谱柱价格昂贵,日常维护费用较高。② 流动相消耗大且有毒性的居多。③ 分离成本较高。

第四节　制备型高效液相色谱技术应用实例

实例　中药野菊花中化学成分的分离

野菊花为菊科多年生草本植物野菊 *Chrysanthemum indicum* L. 的头状花序,别名为野黄菊花、苦薏、山菊花、甘菊花。性微寒,具有疏风清热、消肿解毒的功效。现代研究表明,野菊花具有明显的心脏保护、降压、抗病原微生物、抗感染、抗炎免疫、对血小板聚集有较强的抑制和解聚作用、抗氧化、增强免疫、抗衰老和抗肿瘤等作用。临床用于治疗风热感冒、肺炎、白喉、胃肠炎、高血压、疔、痈、口疮、丹毒、湿疹、天疱疮等。

对于野菊花的化学成分,文献报道的最主要有两类化合物,为萜类化合物和黄酮类化合物。其中最常见的为蒙花苷和野菊花内酯。其化学结构如下:

蒙花苷　　　　　　　　　　　野菊花内酯

提取分离方法:取干燥的野菊花药材 300 g,粉碎后用 95% 乙醇 1.5 L,回流提取 2 h,再加 95% 乙醇 0.5 L 回流提取两次,每次 2 h。回收乙醇得棕黑色浸膏 44.8 g(14.9%,以生药计)。浸膏加适量水成混悬液后,依次用石油醚(600 mL×3)、氯仿(600 mL×3)、乙酸乙酯(600 mL×3)、水饱和正丁醇(600 mL×3)萃取,得乙酸乙酯萃取物 2.2 g(0.7%)、

石油醚萃取物 12.2 g(4.1%)、氯仿萃取物 3.5 g(1.2%)、水饱和正丁醇萃取物 14.2 g (4.7%),以上药材均以生药计。

乙酸乙酯萃取部分进行聚酰胺柱色谱,分别以水、10%乙醇、30%乙醇、50%乙醇、75%乙醇、95%乙醇依次洗脱,得 30%乙醇部分浸膏 0.337 0 g。将该部分甲醇溶解,得到白色固体以及黄色的母液。该白色固体部分经制备型高效液相色谱精制,流动相为甲醇-水-醋酸(60:40:1),流速 10 mL/min,用波长 326 nm 检测。收集保留时间为 11.5 min 的组分,得到白色晶体,为化合物 2,共 30.3 mg,收率为 0.01%,经鉴定为蒙花苷。

母液部分再经制备型反相高效液相色谱纯化,流动相为甲醇-水-醋酸(30:70:1),流速为 11 mL/min,用波长 326 nm 检测,分别收集保留时间为 8 min 和 9.5 min 的组分的化合物Ⅱ和化合物Ⅲ。化合物Ⅱ共 14.6 mg,收率为 0.004 9%,经鉴定为咖啡酸;化合物Ⅲ共 10 mg,收率为 0.003 3%,经鉴定为绿原酸。

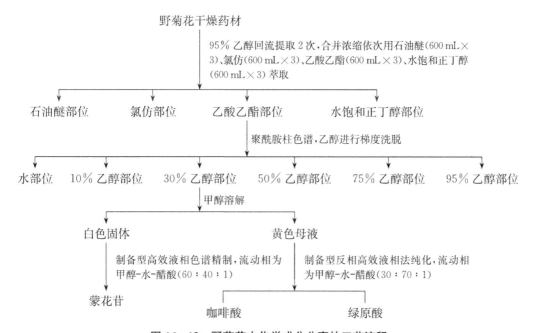

图 16-13 野菊花中化学成分分离的工艺流程

参考文献

[1] 傅若农.色谱分析概论[M].第 2 版.北京:化学工业出版社,2005.

[2] 达世禄.色谱学导论[M].武汉:武汉大学出版社,1999.

[3] 刘国诠,余兆楼.色谱柱技术[M].北京:化学工业出版社,2001.

[4] 张祥民.现代色谱分析[M].上海:复旦大学出版社,2004.

[5] 邹汉法,张玉奎,卢佩章.高效液相色谱法[M].北京:科学出版社,1998.

[6] 何华,倪坤仪.现代色谱分析[M].北京:化学工业出版社,2004.

[7] 卢佩章,戴朝政,张祥民. 色谱理论基础[M]. 北京：科学出版社,1997.

[8] 陈晓辉,谭晓杰,田中克佳,等. 制备型高效液相色谱在中药野菊花化学成分分离中的应用[J]. 药品评价,2004,1(5)：359 - 361.

第十七章
制备薄层色谱技术

薄层色谱技术(thin-layer chromatography, TLC)又称薄层层析法,是将色谱固定相涂布于玻璃、铝铂、塑料片等载板上形成均一薄层,将被分离的物质在薄层用适当的流动相展开,使性质不同的化合物得以分离。薄层色谱技术是一种非常重要的快速分离、定性和定量分析的色谱技术。利用薄层色谱法来制备分离纯物质的方法,称为制备薄层色谱技术。

薄层色谱技术最早出现在 20 世纪 40 年代。1938 年,N. A. Lzmailov 和 M. S. Schraiber 在显微镜用的载玻片上涂上氧化铝薄层,用微量圆环技术分离了多种植物酊剂中的成分,但是之后并没有多大进展。1949 年,J. E. Meinhard 和 N. F. Hall 用淀粉为黏合剂制成了氧化铝及硅藻土板,用于分离无机离子。1956 年,E. Stahl 对吸附硅胶的规格、性能、厚度进行了系统研究,于 1965 年出版了《薄层色谱手册》。该书的问世极大地促进了这一技术的发展,人们也因此对薄层色谱技术的标准化、规范化及扩大应用等方面进行了许多工作,使薄层色谱技术日趋成熟,现已进入分离高效化、定量仪器化、数据处理自动化阶段,成为定性和定量的常用方法。因薄层色谱技术设备简单、操作方便、分离快速、灵敏度及分辨率高。与柱色谱相比,切割色带方便,制备薄层色谱技术在小量分离制备工作中应用广泛。

第一节　制备薄层色谱技术的原理及色谱条件

一、薄层色谱的原理

薄层色谱技术属于液相色谱的范畴,选择一定的固定相材料或适当处理就可进行吸附、分配、离子交换或排阻等色谱分离。进行色谱分离时,流动相(展开剂)的流动主要靠毛细管作用力,或者外界压力如离心力等,使样品从薄层点样的一端展开到另一端;样品迁移过程中,根据不同的化学成分与固定相的作用差别而达到分离。制备薄层色谱与分析型薄层色谱在吸附剂、展开剂等的使用方面没有什么本质的区别,但为了达到制备的目的,需要增加薄层厚度及上样量,以便能一次性制备较大量的样品。在多数情况下,应用薄层色谱法处理的样品量一般在 1 mg～1 g。在制备薄层色谱中,使用得最多的固定相是硅胶,其次是氧化铝以及 C_{18} 反相键合相硅胶。

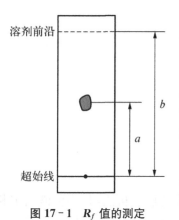

图 17 - 1　R_f 值的测定

二、比移值（R_f 值）

在薄层色谱法中，样品展开后，被分离化学成分在薄层上以斑点的形式呈现（有些需要显色后才可见），薄层色谱的分离效果用比移值（R_f 值）来表示。比移值是样品在两相中相对溶解度（吸附及解吸程度）不同而引起的溶质与溶剂的相对移动速率，以被分离化合物斑点中心离点样的原点的距离与溶剂前沿离原点的距离的比值表示（图 17 - 1）。

$$R_f = a/b$$

图中，a 为被分离化合物斑点中心到原点的距离，b 为溶剂前沿到原点的距离。R_f 值一般以 0～1 的数字表示，两种物质的 R_f 的差值（ΔR_f）大于 0.05 时，足以使之分开。被分离物质的 R_f 理想值在 0.05～0.85。在一定条件下，特定化合物的 R_f 为一个常数，因此可用于鉴别化合物。但是，为了消除各种色谱条件变异引起的误差，鉴定时应与标准样进行对比。

三、制备薄层色谱分离的影响因素

制备薄层色谱是开放型的色谱法，操作是不连续的。色谱的分离过程发生在固定相、流动相和蒸气相三相体系中，这三相间相互作用使体系达到平衡。因此，影响制备薄层色谱分离的因素很多，其中主要的影响因素如图 17 - 2 所示。

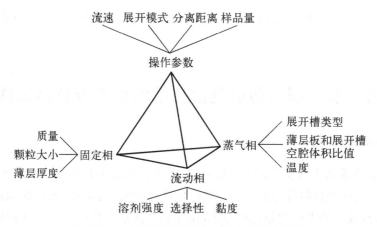

图 17 - 2　制备薄层色谱技术的主要影响因素

在这些影响因素中，除去一些外在的操作因素，固定相、流动相是影响分离结果的内在根本性因素，是需要将它们与被分离化合物相适应，才能取得较好的分离效果。

混合物进行薄层色谱时，不同化合物会以不同的速率前进，其原因为固定相吸引力的差异和样品溶质在溶剂里溶解度的差异，是利用化合物与流动相二者之间在固定相上竞争结合位所造成的分离结果。这种分离结果是可以通过改变洗脱溶剂或使用的混合的洗脱溶剂来调节的。在吸附色谱中,为要提高分离效果,必须充分考虑样品、洗脱剂和吸附剂三者关系。通常极性强的被分离成分选用弱的吸附剂和极性强展开剂;而极性弱的被分离成分选用强的吸附剂和极性弱的展开剂;它们三者的关系如图 17-3 所示。

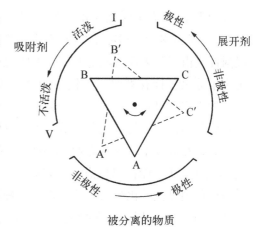

图 17-3 被分离物质、吸附剂和展开剂的关系

因此,要正确地将化合物的极性、吸附剂的活度及展开剂的极性配合起来,才能取得良好的分离效果。分离非极性物质时,应选择非极性展开剂和高活性吸附剂;分离强极性物质时,则应选择强极性展开剂和活性较低的吸附剂;分离中等极性物质时,则应选择中等极性展开剂和中等活性吸附剂。

四、色谱条件的选择

(一)固定相的选择

在制备薄层色谱中,应用较多的是以吸附剂为固定相的薄层吸附色谱。由于被分离组分种类较多,性质各异,故有多种吸附剂可供选择。一般要求纯度高、含杂质少;粒度、结构均匀,有一定的比表面积;在展开剂中不溶;与展开剂和试样组分不发生化学反应;具有适当的吸附能力,既能吸附试样组分,又易于解吸;同时,还要求具有一定的机械强度和稳定性。在实际运用中多采用硅胶 G 作为吸附剂,少数采用不带黏合剂的硅胶,也有用纤维素、氧化铝、聚酰胺、硅藻土和浸渍硅胶及用两种或多种吸附剂的混合物。

对于吸附剂的选择是薄层色谱分离的一个关键问题,通常是从被分离物质的性质(如溶解度、酸碱度、极性大小等)和吸附剂吸附性能的强弱来考虑。例如,在分离亲脂性化合物时,常选择氧化铝、硅胶、乙酰化纤维素以及聚酰胺;在分离亲水性化合物时,常选用纤维素和离子交换纤维素及硅藻土等。一般若被分离组分的极性强,应选择吸附能力弱的吸附剂;反之,则应选用吸附能力较强者,吸附剂、被分离物质及溶剂的关系见表 17-1。

表 17-1 吸附剂、被分离物质及溶剂的关系

被分离物质极性	吸附剂的吸附性能	溶剂极性
大	弱(稍小)	大
小	强	小

常用的吸附剂如下。

1. **硅胶** 硅胶是一种常用的极性吸附剂,其主要优点是惰性、吸附量大和容易制备

成各种类型(具有不同孔径和表面积)的硅胶。硅胶的结构是无定形的,其成分是 $SiO_2 \cdot H_2O$。硅胶的粒子是多孔的。具有多孔性的硅氧环交链结构,能吸附极性分子。硅胶的吸附性是由于其表面含硅醇基(Si-OH),能与极性化合物或不饱和化合物形成氢键所致。可用于分离各种有机物,常用于有机酸、氨基酸、萜类、甾体类化合物的分离,是应用最为广泛的固定相材料之一。硅胶的分离效率取决于其颗粒大小和粒度分布范围。颗粒大小和粒度分布范围宽的硅胶分离效果差,且展开后斑点扩散大,但展开速度快。

如果在硅胶中加入荧光剂,制成的薄层在紫外光照射下显荧光,而样品斑点处不显荧光,呈暗色,从而能检出斑点位置,这适用于那些本身无色,在紫外灯下也不显荧光,又无适当显色剂显色的化合物。荧光剂有两种,在 254 nm 紫外光下能发出绿色荧光的是 3% 锰激活的硅酸锌,层析后在绿色荧光底上样品呈暗紫色斑点。激发波长为 365 nm 的是用银激活的硫化锌、硫化镉。

硅胶可用于吸附色谱,也可用于分配色谱。主要区别在于活化程度不同,前者活化程度较高,后者低得多。

2. 氧化铝　　氧化铝可分为碱性氧化铝(pH 9)、中性氧化铝(pH 7~7.5)及酸性氧化铝(pH 3.5~4.5)3 种。它们都是由氧化铝制得的,但条件不同。

碱性氧化铝用于碳氢化合物、对碱稳定的中性色素、甾体化合物、生物碱的分离。中性氧化铝应用最广,用于分离生物碱、挥发油、萜类化合物、甾体化合物及在酸、碱中不稳定的苷类、酯、内酯等。酸性氧化铝是用 1% 盐酸浸泡后,用蒸馏水洗至悬浮液 pH 为 4~4.5,然后干燥脱水;它用于分离酸性物质如氨基酸及对酸稳定的中性物质。氧化铝的活性分 5 级,其含水量分别为 0(Ⅰ级)、3(Ⅱ级)、6(Ⅲ级)、10(Ⅳ级)、15(Ⅴ级)。Ⅰ级吸附能力太强,Ⅴ级吸附能力太弱,所以一般常用的是Ⅱ～Ⅲ级。

氧化铝的吸附性主要来自带一个正电荷的酸性部位,或接受质子的部位或表面吸附外界的水分,形成了铝羟基团(Al-OH)的氢键作用而致。

3. 聚酰胺　　聚酰胺也是一种常用的吸附剂。它是用尼龙-6(或尼龙-66)溶于冰乙酸或浓盐酸制成的。色谱用的聚酰胺相对分子质量一般在 16 000~20 000。由于它们有较好的亲水及亲脂性能,所以用于分离一些水溶性和脂溶性的物质如酚类、氨基酸等的分离。它们溶于浓盐酸及甲酸等一些强酸,微溶于乙酸、苯酚等弱酸,难溶于水、甲醇、乙醇、丙酮、苯、氯仿等有机溶剂。对碱稳定,对酸及高温不稳定。

聚酰胺分子内存在着很多酰氨基,容易与酚羟基形成氢键,因而对具酚羟基的化合物产生吸附作用。由于上述各类化合物中的基团形成氢键的能力不同,聚酰胺对它们的吸附力大小也不同,所以用来分离上述各类化合物特别有利。

(二) 流动相的选择

要获得良好的分离效果,也要选择好恰当的展开剂,这也是 TLC 分离的关键因素。展开剂的选择要求主要是:① 很好地溶解待测样品且不能与样品发生化学反应。② 展开后的组成斑点要圆而集中,无拖尾现象。③ 展开后各组分的 R_f 值最好在 0.4~0.5 之间。若试样中的待测组分较多,则 R_f 值也可以保持在 0.2~0.8 之间。④ 各组分的 ΔR_f

值应大于 0.05，以便完全分离，否则斑点会发生重叠。

　　TLC 对展开剂的选择是依据"相似相溶"原则，即强极性样品宜用强极性展开剂，而弱极性样品则宜用弱极性展开剂。实际工作中可以利用分析型薄层进行初步筛选。也可以采用微量圆环技术，其方法是将样品溶液点于薄层板上，点成若干同样大小的圆点，如图 17 - 4 A 中 1、2、3、4 所示。挥干溶剂后再用毛细管吸取要实验筛选的溶剂，垂直放于试样点中心，让溶剂自毛细管中慢慢流出进行展开，观察样品斑点的分离情况。若样品斑点未发生扩散或位移，则需增加展开剂的极性，若样品斑点向展开剂前沿快速扩散，则需降低展开剂的极性。展开结束后就可以看到如图 17 - 4 B 所示的不同圆形图谱。从图 17 - 4 B 可以看出，点 2 的展开剂使试样留在原点未动；点 4 的展开剂使试样各组分以同样速度移动，甚至直达溶剂前沿；点 1 的展开剂使个别组分有移动但太慢，这 3 种展开剂都不适用。只有点 3 的展开剂可使试样各组分以不同速度移动，并展开成几个同心环，分离清晰。故应选用点 3 的溶剂系统为展开剂。

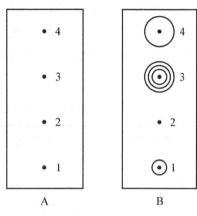

图 17 - 4　微量圆环技术

　　溶剂系统选好后，可在制备薄层板上进行验证并根据实验结果进行进一步调整，以便达到分离的目的。对于硅胶 TLC 来说，洗脱剂的极性强度顺序为：

　　全氟烷(最弱)＜己烷＜戊烷＜四氟化碳＜苯/甲苯＜三氯甲烷＜乙醚＜乙酸乙酯＜乙腈＜丙酮＜丙醇/正丁醇＜水＜甲醇＜三乙胺＜乙酸＜甲酸(最强)

　　在 C_{18} 键合相硅胶 TLC 上的洗脱剂的强度顺序正好相反。

　　分离的效果可从以下几个方面进行判断：各组分是否分开；被分离化合物的 R_f 值在 0.2～0.8 为佳；展开后被分离化合物的斑点较圆且集中。

　　对于难分离的物质，通常选择若干种互相混溶的溶剂按一定比例混合，从而获得最佳分离效果和良好的重现性。多元混合展开剂中不同的溶剂往往起着不同的作用。一般比例大的溶剂往往是起溶解待测组分和分离作用，占比例较小的溶剂起到调整改善分离物质的 R_f 值等。例如，对极性小的挥发性成分丹皮酚的薄层展开剂为：环己烷-乙酸乙酯(17∶3)，其中环己烷占有较大的体积分数，起到溶解和分离化合物的作用，而乙酸乙酯来调节丹皮酚的比移值。

　　一般情况下，弱极性溶剂体系大多由石油醚、苯、环己烷等组成，适用于极性小的化合物，可根据需要加入甲醇、乙醇、乙酸乙酯调节溶剂的极性，以获得较好的分离效果；中等极性的溶剂体系由氯仿和水基本两相组成，由甲醇、乙醇、乙酸乙酯等来调节，适合于总醌、香豆素，以及一些极性较大的木脂素和萜类的分离；强极性溶剂，由正丁醇和水组成，也由甲醇、乙醇、乙酸乙酯等来调节，适合于极性很大的化合物的分离，如苷类化合物的分离。选择展开剂时，可参照提取溶剂的极性来选择；为选出最适宜的展开剂系统，也是通过试验来解决，可在一块薄层板上进行试验。① 若所选展开剂使混合物中所有的组分点都移到了溶剂前沿,此溶剂的极性过强。② 若所选展开剂几乎不能使混合物中的组分点移动,留在原点上,此溶剂的极性过弱。以上两种情况均可通过向展开剂中加入一定量的相反极性的溶剂,调整极性,再次试验,直到选出合适的展开剂组合。合适的混合展开剂常需多次仔细选择才能确定。如果一种展开剂不能满足制备性分离的要求,还可以利用多种展开剂进行多次展开,以获得满意效果。

一般情况下,以硅胶和氧化铝为吸附剂的薄层色谱在分离酸性或碱性化合物时,有时需要少量酸或碱(如冰乙酸、甲酸、二乙胺、吡啶),以防止拖尾现象产生。而聚酰胺薄层色谱常用的展开剂为不同比例的乙醇-水或氯仿-甲醇。常见的中药化学成分的薄层色谱展开剂见表 17-2。

表 17-2　常见中药化学成分的薄层色谱的吸附剂和展开剂

化 合 物	吸 附 剂	展 开 剂
生物碱	硅胶 氧化铝	苯-乙醇(9:1)或氯仿-丙酮-二乙胺(5:4:1) 氯仿-甲醇
糖类	硅胶(硼酸缓冲液) 硅胶	苯-乙酸-甲醇(1:1:3) 正丙醇-浓氨水-水(6:2:1)
游离蒽醌	硅胶	石油醚-乙酸乙酯、氯仿-甲醇
黄酮	硅胶 硅胶 聚酰胺	苷:氯仿-甲醇-水、乙酸乙酯-丙酮-水 苷元:氯仿-甲醇 氯仿-甲醇、甲醇-水(8:2 或 6:4)
香豆素	硅胶	环己烷(石油醚)-乙酸乙酯(2:1)、环己烷(石油醚)-丙酮、氯仿-丙酮
木脂素	硅胶 中性氧化铝	石油醚-乙醚 氯仿-甲醇
挥发油	硅胶	非含氧烃类:石油醚(正己烷) 含氧烃类:石油醚-乙酸乙酯(85:15)、苯-甲醇(95:5,75:25) 含双键类:苯-乙醚(5:1)
萜类	硅胶	石油醚-乙酸乙酯(丙酮)、氯仿-乙酸乙酯(丙酮、甲醇)
皂苷	硅胶	氯仿-甲醇-水、乙酸乙酯-甲醇-水
强心苷	硅胶	乙酸乙酯-甲醇-水、氯仿-甲醇-水
脂肪酸	硅胶	石油醚-乙醚-乙酸(70:30:1)
酚酸类	硅胶	氯仿-甲醇-甲酸(85:15:1)
氨基酸	硅胶	正丁醇-乙醇-乙酸(3:1:1)、酚-水(75:25)
多肽及蛋白质	硅胶	氯仿-甲醇或丙酮(9:1)
甾体类	硅胶	苯-乙酸乙酯、石油醚-丙酮、氯仿-乙醇

第二节　制备薄层色谱技术的操作

制备薄层色谱操作过程与常规分析薄层色谱相似,一般包括薄层板的制备和活化、上样、展开及收集等步骤。

一、薄层板的制备

制备薄层色谱通常采用不同规格的玻璃作为基板,并于基板上涂铺厚度一致的固定相。常见薄层板的尺寸为 5 cm×20 cm、10 cm×20 cm、20 cm×20 cm、20 cm×40 cm,甚至 20 cm×100 cm。薄层的厚度及均一性对样品的分离效果及 R_f 值的重复性影响极大。通常用于制备薄层的硅胶颗粒平均粒径约 25 μm,分布范围在 5~40 μm。涂铺厚度一般为 0.5~2 mm。厚度大于 1.5 mm 时,其分离效率会降低得很快,所以制备薄层板最佳的厚度往往是在 0.5~1.0 mm 之间。

制备方法主要分为干法和湿法铺板两种,常用湿法。

湿法铺板:一般把一份吸附剂加两份水,研磨调成糊状,用刮刀平铺法或涂铺器涂铺法均匀地涂布,室温下晾干备用。通常在吸附剂加入 10%~15% 的煅石膏作为黏合剂,或用 0.2%~0.7% 的羧甲基纤维素钠溶液代替水铺板。湿法制成的薄层的优点是比较牢固,便于保存而且展开效果也较好。

吸附剂调成糊状时,所需用水量为吸附剂质量的 2~3 倍,不同厂家不同批号的产品吸水性也有所不同。手涂时用水量宜稍多些。加有黏合剂的硅胶调成糊状后,要在 2 min 内铺完,否则会凝结。

活化:活化是在一定温度下烘烤除去吸附剂吸附的水分以提高吸附剂性能。硅胶和氧化铝等吸附剂颗粒表面或其多孔结构里孔的表面都有吸附能力,能可逆地吸附水分,如果吸附了水,那么吸附其他物质的能力就降低。所以,吸附剂的吸附能力与它们吸附的水量有关。因此,铺好的硅胶薄层板一般在 105~110℃ 活化 0.5~1 h,氧化铝薄层如果不加黏合剂,活化温度可达 150℃ 左右。活化后的薄层板冷却后置干燥器内备用。活化好的薄层一定要放在干燥箱中保存,因为吸附剂非常容易吸水,在 50% 湿度的空气中放置 5 min,可以吸收失去水分的 50%,放置 10 min 可吸收 80%,当然最终吸附量还与空气中的湿度有关。吸附剂活性大小对于极性小的物质影响更为明显。

二、上样

通常制备薄层色谱的上样量与薄层板的厚度、吸附剂的种类及样品的性质有关。一般认为薄层板的容量与其厚度的平方根成正比,薄层厚度与薄层板的尺寸决定了制备薄层色谱可以分离的样品量。一般来讲,1 mm 厚的硅胶板最多可上样约 5 mg/cm²,一块 1 mm 厚的 20 cm×20 cm 硅胶板可分离 10~100 mg 样品,需要 20~25 g 硅胶。如果将吸附剂的厚度加倍,则上样量可增大 50%。但吸附剂的厚度过厚,流动相在薄层的表面与下面的移动速度是不一样的,上下流速的差异会造成拖尾,薄层板分离能力的降低,从而影响分离效果。上样量可通过实验,从薄层板展开后的谱带是否拖尾或者变形来确定。

溶解样品的溶剂的挥发性应尽可能大,极性应尽可能小。样品溶液的浓度过大,样品由于在吸附剂表面析出晶体使得溶解度发生变化而影响分离。所以样品溶液的浓度以可以均匀地涂布在吸附剂表面而不析出晶体为宜。通常样品的浓度范围为 5%~10%。另外,受谱带容量的限制,制备薄层色谱的谱带应限制在 2~5 个。

制备薄层色谱一般采用条形上样,条形上样不但上样方便、上样量较高,而且分离效果通常也优于制备薄层的点样上样,上样工具可用注射器或者小的滴管,也有商品上样器购买。上样的样品条的宽度为 3~5 mm,距离薄层板底端大约 2.5 cm,距薄层板两侧的边距为 1~3 mm 以避免边缘效应的影响。可重复上样,但后一次上样要在前一次的样品条的溶剂挥发掉之后,挥发过程中可选择电吹风吹干。上样过程不可破坏薄层板吸附剂的表面,而且样品条也尽可能地直并且要窄。如果样品条太宽,可用强极性溶剂如甲醇展开 1~2 cm,让样品条的宽度得到压缩,然后从展开槽中取出薄层板彻底挥发掉全部甲醇后,再在选择的展开条件下展开。

三、展开

薄层色谱的展开可分为上行展开和下行展开、单次展开和多次展开等多种方式。而制备薄层色谱多采用上行法展开,对于一种展开剂达不到制备要求的成分复杂的样品,可采用几种展开剂进行多次展开的方法进行制备。通常先用极性低的溶剂系统展开,再选用极性高的展开剂再次展开,一般以 2~3 次为佳。

一般采用玻璃层析槽进行展开,有些专门用于制备薄层色谱展开的展开槽,可以同时展开多块薄层板,十分有利于制备性分离。为使 R_f 值重现性良好,可对层析槽进行饱和处理。将展开剂置于层析缸中,层析槽壁贴上两条高、宽适宜的滤纸条,一端浸入展开剂中,密封层析槽室顶的盖,室温放置 1 h 左右,待展开剂挥发,使系统平衡。也可将薄层板放入层析槽中进行预饱和(不直接接触展开剂),有利于克服边缘效应和改善分离效果。

展开时,将上好样的薄层板浸入展开剂中,展开即可。展距一般以 7~15 cm 为宜,展距过大,斑点容易扩散,展距过小,分离效果差。

四、显色

展开结束后,取出薄层板,挥干展开剂后,需检视出被分离的谱带。若分离的化合物有颜色或紫外光下能产生荧光,就可在日光下直接观察或在紫外灯下观察,很容易识别出来各个被分离的谱带。但多数情况下化合物没有颜色,要识别样点,必须使被分离的谱带显色。为防止在显色过程中待分离物质受到破坏,制备薄层色谱通常采用碘蒸气显色法和紫外线显色法。

1. **碘蒸气显色** 将展开后的薄层板,放在盛有碘晶体的封闭容器中,升华产生的碘蒸气能与有机物分子形成有色的缔合物,完成显色。由于碘具有升华性,且其显色属于可逆的物理吸附,易除去。所以成为制备薄层色谱的常用显色方法。

2. 紫外线显色 用含有荧光剂的固定相材料(如硅胶 F)铺板,展开后的薄层板用紫外线照射,薄层板上的固定相显示荧光,而被分离的谱带不显荧光,便会在薄层板的荧光背景下产生暗的谱带。这是由于化合物减弱了吸附剂中荧光物质的紫外吸收强度引起了荧光的熄灭所致。

3. 显色剂显色 若上述方法效果不好时,也可以采用对被分离化合物能显色的显色剂。但显色时须用一玻璃板遮住薄层板中间部分,使其两侧各露出一小条,然后在两边缘喷洒显色剂显色,见图 17-5。根据显色情况用铅笔或针尖连接两边,勾画出薄层上的谱带分布情况。

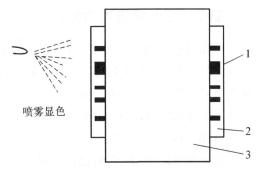

图 17-5 制备薄层色谱显色剂显色示意图
1. 色带;2. 薄层板;3. 遮挡板

常用的通用型薄层色谱显色剂如下:① 硫酸:常用硫酸-乙醇(1:1)溶液,喷后于 110℃烤 15 min,不同化合物显不同颜色。② 0.05%高锰酸钾溶液:易还原性化合物在淡红色背景上显黄色。③ 5%磷钼酸乙醇溶液:喷后 120℃烘烤,还原性化合物显蓝色,再用氨气熏,则背景变为无色。

五、收集

在确定了所要的谱带位置后,用刮刀或与真空相连的管型刮离器将所需成分的谱带连同吸附剂一起刮下,收集,用溶剂将所要组分洗脱下来,并清洗工具,合并洗脱液。常用的洗脱溶剂有丙酮、乙醇、氯仿等。通常 1 g 吸附剂用 5 mL 溶剂洗脱。甲醇由于洗脱能力过强,可溶解硅胶中含有的杂质而并不常用。洗脱液可用 4 型玻璃沙芯漏斗过滤,再用 0.2~0.45 μm 滤膜过滤,滤掉洗脱液中残存的少量固定相等不溶物,得到滤液后再脱除溶剂就得到纯净的化合物。

第三节 制备薄层色谱技术的应用及特点

一、制备薄层色谱技术的应用

薄层色谱作为一种快速简便的色谱技术已在中药分析、毒物分析等众多领域中广泛应用。在生物样品与毒物分析领域,薄层色谱分析的生物样品多为血清、血浆或尿液等,得到的结果用来进行药物生物利用度的测定,监测临床用药的血药浓度以及帮助临床疾病的诊断。在环境有害物质的分析方面,主要用于农药及农药残留分析、有毒金属测定、多环芳烃测定等。在食品分析当中,薄层色谱技术可应用于分离测定食品中所含有的碳水化合物、维生素、有机酸、氨基酸等天然营养成分,也可用于食品添加剂如色素等的分析以及对某些有毒成分的控制。除上述以外,还应用于染料及化妆品的分析、石油和煤的分析、手性化合物的分离分析,以及高分子材料中的增塑剂、稳定剂、抗氧剂的测定等。

二、制备薄层色谱技术的特点

制备薄层色谱虽然也是平面色谱的一种,但是相对而言是一种微量、快速的分离分析方法,虽然没其分离效率低于气相色谱和高效液相色谱,自动化程度也略低,但它具有其他色谱技术所不具有的如下优点。

(1) 分离快速,展开时间短,一般只要十至几十分钟;而且在一块薄层板上可以增加吸附剂用量以增大上样量。

(2) 方法简便,所用的仪器简单,不需要特殊设备,实验成本较低。操作容易,易于控制,薄板易于规格化,而且完成一次分离只需少量的展开剂,可节约溶剂并减少污染。

(3) 灵敏度高,供试品用量可以从几十微克到 500 mg 均可使用。对于小量且易于分离的反应产物,制备 TLC 较柱色谱在时间、效率和经济上更占优势。显然,这种方法得到的 TLC 板不可用化学方法显色,否则会导致样品全部损失。因此可使用一些不会破坏样品的显色方法,如紫外线。或者,可刮下板上部分的吸附相进行鉴定,也可以割下部分的 TLC 板用显色剂(如碘)找到需要的化合物。

(4) 固定相特别是流动相可选择的范围宽,有利于不同性质化合物的分离;而且分离能力强,斑点集中。

(5) 固定相一次使用,不会被污染,样品的预处理也比较简单。

(6) 对被分离的物质的性质(如挥发性、极性)没有限制,故应用范围广。

(7) 自动化:自动点样仪、自动程序展开仪、薄层扫描仪、多种强制流动技术、多种联用技术如傅立叶变换红外、拉曼、质谱等。

综上所述,制备薄层色谱是一种经济、快速、灵敏、可靠的重要的分离技术,其应用领域十分广泛。特别是在中药和天然产物化学研究领域,因为天然产物分分离纯化是进行天然产物化学研究的第一步骤,是进行理化性质、结构表征以及其生物功能和活性等后续研究的基础和关键。制备薄层色谱的出现极大地推动和加快了复杂及微量天然产物的分离纯化过程,成为分离纯化天然产物的基本方法。特别是现在制备薄层色谱的高度仪器化,不但极大地提高了分离效率,而且使以前难以分离的一些样品中的微量成分的分离成为现实。

三、制备薄层色谱技术的进展

在传统薄层色谱技术中,展开剂依靠毛细作用通过薄层吸附剂来完成对组分的分离,因此其分离时间不可控,而且随着展开距离的增加,溶剂前沿的移动逐渐减慢,被分离组分的扩散也越来越严重。为了改进这些问题,人们试图通过外力强迫展开剂在吸附剂中运动,发展了制备薄层色谱的一个重要分支——强迫流动薄层色谱。主要有离心薄层色谱(CTLC)与加压薄层色谱(OPLC)两种。离心制备薄层色谱和加压制备色谱的分离原理、固定相及流动相的选择跟制备薄层色谱是一样的,区别只在展开剂的输送。CTLC 通过高速旋转产生的离心力加速展开剂的运动使各组分在转子上依不同的 R_f 值形成相互间隔的同心环形色带,各个色带先后从转子边沿被甩出,洗脱液分部收集;OPLC 则依靠加压泵将展开剂直接泵入薄层板中,并通过泵来调节展开剂的流速。加压制备薄层色谱、离心制备薄层色谱的操作过程跟制备薄层色谱大致一样,只是在展开时,展开剂的输送以及装置有些差异。

（一）加压薄层色谱(over pressured layer chromatography,OPLC)

加压薄层色谱是一种强迫流动的薄层色谱技术。加压薄层色谱仪由溶剂泵和展开仓组成(见图 17-6),展开仓中内置加压泵和卡套,薄层色谱板置于卡套之中,加压泵通过卡套覆盖 50 bar 压力于薄层板上,流动相被溶液泵以一定流速输入展开仓,在外力作用下,在薄层板上作组分展开。使用低至 5 μm 直径的键合相及正相硅胶颗粒,OPLC 提供高达 11 000 理论塔板数的分离效率。

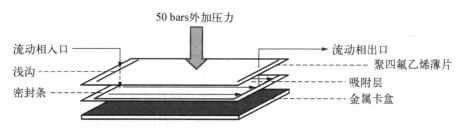

图 17-6　加压薄层色谱示意图

（二）离心制备薄层色谱(centrifugal thin-layer chromatography,CTLC)

离心制备薄层色谱是离心分离法渗透于色谱领域而产生的又一种高效分离法。薄层板为圆形,样品注射于圆心四周,从垂直于圆心的方向连续地加入展开剂,薄层板旋转,各不同组分即沿径向迅速展开。在紫外灯照射下可观察到谱带的移动,由于板面设置是倾斜的,可沿斜向直接接收各分开的组分(装置如图 17-7)。该法已用于天然产物、合成产物及异构体等的快速分离提纯,分离效果优于制备薄层色谱和柱色谱,在一定程度上与制备型高压液相色谱相似,但在节省

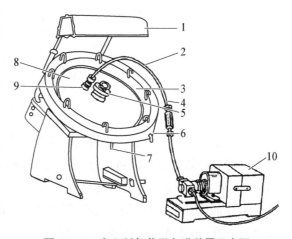

图 17-7　离心制备薄层色谱装置示意图

1. 紫外灯；2. 注射系统；3. 石英玻璃罩；4. 导管；5. 转动轴；
6. 氮气入口；7. 出口管；8. 转子；9. 入口；10. 输液泵

时间和溶剂等方面优于后者。

表 17-3 制备薄层色谱技术相关的几种分离技术比较

参　　数	PTLC	OPLC	CTLC
流动相迁移方法	毛细管作用	加压	离心
薄层厚度(mm)	0.5～2	0.5～2	1～4
分离长度(cm)	18	18	12
分离模式	线形	线形	环形
组分分开方法	离线	在线	在线
上样量(mg)	50～150	50～300	50～500
分离谱带数	2～5	2～7	2～12

第四节　制备薄层色谱技术应用实例

实例　杜仲叶中的绿原酸分离纯化

杜仲叶为杜仲科杜仲属植物杜仲 *Eucommia ulmoides* Oliv. 的干燥叶。中药杜仲性温、味甘,有补肝肾、强筋骨的功效。近年来许多学者对杜仲叶的化学成分做了大量研究,研究结果显示,杜仲叶和杜仲皮所含化学成分基本相同并且具有相同的药理作用,杜仲叶具有降压和促进免疫功能的作用。此外还对高血压、动脉硬化、腰膝酸痛、阳痿尿频等症有一定疗效。杜仲叶的化学成分主要有木脂素类、环烯醚萜类、苯丙素类。杜仲叶的品质好坏主要以绿原酸的含量为标准。

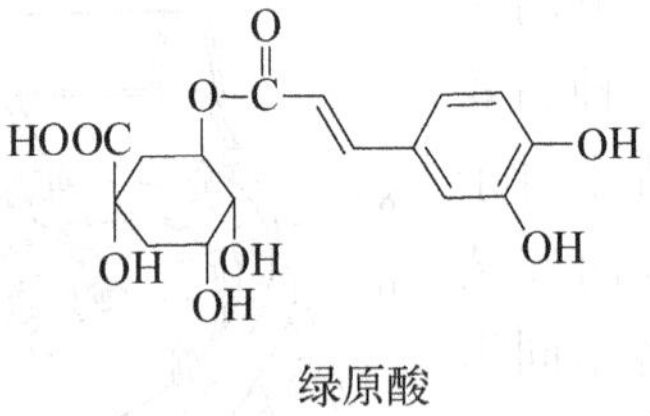

绿原酸

第一次制备薄层色谱:杜仲的提取物中含有多种成分,需要进一步的纯化才能得到绿原酸。将上述提取液在制备型硅胶 G 薄层板上条状点样,用甲醇-乙酸(4∶0.2)溶液展开 8 cm,在波长 365 nm 的紫外灯下观察,刮下与平行点样的绿原酸对照品斑点($R_f=$ 0.6)相对应的荧光带,收集刮下的硅胶粉,装柱,用甲醇-乙酸(4∶0.2)冲洗,直到冲出的流动相在 365 nm 下无荧光为止,蒸干得 1.692 g。

第二次制备薄层色谱:将第一次制备薄层色谱所得的产品溶解于 3 mL 甲醇,在制备型硅胶 H 薄层板上条状点样。用乙酸丁酯-甲酸-水(7∶2.5∶2.5)的上层清液作展开剂,展开 8 cm,在波长 365 nm 的紫外灯下观察,刮下与绿原酸对照品斑点($R_f=0.4$)相对应的荧光带,收集刮下的硅胶粉,装柱,用甲醇-乙酸(4∶0.2)冲洗,直到冲出的流动相在 365 nm 下无荧光为止,蒸干得 0.228 g,氮气保护放于冰箱中备用。

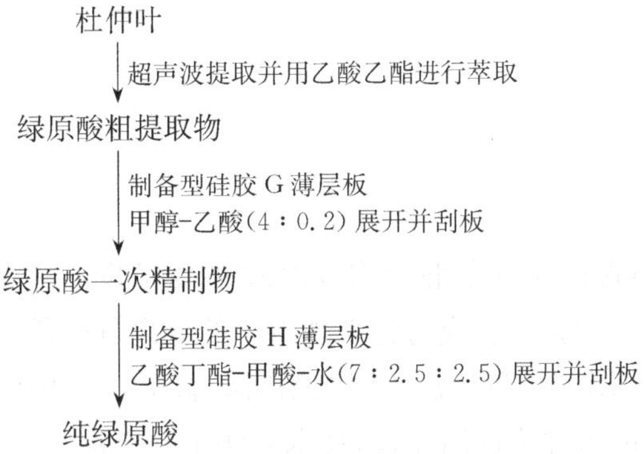

杜仲叶

↓ 超声波提取并用乙酸乙酯进行萃取

绿原酸粗提取物

↓ 制备型硅胶 G 薄层板
↓ 甲醇-乙酸(4∶0.2)展开并刮板

绿原酸一次精制物

↓ 制备型硅胶 H 薄层板
↓ 乙酸丁酯-甲酸-水(7∶2.5∶2.5)展开并刮板

纯绿原酸

图 17-8　杜仲叶中绿原酸分离纯化的工艺流程

参考文献

[1] K.霍斯泰特曼,A.马斯顿,M.霍斯泰特曼.制备色谱技术[M].北京:科学出版社,2000.

[2] 傅若农.色谱分析概论[M].北京:化学工业出版社,2005.

[3] 袁黎明.制备色谱技术及应用[M].北京:化学工业出版社,2005.

[4] 张雪荣.药物分离与纯化技术[M].北京:化学工业出版社,2005.

[5] 何轶,鲁静,林瑞超.加压薄层色谱法的原理及其应用[J].色谱,2006,24(1):99-102.

[6] 丁明玉.现代分离方法与技术[M].北京:化学工业出版社,2007:140.

[7] 程德军,梁冰,董海英,等.两次制备薄层色谱分离纯化杜仲叶中的绿原酸[J].西南民族大学学报(自然科学版),2007,33(3):542-545.

第十八章
其他色谱技术

色谱是迄今人类掌握的对复杂混合物分离效率最高的一种方法。它具有高效能、高精度、速度快、应用范围广的特点,成为越来越重要的分离分析科学工具,在科学研究和工业生产中发挥了重要作用。柱色谱法、薄层色谱法、高效液相色谱法等已成为常规方法。随着色谱技术的发展,色谱理论逐渐完善,技术方法不断丰富。本章介绍在中药化学成分分离中有应用而前面章节未涉及的其他色谱技术。

第一节　干　柱　色　谱

干柱色谱(dry column chromatograph)是 20 世纪 60 年代发展起来的用填充剂干法上柱,然后利用毛细管作用或重力作用进行分离的一种色谱技术。

一、干柱色谱的原理及操作

干柱色谱的分离原理符合一般色谱的原理及规律,主要用于吸附色谱。通常将干的吸附剂装入色谱柱中,将待分离的样品配成浓溶液或吸附于少量填料上,然后上样,溶剂在重力或毛细管作用的推动下向柱下移动而展开;当洗脱液接近色谱柱底部时停止洗脱,将吸附剂根据柱上各色带挖出或切开,用适当的溶剂洗出分离物质。干柱色谱与一般柱色谱的不同点在于其操作方式,最明显的区别特征就是色谱分离时不将色谱带洗脱出柱,即展距短,分离速度快。干柱色谱的操作有如下步骤。

(一)装柱

色谱柱的长度和容量根据被分离物质的分离难易程度来确定,还可选用玻璃或尼龙薄膜等不同材质的柱子,一般选用 50 cm 长的色谱柱,样品量和吸附剂之比为 1∶100～1∶500。

装柱的具体操作方法参考如下。

1. 薄膜柱　适当长度和直径的管状聚乙烯或尼龙薄膜,将一段封闭,从开口一端将一团棉花或玻璃纤维塞到色谱柱的底端。然后将需要量的吸附剂分次倒入。每次倒入后,要在桌面上轻轻地敲几次,直到手握上去感觉很坚硬为止。但需要注意的是,在敲紧的过程中不要使色谱柱弯曲太大,这样容易使吸附剂分段,且松紧不均匀,影响分离效果。用手轻轻拍击色谱柱柱顶使色谱柱顶端整齐平整,最后在封闭端扎几个小孔,备用。

2. **玻璃柱**　取两端平整的玻璃管,在一端放一张滤纸,并用橡皮筋扎紧。从另一开口端分次倒入吸附剂,每次加入后在桌面上敲紧,或者一人将硅胶缓慢、连续、均匀地倒入,同时另一人向上提起色谱柱大约 3cm,然后放下,让柱自由下落,并提起过程中旋转45°,同时用震动器如橡皮锤或小木棒轻轻均匀敲打色谱柱的外壁,在加入吸附剂的过程中连续不断地重复该操作;还可利用真空泵从柱底抽负压使装填紧密。

(二)上样

常用拌样上样和溶液上样两种方法。如被分离物质能溶于洗脱剂中,可采用溶液上样,反之必须采用拌样上样法。通常溶液上样分离效果较好。

溶液上样法要注意以下几点:① 样品溶液浓度适中,如过浓,加样后会使吸附剂结块;过稀,则加样的色带过宽。② 尽量使样品在柱顶端吸附均匀。③ 在整个加样和洗脱过程中,必须保持色谱柱的柱顶平衡,否则会影响色带的整齐性和分离效果。

拌样上样法要注意的问题:① 样品尽量用适量低沸点有机溶剂溶解。② 拌样所用吸附剂通常相当于样品 5 倍量,其余操作同常规柱色谱法。

(三)洗脱

洗脱方式根据洗脱剂流动的方向分为下行和上行两种。下行洗脱与一般柱色谱的洗脱类似,区别在于干柱色谱通常洗脱剂达到色谱柱的下端即告结束。上行展开即将装有样品的柱子一端用纱布包裹,插入装有展开剂的容器中展开;当展开剂至柱顶时,取出色谱柱。需要注意的问题有如下几点。

(1)混合溶剂的"脱混"。洗脱过程中,前沿溶剂含极性大的越来越少(因易被吸附),而吸附剂中离前沿越远则吸附的极性溶剂就越多,当达到一定程度时,溶剂就会解混,从而形成第二个溶剂前沿。解决办法可使用极性相差较小的溶剂系统或使吸附剂充分预饱和(如填充前硅胶中加 10% 洗脱剂,然后置旋蒸中转动 3 h 后装柱)。

(2)在洗脱过程中,洗脱剂的前沿必须保持整齐。如果洗脱剂的前沿不整齐,则说明柱装得不均匀或样品上柱操作不当,可造成色带的交叉,影响分离效果。

(四)化学成分的定位

对于有颜色的化合物及紫外灯照射下可产生荧光或颜色的成分,比较容易直接确定色带的位置;在紫外光照射下加有荧光剂的薄层色谱板上可产生暗斑的物质,则可以使用加有荧光剂的吸附剂进行分离;如果被分离物对紫外光无吸收或使用的是没有荧光剂的吸附剂,则可采用"盲切法"将色谱柱等分为若干段。

(五)化学成分的回收

对于薄膜塑料柱可以直接切割成段,对于玻璃柱则可在一端加压或用橡皮塞将柱子推出后分段,亦可采用刮刀小心地将各段刮出。然后将各部分分别置于玻璃垂熔漏斗中,以适当溶剂洗脱,分别回收溶剂,用薄层色谱等方法检查成分及其纯度,相同者合并。

二、干柱色谱的应用特点

（一）优点

（1）传质均匀，分离效果比湿法装柱的分离效果高。流动相的低流速和短展距减小了柱不均一性和色谱动力学对分辨率不利的影响。由于在干吸附剂颗粒的深孔内充满空气，在展开过程中溶剂和被分离成分很难进入吸附剂颗粒的深孔，其吸附与解吸附过程主要是在吸附剂颗粒的外部表面进行的，所以克服了被分离成分由于进出吸附剂颗粒深孔所造成的扩散和传质缓慢现象。

（2）分离原理与薄层色谱基本相同，可用薄层色谱寻找最佳的分离条件，并将其直接套用到干柱色谱中。

（3）样品载样量较大，适合于制备性分离。

（4）展距短使色谱时间缩短、节省溶剂，并且省去了常规洗脱液的分段收集和处理，赋予干柱色谱明显的方便性和经济性。

（5）对易定位的物质（有色或在紫外灯下有荧光的物质），采用薄膜柱切割色带，可避免在常规色谱分离中因洗脱液收集不当而造成的层带交叉。

（二）缺点

（1）比湿柱色谱消耗的吸附剂较多。由于被分离物质只能与吸附剂的外部表面接触，吸附剂的表面积没有被充分利用，故干柱色谱样品载样量与湿柱色谱相比较小。

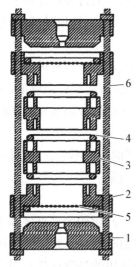

图 18-1　组合式载压干柱色谱示意图

1. 柱端盖；2. 端盖法兰；3. 柱环；4. 密封圈；5. 滤板；6. 锁紧螺栓

（2）色谱柱有玻璃、不锈钢、石英和塑料薄膜柱等，前三种易于装柱，但难于显色及准确地取下谱带，薄膜柱易于切割谱带，但装柱困难。因此，传统干柱装置具有两大缺陷：第一不可拆装，第二不承载压力。实际应用时，前者造成柱床填装不易和填料取出不便，后者无法使用柱床压缩技术以保证柱床填装密度的均一性，分辨率及柱效的可靠性难以保障，也不能使用小粒径填料以进一步提高柱效。在高效制备型色谱高度商业化的今天，干柱色谱大有趋向淘汰之势。

围绕装柱和取出色带等难题，后来又发展了高分辨制备型组件（preparative high resolution segment，PHS）、启开式分级转移干柱色谱法、插接式色谱柱、组合式载压干柱等。其中，组合式承压色谱干柱系统由柱端盖、端盖法兰、柱环、密封圈、滤板等组件组成，各组件由不锈钢制成，组件间使用高强度密封圈密封，使其能耐压 20 bar，从而可使用粒径为 5 μm 的填料。装柱时使用轴向压缩的技术，运行时可使用高压泵并可梯度洗脱，克服了传统干柱装置的缺陷。示意图见 18-1。

三、干柱色谱应用实例

干柱色谱已成功用于分离生物碱、蒽醌、甾体、苯丙素、黄酮等多种类型的化学成分，如氧化苦参碱、盐酸小檗碱、大黄酚、大黄素甲醚、五味子酯乙和五味子酯丙等。经硝酸银处理过的"干柱"已用于分离烯类,对于结构非常相近的异构体也可以较好地分开,如龙脑和异龙脑。

实例　中药藤黄中新藤黄酸的分离

中药藤黄为藤黄科植物藤黄 *Garcinia hanburyi* Hook. f. 的胶质树脂,具有消肿、化瘀、止血、杀虫之功效,可用于治疗痈疽肿毒、顽癣恶疮、损伤、出血等疾病。藤黄中的藤黄酸、新藤黄酸具有较强的抗肿瘤活性,为主要活性成分。采用硅胶干柱色谱法分离新藤黄酸。薄层硅胶 G 为固定相,色谱柱内径为 4 cm 的玻璃柱,长约 40 cm;干法装柱,柱床高约 20 cm;流动相:三氯甲烷-甲醇-二乙胺(10∶1∶1);在较短时间内获得完全分离,方法有效、简便,节省试剂。与其他方法相比,本法优势明显。如采用制备薄层色谱法,载样量小,不适合样品的大量制备;如采用大孔树脂富集,然后再用硅胶柱色谱梯度洗脱的方法,则需进一步纯化,该法试剂消耗较多,洗脱过程长,洗脱液的收集、鉴定及合并较烦琐。

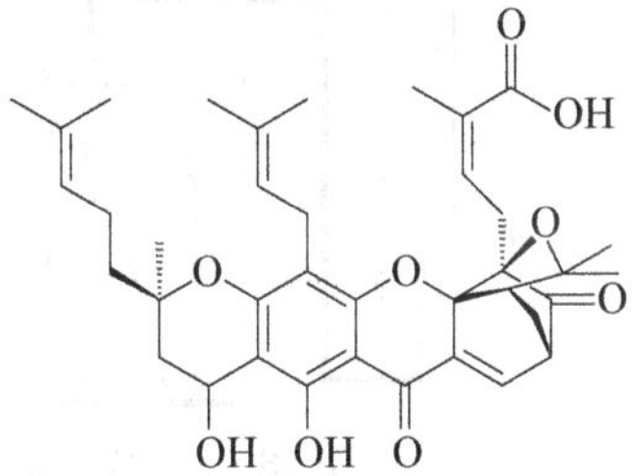

新藤黄酸

第二节　减压柱色谱

减压柱色谱(vacuum liquid chromatography,VLC)即凭借真空的动力加速溶剂流动的柱色谱。1977 年 Coll 等在分离一种澳大利亚软珊瑚中二萜类成分时介绍了该方法。该方法在收集每份流分后让色谱柱流干,类似于制备型薄层色谱,在完成一次展开、干燥后,还可再次对其进行展开。

一、减压柱色谱的原理及操作

减压柱色谱的分离原理与一般柱色谱相同,区别在于不是在色谱柱的顶端加压,而是在色谱柱的底端减压,达到加快流动相流速、提高分离效率的目的。其主要操作步骤如下。

（一）装柱

减压短柱色谱通常采用一个吸附剂高度不超过 5 cm 的色谱柱对样品进行快速分离,

实验室中常用一个玻璃砂芯漏斗或布氏漏斗作为色谱分离柱,实验装置见图18-2。吸附剂以硅胶为例,先将硅胶均匀地置于玻璃砂芯漏斗之中;如果采用的是布氏漏斗,应该先在漏斗的底部铺上一张大小刚好合适的滤纸。利用真空水泵抽吸硅胶层,并用一端有平整面的工具将吸附剂压紧。在水泵与色谱柱之间有一个缓冲瓶,一方面它可以让气流更稳定一些,另一方面它可以防止水泵中的水倒流到收集瓶中,利用缓冲瓶上的二通活塞还可以调节水泵的真空度。在分离前,一般先加入一定量的低极性的有机溶剂到分离柱中,然后将其抽干,作用是进一步让硅胶层更紧密,当然其对硅胶层也有一定的洗涤作用。利用常规柱进行减压制备色谱比应用短柱减压制备色谱的例子更多。因为常规柱具有适当的柱长,比短柱有更高的柱效,能适应的样品范围更宽。图18-3是常规柱减压柱色谱装置示意图。

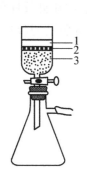

图 18-2 减压短柱色谱的装置示意图

1. 展开剂;2. 样品;
3. 固定相

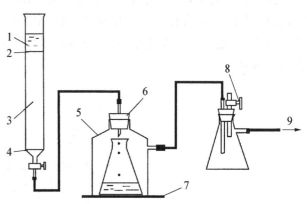

图 18-3 减压常规柱色谱的装置示意图

1. 溶剂;2. 样品;3. 吸附剂;4. 砂芯滤片;5. 玻璃罩;
6. 橡皮塞;7. 毛玻璃;8. 二通活塞;9. 接真空水泵

(二)上样

样品溶于极性尽可能低的溶剂之中,将其加到色谱柱上,用水泵将它抽吸进填料层中(湿法上样)。如果低极性的溶剂对样品的溶解度不好,可用挥发性的其他合适溶剂溶解样品,然后用一定量的硅胶、氧化铝或硅藻土等吸附,挥发掉溶剂后再作为样品加入到色谱柱的上部(固法上样)。

(三)洗脱

洗脱采用间隙式梯度洗脱,先将一定量的初始洗脱溶剂加于色谱柱中,可用水泵减压,使冲洗剂通过色谱柱,用收集瓶收集流出的液体,水泵连续减压直到色谱柱填料层中的液体抽干为止(可减少流分之间的相互交叉)。接着再在色谱柱中依次加入第二种、第三种洗脱能力更强一些的溶剂,重复操作,直到我们需要收集的组分被洗脱为止。

二、减压柱色谱的应用特点

该方法简便、快速,如溶剂的选择和变换操作很方便,尤其适用于在硅胶柱色谱中容易产生结构变化的物质的分离。但须注意整个分离柱必须均匀、紧密,分离中也要注意防止色谱柱填料之间、填料与柱之间的裂口,否则将达不到分离的结果。另外,该法毕竟所用色谱柱填料层较短,所以它只适合一些比较容易分离的混合物的制备性分离,或者只适用于一个复杂混合物的分段分离等。

三、减压柱色谱应用实例

实例　贯叶连翘 *Hypericum perforatum* L. 分离金丝桃素

减压柱色谱条件:玻璃短柱(直径 4.0 cm,高度 10.0 cm),内装薄层色谱硅胶(G60),柱中吸附剂的高度为 5 cm;干法上样;用纯氯仿,氯仿中含甲醇 1%、2%、3% ……直至纯水依次洗脱,每份 15 mL。每次当溶剂流经全部柱体后,将柱体抽干,再上第二份洗脱液。硅胶 TLC 检测以氯仿-甲醇-水(4∶1∶0.5)展开。

常压柱色谱条件:取与减压液相柱色谱等量的硅胶为固定相,湿法装柱,干法上样,以氯仿、甲醇和水依次进行梯度洗脱,薄层色谱检测,合并相同部分。

两种分离方法比较见表 18-1,认为减压柱色谱操作更加简便,快速,而且费用低廉,具有很大的优越性。

表 18-1　等量硅胶用于常压和减压柱色谱分离结果的比较

关注项	减压柱色谱	常压柱色谱
分离时间(含装柱时间)	4 h	8 h
产品量	758 mg	37 mg
洗脱剂用量	220 mL	400 mL
柱子可否重复使用	可以	不可以

金丝桃素

第三节　模拟移动床色谱

1946 年,美国通用石油公司(UOP)开发了逆流连续循环移动床装置(true moving bed,TMB),用于分离小分子的碳氢化合物。在分离过程中,固定相由于重力作用自上而下地移动,依次通过冷却区、吸附区、精馏区和解吸区,到达底部后,解吸完全的活性炭由气体提升到顶部重复使用;流动相(水蒸气)则由下而上移动。该方法在 20 世纪 60 年代得到了商业应用。20 世纪 70 年代初期,UOP 开发了一种基于模拟移动床原理的色谱技术用于分离各种石油馏出物,其分离过程与 TMB 分离过程极为相似,不同点是吸附剂颗粒被装填后不再移动,而是由原料进口和产品液流出口不断切换的方法,形成吸附剂颗粒和液流相对逆流运动来模拟固定相的移动。1992 年第一次将这种模拟移动床色谱(simulated moving bed chromatography,SMB)用于手性分离。1996 年,Clavier 等将超临界流体应用于模拟移动床色谱技术。模拟移动床技术还可以与化学反应过程相结合,构成模拟移动床反应色谱装置。该技术被广泛地用于石油化工、食品工业和精细化工生产之中。

一、模拟移动床色谱的原理及操作

(一)移动床色谱

一般的色谱技术都是固定床色谱,即色谱柱中的固定相是相对固定不动的。所谓移动床分离技术是在色谱柱中让固定相在重力作用下自上而下地移动,而另一相气体或者液体逆着固定相运动的方向向上流动,固定相连续地与逆流上升的另一相相遇,使之发生分离过程,达到循环操作。该技术可以解决固定床色谱中真正起作用的分离时间占整个操作时间的比例小的缺点,能实现连续进样和连续出料的操作过程,提高生产效率,降低生产成本。移动床色谱的示意图见图 18-4。色谱分离柱中,柱中固体分离材料从上向下运动,液相从下向上移动,二者形成逆向并进行着各自的不断循环。整个系统有一个流动相进口、一个进样口、一个抽出物出口、一个剩余物出口。流动相与样品溶剂的流入速度与抽出物(组分 A)及剩余物(组分 B)的流出速度各不相同,具体的每一个的流量大小需要进行优化选择;分离柱中呈现 1、2、3、4 四个带,带 1 是在分离材料出口与组分 B 出口之间,带 2 是紧跟着的一个带与样品入口之间,带 3 是在样品入口与组分 A 之间,带 4 是在组分 A 出口与流动相出口之间。每一个带在分离过程中起着各自的作用。在带 1 分离材料得到再生,组分 B 向着出口输送;在带 2、3 起着分离的作用,它使保留值大的组分 B 移向组分 B 的出口,而使保留值小的 A 组分输送到组分 A 的出口;而在最后一个带 4 中,流动相得到再生。在整个过程中,始终保持着以下平衡等式:

$$流动相的流量 + 进样的流量 = 组分 A 的流量 + 组分 B 的流量$$

在图 18-4 中可以看到色谱柱中的 4 个区域。第一个区域是流动相入口与抽提物出口之间的范围,在这个区间,流动相对吸附剂进行脱吸附而使分离材料得到再生;第二个区域是抽提液出口与样品液入口之间,第三个区域是样品液入口与剩余液出口之间,这两个区间主要完成混合物的分离,容易被吸附的组分在柱中移动速度较慢,慢慢地积累于第二区带,而吸附能力弱的另一组分在色谱柱中有较快的移动速度,因此慢慢地集中在第三区域,这两个区域对混合物的分离起着非常重要的作用;

第四区域是剩余液出口与流动相入口之间,其作用是使流动相得到再生。在整个过程中,始终保持在第二和第三区域的交叉处进样,始终可以在第一区域和第二区域得到我们所需的产品。

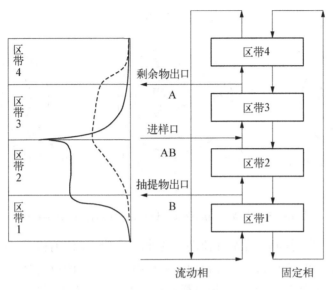

图 18 - 4　移动床色谱示意图

移动床技术实现了色谱过程的连续化操作,增加了原料的处理量,提高了生产效率。但是由于真实逆流系统中固体吸附剂从上而下移动,在逆流接触中不可避免会产生磨损,生成粉末,给操作带来不便,同时也造成固体吸附剂的大量损耗,增加生产成本;其次,吸附剂颗粒的移动,造成床层内孔隙率不断变化,使流动相的流速分布受到干扰,影响分离品质。

（二）模拟移动床色谱

模拟移动床色谱是在移动床色谱的基础上发展起来的。在模拟移动床色谱的装置中,多个分离柱串联,流动相在一个压力泵的作用下从上到下在柱中循环。为了克服移动床的缺点,在该系统中分离材料不再在分离柱中移动,而是运用了一个旋转阀,通过定时逆时针转动该阀,导致系统中的两个进口和两个出口的位置每隔一定的时间同时向下移动一次。由于转动阀的逆时针旋转造成进口和出口不断向下变动,使得柱中的分离材料相对于进出口发生了相对移动,故将该系统称为模拟移动床色谱。它既保存了移动床能连续操作等多种优点,同时又克服了由于移动床中分离材料的移动所造成的缺点。

为了清楚地说明模拟移动床色谱的原理,我们先简化一下系统的设备连接。假设系统中的色谱柱首尾相连成为一个圆形的闭合柱,在内部计量泵的作用下,流动相沿顺时针方向流动;另一方面,由于系统中阀门有规律地旋转以及适当的间隔,使得系统中两个进口和两个出口每隔一定时间同时也向着顺时针方向移动,移动的结果类似于色谱柱中的固定相向逆时针方向移动。

当系统开始工作时,样品溶液也同时开始进行连续地输入,在刚开始的那一个点,混合样品液还未得到丝毫的分离,示意图如图 18-5A。

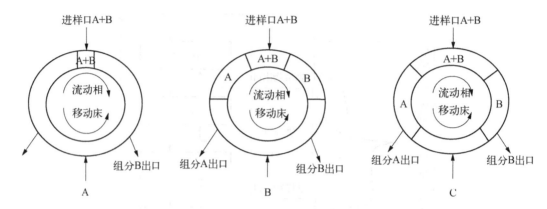

图 18-5　模拟移动床色谱法进样后不同时间的分离状态

当系统工作一段时间后,样品在流动相的冲洗下不断地向前移动,样品组分也开始慢慢地得到部分的分离,进样口和出样口通过系统中阀门的关闭也同时向前移动,但移动的速度和每次间隔的时间应该始终保证进样点在双组分还没有得到分离而仍然重合的区间范围,如图 18-5B 所示。

只要优化好阀门每次转换开闭的间隔时间,调节好进出口同时向前移动的速度大小,优化好两个进口和两个出口单位时间内进入和抽出的溶液的量,当系统持续工作一定的时间后,柱中的混合物就会达到相当程度的分离,并且能保持柱中的浓度分离曲线始终为一个不变的分布状态。这时就能连续不断地进样,同时在系统的两个出口连续不断地得到被分离的两个组分的产品。其分离示意见图 18-5C。

二、模拟移动床色谱法的应用特点

模拟移动床色谱法分离时,被分开的组分可以及时地将它抽出收集,而没有得到分开的混合物始终在柱中循环。柱中每一个部分的固定相和流动相都在同时发挥着自己的作用,在分离过程中基本上没有浪费的部分和环节。因此,模拟移动床色谱法实现了色谱过程的连续化操作,增加了原料的处理量,提高了生产效率。具有高产率、低消耗的特点。实际分离时,通过优化和调节模拟移动床色谱法各种操作参数,恰当地同时移动系统的两个进口和出口,始终保持柱中的组分分布情况为一不变的浓度分布状态,这样就可以连续地进样,连续地得到产品。

模拟移动床色谱不仅可用于石油化工产品、糖醇和手性化合物的分离,还可广泛地应用于药物成分的分离。在我国模拟移动床色谱的研究也已经兴起,已研制出了大、中、小不同规格的模拟移动床色谱仪。在天然药物方面,开发出多种中药有效部位及单体成分的分离纯化与制备工艺技术,包括黄酮类、生物碱类、皂苷类、内酯类等。

三、模拟移动床色谱应用实例

实例 虎杖中白黎芦醇的分离纯化

白黎芦醇是含有芪类结构的多酚类化合物,具有抗肿瘤、抗炎、抗氧化、抗自由基、保护肝脏、保护心血管和抗心肌缺血等作用。虎杖 *Polygonum cuspidatum* 中含有丰富的白黎芦醇。模拟移动床色谱纯化虎杖中白黎芦醇的工艺参数为:流动相为甲醇-水 $(1:1, V/V)$;4 根 10 mm×200 mm ODS 制备柱;柱连接方式 1-2-1;洗脱带流量 1.0 mL/min,精制带流量 1.5 mL/min,吸附带流量 1.6 mL/min,进样流量 0.1 mL/min,切换时间 19 min,可实现连续纯化白黎芦醇,且纯度大于 98%,克服了常规柱层析的不连续、成本高的缺点。

HO—⟨⟩—CH=CH—⟨⟩—OH
白黎芦醇

第四节 径 向 色 谱

径向色谱又称径向流动色谱(radial flow chromatography,RFC),该技术的发展可以追溯到 20 世纪 40 年代,但 80 年代才真正发展起来。1947 年 Hopf 发明的借助离心力分离溶液的装置,已经采用了径向色谱的原理和方法。溶液可以通过圆盘或者柱面由轴心到周界呈径向流动,在地心引力的作用下引起了更高的速度和更清晰的谱带区域,可在节约时间、劳力和空间的基础上进行大规模分离。1985 年 Saxena 教授首先提出了具有 3 个环形通路的径向薄层色谱。1996 年 Rice 等研制了一种径向流动色谱,床层紧紧压缩,或者是由一系列这样的床层组成色谱系列,作为一种分离液体中有机生物体的方法,通过液压传动的方式穿过一个或者多个压缩床层。这种特殊设计解决了流体在床层中的分布问题,使径向色谱在上样量、分离速度等诸多方面的优势明显地表现出来。随着理论研究和实用化装置不断完善,该色谱技术在生命科学、制药等许多领域正发挥着越来越重要的作用。

一、径向色谱的原理及操作

径向色谱柱采用了径向流动技术,流动相携带样品沿径向迁移,不同于传统轴向色谱柱的流体在柱内从一端流向另一端。在径向柱内,流动相和样品可以从色谱柱的周围流向柱圆心(向心式),也可以从柱心流向柱的周围(离心式)。用于制备分离的径向色谱通常在非线性的条件下操作,流动相在径向流色谱柱内的线速度不同于传统轴向色谱,它沿径向随其所在位置而变化。溶质在两相间的分配不能满足线性色谱的条件,向心式和离心式径向流动模式中流体输运行为亦存在差别。由于柱外效应的影响,通常样品从柱外流向柱内有利于提高分离效果和收集样品,径向色谱结构见图18-6。

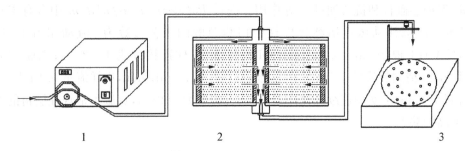

图 18-6　径向色谱结构图

1. 恒流泵；2. 径向色谱柱；3. 收集器

二、径向色谱的应用特点

与传统的轴向色谱相比,径向流色谱显示了操作压力低、分离效率高、线性放大容易及样品处理量大等突出优势。

径向柱的外表面很大,因此能承载的样品量较多;如果增加色谱柱的长度,可以呈线性地增大色谱柱的制备量,而各组分的分辨率及保留时间没有多大的变化;径向柱色谱法由于流量很大,色谱柱的半径较小,因此样品在柱中的保留时间很短,非常适用于生物活性成分的制备;正由于色谱柱的半径较小,因此色谱柱的压力也很小,所以大多数操作可以在低压下进行,这样对设备的要求就低。

径向柱色谱法的不足之处是色谱柱的装填比较麻烦,要求也较高。径向柱色谱法的装置与常规向柱色谱一样,只是柱结构不同而已。通常柱体积越大时,径向流色谱表现出的优点越明显,但在色谱柱体积较小(＜100 mL)、流速较低的情况下,径向流色谱的分离效果较轴向色谱差,因为这时轴向色谱的理论塔板数较多,更有利于样品的分离纯化。

三、径向色谱应用实例

径向流色谱根据分离目的及分离对象性质不同选用不同的填料,可用的填料种类有离子交换、疏水、反相及亲和色谱等,目前主要使用的分离介质是离子交换型和亲和型填料,用于生物活性物质的制备,主要是灵芝、香菇、黑木耳、海藻等多糖类产品。

实例　从香菇 Lentinula edodes 中分离香菇多糖

在单因素试验的基础上,通过 Box-Benhnken 组合设计和响应曲面分析法优化香菇多糖径向流色谱分离的工艺条件:样品浓度为 10 mg/mL,上样量 31 mL,上样流速 19 mL/min,洗脱流速 27 mL/min,多糖回收率达到 87.33%,比传统轴向色谱分离及化学方法效率更高,时间更短。

第五节　置　换　色　谱

早在 1906 年,Tswett 在超载洗脱色谱中发现了有置换现象发生。1943 年,Tiselius 首次提出了置换色谱的概念。由于色谱填料和仪器等硬件设施的制约,早期进行的有机物的置换分离效果并不理想,置换色谱模式仅用于稀土元素和同位素的分离。20 世纪 80 年代后,随着 HPLC 仪器的不断改进和高性能填料的出现,置换色谱被广泛用于生物分子的分离纯化,从而促进了置换色谱理论和应用研究的发展。

一、置换色谱的原理及操作

置换色谱(displacement chromatography)又叫顶替色谱法。作为一种非线性色谱技术,是指样品输入色谱柱后,用一种与固定相作用力极强的置换剂(displacer)通入色谱柱,去替代结合在固定相表面的溶质分子。样品在置换剂的推动下沿色谱柱前进,使样品中各组分按作用力强弱的次序,形成一系列前后相邻的谱带,并在置换剂的推动下流出色谱柱。操作程序包括色谱柱的平衡、上样、加置换剂、洗脱、分步收集和色谱柱再生这一系列过程。

置换色谱根据置换方式不同有几种特殊的形式。

1. 间隔置换色谱(spacer displacement chromatography)　这种方法是在流动相中加入对固定相有不同吸附力的物质,即隔离剂(spacer),使得形成的样品组分的置换序列由于隔离剂的插入而被分开,因此可以明显提高样品的分离度,该法尤其适于复合蛋白混合物的分离。

2. 配位置换色谱(complex displacement chromatography)　它的不同之处在于置换剂不直接参与对固定相吸附部位的竞争,而是与目标产物结合。当结合的置换剂的量达到一定程度,便可降低目标产物对固定相的亲和力,使其以配合物的形式被分离,从色谱柱中流出。但产物需经后处理,以分离结合的置换剂。

3. 试样置换色谱(sample displacement chromatography)　一种试样自置换的方式,它不需要外加置换剂,样品组分中结合力较强的组分充当置换剂去置换其他结合力较弱的组分,因此又称溶质置换色谱(solute displacement chromatography)。由于在置换过程中没有外加置换剂,因此不必从产物中去除,大大减少了后处理的工作量。

4. 选择性置换色谱(selective displacement chromatography)　可以选择置换目标样品,使其与其他杂质分离,其中保留较弱的杂质在样品置换序列之前被洗脱,保留较强的杂质则在置换剂前沿突破峰之后解吸。由于低相对分子质量置换剂的置换能力与流动相盐的浓度及置换剂的浓度有关,因此选择适合的实验条件,可以完成生物物质的选择性分离。

虽然传统洗脱色谱和置换色谱的分离作用都是由于样品对固定相的作用力不同来实现的,但两者的分离机制不同。洗脱色谱中,样品各组分的分离是由于它们对固定相作用的平衡常数不同,导致各组分随流动相的流动有不同的移动速度。改变流动相的组成、离子强度或 pH 可以改变样品的吸附特性,从而达到组分分离的目的。当样品各组分的吸附特性不同时,洗脱色谱是简单而有效的。但当被分离的物质极相似时,使用传统洗脱方式就很难使它们分离完全。

二、置换色谱的应用特点

1. 优点　同传统的洗脱色谱方式相比,置换色谱则有如下优点:① 允许上样量比洗脱色谱高得多,尽管如此,在置换分离过程中,被分离组分仍能以相当高的纯度获得高产率。② 各组分在分离过程中能形成较清晰的界限,消除了洗脱分析中的拖尾现象,提高了样品组分的回收率。③ 产物浓度的可控性。④ 需要较少的溶剂。⑤ 与亲和色谱不同,可同时分离纯化几种物质。

与其他色谱技术相比,置换色谱上样量大、产率高、分辨率好,易于操作,同时,被分离样品在分离过程中会自行浓缩。尤其对于生物产品,由于其初始浓度非常低,并与其他物质混处在同一复合物基质中,而且在分离过程中要求仍然保持其生物活性,在生物样品的分离纯化特别是在大规模的制备方面,置换色谱显示出无比的优越性。此外,置换色谱与其他现代化的分析手段相结合,大大提高了该技术的应用范围。

2. 缺点　置换色谱尽管具有一系列其他色谱展开方式无法比拟的优点,但它本身也存在着局限性。例如:色谱柱需要再生;吸附等温线不具备 Langmuir 型的化合物不能用于置换展开;缺乏合适的置换剂是影响该技术广泛应用的最主要的原因,缺乏专一的检测手段,从色谱柱流出的样品组分往往先被收集,再分析馏分的成分,分析记录的时间远比分离的时间长。

三、置换色谱的影响因素

（一）置换剂

置换剂的选择是置换色谱能否成功地分离和纯化目标产物的关键因素之一。理想的置换剂必须符合以下条件:① 与样品中其他组分相比,对固定相的吸附力最强,而且呈现 Langmuir 吸附行为。② 化学稳定性好,不与样品中任何组分发生反应。③ 易溶于流动相,且能快速完成色谱柱的再生。④ 易得到高纯度的产品,因为置换剂中的杂质可能污染样品且增加色谱柱再生的难度。⑤ 若分离后的产物混有置换剂,置换剂应较易除去。⑥ 无毒,以符合药用及食用生物产品的法规要求。此外,高效、价廉也是选择置换剂时应考虑的因素。

小分子的生物样品如氨基酸、肽、抗生素和胰岛素等的置换分离常用反相色谱,疏水性物质例如 2-(2-丁氧基)乙醇、癸基-三甲基溴化铵、十六烷基-三甲基溴化铵、苄基-二甲基-十二烷基溴化铵、辛基-十二烷基-二甲基氯化铵和棕榈酸都可以作为置换剂。对于生物大分子的置换色谱来说,多离子型的置换剂与离子交换填料相结合是目前常用的分离方式。要想获得高纯度的产品,应使用纯化过的置换剂。置换剂的浓度是置换剂设计的一个重要参数,增加置换剂的浓度利于被分离组分的置换。如增加样品流出物的浓度,而且置换剂前沿的速度随着浓度的增加而加快,可提高分离速度。当其增大到一定的浓度后,顶替达到平衡,这时再继续增大就不再有更大的意义了,反而会造成一定的顶替剂浪费,增加制备成本。并且置换剂的实际操作浓度受置换剂和样品在流动相中溶解度的限制,对于溶解度较低的样品,选用高浓度的置换剂将使样品组分在分离过程中过饱和而析出,堵塞色谱柱。

（二）固定相

置换色谱中的填料不同,置换效果也不一样,反相色谱中使用的烷基硅胶柱常被应用于置换色谱。填料颗粒的大小对分离能力也有较大影响。小的颗粒度可以增加产物的纯度,即使在高流速下仍可以得到很好的分离。理想的固定相应具备以下条件：① 样品及置换剂在固定相上应有较强的吸附作用,且吸附是可逆的。② 样品及置换剂在固定相上的吸附等温线应为 Langmuir 型。③ 样品各组分在固定相上的吸附能力应有较大差别,以保证置换色谱带的交叠部分尽可能小而获得良好的产率。④ 有较好的化学稳定性,可适用于不同 pH 的缓冲液和有机溶剂。⑤ 有较大的比表面及吸附容量。⑥ 有较好的机械强度,而且容易再生。

（三）流动相

作为置换色谱的流动相与所采用的固定相有很大的关系。流动相对样品应有足够大的溶解度,以免样品溶液在分离过程中被逐渐浓缩,超过饱和溶解度而发生沉淀。另外,所选择的流动相应有较好的化学稳定性、低黏度、低毒性且较易和样品分离。传统上,人们都是参考前人的工作及反复试验来选择合适的流动相,在流动相中加入添加剂或改性剂,可以改变样品组分的保留行为,提高多组分置换色谱的分离效果。在一定的条件下,将有机改性剂加在流动相中对产量的影响与增加置换剂浓度有相似的结果。此外,在离子交换置换色谱中,流动相中盐的浓度对置换剂的置换效率和样品分离度都有影响,其中,流动相中盐的浓度对高相对分子质量置换剂影响不大,而低相对分子质量置换剂宜选用高盐浓度的流动相。

（四）其他

色谱柱长度、直径、温度、流速等都影响置换色谱的分离效果。

四、置换色谱的应用

置换色谱在生物活性大分子如蛋白、肽等分离的应用上较多,从 20 世纪 70 年代第一次进行蛋白质置换色谱以来,反相色谱、离子交换色谱、疏水色谱、灌注色谱的置换展开用于蛋白质的分离纯化均有报道,其中离子交换色谱较为常用。此外,也用于异构体的分离和痕量组分的纯化浓缩。

第六节 逆 流 色 谱

逆流色谱(countercurrent chromatography,CCC)是一种液液分配分离技术。它同其他各种色谱分离技术的根本差别在于它不采用任何固态的支撑体或载体（如柱填料、吸附剂、亲和剂、板床、筛膜等），因此具有两大突出的优点：① 分离柱中固定相不需要载体，完全排除了支撑体对样品的不可逆吸附、沾染、变性、失活等影响，特别适合于分离极性物质和具有生物活性的物质。② 特有的分离方式尤其适用于制备性分离，每次进样量及进样体积较大，同时具有高样品回收率。1966 年在日本大阪大学医学院的 Dr. Ito 首先发现了运动螺旋管内两液相对流分配的现象，20 世纪 70 年代初出现了液滴逆流色谱，70 年代末出现了离心分配色谱，80 年代发展了在逆流色谱领域真正被广泛使用的高速逆流色谱技术（high speed countercurrent chromatography，HSCCC）。

一、逆流色谱的原理及种类

色谱柱内两液相对流分配的现象，是逆流色谱的物理基础。通常利用重力或离心力等，使互不相溶的两相不断混合，同时保留固定相，而用恒流泵输送流动相穿过固定相，溶质在两相间反复分配。由于样品各组分在两相中的分配系数不同，导致在色谱柱中的移动速度出现差异，从而使样品中各组分得到分离。该方法能使样品在短时间内实现高效分离和制备。常用的逆流色谱方法主要有液滴逆流色谱（DCCC）和高速逆流色谱（HSCCC）。

（一）液滴逆流色谱（DCCC）

液滴逆流色谱（droplet counter current chromatograph）装置可由 100～1 000 根分离管组成，分离管的内径一般为 2 mm 左右，材料可以是玻璃、聚四氟乙烯以及金属，但玻璃分离管能较好地观察分离管中的液滴形成情况。分离管之间一般用直径为 0.5 mm 的聚四氟乙烯管连接。在分离管的前面连接有进样阀，在进样阀前面是恒流泵；在分离管的后面可以连接检测器和样品的分部收集器。图 18-7 是液滴逆流色谱装置示意图。

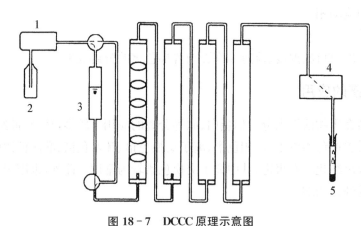

图 18-7　DCCC 原理示意图

1. 微型泵；2. 溶剂储槽；3. 样品注入器；4. 检出器；5. 分部收集器

实验前先要选择好互不相溶的两相溶剂系统，此系统的两相要能在液滴逆流色谱装置中形成液滴。当两相溶剂系统充分混合、平衡和静置后，对于图 18-7 的装置，先将下相利用恒流泵输入分离管中,从进样阀进样,最后利用恒流泵将上相稳定地输入设备中。由于上相的比重比下相轻,流动相就会在分离管中形成液滴,带着样品从下向上上升。液滴上升的过程中,样品连续地在两相中分配。由于不同的组分在两相中的分配比不一样,因此它们在分离管中移动的速度也不一样。对于一个复杂的样品,在该设备中,经过一定时间的分离,最后达到分离。

该实验也可以将上相作为固定相,下相作为移动相。流动相在分离管中先形成液滴,接着是靠重力的作用在分离管中从上向下移动。这时由于流动相在分离管中的流动方向相反,所以图18-7中的进样阀与恒流泵要连接在装置的右面,而检测器以及收集器应该连接到装置的左边。

液滴逆流色谱能避免乳化和泡沫的产生,但分离能力较低,而且分离时间长,通常需要两天或者更长的分离时间。提高流速可提高分辨效率,但会加大固定相的流失。分辨率还可以通过增多管柱数量的方法得以提高,但会使分离时间延长。如今该分离方法应用较少。

(二)高速逆流色谱

高速逆流色谱(HSCCC)作为20世纪七八十年代间发展起来的一种连续高效无需任何固态载体或支撑的液-液分配色谱分离技术。在高速逆流色谱仪设计方面,其有两个轴,其中一个为公转轴,一个为自转轴,两个轴由一个电动机带动。仪器的公转轴呈水平方向,圆柱形的螺旋管支持件围绕此轴进行行星式运转,同时围绕自转轴进行自转。通过行星式运转过程中产生的离心力,使两种互不相溶的溶剂在高速旋转的螺旋管中单向分布。其中一项作固定相,由恒流泵输送载有样品的流动相穿过固定相,利用样品在两相中分配系数的不同实现分离。其设计原理图如图18-8所示。

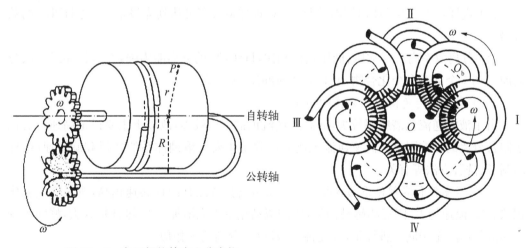

图18-8 多层螺旋管离心分离仪

图18-9 两相溶剂在逆流色谱中的流体动力学分布

高速逆流色谱的分离基础是流体动力学平衡。由于螺旋管柱的行星式运动产生了一个在强度和方向上变化的离心力场,使在螺旋柱中互不相溶的两相不断混合从而达到稳定的流体动力学平衡。两相溶剂的流体动力学分布如图18-9所示。靠近中心轴的将近

1/4 的区域是两相混合区,在此处两相发生剧烈的混合。在其余的区域,两相分离成两层,重相占据螺旋管的每一段的外部,轻相占据每一段的内部,并且两相沿螺旋管形成一个清晰的线性界面。混合和分层区域交替出现在螺旋管中,并且两相液体在螺旋管中总是处于接触状态,没有死体积的存在。所以可以根据所用体系液体的流动趋势选用合适的模式,使得其中一相作为固定相保留在螺旋管中,另一相作为流动相带着样品在螺旋管内穿过固定相,在此过程中使样品在两相中不断混合和分配,从而根据样品在两相中分配系数的不同达到样品之间相互分离的目的。

二、逆流色谱的应用特点

逆流色谱尤其是高速逆流色谱,在国内外食品、医药领域已广泛应用,是目前天然产物分离技术的研究热点之一,除了用于抗生素、肽类和蛋白以及手性物质的分离,已用于植物中多种有效成分如生物碱、黄酮类、萜类、木脂素、香豆素、醌类、多酚以及皂苷等的制备性分离。

(一)主要优点

(1)无不可逆吸附。聚四氟乙烯管中的固定相不需要载体,可以消除固-液色谱中因使用载体而带来的吸附现象,避免样品在分离过程可能存在的变性,适用于分离极性物质和生物活性物质。

(2)回收率高。由于液体作为流动相和固定相,滞留在柱中的样品可以通过多种洗脱方式予以完全回收,能够同时完成分离纯化与制备,适于制备性分离。

(3)操作简单快捷。因其固定相为液体,体系更换与平衡较常规方法方便、快捷。

(4)进样量大。与 HPLC 相比,HSCCC 进样量最多可达到克级水平,是 HPLC 的数百倍。

(5)分离效率高。与常压、低压色谱相比,HSCCC 的分离能力强,有些样品经一次分离即得到 1 个甚至多个化合物,并且分离时间短,纯度高。

(二)影响逆流色谱制备分离的因素

由于液滴逆流色谱应用较少,而高速逆流色谱应用较多,故以下主要讨论高速逆流色谱制备分离的影响因素。高速逆流色谱分离效果主要与溶剂体系的选择和旋转速度、样品制备、洗脱方法等有关。

1. 仪器参数和溶剂体系的选择　仪器参数选择特点有:① 转速越高,越易产生乳化现象。② 流速越大,固定相越易损失,所需流动相量大大增加。③ 进样量太大,峰间距变窄,峰形变宽;至于同一进样量,改变体积或浓度,分离情况相似。

分离天然产物的关键就是选择合适的溶剂体系。两相溶剂系统选择应符合以下原则:① 溶剂不造成样品的分解和变性。② 为保证固定相保留值合适,溶剂体系的分层时间小于 30 s,且固定相的保留率不低于 30%。③ 目标样品的分配系数(K)为 0.2~5,最好接近于 1,容量因子应大于 1.5。④ 尽量采用挥发性溶剂,以方便后续处理,易于物质纯化。⑤ 在大量级的分离中,一般能在固定相完全溶解样品的情况下获得最好分离。

⑥ 在分析中,最好用流动相溶解样品。

选择溶剂种类和配比主要根据被分离物质的极性与溶解性,常用的方法有:① 参考已知溶剂系统。在文献中可以查到许多有关 HSCCC 采用的溶剂体系。② 三元相图。三元相图可以给出组分在固定相和流动相中的定量组成。③ 薄层色谱。薄层色谱是选择溶剂体系的快速方法,一般在所选的溶剂体系中样品的 R_f 值为 0.2~0.5。④ 高效液相色谱。与薄层色谱类似,可以根据峰面积、保留时间计算分配系数来选择合适的溶剂体系。⑤ 分析型 HSCCC。首先根据分配系数对溶剂体系进行初步筛选,然后将筛选出的溶剂体系采用分析型 HSCCC 进一步优化。氯仿-甲醇-水或者正己烷-乙酸乙酯-甲醇-水是常用的初始溶剂体系,用甲醇调节至合适的分配系数。常用的溶剂系统有:水溶性和强极性可选丁醇-醋酸-水、丁醇-甲醇-水、丁醇-乙酸乙酯-水、乙酸乙酯-水。中等极性可选氯仿-甲醇-水、甲基异丁基酮-丙酮-水、正己烷-乙酸乙酯-甲醇-水。弱极性可选正己烷-乙腈、正己烷-乙酸乙酯-甲醇-水、石油醚-乙酸乙酯-甲醇-水。

2. 样品溶液的制备　主要考虑溶解样品的溶剂、样品量以及样品体积的大小。进样量受样品的性质、两相组成、溶解度大小以及非线性温度等的影响,HSCCC 通常进样量较大,可从几毫升到几十毫升,还可以悬浮液上样,但可能影响固定相的保留。

3. 分离　可采用等度或梯度洗脱多种方式。

(三) 高速逆流色谱的发展

1. 正交轴逆流色谱　正交轴逆流色谱(X-axis CPC)的螺旋管支持件的自转轴和公转轴相互垂直,可以产生三维的不对称离心力场,而这种方式非常有利于亲水性溶剂体系的保留,尤其是双水相体系的操作,所以该逆流色谱十分适合生物大分子样品的分离制备。

2. 双向逆流色谱　双向逆流色谱(DuCCC)的两相分别从螺旋管两端同时流入,又从相对应的端口同时流出,两相形成真正的逆向流动。其两相都是流动相,没有固定相的存在。由于 DuCCC 在分离过程中,粗样从柱子的中部注入,强极性和非极性组分很容易从柱子的两端被分离出来,然后在其中一相中各组分依极性降低的顺序被洗脱出来,所以,在分离极性范围分布较宽的多组分天然粗提物时,DuCCC 是非常有力的。

3. pH-区带逆流色谱　pH-区带逆流色谱(pH-zone-refining CCC)是依据物质的解离常数和疏水性的不同而实现分离,非常适合于有机酸、有机碱的分离,特别适用于分离那些在较宽的 pH 1~10 内,可形成稳定的可离子化的物质。其制备量较普通的 HSCCC可提高十几倍,最大制备量可达 10 g 级,而且分离所得成分被高度浓缩且纯度很高。

4. 在线联用技术　对于在线联用技术,由于多种类型的检测器发展日趋成熟,以及分流接口设备的更加精确有效,使得 HSCCC 可以和更多的分析设备,比如与荧光检测器,化学发光检测器,示差检测器和圆二色谱检测器等联机用于检测有特定需要的物质。对于离线技术,HSCCC 可以与其他的分析设备如 UPLC/MS、HPLC/TOF-MS、毛细管电泳色谱、NMR 光谱等,分离设备如膜分离技术、手性分离技术、凝胶电泳、激光色谱、场流分离等设备结合使用,拓宽 HSCCC 的应用面。在高速逆流色谱应用中,紫外和可见光检测器具普及性和易操作性,占据着绝对的优势。蒸发光散射检测器(evaporative light

scattering detection,ELSD)主要应用于分析不含发色团的化合物,如碳水化合物、脂类、聚合物、未衍生脂肪酸和氨基酸、表面活性剂、药物等。质谱检测器(mass spectrometry detection,简称 MS)是利用离子化技术,将物质分子转化为离子,通过测定样品离子的质荷比(m/z)来进行成分和结构分析的方法。质谱法的特点如下:① 适用范围广,有机、无机、同位素分子都可以进行分析。② 灵敏度高。③ 分析速度快。④ 质谱的碎片信号可以提供有效的结构信息。

三、高速逆流色谱应用实例

实例 1 从人参 *Panax ginseng* C. A. Mey 中分离人参皂苷 Re、Rg₁、Rg₃

高速逆流色谱条件:醋酸乙酯-正丁醇-水-醋酸(4∶1∶3∶0.02,V/V) 作为制备型逆流色谱分离的溶剂系统,以上相为固定相,下相为流动相,流速为 1.5 mL/min,仪器转速为 950 r/min,检测波长 254 nm。应用高速逆流色谱可以不用前处理,粗提物即可直接分离,制备量大,纯度也较高,达 95% 以上。

	R₁	R₂	R₃
人参皂苷 Re	H	O-glc-rha	glc
人参皂苷 Rg₁	H	O-glc	glc
人参皂苷 Rg₃	glc-glc	H	H

实例 2 从金银花 *Lonicera japonica* Thunb. 中分离绿原酸

TBE-300A 型高速逆流色谱仪,以正丁醇-乙酸-水(4∶1∶5)为溶剂体系进行分离纯化,用下相作流动相,上相作固定相,流动相流速为 2.0 mL/min,仪器转速为 1 000 r/ min,温度为 25℃,得到绿原酸的纯度为 98.2%。方法简单、有效。

绿原酸

第七节 离心分配色谱

离心分配色谱(centrifugal partition chromatography,CPC)是一种新的分离纯化技术,属于现代逆流色谱技术的领域,离心分配色谱由 K. Nunogaki 在日本研究开发而成,并在日本及欧美地区得到广泛应用。目前,离心分配色谱已经对许多类型的化合物进行了分离纯化,并具有稳定性高、能够实现从分析到制备的线性放大等优点,在中药及天然产物的分离纯化中展现了广阔的发展前景。

一、离心分配色谱的原理及操作

离心分配色谱利用不同物质在两相不混溶的溶液中的分配系数不同,经过类似连续萃取的过程对物质进行分离。离心分配色谱的色谱柱由一系列刻在圆盘并用导管连接的分离腔室组成,通过单轴旋转产生稳定的离心力场实现固定相保留,并有两个旋转密封连接进口和出口。离心分配色谱的两相为具有密度差的液体,在其操作过程中,若以下相为固定相,上相为流动相,则需采用 ascending(上行)模式;反之,则采用 descending(下行)模式。

（一）离心分配色谱设备

离心分配色谱设备的核心分离部件是刻有多个分离腔室的金属圆盘,分离腔室有多种类型包括折线形、Z 形腔室及双连接腔室。其中双连接腔室的应用增加了固定相与流动相传质的面积,使得离心分配色谱的分辨率与效率都得到提高。这种分离圆盘可以根据需要进行更换,实现分析、半制备、制备的要求,并能根据分析型 CPC 优化的分离条件,直接在制备型仪器上放大,且分离效率随着设备放大而增大。能够实现更高转速、流速及承受更大压力,产生的离心力场更大,从而实现物质的更快更好分离。目前高速离心分配色谱(fast centrifugal partition chromatography,FCPC)最大体积为 18 L,一次上样量达到千克级,能够实现工业化需求。此外,FCPC 在进口处设置压力传感器,能够避免仪器在无液体情况下"干转"而损伤旋转密封。正常操作下 FCPC 的旋转密封使用寿命在 10 年以上,一定程度上避免离心分配色谱存在的渗漏问题。

（二）溶剂系统的选择

1. 对溶剂系统的要求　溶剂系统选择在逆流色谱分离纯化化合物过程中至关重要,CPC 因为其稳定性高,对于大部分溶剂系统均可实现保留,基本上 HSCCC 的溶剂系统均可适用于 CPC,因此用于 CPC 分离的溶剂体系,也应该满足如下几方面要求:① 足够高的样品溶解度。② 不造成样品的溶解与变性。③ 目标化合物在选择的系统中具有合适的分配系数(K),且 $0.5 < K < 2.0$($K = C_U/C_L$;其中 C_U 为化合物在上相中的浓度,C_L 为化合物在下相中的浓度)。④ 选择的系统有一定的选择性,即两种化合物的分配系数(K_1,K_2)比值大于 1.5。⑤ 固定相能实现足够高的保留。

2. 常用的溶剂系统　用于 CPC 分离的溶剂系统也可按照极性进行分类,其极性排列结果见图 18-10。

对于非极性、弱极性化合物的分离,CPC 较常使用的溶剂系统为 Arizona 溶剂系统。这种方法非常简单,先将样品分别溶解在体系 A 和体系 Z 中,如果绝大部分样品集中在体系 A 的乙酸乙酯相和体系 Z 的甲醇相,那就可能在体系 A 和 Z 之间找到一个合适的体系;其中 Arizona 体系中的甲醇和乙酸乙酯可以分别部分或全部替换为乙腈和甲基叔丁

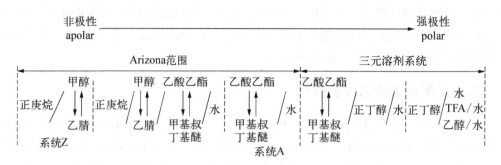

图 18-10　离心分配色谱分离纯化溶剂系统

基醚(MTBE),替换后的溶剂系统,极性变化不大,但其溶解能力大大改善。对于中等及较大极性的化合物,应用比较广泛的为三元溶剂体系。该类体系一般由 3 种溶剂组成:较弱极性溶剂(溶剂 1)/最佳溶剂(溶剂 2,样品在该溶剂中全部溶解)/较强极性溶剂(溶剂 3)。选择溶剂体系时,首先根据样品的理化性质选出最佳溶剂使样品在其中有足够高的溶解度,然后再选择另外两种溶剂。当加入最佳溶剂后,可以形成稳定的两相溶剂系统。表 18-2 列出了一部分常用溶剂体系,在进行溶剂体系选择时可以作为参考并结合三元相图进行。

表 18-2　常用溶剂体系

极 性 较 弱 溶 剂	最佳溶剂	极性较强溶剂
正庚烷,氯仿	四氢呋喃	水
正庚烷,甲苯,甲基异丁基酮,氯仿,乙酸乙酯	丙酮	水
正庚烷	甲基乙基酮	水
四氢呋喃	二甲基亚砜	水
甲苯,甲基叔丁基醚,甲基异丁基酮,乙酸乙酯	乙腈	水
正庚烷,甲苯,氯仿,乙酸乙酯	正丁醇	水
正庚烷,甲苯,氯仿,乙酸乙酯	正丙醇	水
正庚烷,氯仿,乙酸乙酯	乙醇	水
正庚烷,甲苯,氯仿,乙酸乙酯,正丁醇	甲醇	水
正庚烷,甲苯,氯仿,甲基异丁基酮,正丁醇,氯仿	乙酸	水
非水体系		
正庚烷	四氢呋喃,N,N-二甲基甲酰胺,乙酸乙酯,正丙醇,乙醇	甲醇,乙腈

二、离心分配色谱的应用特点

在我国,高速逆流色谱技术应用比较多,技术也处于国际领先水平。而离心分配色谱技术在欧美地区应用广泛,在国内应用比较少。但离心分配色谱仍不失为一种具有研究价值的新型技术。它以单轴旋转产生恒定的离心力场,稳定性高,相对于高速逆流色谱而言更适合放大。目前,离心分配色谱已经能够实现工业化放大规模。因此,在天然产物分离纯化,尤其是制备方面,离心分配色谱具有广泛的应用前景。如今高速离心分配色谱已广泛应用于化学、医药、农业、石油、生物工程、食品工程等领域。在天然活性产物分离纯化方面,高速离心分配色谱成功地分离了生物碱、氨基酸、多肽、蛋白质、黄酮、有机酸、蒽酮等成分。

（一）离心分配色谱与液相色谱的比较

离心分配色谱技术与 HPLC 等液固色谱技术一样均需要固定相和流动相。但由于前者以液体为固定相,而后者则需要固体作载体,因此两种色谱技术存在很大不同。表 18-3 将同体积的 HPLC 和 CPC 进行了对比。由比较结果可知,离心分配色谱样品负载能力强,制备量大;由于样品进入固定相,从而流动相用量小,减小了溶剂消耗;同时,由于无须固体载体,可以避免对样品的吸附、污染、损失及峰形拖尾等现象,能够实现较好的重现性及较高的样品回收率。因此,离心分配色谱是一种适合制备分离的技术,并与HPLC 等色谱技术存在很强的互补性。

表 18-3　相同体积离心分配色谱与液相色谱的对比

	柱体积 (mL)	固定相体积 (mL)	进样量 (mL)	样品处理量 (g)	溶剂消耗 (L)
分析型 CPC	50	35	5	1	0.15
Aglient Zorbax SB-18 16 cm×2 cm i. d.	50	0.5	2	0.05	0.5
分析型 CPC	200	140	20	5	0.5
Aglient Dynamax C_{18} 16 cm×4 cm i. d.	200	2	10	0.5	2
制备型 CPC	1 000	700	100	25	2.5
Aglient Extend C_{18} 13 cm×10 cm i. d.	1 000	10	50	2.5	10

（二）离心分配色谱与高速逆流的比较

与在我国广泛应用的高速逆流色谱(HSCCC)不同,离心分配色谱属于流体静力学体系,两种逆流色谱技术的详细比较见表 18-4。从表中可见,CPC 与 HSCCC 各有其优缺点：HSCCC 因没有死体积的存在,固定相保留率较高,分配效率较高;但由于 HSCCC 所产生的离心力场是变化的,因此稳定性较低。CPC 单轴旋转所产生恒定的离心力场,稳定性较高,大多数溶剂系统在 CPC 中均可实现保留,而且仪器运行过程中噪声小,特别适合于需要改进分离纯化技术的实验室及企业使用。此外,离心分配色谱设备能够实现更高转速、流速,与 HSCCC 相比分离时间大大缩短;但由于设备存在死体积,导致 CPC 固定相保留率在 $40\%\sim80\%$。

表 18 - 4 HSCCC 与 CPC 的比较

	HSCCC	CPC
流体动力学体系	流体动力学平衡体系 HDES	流体静力学平衡体系 HSES
液体保留位置	聚四氟乙烯螺旋管	小室或腔体
旋转连接	无	两个旋转密封
旋转轴	两个或多个	一个
离心力场	变化的	恒定的
洗脱方式	轻相为流动相采取尾→头洗脱 重相为流动相采取头→尾洗脱	轻相为流动相采取 ascending 模式 重相为流动相采取 descending 模式
稳定性	低	高
压力	低,0.1~10 kg/cm²	中等,2~70 kg/cm²
其他	操作噪声大,产热高	低噪声,产热低,分析型设备 基本无须温度控制

（三）离心分配色谱的发展趋势

1. 双向模式离心分配色谱　离心分配色谱既可以采用以有机相为流动相的正向模式,也可以采用以水相为流动相的反向模式。离心分配色谱在组分分离过程中可以通过转换开关实现正向和反向两种模式进行分离,这种方法称为双向模式。双向模式离心分配色谱对含有不同极性化合物或成分复杂的样品(如粗提物)的分离纯化十分适用,而且运行次数少,无样品损失。理论上,双向模式离心分配色谱可以通过模式的反转来提高理论塔板数,从而增加两个相邻化合物之间的分辨率。在双向模式离心分配色谱分离中,正反向模式转换时间是决定分离成败的一个关键因素。该因素可以采用单向模式分离,通过组分分段收集,根据收集的组分的纯度进行确定。

2. 梯度洗脱离心分配色谱　在离心分配色谱分离纯化过程中,使用的溶剂系统通常为恒定比例,但是对于组分极性跨度比较大的样品,采用恒定比例的溶剂体系难以达到好的分离效果。此时,可以采用梯度洗脱的方式对样品进行分离。在进行离心分配色谱梯度洗脱前,需要对样品中待分离物质进行极性判断,并结合图 18 - 10 选择合适的溶剂系统范围,然后逐渐改变某一溶剂的比例,根据不同溶剂系统中的分配系数进行优化,最终得到最佳梯度洗脱系统。

三、离心分配色谱应用实例

实例 1　葛根中葛根素的分离

葛根为豆科植物野葛 *Pueraria lobata*（Wild.）Ohwi 的干燥根。具有解肌退热、生津止渴、透疹、升阳止泻、通经活络、解酒毒之功效。葛根素是葛根中含量较高的主要活性成分。葛根素药理作用十分广泛,具有降血脂、抗炎、抗心律失常、抗心肌及肝纤维化、抗肝损伤等作用。高速离心分配色谱法能够快速、有效地从葛根中分离纯化葛根素。具有技术先进、分离效率高、分离时间短、产品纯度高等优点,有利于提高葛根素产品质量。

葛根素

FCPC 进行快速分离葛根素的条件为:以乙酸乙酯-正丁醇-水(2∶1∶3,V/V)为溶剂系统,采用 ascending 模式,流速 2.0 mL/min,转速 2 200 r/min,上样量 10 mg,固定相保留率 58%。分离得到葛根素纯度高于 99%,固定相保留率 58%,分离度 0.9。而 HSCCC 得到的葛根素纯度低于 90%,固定相保留率 47%,分离度低于 0.5。因此,FCPC 更适合葛根素的制备。通过优化的条件进行 FCPC 放大,得到葛根素纯度高于 99%,固定相保留率 60%,葛根素回收率 77.9%。FCPC 法易于放大,且随着柱体积的增大分离效果更好,与传统制备葛根素的柱色谱工艺与传统工艺相比,FCPC 法制备葛根素节约时间及溶剂。

实例 2 夏天无总生物碱中荷包牡丹碱的分离

中药夏天无系罂粟科植物伏生紫堇 Corydalis decumbens（Thunb.）Pers. 的干燥块茎,主产于江西,广泛分布于江苏、安徽、浙江、福建、台湾、湖南等省,是我国常用中草药。夏天无具活血、通络、行气、止痛等功效。主治高血压、脑血栓引起的中风偏瘫,并对风湿性关节炎、坐骨神经痛、小儿麻痹后遗症等有较好的作用,其主要活性成分为生物碱类。但总生物碱在临床使用中存在潜在毒性隐患,致惊厥毒性不利于临床使用时剂量的增大。总生物碱中的荷包牡丹碱成分是已经得到确认的致惊厥剂,其致惊厥过程中通过多种途径损伤神经元细胞。因此,降低夏天无总生物碱中荷包牡丹碱的含量可提高夏天无总生物碱安全性及其神经保护作用。

荷包牡丹碱

采用高速离心分配色谱方法分离去除夏天无总生物碱中的毒性成分荷包牡丹碱,操作简单,快速。最终得到去除荷包牡丹碱的夏天无总生物碱和荷包牡丹碱。荷包牡丹碱去除率高达 92% 以上,其余各生物碱回收率高达 85% 以上。分离工艺参数为:以乙酸乙酯-水(1∶1,V/V)为溶剂系统,转速 1 200 r/min,流速 3 mL/min。

实例 3 灯盏花中灯盏花乙素的纯化

灯盏花为菊科植物灯盏花 Erigeron breuiscapus（Vant.）Hand. — Mazz. 的干燥全草,是云南特有的中药材。具有解毒、活血化瘀、祛风除湿、通经活络、消炎止痛等功效。其主要有效成分为灯盏乙素,具有降低脑血管阻力、改善脑血循环、抗血小板凝集和增加脑血流量作用,临床上主要对治疗心脑血管疾病,对中风偏瘫、肾衰、冠心病等疾病也有良好的疗效,安全性好,具有良好的市场需求和应用前景。但现有工业生产工艺一般只能达到的纯度为70%～80%;实验室条件下通过反相柱、大孔树脂、盐纯化等方法,虽然可以达到含量99%以上,但因为耗时长、产量不高等原因,无法实现产业化。用FCPC新技术对灯盏花乙素分离纯化,有望实现工业上的连续分离纯化;实现大量、高纯度的灯盏花乙素原料药的制备。分离纯化工艺条件为:溶剂系统为乙酸乙酯-正丁醇-乙醇- 2% $K_2HPO_4 \cdot 3H_2O$ 溶液(3∶0.15∶1.76∶3,V/V),转速1 400 r/min,流速3.0 mL/min,快速分离得到灯盏花乙素的纯度为96.10%。

灯盏花乙素

第八节　多维液相色谱

多维色谱(multidimensional chromatography)是一种将多个色谱柱、色谱仪和数据处理器进行串联、并联、切换和重组系统,以改善分离效率、缩短分析时间、提高分析灵敏度和选择性,可解决一种柱子、一种色谱手段解决不了的复杂分析问题。

多维色谱技术最早起源于平面色谱。1944年,Martin和同事利用纸色谱法,在两次分析中,将流动相以直角的方式洗脱样品,第一次实现了二维的高效分离。自1984年Giddings提出多维分离的概念以来,多维分离技术得到较快的发展,如多维GC-GC系统、多维LC-LC系统,以及多维HPLC-GC系统,并已在生命科学、环境科学等诸多领域得到应用。

一、多维色谱法的原理及种类

多维色谱技术中应用最为广泛的是二维色谱技术。在这种技术中,组分在两个想象的坐标轴向移动。如果两维分离的机制是独立的,在第一维未得到分离的组分很可能在第二维中得到很好的分离,这样交叠的可能性就会很小。在两次色谱分离之前采取的溶剂萃取操作也可看作多维系统的一部分,即形成三维系统。以质谱为代表的检测器也能增加维数,以此实现四维系统。从广泛的意义上来说,像GC-MS、GC-FTR、HPLC-GC、LC-LC也可以归为多维色谱技术,比如GC-MS第一维为色谱分离的保留时间、第二维为MS的质荷比。

（一）多维色谱法的概念

Giddings为多维分离提出两条标准:① 所有样品组分的色谱分离要经过两种或两种

以上的独立模式。② 各组分间的分离效率不受后续分离的影响。

也就是说，多维色谱是在不同的分离模式下，即不相关的保留机制下进行的色谱分离。多维高效液相色谱中虽采用了柱切换技术，但并不等同于柱切换。只有那些在第二根和任何后续柱上有不同于第一根柱上分离模式的柱组合才称得上是多维色谱。Giddings 指出，在各维色谱分离模式完全不相关的条件下，多维色谱的总分辨率等于各维分辨率平方和的平方根，多维色谱的总峰容量（P）等于每一维的峰容量（P_i）的乘积，即 $P = P_1 \times P_2 \times P_3 \times \cdots$。因此与一维色谱相比，多维色谱的分辨率和峰容量有了极大提高，更适合于复杂体系的分离。

（二）多维色谱法的分类

根据对一维洗脱流分进行后续分离的连续性，多维色谱可以分为离线模式和在线模式。在离线 HPLC 中，从第一维色谱柱中分离出来的馏分采用手动或流分收集器进行收集，必要时进行浓缩，然后注入第二维色谱柱。这种技术耗时、操作强度高且难于实现自动化和重现。此外，对微量定量分析而言的致命弱点是离线样品处理易于产生溶质损失和污染。然而，由于两个分析维度可被看作两个独立方法，离线方法非常容易实现。在线 HPLC 系统中，两根色谱柱依靠一个特定的接口（通常是一个切换阀）连接，将第一维色谱柱的流分转换到第二维色谱柱上。在线模式则是将第一维馏分中感兴趣的部分直接切入第二维进行分离或是利用特殊的接口交替收集第一维的馏分，并按一定的频率进入第二维进行分离。与离线模式相比，在线模式具有分析速度快、自动化程度高、重复性好等优点，但在线模式必须要考虑两维溶剂的兼容性、第二维的最大进样量和分离速度，同时，在线模式也存在着设备复杂、两维之间需要特殊接口等缺点。

根据柱切换模式通常又可将多维色谱分为部分和整体切换两种。部分模式即采用切割技术，只使第一维分离的部分感兴趣的组分进入第二维中进一步分离。整体模式即全多维分离，样品的每一部分都受到不同模式的分离，所有样品组分以相同的比例转移到多维色谱柱中。

理论上，多维液相色谱系统可以组合的分离模式数目即系统的维数并没有限制。但实际应用中受仪器成本、操作复杂性、检测池体积和检测器选择性等因素的制约，目前所报道的多维液相色谱基本上为二维液相色谱（2D-LC）。对于两种分离模式的组合，不仅应考虑分离选择性、分辨率、峰容量、柱容量及分析速度等因素，对于生物样品的分离、样品回收率和活性等因素也可能非常重要。在实际多维分离系统的构建过程中，必须综合考虑不同因素的影响，选择合理的分离模式和柱系统。

（三）接口与切换技术

多维液相色谱实现的关键技术在于样品在两种分离模式之间的转换，将经过第一维分离的样品组分有效地转移到第二维中，是在线二维液相色谱设计的核心。接口与切换技术是束缚该项技术应用的瓶颈。

根据一维洗脱产物的转移方式可分为直接转移（directly coupled-column）和间接转移（column-switching）。直接转移模式通用性差，选择性和峰容量不高，其应用仅限于强阳离子交换色谱（SCX）和反相液相色谱（RPLC）联用。二维液相色谱更多的是采用间接转移模式，依靠一个接口（通常是一个高压切换阀）将两个 HPLC 系统连接起来，它能捕获特定量的第一维洗脱物并将其直接导入第二维色谱柱。理想的接口应该能够保留第一维分离色谱柱的洗脱物，并在需要的时候将它们以尖锐脉冲的形式重新导入系统。

目前发展的接口有样品环接口（loop interface）、捕集柱接口（packed loop interface）、平行柱接口（interface with parallel second dimension columns）、停流接口（stop-flow interface）、真空辅助溶剂蒸发接口（vacuum-assisted evaporation interface）等。真空辅助溶剂蒸发接口如图 18-11 所示。当第一维的洗脱产物到达接口时，正相溶剂在真空辅助下蒸发，而样品在样品环中得以保留。第一维切割馏分收集完毕后，转换阀，反相溶剂将样品环中保留的第一维切割馏分带入第二维进行分离。正相溶剂在接口中的蒸发是一个动态平衡过程，样品环中形成一个稳定的气-液界面，气-液界面的位置不随时间改变。不管进入到样品环中第一维洗脱产物的体积有多少，样品环中溶液的体积也不会增加，样品在样品环中不断地被浓缩。溶剂的蒸发时间等于馏分收集时间，可以非常方便地将任意体积的第一维馏分转移到第二维中。真空辅助溶剂蒸发接口实现了两维流动相快速转换，彻底解决了两维流动相不互溶的问题。同时，由于样品在样品环中被浓缩，大幅度地减少了第一维切割组分进入第二维的体积，消除了第一维溶剂对样品的稀释效应。系统中的每一维均可独立优化分离条件而互不干扰，从而提高了二维系统的分离能力。真空辅助溶剂蒸发接口可以通过改变接口定量环的内径和长度、温度以适应不同的第一维流速，第一维的流速可在每分钟微升到毫升范围内变化。因此，第一维正相色谱可以使用常规柱，这样就大大增加了二维液相色谱的载样量。而且样品中非挥发性组分无损失地转移至第二维，十分有利于样品中痕量组分的检测。真空辅助溶剂蒸发接口的通用性强，也可应用于其他模式二维液相色谱系统的构建。

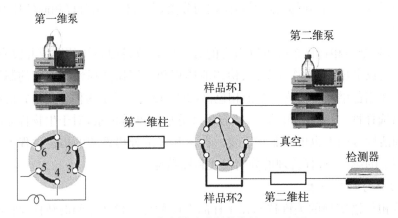

图 18-11   真空辅助溶剂蒸发接口示意图

将一维分离的样品组分有效地转移到第二维柱系统中的过程在切换接口中完成，可根据需要使用不同的接口形式。目前，已发展了多种柱间切换模式。使用捕集柱捕集一维洗脱产物、使用样品环储存一维洗脱产物、使用平行柱交替分析样品是几种常用的接口切换技术。捕集柱切换技术利用捕集柱预先捕集第一维洗脱产物,可以方便地控制其中感兴趣的组分进入第二维系统中,常用于部分模式。因此,在结合亲和色谱的二维液相色谱系统中常用捕集柱切换接口。而使用两个样品环和平行柱都是交替地储存、转移样品到下一维系统中,其中平行柱还同时起着分离样品的作用,常用于整体模式。采用平行柱交替捕集分析切换接口形式,一维洗脱产物在第二维柱上富集,不保留的盐分等随流动相流出,对一维洗脱产物的切换体积没有要求。而采用样品环储存形式,还要考虑样品环的容量。使用大体积样品环,增加了系统的死体积,显然不利于快速分析。使用微柱或毛细管柱时,采用低流速,减小了储存在样品环中的体积,因此,样品环储存切换接口更适于微柱二维液相色谱系统。相比而言,平行柱交替捕集分析技术更适于由常规柱组成的二维液相色谱系统。不管采用哪种切换接口形式,都要使两种分离模式相匹配,要精确控制第二维的进样量,分流及溶剂置换等辅助切换技术经常用于二维分离系统。针对不同的色谱柱系统,需选择合适的切换接口形式。为了达到更好的切换与分离效果,不同的切换技术也可以组合使用。不管是哪种接口形式,接口中选用的阀一般有 4、6、8、10 和 12 通道等。其中全二维液相色谱系统的接口切换阀通常由 2 个 4 通或 2 个 6 通、1 个 8 通、1 个10 通、1 个 12 通构成。1 个 6 通多用于部分模式的二维系统中,如适当控制二维系统的流速、分析时间和样品环的体积等也可用于全二维液相色谱系统中。

二、多维液相色谱的应用特点

不同的液相色谱模式如排阻色谱(SEC)、亲和色谱(AC)、离子交换色谱(IEC)、疏水作用色谱(HIC)、反相色谱(RPC)等都可以用来组合构建多维液相色谱。如分子排阻色谱/反相色谱、离子交换色谱/反相色谱、正相色谱/反相色谱、分子排阻色谱/离子交换色谱、液固色谱/反相色谱、亲和色谱/反相色谱、非手性柱/手性柱等的联用模式在天然产物、抗生素及异构体等的分离方面已有实际应用。此外,还有新型键合相与离子交换柱联用、离子排阻柱与阴离子交换柱联用、内表面反相柱(ISRP, internal surface reversed-phase silica supports)与反相柱联用以及胶束色谱与反相色谱联用等。

多维液相色谱具有如下特点:① 提高峰容量和选择性,缩短分析时间。图 18 - 12 直观地描述了二维液相色谱系统的分离能力和峰容量。样品经过第一维的分离得到了两个色谱峰,但是当将这两个色谱峰分别进入第二维系统分析后又分别分离出两个色谱峰,表明在第

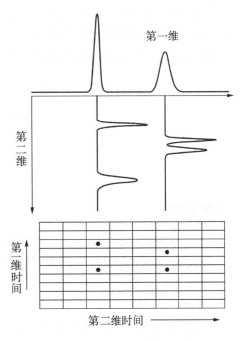

图 18 - 12 二维液相色谱分离能力的描述

一维没有得到充分分离的样品在第二维得到了进一步分离。如果需要还能接着进入第三维、第四维等。② 富集痕量组分,提高分析灵敏度。③ 能从复杂的多种组分中排除干扰物质,有选择地针对感兴趣组分进行分析。④ 能起到样品预处理的作用,分析柱受到的污染较少。⑤ 保护灵敏检测器(如电化学检测器)免受污染。⑥ 可实现自动化控制常规分析,数据可靠,重复性好。

三、多维液相色谱应用实例

实例 甘草提取物中甘草苷的分离

在分析规模下,经过不同分离机制的二维模式组合,即:SEC×RP、NP×RP、RP×RP 的分离,通过选择色谱条件及馏分的切割时间,得到 90% 以上高纯度的甘草苷纯化物。甘草提取物原料在 NP×RP 即二维模式下分离,对甘草苷有富集作用。

在半制备条件下,对甘草提取物的离线 NP×RP 二维液相色谱分离进行了研究。离线二维色谱条件分别为:第一维,色谱柱尺寸为 200 mm×10 mm,固定相为 NH_2 填料,流动相为等体积的异丙醇和正己烷混合液,采用定量环进样,进样体积 2 mL,洗脱流速 2 mL/min。第二维,色谱柱尺寸为 200 mm×10 mm,固定相为 C_{18} 填料,流动相为体积比 2∶3 的乙腈和水混合液,进样体积 1 mL,洗脱流速 1 mL/min,所有操作均在室温条件下进行。在上述分离条件下,得到纯度为 50% 的甘草苷纯化物。

在半制备条件下,使用自行搭建的在线 NP×RP 二维液相色谱体系可以实现甘草苷的分离富集。在线二维色谱条件分别为:第一维,色谱柱尺寸为 200 mm×10 mm,固定相为 NH_2 填料,流动相为等体积的异丙醇和正己烷混合液,采用定量环进样,进样体积 2 mL,洗脱流速 2 mL/min。第二维,使用 100 mm×10 mm 的 C_{18} 色谱柱串联 50 mm×10 mm 的 NH_2 色谱柱的混合固定相,流动相为体积比 2∶3 的乙腈和水混合液,洗脱流速 1 mL/min。在上述分离条件下,得到纯度为 30% 的甘草苷纯化物。

甘草苷

参考文献

[1] 裴月湖. 天然药物化学实验指导[M]. 北京:人民卫生出版社,2007.

[2] 刘卫海,赖小平,赵爱国,等. 干柱层析法分离中药藤黄中的新藤黄酸[J]. 广州化工,2011,39(7):99-100.

[3] 李洪刚,杨义,何克江,等. 组合式载压干柱色谱柱[J]. 药学服务与研究,2005,5(1):96-98.

[4] 袁黎明. 制备色谱技术及应用[M]. 北京:化学工业出版社,2012.

[5] 吴迎春,杨海涛,赖谱辉. VLC 柱色谱法分离贯叶连翘中的金丝桃素[J]. 安康师专学报,2004,

16(12)：74-76.

[6] 高莉宁,赵澜,陈改霞,等.基于减压柱层析色谱的沥青四组分分离方法研究[J].公路,2013,(7)：218-221.

[7] 蔡宇杰,丁彦蕊,张大兵,等.模拟移动床色谱技术及其应用[J].色谱,2004,22(2)：111-115.

[8] 董海胜,黄贱英,陈斌.超临界流体模拟移动床色谱及其应用[J].食品科学,2011,32：20-24.

[9] 林炳昌,顾玉山.模拟移动床色谱技术与中药现代化[J].世界科学技术-中医药现代化,2004,6(4)：22-25.

[10] 张建超,高丽娟.模拟移动床色谱法纯化白藜芦醇[J].光谱实验室,2012,29(1)：150-152.

[11] 张广萍,梁延寿.圆形径向薄层色谱初探[J].中国医疗前沿,2008,10：99.

[12] 张拥军,蒋家新,杜琪珍.径向色谱及其在生物大分子快速分离中的应用[J].食品科技,2008,10：101-104.

[13] 姜慧燕,邵平,孙培龙.径向流色谱分离技术原理及应用分析[J].核农学报,2009,01：118-122.

[14] 程俊文,贺亮,吴学谦,等.香菇多糖径向流色谱分离工艺条件优化[J].中国林副特产,2011,02：1-4.

[15] 邵平,陈蒙,裴亚萍,等.径向流色谱分离纯化海藻多糖及其抗氧化活性比较分析[J].核农学报,2013,05：635-640.

[16] 徐明波,董晓杰,阎国珍,等.径向离子交换色谱在生物工程产品下游纯化中的应用[J].色谱,1991,05：284-287.

[17] 张维农.置换色谱理论研究进展[J].武汉工业学院学报,2005,01：60-64.

[18] 邓潇君,罗德礼,钱晓静.用于氢同位素分离的置换色谱分离材料的研究进展[J].同位素,2010,01：53-58.

[19] 祁彦,储晓刚,黄骏雄.置换色谱法分离表阿霉素和阿霉素异构体的研究[J].色谱,2004,02：106-110.

[20] 陆婉珍,龙义成,陶学明.烯烃在Ag柱上顶替置换色谱机理的研究[J].色谱,1996,05：327-330.

[21] 祁彦,黄骏雄.置换色谱及其在生物分子分离纯化中的研究进展[J].化学进展,2001,04：294-302.

[22] 王尉,杜宁,周晓晶,等.高速逆流色谱技术在天然产物研究方面的应用[J].现代科学仪器,2010,4(8)：123-127.

[23] 甘春芳,韦万兴,周敏,等.高速逆流色谱技术在天然产物分离中的应用[J].应用化工,2009,38(10)：1505-1508.

[24] 侯志国,罗建光,孔令义.高速逆流色谱联用技术应用于天然产物的研究进展[J].中国天然药物,2010,8(1)：62-67.

[25] 叶龙忠,汪敏燕,陈秀,等.高速逆流色谱研究进展[J].化工生产与技术,2003,10(4)：27-29.

[26] 张敏,陈瑞战,窦建鹏,等.人参中的人参皂苷高速逆流色谱法分离[J].时珍国医国药,2012,23(2)：403-405.

[27] 张霞,崔海燕,贾晓艳,等.高速逆流色谱法分离纯化金银花中的绿原酸[J].药物分析杂志,2010,30(1)：106-109.

[28] 刘江,周荣琪.离心分配色谱技术及其在天然产物分离中的应用[J].化工进展,2003,11：1176-1181.

[29] 谢欣辛,孙百玲,杨义芳.高速离心分配色谱法去除夏天无总生物碱中荷包牡丹碱的工艺研究[J].

中草药,2014,19：2787-2792.

[30] 刘照胜,李永民,蒋生祥,等. 多维高效液相色谱分离模式组合[J]. 色谱,1997,15(6)：490-493.

[31] 丁坤,吴大朋,关亚风. 二维液相色谱接口技术[J]. 色谱,2010,28(12)：1117-1122.

[32] 王智聪,张庆合,赵中一,等. 二维液相色谱切换技术及其应用[J]. 分析化学,2005,33(5)：722-728.

[33] 从景香. 甘草活性成分的模拟移动床和二维液相色谱分离[M]. 大连：大连理工大学,2008.

[34] 苏志刚,刘广川. 高效毛细管电泳技术在现代中药中的应用[J]. 天津药学,2012,24(6)：45-47.

第十九章
分子印迹技术

分子印迹技术(molecular imprinting technique,MIT)也称为分子烙印技术,是在分子识别理论的基础上而发展起来的一种新的分离技术。分子识别(molecular recognition)是指主体(host)、客体(guest)分子选择性结合并产生某种特定功能的过程。在生物界中常见以分子识别作用为核心的生化反应,其中最为常见的有抗原与抗体、酶与底物及 DNA 复制等反应。为了在分子水平上解释这类生化反应,提出了分子识别理论。分子印迹技术是利用具有分子识别能力的聚合物材料——分子烙印聚合物对模板分子具有很高的亲和性,而且对与模板分子结构类似的化合物也表现出较高的结合能力来分离、筛选、纯化目标分子。分子印迹技术具有预定性、识别性、实用性等优点,因此被广泛运用于生物学、化学、医学等领域。

分子印迹技术的研究历史由来已久,可以追溯到 20 世纪 40 年代,著名的诺贝尔奖获得者 Pauling 提出了以抗原为模板合成抗体的理论,这是最早从免疫学角度对分子印迹技术的最初描述。"分子印迹"的概念首先是由 Dickey 在 1949 年提出,但没引起人们的重视。直至 1972 年人工合成的有机分子印迹聚合物成功,人们才逐渐认识这项技术,并在 10 年内得到迅速发展。在 20 世纪 80 年代后,非共价型模板聚合物的出现,特别是 Mosbach 研究小组在 1993 年有关茶碱分子印迹聚合物的研究报道,分子印迹聚合物以其通用性和强大的立体专一识别能力越来越受人们青睐。随着对分子印迹技术研究的深入,这一技术也越来越成熟,分子印迹技术现已在生物学、化学、医学、军事等领域有广泛的应用,在化学仿生传感器、手性分离、催化、模拟抗体、模拟酶催化、膜分离技术、色谱中对映体和位置异构体的分离、固相提取、临床药物分析等方面展现了良好的应用前景。

第一节 分子印迹技术的原理和类型

一、分子印迹技术的原理

以目标分子为模板分子(或称印迹分子),与结构上能产生相互作用的功能单体结合,并加入交联剂进行聚合反应;反应完成后,将模板分子洗脱除去,便得到一种具有固定孔穴大小和形状及有确定功能团排列的交联高聚物。这种交联高聚物对目标分子空间结构和结合点具有"记忆"或"烙印"作用,称为分子印迹聚合物(molecularly imprinted polymers,MIP)。分子印迹聚合物中包含了与目标分子空间结构互补、官能团相互作用的孔穴,这些具有固定形状和确定功能团排列的孔穴除与模板分子有高度特异的亲和作用外,还对与其孔穴形成匹配作用的模板分子类似物具有较强的亲和性,但对与模板分子结构不相关的化合物只能产生较弱的表面吸附。因此可将模板分子、模板分子类似物与其他化合物分离。

分子印迹聚合物的制备过程如图 19 - 1 所示。

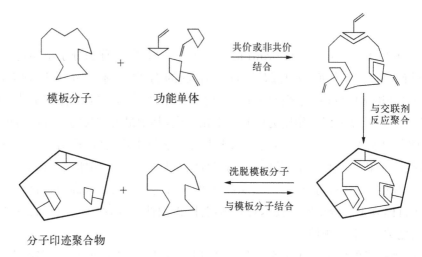

图 19 - 1　分子印迹聚合物的制备过程

分子印迹过程:分子印迹聚合物对特定目标分子具有特异选择性的亲和吸附作用,即具有较强分子识别能力。这种能力常被形象地描述为识别"分子钥匙"的"人工锁"。聚合物单体与模板分子在溶液中做无规则的运动,产生接触、碰撞,在这个过程中聚合物单体与模板分子可以通过分子间的亲和吸附力结合在一起,形成互补的有序排列的一种空间结构。而其他化合物不能形成亲和吸附力结合而分离。分子印迹聚合物是一种的新型高分子材料,具有类抗体的特异性、高选择性和高强度等优点,另外还具有天然抗体所没有的制备简单、模板分子可回收重复利用的特点。

二、分子印迹技术的基本类型

根据聚合物单体与模板分子之间结合作用的不同,分子印迹技术可以分为共价键法(预组装方式)和非共价键法(自组装方式)。

(一) 共价键法

共价法是指聚合物单体与模板分子之间通过形成可逆性共价键的方法来合成分子印迹聚合物。首先将聚合物单体与模板分子以共价键的形式形成单体——模板复合物,再加入交联剂形成高聚物,然后用化学方法将共价键断裂,去除聚合物中的模板分子,如此便合成出分子印迹聚合物。这种方法合成的分子印迹聚合物在分子识别过程中要以单体与印迹分子之间可逆的共价键完成,得到的分子印迹聚合物对合成过程中所使用的模板分子具有专一性吸附作用,作用点稳定、均匀,而且能获得在空间精确排列的结合基团。但该方法的不足之处是,由于共价键作用力一般比较强,导致模板分子的结合和解离速度很缓慢,从聚合物中去除模板分子的百分比也不高,且其分子的识别能力与生物分子比较相差很远,导致这种方法发展也相对缓慢。

（二）非共价键法

非共价键法也称为自组装法,是制备分子印迹聚合物最有效且最常用的方法。它是指聚合物单体与印迹分子之间自发地有序地进行组织排列,以非共价键形式自发形成具有多重作用点的单体——模板复合物,再加入交联剂保存这种作用而制备分子印迹聚合物的方法。其中结合方式以离子作用为主,其次是氢键作用。此法涉及的非共价键作用主要包括电荷转移、氢键、金属螯合作用、静电引力、疏水作用以及范德华力等,其中以氢键作用最普遍。在分子印迹形成的过程中,更多出现的是多种作用力相互结合,所以得到的聚合物具有更多的识别位点,也具有更强的预定选择性。

与共价键法相比,非共价键法操作更方便、简单易行,聚合物单体与印迹分子之间作用力较弱,容易除去模板。而且,此法制成的分子印迹聚合物亲和性、选择性和分离能力都比较高。可供选择的聚合物单体也很广泛,是目前最常用的方法。

继共价键法和非共价键法之后,有人提出将这两种方法结合起来的分子印迹技术,在聚合物单体与模板分子结合时是以共价键的形式,在识别印迹分子的过程中,二者的作用是非共价的。这种方法克服了同一聚合物中同时使用两种聚合物单体时存在的困难,但还是不能克服共价键法存在的化学合成困难。

第二节 分子印迹技术的操作

一、分子印迹聚合物的制备

（一）分子印迹聚合物的制备过程

分子印迹聚合物的制备过程可以简单地分为以下 3 个步骤。

（1）在溶有聚合物单体和模板分子的溶液中（也称致孔剂）中,模板分子与聚合物单体依靠官能团之间的共价或非共价作用结合形成单体模板分子复合物。

（2）加入适当的交联剂,将聚合物单体相互聚合,使单体上的有效官能团在空间排列与空间定向上固定形成高联的刚性聚合物。

（3）将聚合物中的模板分子洗脱或解离出来。

不同的模板分子可以制备出具有不同结构和性质的分子印迹聚合物,即该聚合物具有特异的识别功能。一个理想的 MIPs 应具备的性质有：适当的刚性,在去除模板分子后仍能保持原来的空间结构；有一定的柔性,使底物与分子印迹聚合物快速结合并达到平衡；有一定的机械稳定性,在高效液相色谱中显得尤其重要；有一定的热稳定性,才能在温度较高的环境下使用。

（二）分子印迹聚合物的制备方法

1. 本体聚合法 这是制备分子印迹聚合物最经典也是最常用的一种方法。将功能单体、印迹分子、交联剂、引发剂和致孔剂按一定比例在适当溶剂中溶解，置于具塞瓶中，然后进行超声、充氮、除氧，密封好后用热聚合或光聚合一定时间，即可得到块状聚合物MIPs。再经机械粉碎、过筛，取合适粒径范围内的颗粒制成分离装置。

本体聚合法对模板分子具有良好的选择性和识别能力，合成与操作条件易于控制，便于普及。但是后续处理过程较为烦琐，研磨会损坏结合位点，且印迹分子包埋过深不易洗脱。因此，此法费时费力，产量较低。

2. 原位聚合法 这是一种在色谱柱中直接聚合的方法。Matsul等首次在不锈钢柱管内原位聚合制备分子印迹整体柱，以 L-和 D-苯丙氨酸为模板分子和功能单体、交联剂、引发剂等溶解后装入空的毛细管或液相色谱柱中直接进行聚合反应。

原位聚合法相对于本体聚合法，不需要粉碎、过筛等烦琐程序，具有制备直接简单、实用性强等优点。此法偶尔会出现柱压高、流速慢和选择性差等问题，在很大程度上限制了它在实际分离中的应用。但利用适当比例的致孔剂，采用梯度洗脱等方法就可以克服这些缺陷。

3. 乳液聚合法 这是一种非均相溶液聚合的方法。Uezu等在1994年首次报道了水-油-水乳液体系制备微球的方法。先将模板分子、功能单体、交联剂、致孔剂和乳化剂等溶于有机溶剂中，然后将溶液转移到水中，不停地搅拌使之形成乳化液，最后加入引发剂进行交联聚合反应。

乳液聚合法制备出的聚合物微球形状统一，粒径易于控制，尤其他可以针对水溶性分子制备印迹材料。但是为了避免团聚，合成的微球通常只能在低黏度的溶剂中进行，故此法对于溶剂的黏性要求较为严格。

4. 悬浮聚合法 这是目前制备球形分子印迹聚合物最常用的方法，其反应体系一般由功能单体、脂溶性引发剂、分散剂和水组成。先用有机溶剂将单体溶解，加到溶有稳定的水或其他强极性溶剂中，高速搅拌获得悬浊液。再加入引发剂引发获得聚合分子印迹聚合物微球。

悬浮聚合法制备的分子印迹聚合微球吸附效果较好，但合成过程较为复杂，需要昂贵的分散剂和惰性分散体系。如今多采用全氟化碳作为悬浮介质，替代传统的有机溶剂-水悬浮介质，从而消除了非共价印迹中存在的不稳定的预组织体。全氟烃无毒，易处理，但是易燃、价格昂贵，须蒸馏回收重复利用。

5. 表面印迹法 这种方法是对硅胶等一些粒子的表面进行修饰，使其带有烯烃、氨基等活性基团，从而能与聚合物键合到一起。首先将功能单体与模板分子在一定的有机溶剂中反应形成加合物，再将其和表面活化后的硅胶、三羟甲基丙烯酸酯粒子和玻璃介质反应形成聚合物。

表面印迹法制备出的聚合物由于对模板分子包埋较松较浅，比传统方法更容易洗脱，也更容易使底物接近结合位点。而且，表面印迹法可以改变载体树脂的交联度，也可以调整孔结构,得到小粒径和窄分布的载体,所以可以用于色谱柱中。

（三）分子印迹聚合物具有的特点

（1）分子印迹技术合成的聚合物具有很好的物理和化学稳定性,对各种不同的目标化合物都显示良好的专一性。能够抵抗很强的机械作用力,高温、高压下不会改变分子印迹聚合物的性质。能抵抗酸、碱,以及高离子强度以及各种有机溶剂的作用,即使在复杂的化学环境中也能保持稳定。

（2）分子印迹聚合物可以保持较长的时间并维持其专一的亲和力,反复使用百次以上其亲和力没有明显衰减。

（3）分子印迹聚合物的选择性很强,对于印迹分子而言几乎是"量身定做"的,即理论上对任何一个分子而言均可制备相应的分子印迹聚合物。采用分子印迹聚合物可以替代那些难以培植,不易获得的天然抗体。

（4）分子印迹聚合物制备成本低廉,容易实现大规模生产。

（四）分子印迹聚合物的选择性和亲和性的影响因素

随着人们对分子印迹技术机制研究的深入,通常认为决定印迹聚合物对模板分子识别的主要因素有以下几个方面。

（1）分子印迹聚合物中功能单体上的功能基与模板分子上功能基进行的选择性反应（印迹反应）,这一过程又包含了聚合物单体与模板分子结合过程中的两种不同结合方式,它们分别是共价键反应和非共价键反应。

（2）分子印迹聚合物的空间结构与模板分子的完美匹配,使得分子印迹聚合物与模板分子很好地结合实现了印迹聚合物的特异识别。我们在前面提到分子印迹聚合物除了具有刚性外,还具有一定的柔性,事实上在溶剂中制备得到的分子印迹聚合物存在溶胀现象。这一现象就使得印迹聚合物的空间结构发生一定的改变,进而影响印迹聚合物的选择性和亲和性。实验表明,印迹聚合物的空间结构与其上面的功能基共同决定印迹聚合物的选择性和亲和性。

（3）印迹聚合物识别底物的过程中,底物能否进入到印迹聚合物空间内直接影响印迹聚合物的识别效率。对于一个具有两个结合位点的印迹聚合物而言,模板分子进入印迹聚合物空间内与功能基结合的方式有两种。其中最理想的情况是,先通过单位点结合,再通过模板分子的移动使两个位点都发生反应;另一种情形是两位点结合的结合常数大于单位点结合的结合常数,多数底物都能以正确的方式进入空间并与功能结合,但结合速度较慢。

二、分子印迹技术的影响因素

1. 功能基的抑制剂　　凡是能与功能基发生反应的物质,在反应后使功能基的活性减弱甚至丧失,且占据了分子印迹聚合物的空间,阻碍了模板分子与印迹聚合物的结合。

2. 分子印迹聚合物的空间结构的改变　　当印迹聚合物遇到某些刺激因子（如溶剂、温度、pH 等）都能使功能基的结构发生变化,如果印迹聚合物上功能基与模板分子上的功能基的空间取向不匹配,就使得两者结合效率受到影响。

3. 静电斥力和空间位阻效应　分子印迹聚合物是一种高度交联的共聚物,其聚合物链及其链上存在的其他基团等都可以阻碍印迹聚合物与模板分子发生印迹反应,使印迹聚合物的选择性和亲和性降低甚至丧失。

4. 溶剂的影响　溶剂的某些性质将通过对分子印迹聚合物和目标分子作用,从而对印迹反应产生极大影响,如溶剂极性、介电常数、质子化作用及络合作用等。

5. 温度　升高温度可以明显提高分子印迹聚合物对底物的选择性。在一定范围内,升高温度可以使分子运动加剧、提高发生两点结合的速度,并且可以使印迹聚合物更加膨胀。

第三节　分子印迹技术的应用及特点

一、分子印迹技术的主要应用

分子印迹技术在很多不同领域都有应用,由于篇幅的关系,这里就不一一进行介绍,下面对目前几个主要应用研究情况进行简单的介绍。

（一）色谱分析

在中药有效成分的分离中,由于分子印迹聚合物具有特异识别功能而被广泛利用,近年来,已经完成了人们一直期待的立体特殊识别位选择性分离。这一研究的成功大大拓宽了分子印迹聚合物对目标分子的适用范围。

在色谱分析中,分子印迹聚合物主要用于样品前处理(分离、提纯、浓缩)和手性物质分离两方面:① 样品前处理。样品前处理是以分子印迹聚合物作为吸附剂对有效成分进行提取、纯化和浓缩。② 手性分子的拆分。在中药有效成分的提取分离过程中,有大量的手性拆分工作都是靠分子印迹聚合物来完成的。近年来,分子印迹聚合物手性拆分工作得到很快发展,是继高效液相色谱后又一种拆分方法。

（二）固相萃取

固相萃取是从溶液中萃取和分离分析物的一种技术。通常情况,制备样品都要经过溶剂萃取,自分子印迹技术出现后,这一步骤可以用固相萃取来替代,作为液-液萃取的补充,还可以利用分子印迹聚合物的高度选择性富集要分析的物质。与其他传统萃取过程相比,固相萃取技术具有操作简单、价格便宜、吸附量大等优点。印迹聚合物还有一个优点是它不但可以在有机溶剂中使用,还可以在水溶液中使用。固相萃取过程的实质是柱色谱分离的过程,分离机制、吸附剂和溶剂的选择等与高效液相色谱类似,因此吸附剂的选择就显得尤为重要。根据吸附剂性质的不同,常见的可分为正相吸附剂、反相吸附剂和离子吸附剂等。传统的固相萃取技术是依靠被分析物与吸附剂之间的相互作用达到萃取分离的目的,由于这种作用力不是特异性的,所以样品中的很多组分被同时萃取出来,且洗脱和萃取条件的确定都比较困难,固相萃取柱通常只能一次性使用,重现性差。虽然有些吸附剂具有良好的选择性,但由于操作复杂、稳定性差、合成周期长或价格昂贵等因素,使其在应用上受到一定限制。随着分子印迹技术的发展,分子印迹聚合物的高特异性越来越引人注目,并正好符合了固相萃取中对吸附剂的高效、高特异性要求。自 1994 年 Sellergrea 将分子印迹聚合物用于固相萃取戊双脒的报道以来,分子印迹-固相萃取技术已被广泛应用。

（三）生物传感

分子印迹聚合物用作传感识别材料是分子印迹技术的重要研究方向。由于分子印迹聚合物对目标分子具有高度选择性,决定了它能被用作仿生传感器的分子识别元件,这种识别作用通过信号转化器输出,再用适当方式转换成可测信号,可用于定量分析各种小分子有机化合物。分子印迹聚合物敏感材料具有易于获得,耐高温、高压、酸碱和有机溶剂,不易被生物降解破坏,容易保存,可重复使用等优点。现已成为世界各国研究传感器的热门方向。

（四）模拟酶催化作用

天然的酶因具有很好的活性和高度的选择性成为化学反应中的一类重要催化剂,反应条件的要求高而限制了它的适用范围。因此酶的模拟化研究引起了人们的兴趣。使用印迹技术制备的模拟酶的许多性能都优于天然酶,主要体现在:① 针对性强,由于是根据底物作为模板而制备得到,因此能高度选择底物及其类似物。② 稳定性好,适应性强,能够在条件比较不温和的环境中发挥作用,因此适用范围也相应扩大,且易于存储。③ 使用寿命比天然酶要强。

（五）天然抗体模拟

与抗原和抗体的作用原理相似,用分子印迹技术制备的分子印迹聚合物与目标分子间的特异识别及高度选择性在抗体合成方向上的前景引人瞩目。这种模拟抗体制备工艺简便、易得,而且具有很好的稳定性。有研究表明,分子印迹聚合物可以用于制备人工抗体,作为免疫实验识别物。

（六）中药有效成分的分离

应用分子印迹技术进行中药有效成分分离时,通常是将分子印迹聚合物作为吸附材料用于化学成分的分离纯化,常制备成色谱柱以高效液相色谱和固相萃取方式进行分离。中药所含的成分非常复杂,包括有效成分、无效成分,还有毒性成分。利用分子印迹技术的分子识别性强,选择性高的特点,以待分离的化合物为印迹分子(也称模板、底物),制备对该类分子有选择性识别功能的分子印迹聚合物,选择性分离中药的有效成分,这对于提高中药的疗效、减低毒副作用、提高中药的内在质量具有非常重要的意义。且分子印迹技术还有良好的机械性能和较长的使用寿命以及成本低等特点,是一种高效的中药有效成分分离技术。

二、分子印迹技术的优点

分子印迹技术主要有以下三大特点。

1. 预定性　即其能够根据不同的目的制备不同的分子印迹聚合物，以满足不同需要。

2. 识别性　即分子印迹聚合物是有目的性地按模板分子制备的，是具有特定的选择性和高亲和性的分子识别材料，具有专一识别印迹分子及类似物的功能，分子识别性强，选择性高。

3. 实用性　即它能够与天然的生物分子识别系统如酶与底物、抗原与抗体、受体与激素相比拟，但它是由化学合成的方法制备而成的，而且制得的分子印迹聚合物有高度的交联性，不易变形，有良好的机械性能。因此具备抗恶劣环境的能力，这是天然分子识别系统所不具有的，从而表现出高度的稳定性和较长的使用寿命。

三、分子印迹技术存在的问题

虽然分子印迹技术在各领域被广泛应用，但仍存在着一些问题。

（1）分子印迹技术基本理论的研究仍不够深入。分子印迹结合位点的作用机制、聚合物的形态和传质原理及如何从分子水平上更好地理解分子印迹过程和识别过程依然不是十分清楚。现在使用的功能单体、交联剂和聚合方法还存在一定的局限性；许多研究表明分子印迹聚合物能在水中和有机溶剂中选择吸附分析底物，但对不同溶剂、物质所对应的吸附条件和洗脱条件也有很大不同，尚未发现普遍规律。分子印迹聚合物的制备与识别仍大多局限于有机溶剂中，其制备成本较高是印迹技术目前存在的主要问题。

（2）有些结合位点常被埋藏在聚合物的三维结构中而不能被充分利用，印迹聚合物的"印迹"容量低。

（3）具有非均一识别位点，目标分子与识别位点结合困难，结合速度较慢。

（4）分子印迹聚合物色谱分析的研究还没完全成熟，聚合物容量太小，制备分子印迹聚合物时对模板分子高纯度的要求都是该技术需要进一步研究和完善的方面。色谱分析过程中模板分子在印迹聚合物中存在残留也是分子印迹技术的一个难题。

四、分子印迹技术的发展前景

目前，分子印迹技术在基础理论方面的研究还不够全面和深入，导致这一技术的应用和推广受到抑制。但随着基础理论研究的不断深入和完善，印迹技术的日趋成熟，其应用领域将不断拓展，并在科学研究和工业制造中发挥良好作用。

1. 分子识别过程实现相的转变　传统的印迹技术是在有机溶剂中识别底物分子，如今虽有研究表明可以在水相中识别底物，但还不成熟难以推广和应用，期望在将来不仅能够在水相中识别，还能在水相中制备。

2. 印迹技术在生物大分子方面的研究　分子印记技术的研究大多仍集中在小分子物质上，对生物大分子的研究投入极少，生物大分子结构的复杂、体积的庞大对如今的印迹技术无疑是一大挑战。如果该技术能够从小分子物质过渡到蛋白质、细胞，那将对疾病预防和治疗起到巨大作用。

3. 分子印迹技术的工业化　虽然印迹技术在实验上取得了成功,但要实现工业化却要考虑多方面因素,只有当该技术达到一定成熟度才能真正地投入大批量的生产过程中。

第四节　分子印迹技术应用实例

实例 1　生姜中提取高纯度的 6-姜酚

生姜是姜属植物姜 *Zingiber officinale* Roscoe 的块根茎。具有和胃、祛风解表、温经止痛的功效,还有抗菌消炎的作用。生姜中的辣味成分 6-姜酚具有抗氧化、抗炎症、抗风湿、抗肿瘤、抗诱变等多种活性,对于治疗风湿、胃溃疡、心脑血管病及癌症晚期重呕吐患者有一定的疗效,也是一种很好的保健食品。以姜酮为模拟模板的分子印迹聚合物的制备: 将 0.240 3 g 姜酮溶于 12 mL 乙腈,待溶解后加入 0.32 mL 甲基丙烯酸,在 50℃ 条件下进行预组装 12 h 后,再加入 3.17 mL 二甲基丙烯酸乙二醇酯、适量的蒸馏水和单甘酯,最后加入 0.039 1 g 的偶氮二异丁腈和 5 mL 致孔剂,用超声波除气 20 min,密封,在 60℃ 恒温水浴中,引发聚合反应 24 h 后,便可获得球形的分子印迹聚合物,然后用食用酒精洗涤,直到洗脱液中检测不出姜酮,然后将颗粒放入干燥箱 60℃ 烘干。取 2.56 g 上述分子印迹聚合物装柱,然后用 400 g 鲜姜汁上柱,分别用浓度 10%、15%、20%、25%、30%、35%、40%、95% 食用酒精洗脱被吸附的姜酚,然后将收集的洗脱液减压浓缩至适量,再用乙醚萃取 3 次,合并萃取溶液,挥去乙醚得到纯度较高的姜酚提取物。

6-姜酚

实例 2　木蜡树中非瑟酮的纯化

非瑟酮是存在于漆树科植物木蜡树 *Toxicodendron sylvestre* (S. et Z.) O. Komtze 中的一种天然化合物,有助于提高记忆力、抑制前列腺素、解痉、酶抑制等药理作用。分子印迹聚合物的制备: 将 4.290 g 非瑟酮(作为模板分子),3.550 g 丙烯酰胺(作为功能单体),40.00 g 乙二醇二甲基丙烯酸酯(作为交联剂)和 0.080 g 偶氮二异丁腈(作为引发剂)加入到 250 mL 装有 80 mL 丙酮的锥瓶中。将溶液超声波振荡助溶 15 min 后通入氮气 15 min,再将溶液转入安瓿瓶中。用真空泵对安瓿瓶进行减压后封管,再将安瓿瓶放入 60℃ 水浴中反应 24 h 聚合完成后,将安瓿瓶中的块状聚合物取出进行研磨,并过 400 目筛,收集粒径小于 36 μm 的颗粒。将该分子印迹聚合物用体积比为 2∶8 的冰醋酸-无水乙醇溶液进行清洗,洗去模板分子,直到检测不到模板分子为止,最后用无水乙醇将残留在聚合物上的冰醋酸洗干净。在 60 mL 的萃取柱中装入适量的上述分子印迹聚合物,在聚合物上方加一小团玻璃丝。固相萃取过程中每次上样清洗溶液的体积均为 50 mL。萃取柱的流速由氮气控制,萃取过程中的溶液由高效液相色谱仪分析。将木蜡树粉末的乙醇提取物浸膏用 30% 乙醇溶解上样,先用 30% 乙醇液清洗杂质,再用 30% 的 N,N-二甲基甲酰胺乙醇液作为洗脱液进行洗脱,回收洗脱剂得非瑟酮(纯度 98%)。

非瑟酮

实例 3　海洋微生物生物碱活性成分的分离

应用分子印迹技术从海洋微生物中分离生物碱类成分,发现了一系列活性成分。以 harmine 为模板分子,并以甲基丙烯酸(MAA)为功能单体,合成分子印迹聚合物。将其作为固相萃取材料,对 1 株海绵共栖细菌 *Pseudoalteromonas* sp. NJ6-3-1 次级代谢产物的活性成分进行选择性提取,得到 harmine 及与 harmine 结构相似的生物碱。将 0.5 mmol harmine 溶于 5 mL 乙腈-甲苯混合溶剂(体积比 1∶1)中,加入 MAA 2 mmol,用超声仪超声混合。然后再加入 EGDMA 15 mmol,AIBN 20.8 mg,通氮气除氧 10 min,抽真空液氮冷却封管。60℃水浴聚合 24 h 后,聚合物磨碎过筛(取 200～400 目),并用丙酮反复沉降。获得的聚合物颗粒用乙腈-乙酸(体积比为 8∶2)洗脱,以彻底洗去模板分子。聚合物颗粒再用水洗和甲醇洗涤,干燥。将已除去模板分子的干聚合物加到 10 mL 乙酸乙酯溶液中制成浆液,装入玻璃砂芯柱($d=20$ mm,$l=250$ mm)中,聚合物上层覆盖约 3 mm 厚的石英砂。将 10 mL 细菌粗提取物通过分子印迹聚合物固相萃取柱,依次用 50 mL 乙酸乙酯和甲醇洗涤萃取柱。再加入 100 mL 甲醇-乙酸(体积比 8∶2)洗脱分子印迹聚合物特异性吸附的生物碱成分,收集洗脱液。减压浓缩至约 5 mL,过 0.22 μm 滤膜,待检测。用乙酸乙酯和甲醇冲洗时,在分子印迹聚合物柱上非特异性吸附的组分被洗出,harmine 及其结构类似物相对较好地保留在分子印迹聚合物柱上,在最后受甲醇-乙酸强溶剂作用下完全洗脱出,从而达到细菌有效成分的提取。

参考文献

[1] 阎凤超,彭宁,王敏,等. 提取 6-姜酚分子印迹聚合物的制备及应用[J]. 食品科学,2009,30(20):227.

[2] 张艳斌,崔元璐,何永志. 分子印迹技术与中药研究[J]. 中药材,2008,31(4):616.

[3] 王继红. 从木蜡树中提取非瑟酮的研究[J]. 实验室科学,2012,15(6):87.

[4] 尹晓斐,郭秀春,陈军辉,等. 分子印迹技术用于海洋微生物生物碱活性成分的发现[J]. 海洋科学进展,2008,26(2):228.

第二十章
分子蒸馏技术

分子蒸馏(molecular distillation,MD)是一种新型的特殊的液-液分离技术,又被称为短程蒸馏(short-path distillation)。此技术是在高真空的条件下,根据混合物中不同化学成分的分子运动平均自由程的差别,使各个化学成分在远低于沸点的温度下得到分离。该方法特别适用于热敏性、易氧化且高沸点的化合物分离。自 20 世纪 30 年代问世以来,越来越受世界各国的重视。在 20 世纪 60 年代,此项技术已经成功地应用于从浓缩鱼肝油中提炼维生素 A 的工业化生产。在过去的几十年中,世界各国都在不断扩大和完善该项技术在工业化中的应用。特别是自 20 世纪 80 年代以来,随着人们对天然物质的青睐,回归自然潮流的兴起,分子蒸馏技术得到了迅速的发展,其开发研究的内容也日趋丰富,已广泛应用于石油、化工、轻工、食品、医药、农药及日用化工等多个领域,已在近百种产品中实现了工业化生产。近年来,该项技术正逐步在中药产业中得到应用。

第一节 分子蒸馏技术的原理

分子蒸馏技术是在高真空(0.133~1 Pa)条件下操作的一种非平衡蒸馏,具有特殊的传质传热机制。分子蒸馏技术突破了常规蒸馏技术依靠沸点差从而分离物质的原理,而是依靠不同物质分子逸出后的运动平均自由程的差别而实现物质的分离。

一、分子运动平均自由程

1. 分子碰撞 分子与分子之间存在着相互作用力。一种是吸引力,另一种则是排斥力。分子间的吸引力的前提条件是两分子离得足够远。而排斥力的作用则是两分子接近到一定程度之后才能表现出来,并且两分子越接近,其排斥力越强。因而当两分子接近到一定程度,其分子间的排斥力则会使两分子分开。这种由接近到排斥进一步分离的过程就是分子的碰撞过程。

2. 分子有效直径 分子发生斥离的质心距离,即在碰撞的过程中,两个分子质心的最短距离。

3. 分子运动自由程 一个分子相邻两次分子碰撞之间所经过的路程。

4. 分子运动平均自由程 由分子运动自由程的定义可知,不同的分子其运动自由程不同。而同一分子在不同的外界条件下,其自由程也不同。在某一时间间隔内其自由程的平均值称为分子运动平均自由程,用 λ_m 表示(单位:m)。

从理想气体分子动力学理论可以推导出分子运动平均自由程的定义式:

$$\lambda_{\mathrm{m}} = \frac{1}{\sqrt{2}\pi d^2 n} = \frac{KT}{\sqrt{2}\pi d^2 P} = \frac{RT}{\sqrt{2}\pi d^2 N_A P}$$

式中:d 为分子直径(单位:m);T 为蒸发温度(单位:K);P 为真空度(单位:Pa);R 为气体常数(等于8.314);N_A 为阿佛伽德罗常数(等于 6.02×10^{23})。

由上述公式可以看出,影响分子运动平均自由程的主要因素有温度、真空度以及分子有效直径。分子运动平均自由程和分子直径有关,不同种类的分子,λ_m 也不同;当 P 一定时,某物质的 λ_m 会随着温度的增加而增加;当温度一定时,因其 λ_m 与 P 成反比,则 P 越小(真空度越高),λ_m 越大,分子间碰撞机会就越少。

二、分子蒸馏

由平均自由程的公式可以看出,当 P 和 T 一定时,且被分离物不与其他分子发生碰撞的情况下,不同种类的分子逸出液面后,其飞行距离是不同的。轻分子的平均自由程大,重分子的平均自由程小。分子蒸馏正是利用这一点来实现混合物的分离的。在两个加热板之间设计一冷凝面,其与液面的距离必须小于轻分子的平均自由程且大于重分子的平均自由程,使得轻分子落在冷凝面上被冷凝收集,而重分子因不能到达冷凝面而返回原来液面,混合物就达到了分离(图20-1)。

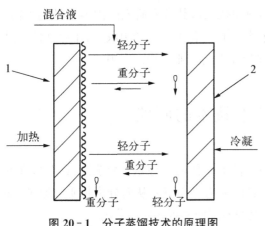

图20-1 分子蒸馏技术的原理图
1. 加热板;2. 冷凝板

因此,分子蒸馏技术就是在极高的真空度下,依据混合物中各分子运动平均自由程的差别,使混合物在远低于其沸点的温度下迅速得到分离。常规真空蒸馏的压力在 $10^2 \sim 10^4$ Pa,而分子蒸馏的压力则是在 $0.1 \sim 1$ Pa。在这种高真空度条件下,分子从加热面的液膜表面进行蒸发时,几乎可无阻拦地向冷凝面运动并在冷凝面上被冷凝。

第二节 分子蒸馏技术的操作及设备

一、分子蒸馏技术的操作过程

分子蒸馏过程主要分为5个步骤。

（1）分子从液相主体向蒸发面扩散并在蒸发面上形成液膜。通常控制分子蒸馏速度的主要因素是其分子在液相中的扩散速度,因而应当尽量强化液层的流动并减薄液层厚度。

（2）分子从蒸发面上自由蒸发。蒸馏温度是其蒸发速度及其分离效率的关键因素。当温度升高时,其蒸发速度增强,而其分离效率有时反而会降低。因此,应以被分离物质的热稳定性为前提,选择较为经济适用的蒸馏温度。

（3）分子从蒸发面向冷凝面飞射。要使分子从蒸发面到达冷凝面,进而被冷凝分离,其首要条件是蒸发分子的平均自由程大于或等于其蒸发面与冷凝面之间的距离。但在飞射的过程中,有可能与残存的空气分子发生碰撞,也可能内部之间相互碰撞。因而,要想完成此过程,必须有恰当的真空度。

（4）分子在冷凝面上冷凝。冷凝面的形状要合理且光滑,保证其能满足对该物质分子的分离提取。

（5）流出物和残留物的分别收集。由于重力或离心力作用,没有蒸发的重组分以及返回到加热面上的极少数轻组分残留物,将滑落到加热器底部或转盘外缘。

二、分子蒸馏技术设备

（一）分子蒸馏技术装置系统

完整的分子蒸馏装置主要由蒸发系统、物料输入输出系统、加热系统、真空系统和控制系统组成。分子蒸馏装置系统如图20-2所示。

（二）分子蒸馏器

分子蒸馏器是分子蒸馏技术的关键设备,在分子蒸馏过程中起着决定性作用。分子蒸馏器的形式,大体可以分

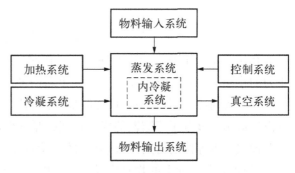

图 20-2　分子蒸馏装置系统示意图

为简单蒸馏型和精密蒸馏型,但现如今采用的装置大多为简单蒸馏型。分子蒸馏过程的研究与分子蒸馏器的结构形式的发展密不可分,根据分子蒸馏器的结构形式以及操作特点,可以分为以下几种类型:静止式蒸馏器、降膜式蒸馏器、刮膜式蒸馏器及离心式蒸馏器。

1. 静止式分子蒸馏器　此类分子蒸馏器设备出现最早,结构简单,其结构特点是一个静止不动的水平蒸发表面。按其形状的不同,静止式可分为釜式、盘式等,图20-3是一种静止釜式分子蒸馏器。工作时,物料由加热器直接加热,在高真空的状态下从液面逸出飞向冷凝器的表面,被冷凝的液滴被收集在集馏分罐的漏斗中。此类分子蒸馏器的主要缺陷是液膜太厚,物料被持续加热,致使物料分解,且分离效率较低,故在工业上已不再采用。

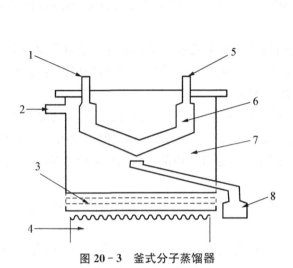

图 20-3　釜式分子蒸馏器

1. 冷却水入口；2. 抽真空接口；3. 蒸馏料液；
4. 加热器；5. 冷却水入口；6. 冷凝器；
7. 蒸馏室；8. 集馏分罐

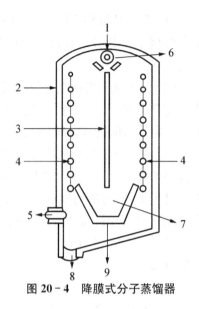

图 20-4　降膜式分子蒸馏器

1 进料管；2. 分离柱；3. 蒸发表面；
4. 冷凝表面；5. 真空系统；6. 分布器；
7. 蒸余物收集器；8. 蒸出物出口；
9. 蒸余物出口

2. 降膜式分子蒸馏器　图 20-4 为降膜式分子蒸馏器的典型结构。该类分子蒸馏器设备在实验室及工业生产中有应用。工作时，物料由进料管进入，经由分布器分布后，在重力的作用下沿着蒸发表面形成连续更新的液膜，并在几分钟之内被加热。轻组分由液面逸出并飞向冷凝面，在冷凝面冷凝成小液滴后由轻组分出口流出，残余的液体则由重组分出口流出。该分子蒸馏器的优点是液膜厚度小，并且沿蒸发表面可以流动；被蒸馏物料在蒸馏温度下停留的时间短，热分解的危险性小，蒸馏过程可以连续不断地进行，生产能力大；缺点是蒸发面上的物料容易受流量以及黏度的影响，且被分离的组分在下降过程中容易产生沟流甚至有时会出现翻滚现象，从而导致产生的泡沫被夹带溅到冷凝面上导致分离的效果不佳。

3. 刮膜式分子蒸馏器　是现今应用最广泛的一种分子蒸馏设备，它对降膜式分子蒸馏器进行了有效改进，但与降膜式的最大不同在于刮膜器的引入。该装置所形成的液膜薄，分离效率非常高，但比降膜式的结构更复杂。它将被分离的物料以下降的方式进入蒸馏器并在蒸发面形成液膜，但为了让蒸发面上的液膜厚度小且均匀分布，在蒸馏器中设置了一个聚四氟乙烯或硬碳制的转动刮板。该刮板既可以促进蒸发面液层的更新，还可以让下流液层得到非常充分的搅拌，从而强化了物料的传热和传质过程。利用该刮膜器，可将料液在蒸发面上刮成厚度均匀且连续更新的涡流液膜，从而大大增强了传质和传热的效率，并能够有效控制液膜的厚度（0.25～0.76 mm）、均匀性及物料的停留时间，使蒸馏效率明显得以提高，发生热分解的可能性显著降低。

刮膜式分子蒸馏器的优点是液膜能沿着蒸发表面流动，并且厚度比较小；在操作温度下被蒸馏的物料停留的时间较短且发生热分解的危险性较小;蒸馏过程可以连续不断进行;生产的能力比较大。缺点是液体分配装置不够完善,导致蒸发表面很难被液膜均匀覆盖;液体流动时所产生的雾沫时常溅到冷凝面上且容易发生翻滚现象。但由于该装置结构较为简单,价格相对较低,故在实验室及工业生产中应用较为广泛。

4. 离心式分子蒸馏器　该装置是将物料送到高速旋转的转盘中央,并在高速离心的作用下物料迅速地在旋转面形成薄膜,同时加热蒸发,使之在对面的冷凝面上得到凝缩。作为分子蒸馏器,这是目前最为理想的一种装置形式,见图 20-5。但是,与其他方法相比,结构较为复杂,成本比较高,且需要较高的真空密封技术。因而较适合大规模工业生产或者高附加值产品的分离。

离心式分子蒸馏器与其他分子蒸馏器相对比有以下优点:① 蒸发速率和分离效率更高,液膜分布更为均匀且厚度极薄。② 料液在蒸发面上的受热时间更短,降低了蒸馏料液热裂解

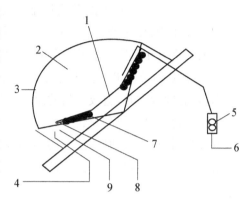

图 20-5　离心式分子蒸馏器
1. 旋转转盘;2. 蒸馏室;3. 冷凝器;
4. 馏出液;5. 流量计;6. 料液;7. 加热器;
8. 残液;9. 真空系统

的危险性。③ 转盘与冷凝面之间的距离可以自由调节,因而适用于不同物系的分离。④ 料液的处理量更大,更加适合于工业化连续性生产。

分子蒸馏的设备目前应用较广的是离心式及转子式。这两种方式的分离装置,也是一直在不断地改进与完善中,特别是针对不同的产品,其装置结构与配套设备要有不同的特点。

三、分子蒸馏技术的影响因素

影响分子蒸馏效果的因素主要有真空度、温度、化合物的性质、进料速度、蒸发膜的厚度和面积等。

1. 真空度　真空度是分子蒸馏的重要参数。当温度一定时,真空度越高,物料的沸点越低,分子平均自由程就越大,轻分子从蒸发面到冷凝面的阻力越小,分离效果越好。因此可以通过提高真空度,相对降低温度而达到分离的目的,尤其是对于高沸点、热敏性、高温易氧化的物料。分子蒸馏的真空度应在 10^{-1}Pa 数量级。

2. 温度　温度对分子蒸馏效果的影响也很重要。包括蒸馏温度、蒸发面与冷凝面之间的温度差。最适蒸馏操作温度是指能使轻分子获得能量落在冷凝面上,而重分子却不能达到冷凝面的温度。不同化合物的最佳蒸发温度不同,需要通过实验来确定。蒸发面与冷凝面之间的温度差理论上应该在 $50\sim100$℃,在馏出物保持流动性的前提下,温差越大越好,可以加快分离速度。

3. 被分离物质的性质　被分离混合物中分子的质量差异影响分离效果,待分离的轻

重组分的相对分子质量之比和蒸气分压之比越大,则两者越容易得到分离。

4. 蒸发液膜的覆盖面积、厚薄、均匀度　蒸发液膜越薄、越均匀、覆盖面积越大,蒸馏效果越好。不同的分子蒸馏器所形成的蒸发液膜的覆盖面积、厚薄、均匀度各不相同。以刮膜式和离心式分子蒸馏器所形成的液膜较好。

5. 进料速度　进料时若物料流速太快,待分离组分还未蒸发就流到蒸发面底部,起不到分离作用;反之若物料流速太慢,则影响分离效率。因此一般在较低温度下,以低流速而增加物料在蒸发器上的停留时间,可以提高蒸馏效率。

6. 携带剂的使用　在进行分子蒸馏时,当待分离组分相对分子质量较大,熔点高、沸点高,且黏度较大时,造成物料的流动性降低,使物料长时间滞留在蒸发面上,在较高温度下极易固化、焦化,使刮膜转子失去作用,严重时会损坏刮膜蒸发器,此时可以通过加入携带剂,改善物料的流动性,使分离顺利进行。对携带剂的要求为:沸点高,对物料有较好的溶解性,不与物料发生化学反应,并且易于分离除去。

第三节　分子蒸馏技术的应用及特点

分子蒸馏技术诞生于 20 世纪 30 年代,主要用于对高沸点及热敏性物质进行提纯和浓缩。随着人们对微观分子动力学、表面蒸发现象研究的不断深入,分子蒸馏技术得以不断发展和改进,至 20 世纪 60 年代已经在许多领域得到了工业化应用,现已广泛应用于食品、医药、油脂加工、石油化工及造纸、生物工程、核工业等生产过程中。我国对分子蒸馏技术的研究起步较晚,目前已能较好地解决分子蒸馏技术应用技术难题,在分子蒸馏装置的设计优化、大型工业化装置的设计制造、技术工艺及系统控制软件等方面取得了突破性进展,达到国际先进水平。近年来,该技术在中药产业中正逐步得到应用。

一、分子蒸馏技术的适用范围

(1) 分子蒸馏适用于不同物质相对分子质量差别较大的液体混合物的分离,特别是同系物之间的分离,相对分子质量必须要有一定的差别。差别越大则越易进行分离。通常要进行分离的两种物质的相对分子质量之差一般应大于 50。这与对分离程度的要求、所设计的分离器的结构形式及操作条件的优化等因素有关。

(2) 分子蒸馏也可用于相对分子质量接近但性质差别较大的物质的分离,如相对分子质量相差较小但其沸点相差较大的物系,也可以通过分子蒸馏方法进行分离。这是由于两种物质虽然相对分子质量接近,但由于其分子结构不同,分子有效直径 d 也不同,其分子运动平均自由程 λ_m 也不同,因而也适宜应用分子蒸馏进行分离。

(3) 分子蒸馏非常适用于热敏性、高沸点且易氧化(或易聚合)物质的分离。分子蒸馏的操作温度远低于沸点(操作温度低)、加热时间短,可以避免在高温、长时间的加热情况下对热敏物质的破坏。尤其适用于中药中热敏性有效成分的分离和纯化等,如挥发油的分离,以及分离溶剂萃取法得到的中药有效成分的脱溶剂等。

(4)分子蒸馏适宜于附加值较高或社会效益较大的物质的分离。由于分子蒸馏全套装置的一次性投资较大,要考虑产品的经济效益。

二、分子蒸馏技术的主要应用

分子蒸馏技术的应用非常广泛,特别适用于高沸点和热敏性及易氧化物料的分离,可用于产品的脱溶剂、脱臭、脱色、脱单体及精制和纯化等各个方面,已经广泛应用于医药、食品、化工等多个工业领域中。现就其主要应用领域介绍如下。

1. 石油化工　碳氢化合物的分离。原油的渣油及其类似物质的分离,生产低蒸气压油如真空泵油等,表面活性剂的提纯以及化工中间体的精制等,如羊毛酸酯、羊毛醇酯等的制取,高碳醇及烷基多苷、乙烯基吡咯烷酮等的纯化等。

2. 食品工业　提取脂肪酸及其衍生物,生产二聚脂肪酸等;混合油脂的分离,可获得纯度高达 $90\%\sim95\%$ 的单脂肪酸酯,如硬脂酸单甘油酯、丙二醇甘油酯、月桂酸单甘油酯等;从动植物中提取天然产物,如鱼油、小麦胚芽油、米糠油等。

3. 医药工业　制取氨基酸及葡萄糖衍生物;提取合成天然维生素 A、E;中药化学成分的分离等。

4. 农药行业　脱除中药制剂中的残留农药和重金属,精制和提纯农药以及农药中间体,包括氯菊酯、增效醚、氧乐果等。

5. 香料工业　处理天然精油,进行脱臭、脱色、提高纯度,从而使天然香料的质量大大提高。如玫瑰油、香茅油、桂皮油、香根油、山苍子油等。

三、分子蒸馏技术的应用特点

1. 操作温度低　分子蒸馏依靠分子运动平均自由程的差别而实现分离,并不需要达到物料的沸点(远低于其沸点),这与常规蒸馏有着本质的区别,且没有常规蒸馏的鼓泡、沸腾等现象。可以在远低于沸点的温度下进行操作,因而分子蒸馏特别适用于一些高沸点热敏性成分的分离。

2. 蒸馏压强低　分子蒸馏装置因其独特的结构装置使其内部压降极小,可以获得较高的真空度,因而使得分子蒸馏可以在很低的压强下进行操作,一般分子蒸馏的操作残压约为 0.133 3 Pa。

3. 物料受热时间短　分子蒸馏在蒸发过程中,物料被强制性形成很薄的液膜,并被定向的推动,使得液体分子在分离器中停留的时间很短。特别是轻分子,一经逸出就马上被冷凝,因而受热的时间也比一般的真空蒸馏要少很多,一般仅为 0.05~15 s。这样,对物料的热损伤很小,特别是对热敏性物质的分离纯化过程提供了传统蒸馏无法比拟的优越条件。

4. 分离程度高　分子蒸馏能够分离常规蒸馏不易分开的物质。对于用两种方法均能分离的物质而言,分子蒸馏的分离程度更高。常规蒸馏的相对挥发度为 $\alpha_1 = \dfrac{P_1}{P_2}$,而分子蒸馏的相对挥发度为 $\alpha_2 = \dfrac{P_1}{P_2}\sqrt{\dfrac{M_2}{M_1}}$,其中 M_1 为轻组分相对分子质量;M_2 为重组分相对分子质量。在 P_1/P_2 相同的情况下,重组分的 M_2 比轻组分的 M_1 大,所以 α_2 比 α_1 大。这就表明同种混合液分子蒸馏较常规蒸馏更易使组分分离。即常规蒸馏其分离能力只与组分的蒸气压之比有关,而分子蒸馏的分离能力则与组分的蒸气压和相对分子质量之比皆有关,故对于蒸气压相近、常规蒸馏不能分离的混合物,分子蒸馏可依据其相对分子质量的差异进行分离,相对分子质量相差越大,分离效率越高。

5. **分离效率高**　分子蒸馏是轻分子从蒸发表面逸出直接飞射到冷凝面上,中间不与其他分子发生碰撞,理论上没有返回蒸发面的可能性,为不可逆过程。而普通蒸馏则是蒸发与冷凝的可逆过程,液相与气相之间形成平衡状态。因而分子蒸馏的分离效率要远远高于普通蒸馏。

6. **没有沸腾和鼓泡现象**　分子蒸馏是根据不同种类的分子逸出蒸发面后其平均自由程的不同从而实现分离的,并不需要沸腾,也没有鼓泡现象;而普通蒸馏有沸腾和鼓泡的现象。

四、分子蒸馏技术主要优势

分子蒸馏在工业化的应用中较常规蒸馏技术具有以下明显的优势。

(1) 适用于高沸点成分的分离。

(2) 适用于热敏性、易氧化成分的分离。

(3) 可脱除液体中的低相对分子质量物质(如有机溶剂、臭味等),可用于去除溶剂萃取后或化学反应产品残留的微量溶剂。

(4) 产品的安全性和品质好,因为避免了使用有机溶剂,使产品无有害溶剂的残留,产品安全、品质好,同时对环境无污染,环保,安全。

(5) 分子蒸馏物料在进料时为液态,可连续进、出料,利于产业化大生产,且工艺简单、操作简便、运作安全。

五、分子蒸馏技术的局限性

分子蒸馏技术是一种新型的分离技术,目前国内针对其技术进行的理论研究和实践过程都尚且不足,其中存在一些问题,主要表现在下面几个地方。

1. **理论研究相对较少**　国内对于分子蒸馏技术和设备方面的研究在 20 世纪 90 年代以后才得到较快发展。因而对其相关过程的基础理论研究非常少。而在设备方面,分子蒸馏器的内在结构不甚清楚,其最佳设计方面也都存在很大的难度,因而今后分子蒸馏技术发展的一个重要方向是对基础理论方面的研究。

2. **生产能力小**　分子蒸馏设备的受热面积(因其传热速度较快,故受热面积几乎与物料所在的蒸发壁面积相等)由于受设备结构的限制,而远远小于常规精馏塔受热面积。而且,分子蒸馏是在大大低于常压沸点条件下操作的,其气化量相对于常规蒸馏在沸腾状态时要少很多。因而在相同的生产能力下,分子蒸馏的设备体积要比常规蒸馏设备大得多。

3. 设备投资高　分子蒸馏技术要求体系达到很高的真空度,对设备的密封和真空系统要求都很高,设备投资相对较大,相应的维修费用也比较高,导致生产成本的增加。

4. 应用范围有限　分子蒸馏技术只适用于液体或适当加温即可具流动性的半固体物质的分离纯化,并且物料内各组分的分子平均自由程相差应较大。另外,分子蒸馏设备是纯粹的分离仪器,必须与其他提取设备联用,且分子蒸馏对物料的前期预处理要求很高。

六、分子蒸馏技术研究展望

分子蒸馏技术的应用前景十分广阔,但目前尚未实现大规模工业化应用。该技术还需不断完善和深入研究,推动工业化应用进程,使其成为一门真正实用的工业技术,主要在以下几个方面进行研究。

1. 分子蒸馏技术理论研究　加强基础理论的研究,模拟建立分子蒸馏的数学模型,强化提高分离效率、湍流方面的研究,深化其在多组分、非理想物料分离方面的应用,为优化蒸馏操作以及对其预测提供理论依据。

2. 分子蒸馏技术设备研制　提高对工艺中各种设备的能量集成及调优,加强新型高效节能的分子蒸馏器的研制开发,提高能源的利用。另外还需要解决体系真空密封的问题,使其安全性价比更高。

3. 工艺操作影响参数研究　将分子蒸馏设备与产品的工艺要求结合起来,分析分子蒸馏设备与最佳操作条件之间的规律性,并按照产品的物料性质及其对产品质量和纯度的要求,设计分子蒸馏器的结构及优化工艺参数,从而达到最佳分离效果。

4. 应用领域研究　扩大对分子蒸馏技术适用范围的研究,加强在热敏感、高附加值物料的分离上的应用,特别要加强在天然物质的分离和提纯上的应用,还可以加强在一些物料脱臭、脱色上的应用。

第四节　分子蒸馏技术应用实例

实例1　α-亚麻酸分离纯化

α-亚麻酸是一种功能性脂肪酸,通常来源于人类膳食油脂,为人体营养、健康所需要的脂肪酸。功能性脂肪酸除 α-亚麻酸外,亚油酸、EPA、DHA 等也是常见的功能性脂肪酸。现已发现的人体一些相应缺乏症和内源性疾病,特别是现代社会常见病如高血压、心脏病、癌症、糖尿病等,此类功能性脂肪酸成分对其均有积极防治作用。

采用刮模式分子蒸馏装置对猕猴桃籽油进行富集研究。在蒸馏压力 3.0 Pa、蒸馏温度 110℃、进料速度 20 滴/min、刮膜转速 400 r/min 的条件下，α-亚麻酸的质量分数提高到 83.69％，四级分子蒸馏后猕猴桃籽油中 α-亚麻酸质量分数达到 86.27％，取得了良好的分离纯化效果。

实例 2　L-乳酸的分离纯化

乳酸又称 α-羟基丙酸，分为 L 型、D 型和 DL 型。L-乳酸盐及其聚合物还广泛应用于医药、农业和化学工业。由于人体和动物体内只含有 L-乳酸脱氢酶，所以只有 L-乳酸能够被人体吸收利用。因此，对于不断增加的高纯度 L-乳酸需求量，分离纯化 L-乳酸的工艺条件的研究具有重要的意义。

用分子蒸馏技术对 L-乳酸进行精制的工艺条件：在操作压力 0.1 Pa，蒸发温度 55～75℃，进料速率 90 mL/h，刮膜器转速 110～130 r/min，即可得到高纯度的 L-乳酸。最终产物中 L-乳酸的质量分数可达 95％以上，最高可达 99.3％。

实例 3　维生素 E 的分离纯化

维生素 E 又名生育酚或产妊酚，是一种有 8 种形式的脂溶性维生素，在食油、蔬菜、水果及粮食中均存在。维生素 E 为重要的抗氧化剂。常被用于乳霜和乳液中，因其对于烧烫伤等伤口，都有很好的减少瘢痕及促进皮肤愈合的功效。维生素 E 可以通过合成的方法大量制备，现我国已年产数万吨。在生产过程中，合成得到的粗品维生素 E 的浓缩提纯非常重要，是保证维生素 E 产品质量的关键步骤。

利用分子蒸馏技术对维生素 E 进行浓缩纯化取得很好的效果，已成为维生素 E 生产的重要工艺技术步骤。其工艺条件：在刮膜器转速 200 r/min、操作压力 0.1 Pa、蒸馏温度 158℃、进料速率 110 mL/h 下，经分子蒸馏处理后合成的维生素 E 纯度可达到 98％以上。

实例 4　中药和天然药物化学成分的分离纯化

分子蒸馏技术广泛应用于中药和天然药物化学成分的浓缩纯化等，取得了很好的效果。表 20-1 中列出了国内一些科研单位及企业利用此项技术进行试验和工业化生产情况。

表 20-1　分子蒸馏技术的应用

成 分 名 称	目　　的	蒸馏温度（℃）	操作压力（Pa）
玫瑰油	分离精制	120～170	1.33
藿香油	分离精制	130～190	1.33
互叶白千层油	分离精制	100～150	1.33
桉叶油	分离精制	75～110	13.3
山苍子油	分离精制	120～150	1.33

（续表）

成分名称	目的	蒸馏温度(℃)	操作压力(Pa)
菠萝酮	提纯	130～160	1.33
紫罗兰酮	提纯	120～170	1.33
维生素 A(天然)	浓缩分离	250～300	0.133
小麦胚芽油	脱酸	110～170	1.33
鱼油	脱酸、脱臭	100～120	0.133
辣椒油树脂	提纯	80～120	13.3
硬脂精	从大豆油中分离	180～240	0.133
羊毛酯酸	分离精制	140～200	1.33
羊毛酯醇	分离精制	160～210	1.33
单甘酯	分离精制	200～240	0.133
硅油	分离单体	160～200	0.133
多苷醇	提纯	150～180	1.33
磷脂	浓缩分离	150～190	1.33

参考文献

[1] 冯武文,杨村,于宏奇.分子蒸馏技术及其应用[J].化工进展,1998,6:26-29.

[2] 喻健良,翟志勇.分子蒸馏技术的发展及研究现状[J].化学工程,2001,29(5):70-71.

[3] 张学佳,纪巍,王宝辉.分子蒸馏技术及其在石油化工中的应用[J].石油与天然气化工,2007,36(4):292.

[4] 王志祥,林文,于颖.分子蒸馏设备的现状及其展望[J].化工进展,2006,25(3):292-296.

[5] 连锦花,孙果宋,雷福厚.分子蒸馏技术及其应用[J].化工技术与开发,2010,7:36-37.

[6] 王宝刚.分子蒸馏提取天然维生素 E 工艺实践[J].中国油脂,2005,30(10):80-83.

[7] 李巧玲,张朝珍.分子蒸馏技术及在食品工业中的应用[J].中国食品添加剂,2004,4:96-99.

[8] 龚春晖.分子蒸馏技术及在油脂工业中的应用[J].西部粮油科技,2000,25(6):23-25.

[9] 卢国藩,张彦东,李军.分子蒸馏技术及在香精香料工业中的应用[J].香料香精化妆品,2003(2):30-32.

[10] 任艳奎,许松林,栾礼侠.应用分子蒸馏技术分离提纯玫瑰精油[J].应用化工,2005,34(8):509-512.

[11] 崔毅.沙轻减压渣油深拔窄馏分性质及催化裂化性能的研究[J].石油炼制与化工,2002,33(11):18-21.

[12] 李婷婷,吴彩娥,许克勇,等.分子蒸馏技术富集猕猴桃籽油中 α-亚麻酸的研究[J].农业机械学报,2007,38(5):96-99.

[13] 许松林,郑敩,徐世民.精制 L-乳酸的分子蒸馏工艺研究[J].高校化学工程学报,2004,18(2):246-249.

[14] 林涛,王宇,梁晓光,等.分子蒸馏技术浓缩合成维生素 E[J].化工进展,2009,28(3):496.

第二十一章
电化学分离技术

　　电化学分离(electrochemical separation)是基于物质的电化学性质的差异来实现分离的一种方法,通常利用分子或原子以及离子的电学性质,在外电场的作用下进行迁移或电极反应来分离物质。常见方法有电解分离、自发电沉积、电泳、电渗析、溶出伏安法、电解色谱法以及目前电化学领域研究最活跃的化学修饰电极分离富集法。

　　中药的有效成分通常可分为生物碱、苯丙素、醌类、黄酮、有机酸、皂苷、萜类、氨基酸及糖类等,这些物质在分子结构上大都带有电化学活性基团如碳碳共轭双键、羰基、硝基、亚硝基、季铵基、巯基等。从原理上讲,凡含有这些电化学活性基团的中药均可用某一合适的电化学技术予以研究,而电化学技术应用于此则始自 20 世纪 30 年代。目前越来越多的中药活性成分的电化学性质和行为引起学者们的关注,如小檗碱、荷叶碱、槐定碱、丁香酚、木犀草素、芦丁等。电化学技术为中药中各种有效电活性成分提供更快速、灵敏、简便的研究方法,但与大量合成药物的电化学分析应用相比,中草药的分析还处于较为落后的阶段,新颖的电化学手段如波谱电化学、电化学扫描电镜、电化学石英晶体微天平等尚未应用于该领域的研究之中。此外,电化学技术大多局限在测定原药的有效成分和微量元素方面,对复杂中药体系的整体水平分析与研究仍十分不够。目前在中药有效成分研究方面应用较多的主要是电泳法,其次为电渗析以及溶出伏安法,下面围绕这 3 种方法进行介绍。

第一节　电化学分离技术的原理

一、电泳分离

　　在电解质溶液中,位于电场中的带电粒子(或离子)以不同的速度向其所带电荷相反的电极方向迁移的现象称为电泳。由于不同离子所带电荷及性质的不同,迁移率(或称泳动度即单位电场强度下粒子的运动速度,mobility)不同,可实现分离。

　　当把一个带净电荷(Q)的颗粒放入电场时,便有一个力(F)作用于其上。F 的大小取决于颗粒上的有效电荷 Q 和电位梯度(电场强度)E,$F = QE$。由于 F 的作用,使带电颗粒在电场中向一定方向泳动。颗粒在泳动过程中还与介质的摩擦力 f 抗衡,在自由溶液中,这种抗衡服从斯托克斯(Stoke)定律。

$$f = 6\pi\gamma\eta\upsilon$$

上式中,υ 是在介质黏度为 η 中,半径为 γ 的颗粒的移动速率。当质点在电场中做稳定运动时即平衡时,$F = f$ 即 $QE = 6\pi\gamma\eta\upsilon$,因此,泳动度 $m = \upsilon/E$ 即 $Q = 6\pi\gamma\eta m$。

由此可见,泳动度与带电粒子的大小、介质黏度、所带的电荷有关,此外电场强度、环境等多种因素也有影响,可分为 4 类。

1. 与粒子(或离子)本身特性相关的因子　如电荷正负和数量、本身的大小和形状、水化程度、解离趋势、两性性质等。阳离子与阴离子因为迁移方向相反故而最容易分离。当其他条件相同时,二价离子的迁移率为一价离子的二倍;迁移率与离子的半径成反比。

2. 环境因素　如缓冲液浓度、离子强度、介电性质、化学性质、pH、温度、黏度、有无极性分子存在(可影响黏度或介电性)等,还有支持物的吸附作用、离子交换能力、电渗作用、虹吸作用、热和蒸发作用等。

3. 外加电场的特性　加在两极间的电压越高,通常分离所需的时间越短,分离也越完全。

4. 电泳时间　电泳时间愈长,离子迁移距离越大,通常情况下利于分离,但同时电泳带的宽度也会增加,却对分离不利,因此,分离性质相似的物质,单靠增加电泳时间收效不大。

二、电渗析分离

电渗析是离子在电场作用下迁移和离子交换技术结合的一种方法。离子交换膜可选择性渗透不同电性离子,如阳离子交换膜选择性渗透阳离子,阴离子交换膜选择性渗透阴离子,外加的直流电场可加速阴离子、阳离子的定向迁移。如溶液中同时设置阴阳离子交换膜,在电场作用下可使阴、阳离子定向分布于膜的一侧,而其他物质则留在料液中达到浓缩分离的目的。

三、溶出伏安法

溶出伏安法包含电解富集和电解溶出两个过程:即先将待测离子电解富集到微电极上然后溶出,根据电解浓缩及溶出方式的不同,溶出伏安法可以分为阳极溶出伏安法、阴极溶出伏安法、吸附溶出伏安法、电位溶出伏安法。如阳极溶出伏安法是在一定的电位下,使待测物还原富集于工作电极的表面,这一步骤称为"电积";然后向电极施加反向电压,已经还原在电极上的物质重新氧化溶解,这一步骤称为"溶出"。溶出产生的峰电流在一定条件下与被测物在溶液中的浓度成正比。溶出伏安法具有很高的灵敏度和较好的选择性,在预电解和溶出两个阶段采用不同的介质时,即介质交换法,可以使不同物质原本重叠的溶出峰分开;另外,通过加入表面活性剂等,改变某些离子的电化学性质,也能使某些重叠峰分离;采用化学修饰电极、控制电极电位分步沉积、分步溶解的方法,也能排除某些干扰,提高测定的选择性。

第二节　电化学分离技术的分类

在中药成分研究中应用较多的电泳技术按分离原理可分为移动界面电泳、区带电泳、等电聚焦电泳和等速电泳。按有无载体分为自由电泳和支持电泳两类。自由电泳是无固体支持体的溶液自由进行的电泳。支持电泳是以各种固体材料作支持体的电泳，是将样品加载固体支持体上，在外加电场作用下不同组分以不同的迁移速率或迁移方向迁移，同时，样品中各组分与载体之间的相互作用的差异也对分离起辅助作用；支持物可用滤纸、薄膜（如离子交换薄膜、醋酸纤维素薄膜）、凝胶（如聚丙烯酰胺凝胶、交联淀粉凝胶）等，又分别称之为纸电泳、薄膜电泳、凝胶电泳；在电泳中固定支持剂的作用是减少扩散和对流等干扰作用，按支持介质形状不同分为薄层电泳、板电泳（水平平板、垂直平板电泳）、柱电泳等。最近发展较快、应用广泛的电泳包括毛细管电泳、双向电泳、脉冲场电泳等，下面简要介绍两种电泳技术。

一、毛细管电泳

毛细管电泳（CE）是以高压电场为驱动力，以毛细管为分离通道，依据试样中各组分间迁移率和分配行为上的差异而实现分离的一类分离技术，又称高效毛细管电泳（HPCE）。传统电泳最大的局限性在于难以克服由两端的高电压所引起的电介质离子流的自热，或称焦耳热，这种焦耳热会引起载板从中心到两侧或管子内部径向的温度梯度、黏度梯度和速度梯度，从而导致区带展宽，影响迁移，降低效率，这种影响还会由于电场强度的增大迅速加剧，因此极大地限制了高压的使用，也就难以加快整个过程的速度。毛细管电泳设备采用硅烷类石英毛细管柱作为分离部件，毛细管柱通常内径 $20\sim100~\mu m$，由于内径小，表面积和体积的比值大，散热迅速，可以避免焦耳热的产生，并且分离时间短，有效地提高了分离效率；与传统的电泳方法相比，这是两者的根本区别所在，毛细管电泳的显著特点是高效、快速和微量。

高效毛细管电泳分离模式较多，如毛细管区带电泳（capillary zone electrophoresis，CZE）、胶束电动毛细管色谱（micellar electrokinetic capillary chromatography，MECC）、毛细管等速电泳（capillary isotachphoresis，CITP）、毛细管凝胶电泳（capillary gel electrophoresis CGE）、毛细管等电聚焦电泳（capillary isoelectric focusing，CIEF）及毛细管电色谱（capillary electrochromatography，CEC），其中 CZE 和 MECC 最为常用。

二、双向电泳

双向电泳是指在相互垂直的两个方向上依次进行两个分离机制具有明显差异的单向电泳，是蛋白质组研究和发展的核心技术之一。1975 年，意大利生化学家 O'Farrell 发明了双向电泳技术。它是利用蛋白质的带电性和相对分子质量大小的差异，通过两次凝胶电泳达到分离蛋白质组的技术。第一向电泳依据蛋白质的等电点不同,通过等电聚焦将带不同净电荷的蛋白质进行分离。在此基础上,依据蛋白质相对分子质量的不同进行第二向(第一向垂直的方向上)的 SDS 聚丙烯酰胺凝胶电泳将其分离。

第三节　电化学分离技术的应用及特点

一、电化学分离技术在中药研究中的应用

(一)电泳技术在中药研究中的应用

电泳尤其毛细管电泳在中药鉴定、中药炮制、中药及复方制剂成分分析、中药药代动力学研究以及安全控制方面均有广泛应用。

1. 中药鉴定　利用高效毛细管电泳技术可对植物药的根、茎、叶、花、果实、种子、动物药以及真菌类等中药进行定性鉴别。植物药中根类如三七,块茎如天麻,花类如西红花、红花,叶类如大青叶,果实类如乌梅,种子类如菟丝子,均能有效地区别正品与混伪品,对不同地区、同属不同种植物种源的鉴别具有较强指导意义。动物类药材通常含有大量蛋白质及其水解产物,因此电泳技术对动物类药材进行鉴定是行之有效的,如采用高效毛细管电泳法进行蛋白多肽的分析能快速准确地鉴别蚂蟥及其混淆品菲牛蛭。

2. 中药炮制　采用电泳法分析中药炮制前后蛋白质、生物碱、黄酮等成分的含量变化来研究炮制机制和工艺。

3. 中药成分分析　高效毛细管电泳法可作为中药及其复方制剂中有效成分分离和质量控制方法,可分析成分类型包括生物碱、黄酮类、蒽醌类、酚酸类、苷类、氨基酸、蛋白质多肽类、糖类等。生物碱类药材在缓冲溶液中带有部分正电荷,含羧基和羟基的酚酸类、蒽醌类经解离后带负电,均可用毛细管区带电泳模式分离;不带电荷的皂苷类化合物,一般采用胶束电动毛细管色谱模式来分离;含有邻羟基的化合物,可与硼砂结合成带电粒子,再用毛细管区带电泳分离模式;有时加入有机溶剂如乙腈、甲醇作为修饰剂改善电渗流和选择性;中药及天然药物中的成分常常存在手性异构体,利用毛细管电泳技术对一些手性物质如山莨菪碱和阿托品亦可成功进行拆分研究。

4. 中药指纹图谱　高效毛细管电泳技术在中药指纹图谱分离研究方面显示了较好的前景,非常适合于水溶性或醇溶性成分的分离分析。对道地药材如长白山人参、黄芩以及复方制剂如桂附地黄丸、复方丹参滴丸均建立相应高效毛细管电泳指纹图谱,具有较好的精密度和重现性,为其质量控制提供依据。

5. 中药药代动力学　毛细管电泳(CE)-微透析(MD)联用并结合高灵敏的荧光检测器、质谱等可在体、实时进行药代动力学研究,例如兔血浆中苦参类生物碱浓度经时变化过程和朱砂七蒽醌类化合物在大鼠体内药代动力学研究。

6. 安全控制　对含毒性成分的中药、非法添加化学成分以及农药残留、重金属可采用毛细管电泳法进行质量控制,保证用药安全。如采用毛细管电泳对桂附地黄丸中痕量

毒性成分乌头碱进行检测。

（二）电渗析分离在中药研究中的应用

该技术已广泛应用于苦咸水脱盐、锅炉进水的制备、电镀工业废水的处理等，但在中药研究中的应用尚不多见。有报道采用壳聚糖膜电吸附法对中药当归、陈皮、红花、丹参、降香、艾叶等汤剂中铅含量进行去除的实验研究。此外，还有将电渗析技术应用到除盐纯化牛磺酸过程。

（三）溶出伏安法在中药研究中的应用

溶出伏安法目前主要用于中药中重金属、微量元素的测定研究，如微分电位溶出伏安法同时测定甘草中痕量铅和镉，示差脉冲阳极溶出伏安法测定中药川附子痕量铅、镉，阳极溶出伏安法测定中药生晒参中微量铜等。此外在中药有效成分分析中亦有应用，如大黄中大黄素及中药组分秋水仙碱的吸附溶出伏安法测定。

二、电化学分离技术的特点及展望

电化学分离法操作方便，设备简单，往往可以同时进行多试样的分离；除需要消耗一定的电能外，化学试剂的消耗量少，放射性污染也少；除自发电沉积和电渗析以外，其他的电化学分离方法的分离速度都比较快，特别是近几年来高压电泳的发展，即使复杂的样品也能快速而有效得到分离；具有高选择性、高灵敏度，在富集分离痕量物质、排除性质相近的物质干扰方面，扮演着重要的角色。

目前，在中药研究中应用较多的为电泳法，HPCE 分析时间短、进样量少、有机溶剂消耗少，对中药复方制剂多组分可同时测定，以其高效、快速、简便且柱的不易受污染（毛细管柱易于清洗、易于平衡，且成本低）优于 HPLC。然而，就中药有效成分分析而言，CE 在重复性和检测灵敏度方面尚不及 HPLC，原因是 CE 中影响电渗流的因素较多，大部分中药组分极其复杂，某些组分可能与毛细管内壁发生相互作用，导致进样分析过程中毛细管内表面性质的变化，从而造成电渗流的不重复。采用相对迁移值和叠加对比法可以在一定程度上克服重复性差的问题。因此，深入研究熔融石英管内表面的物理化学性质，开发新的涂层技术、制备电渗流稳定或精确可控的毛细管，HPCE 法与其他进样技术（如流动注射）联用，不但可提高测定精度，而且能完成连续自动进样及在线分析，方便大批量样品的测定，或采用 CE‑MS、CE‑NMR 及 CE‑MS‑MS 的联用技术，充分利用 HPCE 的高分离效率和 MS 或 NMR 的高灵敏度与定性鉴定能力，大大提高和拓宽 CE 的性能和应用范围，更适用于中药复杂化学成分的分离与测定。

第四节　电化学分离技术应用实例

实例　大黄 5 种蒽醌类的分离

大黄为蓼科植物掌叶大黄 *Rheum palmatum* L.、唐古特大黄 *Rheum tanguticum*

Maxim. ex Balf. 或药用大黄 *Rheum officinale* Baill. 的干燥根及根茎。具有泻热通肠、凉血解毒、逐瘀通经等功效。用于实热便秘、积滞腹痛、泻痢不爽、湿热黄疸、血热吐衄、目赤、咽肿、肠痈腹痛、痈肿疔疮、瘀血经闭、跌打损伤、上消化道出血等症。大黄的主要有效成分为蒽醌类化合物。

梯度加压毛细管电泳色谱法同时分离药用大黄提取液中大黄酸、芦荟大黄素、大黄素、大黄酚和大黄素甲醚 5 种蒽醌类活性成分。仪器：微型毛细管电泳色谱仪（Trisep - 2000 gV，Unimicro Technologies Inc.，USA）。色谱条件：C_{18} 熔硅毛细管柱［3 $\mu m \times$ 27 cm $\times$ 75 μm(i. d.)，Unit 通微技术有限公司］，有效长度 20 cm，流动相 A 为醋酸-醋酸钠缓冲溶液或 TAE 缓冲溶液，流动相 B 为乙腈。优化梯度洗脱条件：0～12 min，A 为 45%～35%；12～16 min，A 为 35%～10%；16～28 min，A 为 10%～5%；28～33 min，A 为 5%～35%；电压－3 kV，流速 0.08 mL/min，进样阀定量进样 20 μL，260 nm UV 检测，数据采集由 Peak Simple 软件完成。大黄提取液中的 5 种蒽醌化合物可在 22 min 内完全分离，与 HPLC 相比，缩短分离时间且柱效更高。

大黄素	$R_1 = OH$	$R_2 = CH_3$
大黄素甲醚	$R_1 = OCH_3$	$R_2 = CH_3$
芦荟大黄素	$R_1 = CH_2OH$	$R_2 = H$
大黄酚	$R_1 = H$	$R_2 = CH_3$
大黄酸	$R_1 = COOH$	$R_2 = H$

参考文献

[1] 苏志刚,刘广川. 高效毛细管电泳技术在现代中药中的应用[J]. 天津药学,2012,24 (6)：45 - 47.

[2] 颜流水，王宗花，罗国安，等. 梯度加压毛细管电色谱同时分离大黄提取物中 5 种蒽醌类化合物[J]. 高等学校化学学报,2004,25(5)：827 - 830.

[3] 董社英,王远,黄廷林,等. 芦丁在离子液体[bmim]BF_4 中的电化学行为及其影响因素[J]. 高等学校化学学报,2009,30(11)：2165 - 2169.

[4] 许飞,陈娟,吴启南. 电化学分析技术在中药物质基础研究中的应用[J]. 中国药房,2011,22：4498 - 4500.

[5] 刘虎威. 色谱和毛细管电泳在中药现代化过程中的作用[J]. 色谱,2003,21(4)：307 - 310.

[6] 冯海燕,景志忠,房永祥. 双向凝胶电泳技术及其应用[J]. 生物技术通报,2009,(1)：60 - 63.

[7] 丁明玉. 现代分离方法与技术[M]. 北京：化学工业出版社,2012.

第二十二章
泡沫吸附分离技术

泡沫吸附分离技术(foam adsorbent separation)又称为泡沫分离技术(foam separation),是以气泡为介质,根据不同组分间的表面活性差异从而进行分离的一种方法。具有常温条件即可处理、流程简单、耗能低、处理量大等优点。

泡沫吸附分离技术最早应用于矿物浮选,直到20世纪50年代末,对离子、分子、胶体及沉淀的泡沫吸附分离才引起了人们的兴趣与重视,并逐渐作为一种单元操作被加以研究。最早是从溶液中回收金属离子的研究开始,在研讨了泡沫分离金属离子的可行性的基本理论上,建立了表面活性剂离子与金属离子之间相互作用的扩散—双电层理论。在20世纪60年代中期,采用泡沫分离技术脱除洗涤剂工厂排放的一级污水及二级污水中的苯磺酸盐和直链烷基磺酸盐等表面活性剂方面取得了突出成效。在20世纪70年代进行了染料等有机物与废水泡沫分离的实验研究,1977年开始出现关于用阴离子表面活性剂泡沫分离DNA、蛋白质及液体卵磷脂等生物活性物质的报道。随着工业的发展,特别是对环境保护的普遍重视和资源综合利用的要求,泡沫分离的研究工作范围将不断扩大,其工业化应用将越来越多。泡沫分离技术可用于分离各种物质——小到离子而大至矿石颗粒。目前广泛应用于环保、生化、医药等领域。尤其适合于脱除废水中的表面活性物质或提取可与表面活性剂结合在一起的物质,如金属离子、染料中间体等。

第一节　泡沫吸附分离技术的原理

一、基本原理

泡沫吸附分离技术是根据表面吸附的原理,基于待分离物系中不同组分之间表面活性的差异来进行分离。通过向溶液中鼓泡并形成泡沫层,将泡沫层与液相主体分离,由于表面活性物质聚集在泡沫层内部,就可以达到浓缩表面活性物质或净化液相主体的目的。被浓缩的物质,可以是表面活性物质,也可以是非表面活性物质(此类物质应具备和表面活性物质结合的能力),从而随着表面活性物质的浓缩,溶液中的非表面活性物质也得到了浓缩,这就是泡沫分离技术的原理。

二、泡沫吸附分离的影响因素

泡沫分离体系受很多因素的影响,其中包含了系统的操作参数如回流比、气体流速、温度、泡沫高度等,溶液的性质如溶液表面活性剂初始浓度、pH、离子强度等,以及气泡尺寸等。在泡沫分离设备的整个设计过程中,这些不同参数的相对重要性要根据具体的操作条件。

泡沫分离的效率可用以下几个参数进行描述:

$$R = \frac{C_f}{C_w}; \ R_f = \frac{C_f}{C_0}; \ Y = \frac{V_f C_f}{V_f C_f + V_w C_w}$$

其中: R 为分离率; C_f 为破沫液浓度; C_w 为残留液浓度; R_f 为富集率; C_0 为进料浓度; Y 为回收率; V 为体积。

1. 进料浓度　当进料浓度相对较低时,随着进料浓度的增加,表面活性分子由溶液中心向表面扩散的推动力增加,使得表面过剩浓度增大,相应溶液的动态表面张力逐渐降低,从而引起吸附量的增大(图 22-1);但当进料浓度达到一定高度后,继续升高进料浓度,破沫液浓度则几乎不变(图 22-2),从而导致残留液浓度的提高,分离因子 R 的急剧下降。过高的进料浓度,还可能会引起气泡尺寸的减小;气泡含液量的增加,导致分离效率的降低。因而,泡沫分离过程中选出一个最优的进料浓度,可以大大提高分离效率。

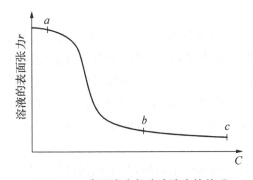

图 22-1　表面张力与溶液浓度的关系　　图 22-2　泡沫液浓度与溶液初始浓度的关系

2. 气泡尺寸　气泡的尺寸和分布对于确定气-液相界面的面积尤为重要。一般来说,小的泡沫比大的泡沫更具有优势。主要是小的泡沫的上升速率慢,有利于促进蛋白质的吸附,并且小泡沫的夹带能力比大的泡沫强。因而小泡沫附着的液体量和表面积相对多一些。一般而言,这将有助于提高分离率和回收率,但对于提高富集率却没有什么好处。伴着气泡尺寸的变大,泡沫的含液量将变小,气-液相界的面积也要减小;泡沫含液量的降低可以提高系统的分离程度,但回收率相对减少;气-液相界的面积减小,也会使得回收率下降。

3. 泡沫排液　泡沫含液量对于分离因子的影响显而易见。泡沫是由相比邻的不规则的十二面体气泡组成的,相邻气泡面与面之间形成液膜,每 3 个液膜以一定的角度(117~120°)相交,构成一个液体通道,即 Plateau 边界。液膜与 Plateau 边界之间液体流动的推动力主要来自不同的气-液表面曲率所产生的毛细压差;而 Plateau 边界之间的液体流动则主要由重力来决定。泡沫分离塔的逆流泡沫区中,总含液量由随泡沫相上升的液体量和 Plateau 边界中下降的含液量两部分组成。泡沫塔中的分离现象主要是由于上升的气泡的表面与气泡间隙中下降的液体之间不断进行的质量传递,而且不论泡沫分离设备是否具有外部回流装置,因重力和表面力而产生的间隙液体的流动都将起到内部回流的作用,从而实现分离。所以泡沫排液状况对于泡沫分离设备的效率是非常重要的。

4. 气体流量 气体流量是泡沫分离的系统中一个相对来说比较重要的参考值,对分离效果的高低起着很重要的作用。气体流量的不断升高,可以增加界面面积,从而可以帮助溶质进行分离。与此同时,低的气体流量同样可以得到高的分离因子,这是因为较小的气速可以减少泡沫中所含有的液体量,并且气速过高,就会增加泡沫的量,进而泡沫在分离设备中所停留时间就会减少,停留时间变短将导致泡沫中被分离出来的表面活性剂的浓度降低。因此,为了保持一个必要的泡沫高度,泡沫分离塔操作时气体流量不能低于一个临界值。值得注意的是,蛋白质被吸附在一些泡沫表面的时候,绝大多数的蛋白质的空间结构会发生一些改变;如果要进行分离的蛋白质是某些生物活性蛋白或一种酶的话,就必须考虑到这一点。虽然适当降低气体流速可以增加蛋白质的富集率,但是蛋白质在气液界面吸附的时间不断延长必然也会增强蛋白质所受变性因素的影响。

5. 温度 若具有表面活性的化合物在不同的温度下具有不同的泡沫稳定性,在分离设备的设计过程中,温度就需要被作为一个操作变量来考虑。此外,随着溶液温度的升高,溶液的动态表面张力将随之减小。这一现象可能是因为温度的升高导致了表面活性剂溶液黏度的降低,减小了扩散阻力,使吸附阻力降低;另一方面,也可能是因为温度的升高使得吸附平衡常数 K 增加,吸附阻力降低,吸附量增大。这两方面的因素都可以提高泡沫分离设备的效率。

6. pH 一般来说,溶液中的表面活性物质是一种两性电解质,当表面活性物质处在等电点时,表面活性物质的表面活性就会不断强,使得在溶液中有较好的发泡能力,从而有助于蛋白质在泡沫中的富集。此外当其处于等电点时,分子所附带的电荷为零,此时,分子就会表现出一些比较特殊的理化性质,如溶解度降低、分子间斥力减小,这都有助于在气液界面吸附。

7. 表面活性剂种类 常志东等利用 Tween 系列表面活性剂回收水中的微量磷酸三丁酯,研究表明表面活性剂的种类对于分离过程的影响很大。具体来说,表面活性剂浓度在 100×10^{-6} 时,Tween20 的提纯率是最低,而后是 Tween40 和 80,原因可能是表面活性剂的疏水端越长,对磷酸三丁酯的捕收作用越强,提纯率就会变高。此外表面活性剂浓度增大到 $10\,000 \times 10^{-6}$ 时,Tween20 的提纯率最大,而 Tween80

最小,其原因是表面活性剂的疏水链短,溶液黏度小,从而使得泡沫的排液情况变好,提纯率增高。Hossain 研究发现,利用表面活性剂回收蛋白质时,富集比最高的是 α-乳球蛋白,其次是牛血清白蛋白(BSA)、酪蛋白酸钠、β-酪蛋白,富集比最低的是 β-乳球蛋白和胰乳蛋白酶 A;回收率最大的是 α-乳球蛋白和 BSA,其余的回收率不高。

8. 聚并　聚并现象的存在会导致:① 由于内部回流的增加,提高了表面活性剂的浓度。② 由于聚并,气泡尺寸变大,泡沫排液加快,从而使泡沫的含液量降低。③ 由于气泡尺寸变大,气泡表面积减小。实验研究证实聚并的存在提高了富集率,但同时系统的回收率会下降。由此可见,上述的第二种效果占优势。此外,针对 3 种聚并频率,实验证明,当聚并频率与气泡的表面积(d^2)成正比时,分离效率最高;当聚并频率为常数时,分离效率最低;当聚并频率与气泡的尺寸(d)成正比时,分离效率介于两者之间。

三、泡沫吸附分离的分类

泡沫吸附分离技术方法繁多,大致可分为泡沫分离和非泡沫分离两种。

(一)非泡沫分离

非泡沫分离是指用鼓泡进行分离,但不一定形成泡沫层,分为鼓泡分离法和溶剂消去法。

(二)泡沫分离

按照分离对象的不同可以分为泡沫分离(foam fractionation)和泡沫浮选(foam flotation)两种。

1. 泡沫分离法　用于分离溶解物质,它们可以是表面活性剂如洗涤剂,也可以是不具有表面活性的物质如金属离子、阴离子、蛋白质、酶等,但它们必须具有和某一类型的表面活性剂相结合的能力,当料液鼓泡时能进入液层上方的泡沫层而与液相主体发生分离。

2. 泡沫浮选法　是依靠所选用的表面活性剂的发泡性质使用惰性气体鼓泡以达到分离溶质的目的,根据捕集剂和分离对象的不同,用于分离不溶解的物质,大致可以分为以下几种。

(1)矿物浮选,用于矿石和脉石离子的分离。

(2)粗粒浮选和微粒浮选,常用于共生矿中单质的分离。前者粒子直径大致在 1～10 mm 内,后者的粒子直径为 1 μm～1 mm,处理的对象为高分子物质、胶体或矿浆如酵母等。

(3)离子浮选和分子浮选,可以用来分离非表面活性物质的离子或分子。选择加入浮选捕集剂与待分离物形成一些沉淀物,然后再用泡沫吹出。

(4)沉淀浮选。加入其中某种反应剂则可以选择性地在溶液中沉淀出一种或几种溶质,之后再把这些沉淀浮选出来。

（5）吸附富集分离。把一些胶体粒子作为捕集剂置于溶液中，选择性地吸附所需分离的溶质，然后再用浮选的方法除掉。

第二节　泡沫吸附分离技术的操作

一、非泡沫分离操作过程

非泡沫分离包括鼓泡分离法和溶剂消去法。鼓泡分离是从塔式设备底部鼓入气体，所形成的气泡富集了溶液中的表面活性物质，并上升至塔顶，和液相主体分离，液相主体得以净化，溶质得以浓缩。而溶剂消去法则是将一种与溶液互不相溶的溶剂置于溶液的顶部，用来萃取或富集溶液内的表面活性物质。该表面活性物质借容器底部所设置的鼓泡装置中所鼓出的气泡的吸附作用被带到溶剂层，从而得到分离，如图 22－3 所示。

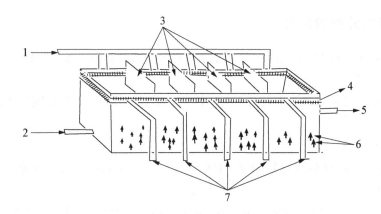

图 22－3　溶剂消去法

1. 溶剂进口；2. 原料液进口；3. 隔离；4. 溶剂层；5. 残液出口；6. 鼓泡；7. 溶剂富集出口

二、泡沫分离操作过程

泡沫分离可以分为泡沫浮选法和泡沫分离法两种。泡沫分离法是当塔式设备底部鼓泡时，该溶质可被选择性地吸附或附着于自下而上的气泡表面，并在溶液主体上方形成泡沫层。将排出的泡沫消泡，即可获得泡沫液（溶质的富集回收）。在连续操作时，液体从塔底排出，可以直接排放，也可以作为净制后的产品液。

泡沫分离的流程设置及处理方法和精馏很类似，故有泡沫精馏之称。其流程可以分为间歇分离和连续分离两类。而连续分离又可分为精馏塔、提馏塔和全馏塔 3 种类型，见图 22－4、图 22－5。柱形塔体分成溶液鼓泡层和泡沫层两部分。原料液可按不同类型的塔分别在不同部分加入，见图 22－4。气体从设置在塔底的气体分布器中鼓泡而上，与原料液逆流相接触，由于液体中含有表面活性物质，鼓泡所形成的稳定的泡沫聚集在液层上方空间，汇成泡沫层，经由塔顶排出。引出的泡沫消泡后，称泡沫液，为塔顶产品，其中被富集的物质称为富集质。塔底还设有残液排出口,可间歇或连续排料。破沫器是泡沫分离的主要辅助设备之一。它的作用在于消泡以获得泡沫液。泡沫液一部分作为产品,一部分回流至塔顶,作为获取稳定浓度的必要手段。工业上,破沫器有立式和卧式两种,以后者为佳。卧式破沫器可以使气泡所具有的速度的垂直分量减少到零,泡沫在静态下破碎更为有效。由于泡沫液移出塔外时,带走一部分的表面活性剂,故在提馏塔和全馏塔的塔釜都设置有表面活性剂的添加口,以弥补它在塔釜中浓度的不足。这类另外加入系统中的表面活性剂通常称为捕集剂。

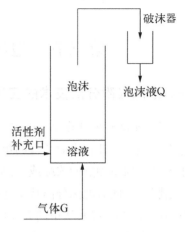

图 22-4　间歇式分离塔

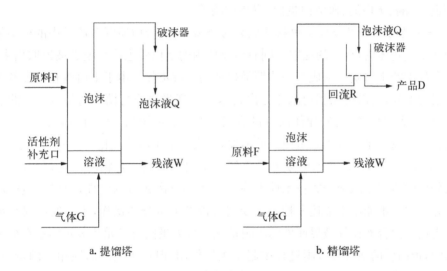

a. 提馏塔　　　　　　　　　　b. 精馏塔

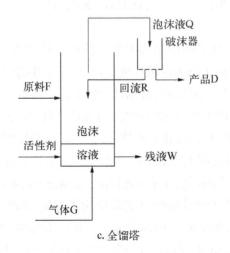

c. 全馏塔

图 22-5　连续式分离塔

第三节　泡沫吸附分离技术的应用及特点

一、泡沫吸附分离技术的应用

1. 蛋白质和酶的分离浓缩　其原因是蛋白质具有一定的表面活性,能够吸附于气液界面。但并非拥有表面活性的蛋白质就能够用泡沫分离技术进行分离。泡沫分离可应用于各种蛋白质和酶的浓缩或分离,此分离技术最早是用来从胆酸和胆酸钠混合物里面分离出胆酸。此后泡沫分离技术还可用来从链球菌培养液里面分离链激酶,从非纯制剂中分离出磷酸酶,以及从粗的人体胚胎匀浆中分离蛋白酶。当前利用泡沫吸附分离技术成功分离出的蛋白质和酶类有:甘薯蛋白、鼠李糖脂、溶解酵素、淀粉酶、大豆蛋白、抗菌肽类、β-葡糖苷酶、蛋白酶、血清白蛋白、胃蛋白酶等。

2. 蛋白质与糖的混合体系中糖类成分的分离　糖-蛋白质混合体系中的糖最早发现于植物和微生物体内,在糖的提取的同时生物体内的蛋白质也往往随之被提取出来,因此去除混合物中的蛋白质逐渐成为一些糖类提纯的关键步骤。由于蛋白质和糖类的表面活性具备很大差异,所以可以利用泡沫分离技术来实现蛋白质与糖的初步分离。此法操作简单,处理量大,且不需要外加任何有机溶剂。因而从植物和微生物中提取糖时,采用泡沫分离技术可以满足初步去除蛋白质的需要,大大降低了后续纯化工作的负荷量。

3. 蛋白质二元、三元体系的分离　天然的蛋白质多以混合物的形式存在,多元蛋白质体系分离的研究是泡沫分离技术能够应用于生物分离领域的前提,而单一蛋白质体系的泡沫分离模型不能用于描述多种蛋白质混合液的泡沫分离操作,于是便需要系统地研究多种蛋白质混合液在气液界面处的吸附情况。分离蛋白质二元及多元体系在分离蛋白质体系中,蛋白质的活性在吸附过程中起了主导作用,但对于表面活性相近的蛋白质,在气液界面的吸附结果又决定了蛋白质的吸附优势,因此蛋白质表面活性强弱的判定是断定泡沫分离效果的首要前提。

4. 天然活性物质的分离　如某些中草药中的三萜皂苷甘草酸、三七皂苷、人参皂苷等。皂苷是一种优良的天然非离子型表面活性成分,具有亲水性的糖体和疏水性的苷,并且具有良好的起泡性,因此可以用泡沫分离技术从天然植物中提取皂苷。

5. 工业废水的处理　特别是稀有金属的回收等方面应用效果显著。很多表面活性剂属于难生物降解的物质,如果不加处理直接排入水体,将会严重危害人类健康和我们的生态平衡。目前含有表面活性剂的废水处理主要采用物理法(如泡沫分离法、超声降解、光催化氧化法和膜过滤技术等)、化学法(离子交换法、化学氧化和化学絮凝法等)、生物法(厌氧消化法和活性污泥法)等。泡沫分离法虽然具有操作简便、工艺简单、运行稳定、处理效果较好等一些优点,但也存在化学需氧量(COD)去除率较低、费用高等问题,因而常需要和其他一些工艺联用。如某些炼油公司的废水处理站采用隔油/浮选(气浮-曝气)/生化曝气处理工艺。采用该工艺处理后出水的每项指标都可达标,不过废水具有很强的发泡性,在生产运行过程中会间接地产生出大量的泡沫,进而导致生物处理效率不断减低;而且,达标水在排放过程中如遇到气流、水流等搅动也会间接产生大量的泡沫。针对这个问题,经过实地调研及多方论证,建立泡沫分离-Fenton 氧化联用技术成功地解决了出水排放过程中产生泡沫的难题。

6. **分离细胞**　利用泡沫分离技术和光合反应器连接,可以成功获得硅藻属的角毛藻,并且整个过程中没有加入表面活性剂。用月桂酸、硬脂酰胺或辛胺作为表面活性剂,对初始细胞浓度为 7.2×10^8 个$/cm^3$ 的大肠杆菌进行细胞分离,结果为 1 min 内能除去 90% 的细胞,用 10 min 的时间能除去 99% 的细胞。

二、泡沫吸附分离技术的特点

(1) 能在很低的浓度下十分有效地去除表面活性物质,因而适用于低浓度产品的分离,且设备简单,便于操作。

(2) 富集率高。该方法是根据被分离物的表面活性的差异进行分离的,对于表面活性差距大的混合液体系,采用该方法进行分离提取便能获得高纯度的富集液。

(3) 在表面活性剂的存在下,可以有效地去除非表面活性物质,如金属离子等。

(4) 运行成本低,操作简便。例如对于蛋白质的分离,传统的技术多采用无机盐以及有机溶剂等分离介质,使得运行成本较高,而该分离技术仅仅是一些动力的消耗,因而该方法运行成本低,操作简便。

(5) 局限性。当溶液中表面活性物质的浓度在临界浓度以上时,泡沫分离塔虽然能够获得稳定的泡沫层,但分离效率低;此外,表面活性剂都是高分子物质,消耗量较大,在操作过程中也会产生回收问题;而且塔中的返混严重影响了分离的效率,尤其是泡沫层不稳定的系统。

第四节　泡沫吸附分离技术应用实例

实例 1　甘草中甘草酸的分离

甘草酸是从甘草 *Glycyrrhizina uralensis* Fisch 中分离的一种皂苷类化学成分,是甘草的主要有效成分。具有肾上腺皮质激素样作用,以及抗炎、抗变态反应、抗肿瘤、抗菌、解毒等作用。但甘草中化学成分复杂,分离纯化较困难。

	R
甘草次酸	H
甘草酸	gluA $\xrightarrow{2\alpha}$ gluA

将泡沫分离用于甘草酸的富集纯化,成本低,效果好,有望用于工业化规模上从甘草粗提物中纯化富集出甘草酸。在内径为 4.0 cm、高 40 cm 的柱子中进行泡沫分离,当初始料液中甘草酸的浓度为 0.1 mg/mL 时,富集比可高达 21.5。当初始料液中甘草酸的浓度为 0.4 mg/mL、氮气流量为 50 mL/min 时,所得甘草酸的质量纯度和 HPLC 光谱纯度分别为 82.4% 和 90.2%。结果表明,泡沫分离纯化富集甘草酸既省时、省力,成本又低。

实例 2　三七中三七皂苷的分离

三七 *Panax notoginseng* (Burk.) F. H. Chen 是常用中药材,具有散瘀止血、消肿定痛之功效。主治咯血,吐血,衄血,便血,崩漏,外伤出血,胸腹刺痛,跌仆肿痛。其主要化学成分是三七皂苷。三七皂苷具有表面活性,而三七水溶液中还有三七多糖、三七黄酮、多种氨基酸、多肽及无机盐等非表面活性成分,因此可根据它们表面活性差异用泡沫吸附来富集分离三七皂苷和多糖。在内径为 4.0 cm、高 40 cm 的泡沫分离柱中,当 pH 为 7.00、进料浓度为 $2.43 \times 10^2 \, \mu g/mL$、三七皂苷的表面张力为 $5.93 \times 10^{-2} \, N/m$、氮气流速为 15 mL/min 及进料体积为 8.0 mL 时,对三七粗提液进行泡沫分离,泡沫相三七皂苷收得率为 73.6%,液相三七多糖收得率为 87.5%。

实例 3　人参中人参皂苷的分离

人参 *Panax ginseng* C. A. Mey. 为著名中药,具有大补元气、固脱生津、安神等功效,用于治劳伤虚损,食少,倦怠,反胃吐食,大便滑泄,虚咳喘促,自汗暴脱,惊悸,健忘,眩晕头痛,阳痿,尿频,消渴,妇女崩漏,小儿慢惊,及久虚不复,一切气血津液不足之证。人参中主要化学成分为人参皂苷,人参皂苷的表面活性使其水提液具备了泡沫分离的极好条件。用泡沫吸附来富集分离人参皂苷的工艺条件为:在内径为 5.5 cm、高 50 cm 的圆柱形容器中,当 pH 为 5.7、进料浓度为 1.07 mg/mL、空气流速为 37 L/h 时,总皂苷的回收率为 67% 左右。而在 pH 为 5.7、进料浓度为 0.9 mg/mL、空气流速为 34 L/h 时,总皂苷的回收率则高达 90%。

参考文献

[1] 王春艳,钟耕. 泡沫分离技术在食品成分分离中的应用[J]. 中国食品添加剂,2006(2):122-124.

[2] 刘颖,木泰华,孙红男,等. 泡沫分离技术在食品及化工业中的应用现状[J]. 食品工业科技,2013,13(34):354.

[3] Hossain M, Fenton G. Concentration of proteins from single component solution using a semibatch foam process[J]. Sep Sei Technol, 1998,33(16):2623.

[4] 齐荣,余兆祥,李佟茗. 泡沫分离技术及其发展现状[J]. 辽宁华工,2004,33(9):517-520.

[5] 谭相伟,吴兆亮,贾永生,等. 泡沫分离技术在蛋白质多元体系分离中的应用[J]. 化工进展,2005,24(5):510-513.

[6] 李淑芳,史佩红. 炼油废水再利用技术的试验研究[J]. 河北化工,1998(1):49-50.

[7] Andrew Csordas, Jaw-Kai Wang. An integrated photobioreactor and foam fractionation unit for the growth and harvest of *Chaetoceros* spp. in open systems[J]. Aquacultural Engineering, 2004,30:

15 - 30.

[8] 周长春. 泡沫分离技术研究进展[J]. 生物技术通讯，2003,14(1)：85 - 87.

[9] Zaid S，Saleh M，Hossain M. A study of the separation of proteins from multicomponent mixtures by a semi-batch foaming process[J]. Chemical Engineering and Processing，2001,40：371 - 378.

[10] 殷钢，周蕊. 糖-蛋白质混合体系泡沫分离过程研究[J]. 化学工程，2000,28(6)：34 - 36.

[11] 傅博强，李欢，刘劼，等. 泡沫分离对甘草酸的纯化和富集[J]. 现代中药研究与实践，2004,18：60.

[12] 王良贵，孙小梅，李步海. 三七粗提液中皂苷与多糖泡沫分离的研究[J]. 分析科学学报，2003,19(3)：267.

[13] 修志龙，张代佳，贾凌云，等. 泡沫分离法分离人参皂苷[J]. 过程工程学报，2001,1(3)：290 - 291.

第二十三章
吸附澄清技术

　　吸附澄清技术是应用吸附澄清剂（又称絮凝剂）对提取的混合物进行处理，使其中一些杂质成分沉淀出来的固液分离的过程，以达到除杂和精制提取物的目的。中药水提液中常含有淀粉、多糖、蛋白质、黏液质、鞣质、色素、树脂、果胶等杂质，这些杂质不仅是无效成分，而且常形成不稳定的胶体溶液或混悬液，使以其为原料制得的固体制剂服用剂量增大，液体制剂（如口服液、注射剂）的澄明度不好。为了解决这一问题，在工业生产中，应用最多的是水提醇沉法，但此法不仅消耗大量乙醇、工艺复杂、成本太高，而且会把一些醇不溶性的有效成分作为杂质被除去，造成了有效成分的损失。因此，在工业生产中出现了纯化的新技术——吸附澄清技术。此技术具有提取液中总固体物损失少、生产成本低、产品稳定性好、生产周期短、劳动强度低、生产安全等优点，可大大地减少水提醇沉法所带来的损失，提高有效成分的含量。

　　早在 19 世纪时，工业上就已经应用无机凝聚剂作为悬浮液的澄清剂，但其作用缓慢，收效较差，阻碍了吸附澄清技术的发展。直到 20 世纪 50 年代，有机高分子絮凝剂的研制成功推动了吸附澄清技术的发展。现此技术已广泛应用于医药、食品等行业的分离纯化过程，并有望成为取代水提醇沉法的新技术。

第一节　吸附澄清技术的原理

一、基本原理

　　中药提取液中含有大量的微细粒子，还有一些亲水性大分子（如蛋白质、淀粉等），这些物质共同形成了 $1 \sim 100$ nm 的胶体分散体系。胶体分散体系是一种动力学稳定性高、热力学上不稳定的体系。从动力学观点看，胶体溶液到达沉降平衡的时间较长并在很长的一段时间内能够保持稳定，其主要原因是胶体粒子的布朗运动及其带电性（主要是负电荷），以及胶粒的浓度梯度很小；依据热力学观点，胶体分散体系它的自身就拥有庞大的表面能，使胶体粒子主动产生向吉氏函数减小的方向逐渐聚集成较大的粒子，从而使其产生沉降的趋势。只有当有高分子化合物等保护剂保护或者分散度极高时，才能达到相对的稳定状态。吸附澄清剂则是通过絮凝剂高分子的吸附架桥、电中和、卷扫和网捕作用，使体系中粒度较大的颗粒以及具有沉淀趋势的悬浮颗粒絮凝沉淀下来，而保存了绝大部分有效的高分子物质如多糖等,并且利用高分子天然亲水胶体对其疏水胶体的保护作用,提高提取液的稳定性及澄明度。其作用原理如下。

(一)增加悬浮粒子的沉降速度

药液中的微粒由于受重力作用,静置时会自然沉降,沉降速度服从 Stokes 定律。

$$V = \frac{2r^2(\rho_1 - \rho_2)g}{9\eta}$$

式中:V 为沉降速度,单位 cm/s;r 为微粒半径,单位 cm;ρ_1、ρ_2 分别为微粒和介质的密度,单位 g/mL;g 为重力加速度,单位 cm/s^2;η 为分散介质黏度,单位 P。

由 stokes 公式可知,微粒沉降速度与微粒半径的平方、微粒与分散介质的密度差成正比,与分散介质的黏度成反比。药液中微粒沉降速度越大,动力学稳定性就越小。

吸附澄清技术的应用原理就是通过吸附澄清的吸附、架桥、絮凝作用以及无机盐电解质微粒和表面电荷产生凝聚作用等,使很多不稳定的微粒连接成絮团,并不断增长变大,以增加微粒的半径,加快其沉降速度,提高滤过率。

(二)中和微粒的电荷与破坏其水化作用(凝聚作用)

中药水提液中微粒可因吸附分散介质中的粒子或其自身离解从而带电,具备双电层结构,即有电势。同时在微粒附近的水分子,由于微粒表面带电的缘故,可以在其周围形成水化膜,这种水化作用的强弱会随着双电层厚度的改变而改变。微粒电荷使得微粒相互之间产生排斥作用,水化膜的存在也阻止了微粒之间的相互聚集,使药液稳定。但是这种稳定状态会受空气、温度、光线、pH 等条件的影响,可使微粒的凝聚加快,形成大粒子从而产生沉淀使其遭到破坏;与此同时在其放置的过程中,陈化现象也会经常发生,自发凝聚从而产生沉淀。在吸附澄清剂中有一类为无机盐凝聚剂,常常是一类带电荷的无机盐电解质,通过中和微粒表面的电荷它们会破坏其水化膜,使微粒间互相聚集而沉淀。

(三)絮凝作用

因为分散介质大,药液里面的微粒拥有很大的表面积,因此微粒拥有很高的表面自由能,这种状态的微粒具备降低表面自由能的趋势。表面自由能的变化可由以下公式表示:

$$\Delta F = \zeta S \cdot L \cdot \Delta A$$

式中:ΔF 为界面自由能的改变值;ζS、L 为固液界面张力;ΔA 为微粒总面积的改变值。对于一定的分散体系,其 ζS、L 是一定的,那么只有降低 ΔA,才能降低微粒的表面自由能 ΔF,这就意味着微粒间要有一定的聚集。

二、吸附澄清剂的分类

(一)凝聚剂

此类吸附澄清剂多为盐类,带有正、负电荷,能中和药液中的带电粒子,破坏其水化膜,促进微粒间相互聚集而沉淀。它们可分为两大类。

1. 有机酸盐　如枸橼酸钠、酒石酸钠、聚丙烯酸等。

2. 无机酸盐　如硫酸钠、硫酸铝等。

（二）絮凝剂

此类吸附澄清剂可通过电中和、吸附、架桥等作用，使药液中的悬浮颗粒絮凝而沉淀。它们可以分为以下几大类。

1. 明胶类　当溶液 pH 呈酸性时，药液中带负电荷的杂质如纤维素、树胶等可以和带正电荷的明胶絮凝剂发生交互作用，絮凝从而产生沉淀。与此同时也会和药液中的鞣质形成明胶鞣酸盐络合物，和在水中悬浮的颗粒一同沉淀。

2. 阿拉伯胶　带有负电荷，可以中和药液中带正电荷的微粒杂质，发挥絮凝作用从而沉淀。

3. ZTC 天然澄清剂　由 A、B 两组分组成，又叫作 ZTC1+1 澄清剂。目前 ZTC1+1 天然澄清剂有 ZTC-Ⅰ～Ⅳ型 4 种型号：Ⅰ型主要的用途是用于去除鞣质、蛋白质等物质；Ⅱ型为颗粒剂型和固体制剂，除去树胶、蛋白质、鞣质等大分子物质，从而使溶液更加容易过滤，保留住多糖、氨基酸、多苷成分，使造粒更加方便；Ⅲ型去除胶体等不稳定成分，使用于各种酒剂、口服液、营养液、洗液的澄清；Ⅳ型应用范围和Ⅲ型相同，可以在浓缩液中使用，对液体制剂的稳定性会比Ⅲ型高。

4. 101 果汁澄清剂　是一种新型的食用果汁澄清剂。它的成分属于食用级原料，是一种水溶性胶状物质，无毒、无味、安全，在中药处理应用中不会引入任何其他的杂质。它的澄清原理是经过聚凝与吸附的双重作用，使得药液中大分子杂质快速聚凝沉淀，上清液与渣滓分离，从而达到澄清的目的，因其在水中分散的速度较慢，一般配制成 5% 的水溶液后使用。

5. 甲壳素衍生物类　甲壳素是蟹、虾、昆虫外壳等所含的氨基多糖经稀酸处理后得到的物质。其为白色或灰白色半透明的固体，不溶于水、稀酸、稀碱，可溶于浓无机酸。壳聚糖是脱乙酰甲壳素，为白色或灰白色，不溶于水和碱溶液，可溶于大多数稀酸、醋酸、苯甲酸等。在稀酸中壳聚糖会慢慢水解，故壳聚糖最好现用现配。

（三）其他类

其他的吸附澄清剂有霉素和蛋清等。

第二节　吸附澄清技术的操作

一、吸附澄清技术的工艺流程

吸附澄清技术主要用于中药提取液的纯化过程，其工艺流程如图 23-1。

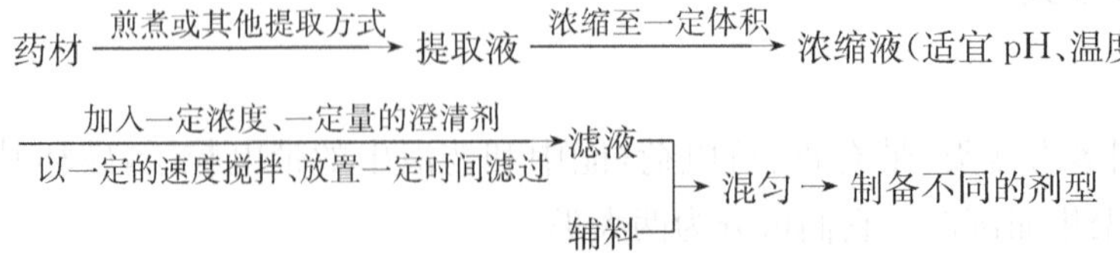

药材 —煎煮或其他提取方式→ 提取液 —浓缩至一定体积→ 浓缩液（适宜 pH、温度）

加入一定浓度、一定量的澄清剂
以一定的速度搅拌、放置一定时间滤过
→ 滤液
辅料 → 混匀 → 制备不同的剂型

图 23-1　吸附澄清技术的工艺流程

二、吸附澄清技术的主要影响因素

影响吸附澄清技术的主要因素有药液的 pH、絮凝温度、澄清剂的加入量及搅拌速度等。

（一）澄清剂的用量

依据絮凝理论，絮凝效果最佳，是当高分子链包裹胶体表面的 50% 时。原因是因为随着加入澄清剂的剂量的增加，高分子物质与体系中胶体粒子及悬浮颗粒接触的概率也会因此而增加，吸附架桥、电中和及网捕卷扫作用比较充分，所以絮凝比较充分，在体系中的不稳定微粒被清理得比较干净，体系澄明度也因此提升，此时体系的 ζ 电位逐渐下降，吸光度减小。当澄清剂过低时使胶体粒子与高分子物质作用的概率下降，吸附架桥、电中和、网捕和卷扫作用不充分；而加入过大量的澄清剂时，会因为高分子链相互之间的静电排斥作用，从而使胶体粒子稳定悬浮于体系中导致浊度上升，产生所谓的絮凝恶化现象。例如在生脉饮提取液的精制研究中，考察了天然絮凝剂甲壳胺的加入量对体系电学性质和澄清度等方面的影响，如表 23 - 1 所示。

表 23 - 1　絮凝剂用量对体系电学性质和澄明度的影响

杯　　号	1	2	3	4	5
絮凝剂浓度(g/L)	0.2	0.4	0.8	1.2	1.6
絮体形态描述	极细颗粒	0.5~1.0 mm	1~1.5 mm	1~1.5 mm	1~1.5 mm
絮体沉降情况	缓慢	30 min 内渐清	15 min 内澄清	15 min 内澄清	15 min 内澄清
过滤速度	缓慢	较快	快	快	快
滤液吸光度	0.503	0.443	0.414	0.349	0.351
滤液鞣质检测	＋	－	－	－	－
滤液蛋白检测	＋	－	－	－	－
观察小结	最差	较差	最优	优	优

注：＋检出；－未检出。

澄清剂的加入量也会对药液中有效成分的含量产生影响。如在考察气血双补口服液澄清过程中，不同含量的天然澄清剂对芍药苷含量均有不同程度的影响，如表 23 - 2 所示。

表 23 - 2　不同澄清剂用量对芍药苷含量的影响

澄　清　剂		含量(μg/mL)
名　　称	用量(%)	
101 果汁澄清剂溶液	10	818.5
101 果汁澄清剂溶液	20	772.5
101 果汁澄清剂溶液	30	748.2
壳聚糖溶液	10	764.3

（续表）

澄　清　剂		含量(μg/mL)
名　　称	用量(%)	
壳聚糖溶液	20	719.5
壳聚糖溶液	30	753.3
ZTC-Ⅲ天然果汁澄清剂溶液	30	637.0
ZTC-Ⅲ天然果汁澄清剂溶液	40	354.2
ZTC-Ⅲ天然果汁澄清剂溶液	50	694.9
乙醇	100	721.9
空白	0	794.6

一般认为，101 果汁澄清剂和壳聚糖用量为 10%～30% 为宜，ZTC－Ⅲ型用量以 30%～50% 为宜。但对于不同的药液，因所含物质和成分不同，澄清剂种类和用量亦有不同。所以应从澄明度、有效成分保留率等方面入手筛选澄清剂的用量。

（二）澄清剂的配制和加入顺序

吸附澄清剂大多是高分子物质，因此需配制成一定浓度的溶液，并使其充分溶胀，形成均相的溶液后，才可均匀地分散到药液中发挥絮凝澄清的作用。如 ZTC1+1 澄清剂 A 组分，用水配成 1% 黏胶液，B 组分用 1% 乙酸配成 1% 黏胶液，并使其充分溶胀 24 h；101 果汁澄清剂常配成 5% 的溶液；另外，诸如壳聚糖类有机胺化合物，在稀酸中易分解，故常在临用前用 1% 乙酸配成 1% 的新鲜溶液。

ZTC1+1 澄清剂的加样顺序也影响其澄清效果，待处理溶液的 pH 环境决定加样顺序。所说的酸性和碱性只是相对于待处理溶液的蛋白质的等电点而言。通常来说，当蛋白质达到等电点时此时溶液的 pH<7，中草药水提液大部分都呈中性，相比较于蛋白质其等电点则为碱性环境。故在加样时，宜先加 B，后加 A。有些酸性提取液宜先加 A，后加 B。

（三）药液浓度

澄清剂的分散情况会受药液浓度大小影响，进而会影响其澄清效果。如果药液浓度较大，其密度较大，加入澄清剂后会难以分散，对光观察可以看见众多滴状澄清剂，使得澄清效果很不理想，而且在浓溶液絮凝澄清时，有效成分会被所形成的絮状物包裹，会对有效成分形成一定的影响；如果溶液浓度太小，无疑将会使澄清剂的用量增加，使成本和费用增多。所以应合理选择药液浓度进行澄清。例如在气血双补口服液的澄清试验中，发现当生药浓度为 2 g/mL 时，加入 3 种不同类型不同用量的澄清剂，体系均无任何变化，未见沉淀生成；而当调整药液浓度为 1 g/mL 时，均出现絮状物沉淀，经放置后药液变澄清，见表 23-3 所示。

表 23 - 3 不同浓度药液加入不同澄清剂后药液变化情况

| 组 别 | 药液中澄清剂用量(%) | | | | | | | | |
| | 壳聚糖液 | | | 101 果汁澄清液 | | | ZTC-Ⅲ澄清液 | | |
	10	20	30	10	20	30	10	20	30
生药-水(2∶1)	－	－	－	－	－	－	－	－	－
生药-水(1∶1)	＋	＋	＋	＋	＋	＋	＋	＋	＋

注:＋检出;－未检出。

（四）絮凝温度

温度对澄清剂的影响较为明显。温度过低时,体系内粒子热运动速度低,胶体粒子与絮凝澄清剂粒子碰撞概率小,作用不充分且药液黏度大,水流剪切力大从而影响絮凝体的生长,使絮凝效果较差。随絮凝温度的升高,体系内粒子热运动更加剧烈,粒子相互之间的接触概率增加,吸附架桥、电中和以及网捕卷扫作用则会比较充分,体系中带电胶体粒子的清除也越来越完全,进而使体系的电导率逐步减小;与此同时,絮凝剂中带正电的粒子会和体系中带负电胶体粒子大量中和,从而使体系的电位逐步下降,体系的澄明度也会随之增高。而温度过高时,絮凝高分子老化,从而影响澄清的效果;同时,温度过高,也会对某些热效应成分的保护产生不利影响。所以,我们应优先选择澄清剂的絮凝温度,以保证澄清效果和澄清质量。例如,在生脉饮提取液精制研究中筛选甲壳素的絮凝温度时发现,当温度为 60℃时,体系的电位较低,澄明度最好。故确定 60℃为絮凝的最佳温度,见表 23 - 4 所示。

表 23 - 4 絮凝温度对体系电学性质和澄清度的影响

杯 号	1	2	3	4	5
药液温度(℃)	20	40	60	80	100
絮体形态描述	0.5~1.0 mm	1~1.5 mm	1.5~2.0 mm	1.5~2.0 mm	1~1.5 mm
絮体沉降情况	30 min 内渐清	20 min 内渐清	15 min 内澄清	15 min 内澄清	20 min 内澄清
过滤速度	较慢	较快	快	快	快
滤液吸光度	0.468	0.460	0.372	0.414	0.450
滤液鞣质检测	＋	－	－	－	－
滤液蛋白检测	＋	－	－	－	－
观察小结	最差	较差	最优	优	较差

（五）pH

同上所述,根据絮凝理论,体系 pH 的高低,关系到体系中正、负电荷的多少,并影响到粒子间的电中和作用,从而影响体系中胶体粒子的清除率及絮凝效率和澄清效果,如表 23 - 5 所示。

表 23-5　pH 对体系澄明度的影响

杯　号	1	2	3	4	5
药液 pH	2.0	3.0	4.0	5.0	6.0
絮体形态描述	极细颗粒	0.5～1.0 mm	1～1.5 mm	1～1.5 mm	1～1.5 mm
絮体沉降情况	缓慢	30 min 内渐清	15 min 内澄清	15 min 内澄清	15 min 内澄清
过滤速度	缓慢	较快	快	较快	较快
滤液吸光度	0.572	0.472	0.414	0.425	0.429
滤液鞣质检测	＋	－	－	－	－
滤液蛋白检测	＋	－	－	－	－
观察小结	最差	较差	最优	优	优

注：＋检出；－未检出。

（六）搅拌时间及搅拌速度

选择合适的搅拌时间和速度，会有益于澄清剂的絮凝，从而达到较理想的澄清效果。搅拌速度过于迟缓、时间过短，都会导致体系中的微粒与絮凝粒子的接触概率减少，使絮凝不充分；反之，搅拌过于迅速、时间太短，又易破坏已形成的絮体，使絮凝的效果下降。因此，合适的搅拌时间和搅拌速度会有利于提升澄清质量。如在对甲壳胺用于生脉饮提取液的澄清工艺考察中，确定其最佳速度为 100 r/min，见表 23-6 所示。

表 23-6　搅拌速度对体系电学性质和澄明度的影响

杯　号	1	2	3	4	5
搅拌速度(r/min)	50	100	150	200	250
搅拌时间(min)	10	10	10	10	10
絮体形态描述	1～1.5 mm	1.5～2.0 mm	1～1.5 mm	0.5～1.0 mm	0.5～1.0 mm
絮体沉降情况	15 min 内澄清	10 min 内澄清	15 min 内澄清	20 min 内澄清	20 min 内澄清
过滤速度	快	最快	快	较快	较快
滤液吸光度	0.410	0.397	0.414	0.426	0.436
滤液鞣质检测	－	－	－	－	－
滤液蛋白检测	－	－	－	－	－
观察小结	优	最优	优	较差	较差

注：－未检出。

三、吸附澄清工艺的评价指标

（一）物理学指标

1. **外观性状**　观察絮凝过程中，絮体状态、沉降速度、过滤速度等方面的情况，为澄清工艺条件作初步的筛选。从澄清后的药液色泽、澄明程度等方面的变化进行评价。

2. 体系电学性质与澄明度　由于体系澄明度的变化与电导率和 ζ 电位的变化呈平行关系,最佳絮凝条件时,体系电导率最低,ζ 电位趋近于零,体系澄明度最佳。故从体系的电学性质角度对澄明度进行量化评价,指导澄清工艺条件的筛选。

3. 药液固形物含量测定　澄清后药液的固形物含量,比较收率的高低,可作为其工艺条件的评价指标之一,同时又为以后剂型的确定提供依据。

4. 药液的稳定性　耐高温、耐冷藏、耐消毒灯条件的稳定性。

(二) 化学指标

1. 有效成分的含量及保留率　吸附澄清技术的应用目的,不仅仅是除杂澄清,在去粗取精的同时,应更多保留有效成分及活性成分,以确保制剂的内在质量与疗效。故有效成分的含量在澄清前后的变化及其保留率是科学评价吸附澄清工艺的重要指标之一。

2. 有效浸出物　吸附澄清技术在除去杂质时,需考量对药液中的有效活性成分等是否具有一定影响,是否还能体现中药多组分、多成分的特点,故以有效浸出物的含量作为评价指标,可进一步丰富和完善评价体系的科学性、合理性及实用性。

3. TLC 定性比较　通过 TLC 定性比较直观分析并评价澄清剂对药液中各成分的影响程度。

4. 吸附澄清剂的残留量　尽管据大量资料报道,许多天然澄清剂无毒副作用,使用安全有效,但由于其具有一定的药理作用,澄清剂的残留是否会影响制剂的疗效,是否会影响君药的含量测定以及其他方面的理化性质等等,都是应该加以考虑的问题。因此应重视和加强对吸附澄清剂残留量的考察,并以此作为评价指标,避免工艺中在除杂的同时又引入了别的杂质。

(三) 工程学指标

1. 生产周期　吸附澄清技术应用于工业化大生产中,应考虑整个操作过程是否连续化,是否缩短了工作时间,减小了工作强度等。生产周期的长短是关系到生产效率的一个重要因素,是实际生产中需要考虑的一项重要指标。

2. 生产成本　澄清技术的应用是否需要增加设备、增加固定资产的投资,是否需要增加工艺费用,是否有利于减少能源资料等物资的耗费。其生产成本的高低与生产的经济效益紧密相关。

3. 经济效益　综合以上所述方面,其整体的经济效益是否客观,是否有利于大生产的推广和应用,是评价吸附澄清技术的生产工艺可行性的一项直接指标。如表 23 - 7 所示,通过采用 ZTC1+1 天然澄清剂和乙醇沉淀工艺的费用比较,显示出澄清剂的优越性。

表 23 - 7　ZTC1+1 天然澄清剂和乙醇沉淀工艺费用比较

项　目　名　称		用量(kg)	每处理 1 000 kg 生药单价(元)	金额(元)
乙醇沉淀工艺	乙醇	1 200(实际损耗量)	7.5	9 000
	回收费用			1 000
	(合计)			10 000

项 目	名 称	用量(kg)	每处理 1 000 kg 生药单价(元)	金额(元)
ZTC1＋1 澄清工艺	预处理剂 A	1	120	120
	预处理剂 B	1	480	480
	澄清剂	0.6	1 480	888
	（合计）			1 488
预期节省费用(%)				85.1

第三节　吸附澄清技术的应用及特点

一、吸附澄清技术的应用

（一）吸附澄清技术在中药制剂中的应用

1. 可广泛用于口服液及注射剂澄清工艺的改进　大量研究表明,与水提醇沉法相比,吸附澄清剂在口服液多数处方的澄清工艺中能减少有效成分的损失,并且在一定程度上提高部分有效成分的含量,且稳定性高,澄清效果好。

2. 用于颗粒剂制备工艺的改进　在颗粒剂的制备过程中,为减少药物体积,提高疗效,往往需要精制去杂。与醇沉法比较,使用吸附澄清剂可以简化工艺,提高疗效。吸附澄清剂大多为天然的絮凝剂,无毒无害,可食用,在保证产品内在质量的同时,吸附澄清剂加入量少,生产周期短,大大提高了经济效益。

（二）吸附澄清技术在中药分析中的应用

在中药定性分析的过程中,吸附澄清技术拥有较高的应用价值,值得推行。在对人参养荣丸中白芍及甘草进行定性鉴别时,使用 ZTC1＋1 天然澄清剂对药物水提液进行前处理,去除杂质,防止了在正丁醇萃取时样品产生乳化现象等不利的因素,从而使提取更加完备,处理步骤变得简便容易。

二、吸附澄清技术的特点

1. 专属性强,有效成分保留率高　不同的吸附澄清剂去除杂质的能力也会不同,有针对性地选取吸附澄清剂可以专属地去除多糖、蛋白质、淀粉、鞣质、胶质等无效成分,这是醇沉法所达不到的。在合适的 pH、药液浓度等条件下,选择好最佳的搅拌速度和絮凝温度后,药液中的大分子杂质和微粒可以快速絮凝沉降,滤液吸光度变小,澄明度升高,有效成分损失减少,并且可以长时间维持在稳定状态。

2. 操作简单方便,生产周期短,经济效益高　吸附澄清技术运用于中药材的精制过程中,多数澄清剂采取直接或简单配制后加入药物提取液的方法,无须任何特殊设备,静置时间短,可缩短工期。与水提醇沉法比较,成本低,可操作性强,经济效益极为可观。

3. 安全无毒,无污染　吸附澄清剂大多数是天然的有机高分子材料,本身无毒无味,属于食品添加剂,能自然降解,在精制提取液的过程中可随絮团一起沉降,不污染环境。如 ZTC 的 A、B 组分均经天津市防病中心严格的安全性评价;急性毒性测试,其 $LD_{50}>15$ g/kg,属于无毒;Ames 试验未见其致突变性,使用非常安全。如表 23 - 8、表 23 - 9 列出了 ZTC1＋1 产品 A,B 组分的理化卫生学指标。不仅如此,澄清剂在食品、保健品、化妆品、化工工业等方面亦有广泛用途。如 ZTC - Ⅱ 型可用于脱色澄清;101 果汁澄清剂可矫味除臭;甲壳素还具有崩解等作用,被用作片剂的崩解剂,同时又是许多化工产品的添加剂等。

表 23 - 8　ZTC1＋1 产品 A 组分理化卫生学指标

指　　标	ZTC - Ⅰ	ZTC - Ⅱ	ZTC - Ⅲ
外观	淡黄色粉末	淡黄色粉末	淡黄色或白色粉末
含量(%)>	85	90	95
pH(1%水溶液)	6~7.5	6~7.5	6~7.0
含钙量(%)≤	0.4	0.3	0.3
水不溶物(%)≤	4.0	3.0	3.0
重金属(以 Pb 计)(%)≤	0.004	0.003	0.002
铅(Pb)(%)≤	0.000 4	0.000 4	0.000 2
砷(As)(%)≤	0.000 3	0.000 3	0.000 2

表 23 - 9　ZTC1＋1 产品 B 组分理化卫生学指标

指 标 名 称	ZTC - Ⅰ	ZTC - Ⅱ	ZTC - Ⅲ
外观	浅褐色粉末	淡黄色白粉末	淡黄色或白色粉末
含量(%)>	85	90	95
水分(%)	15	15	12
灰分(%)	0.4	0.3	0.3
酸不溶物(2%醋酸)	3	2	1
重金属(以 Pb 计)(%)≤	0.005	0.005	0.004
铅(Pb)(%)≤	0.000 4	0.000 3	0.000 2
砷(As)(%)≤	0.000 3	0.000 3	0.000 2

三、吸附澄清技术存在的问题

(一) 吸附澄清技术的专属性、选择性

吸附澄清技术是利用“电中和”和“吸附架桥”的原理,加快体系中微粒的絮凝,以沉淀去除不稳定的具有沉降趋势的大分子物质。然而它对体系中其他成分有无吸附影响,影响程度如何,都是值得探讨的问题。相对于醇沉法,尽管吸附澄清技术能较多保留氨基酸、多肽、多糖成分,但其专属性、选择性仍有一定的局限性,其在絮凝过程中仍能吸附包裹一些有效成分,造成一定的损失。特别是对于含量低、水溶性小的成分,影响更为明显,故应慎重考虑和选择吸附澄清剂的使用。

（二）吸附澄清剂药用标准和技术指标

吸附澄清剂有些是单一成分(如壳聚糖等),有些是混合物(如 ZTC1＋1 澄清剂、单宁明胶),有些是无机凝胶剂(如皂土,海藻酸钠),有些是有机絮凝剂(如甲壳素衍生物类等)。吸附澄清剂的加入,除与药液中的粒子产生"电中和"和"吸附桥架"的物理作用外,是否还会与药液中的其他成分发生化学变化等,都应进一步地考察和研究。此外,许多澄清剂,如 ZTC1＋1 由于厂家的技术保密等多方面原因,其结构、成分、理化性质等都不十分清楚,目前也缺乏澄清剂用于吸附澄清的药用标准和技术指标,故应进一步规范吸附澄清剂的使用,使其应用更具标准化、科学化。

（三）吸附澄清剂的残留问题

吸附澄清剂在絮凝澄清药液后,通常随沉淀一起被过滤去除掉,但由于本身具有一定的亲水性,故在药液中的溶解性和残留量是一个非常值得考虑的指标。其残留量的多少,残留量如何测定,以及残留的吸附澄清剂是否会影响提取物的质量与疗效,是否会影响含量测定等问题,需要深入细致的考察。由于吸附澄清剂澄清的对象不同,其用量及工艺条件也不尽相同,故而最后残留量有所差异,因此应加强对吸附澄清剂残留量问题的研究,寻找适宜的测定方法,同时,不断改进工艺技术,解决其残留问题。

（四）吸附澄清剂的絮凝与反絮凝问题

由于胶体溶液中存在的絮凝与反絮凝等现象,吸附澄清剂的用量不同则作用有所不同。同一吸附澄清剂,因用量不同,可以是絮凝剂,也可以是反絮凝剂;前者促使微粒发生絮凝,后者则防止发生絮凝。所以吸附澄清剂的用量非常关键。同时,在使用吸附澄清剂时,还应考虑体系中是否有高分子电解质的存在而影响絮凝效果。

第四节　吸附澄清技术应用实例

目前吸附澄清技术主要应用于中药提取物的除杂和精制,广泛用于中药提取物制备和中药针剂的生产。下面介绍 3 种天然澄清剂及其在中药生产中的应用。

实例 1　甲壳素类澄清剂用于康脑舒口服液的制备

康脑舒口服液是一种中药新制剂,主要由徐长卿、何首乌、豨莶草、淫羊藿等 8 味中药组成。具有健脑益智、宁心安神之功效,用于治疗神经衰弱,疗效显著。该制剂的澄明度主要取决于水提浓缩液的澄明度,采用传统的水提醇沉法来澄清浓缩液,其澄清效果不理想。而用絮凝剂壳聚糖来澄清水提浓缩液,可使水提液迅速变澄清,经过滤达到精制目的。通过正交实验优选出壳聚糖澄清法的最佳工艺条件：在80℃加入1%壳聚糖30 mL，放置12 h。结果表明：这种水提壳聚糖法工艺与水提醇沉法工艺处理后的溶液，其主要药物如徐长卿、何首乌等有效成分保留一致，但水提壳聚糖澄清工艺能提高制剂的内在质量，成品稳定性好，生产周期短，劳动强度低，澄清效果较理想，表明该法适用于康脑舒口服液的制备。

实例2　ZTC1+1系列澄清剂用于强力感冒冲剂的制备

强力感冒冲剂是根据临床协定处方研制的一种抗病毒感冒制剂，处方由大青叶、板蓝根、黄芩、金银花、黄芪、连翘等组成。原澄清工艺为水提取乙醇沉淀法。将ZTC1+1天然澄清剂应用于强力感冒冲剂的澄清工艺中并与原工艺水提醇沉法进行比较，优选ZTC1+1天然澄清剂最佳工艺条件：澄清剂ZTC1+1产品A组分用蒸馏水配成1%溶液，溶胀24 h；澄清剂B液用1%醋酸配成1%溶液，溶胀24 h。上述药液浓缩至生药与药液比为1：7，pH为6.22，药液温度80℃条件下，按2A4B加入澄清剂，边加边搅拌，静置24 h，过滤后浓缩至生药与药液比为1：1。经有效成分含量测定，结果表明：运用ZTC1+1天然澄清剂能够保留更多的有效成分，其中绿原酸含量提高29.9%，黄芩苷提高18.3%，黄芪甲苷提高19.2%。并且经生产试验，用澄清剂法可使澄清成本降低67%，免去了使用乙醇的费用及回收乙醇的能源消耗，提高了安全生产系数，表明新工艺优于旧工艺。

实例3　101果汁澄清剂用于银射合剂的制备

银射合剂是由土牛膝、银花、射干等多种中药组成的复方制剂，有清热利咽、消炎止痛的作用，主治急慢性咽喉炎、腮腺炎、流感等症。由于原工艺水提醇沉法不理想，在贮存过程中常出现一层摇不散的沉淀。后采用101果汁澄清剂除杂工艺并与原工艺水提醇沉法进行比较。101果汁澄清剂除杂澄清工艺为处方提取后的浓缩液加10%澄清剂20 mL，静置24 h，滤过；再向滤液加15%澄清剂15 mL，静置24 h，滤过；滤液加重蒸液及矫味剂等制成合剂。试验结果表明：101果汁澄清剂除杂既能充分地保留提取液中的有效成分，又能保证制剂的稳定性，且生产周期短，成本低，故101果汁澄清剂除杂工艺优于水提醇沉法除杂工艺。

参考文献

[1] 程志，王波云，于洋.吸附澄清剂在中药提取液中的应用[J].河北中医药学报，2003，18(2)：27-29.

[2] 陈浩，田景振，赵海霞.吸附澄清技术[J].山东中医杂志，2000，19(3)：176.

[3] 常津，任晓文，魏民，等.天然絮凝剂对生脉饮提取液的精制研究[J].中国医药学报，1998，13(2)：22-25.

[4] 杜成安.吸附澄清法在中药水提液澄清中的应用研究[J].中成药，1993，15(11)：2-5.

[5] 赵颖.吸附澄清技术及其在中药澄清中的应用[J].贵阳中医学院学报，2004，26(3)：49-50.

[6] 周进东，罗星洪，刘武.吸附澄清剂在纯化中药制剂中的应用[J].时针国医国药，2001，12(8)：739.

[7] 胡向荣.澄清剂在中成药分析中的应用[J].湖南中医杂志，1998，14(1)：44.

［8］李汉保,谢虞升,李岩,等.天然澄清剂在中药口服液澄清过程中对芍药苷含量的影响[J].中国中药杂志,1998,23(10)：612-613.

［9］周庆芬,林军,刘冬生.壳聚糖澄清吸附作用的研究进展[J].中国药业,2003,12(5)：76.

［10］杜彪,王刚,陆星.壳聚糖在康脑舒口服液制备工艺中的应用[J].中国药业,2002,11(6)：60-61.

［11］李晓东,张兵.强力感冒冲剂两种澄清工艺对比研究[J].山东中医杂志,2000,19(6)：369-370.

［12］颜红.天然澄清剂在中药水提液澄清工艺中的应用[J].中医药导报,2005,11(1)：80.

［13］张玉娥,梁秀芬.银射合剂两种工艺比较试验[J].中国药业,2001,10(12)：15-16.

第二十四章
双水相萃取技术

双水相萃取(aqueous two-phase extraction，ATPE)技术又称水溶液双相分配技术，是基于液-液萃取理论，融合传统萃取的成功经验，考虑保持生物活性的一种新型的液-液萃取分离技术。

该技术始于 20 世纪 60 年代，瑞典 Albertson 等人提出并利用双水相萃取技术分离生物分子，考察了蛋白质、核酸、病毒、细胞及细胞颗粒在双水相系统中的分配行为，对双水相萃取进行比较系统的理论和实验研究，测定了双水相的相图，为发展双水相萃取技术奠定了坚实的基础。双水相萃取技术具有条件温和、容易放大、可连续性操作等特点而备受关注。国内自 20 世纪 80 年代起开展了双水相萃取技术研究。

进入 21 世纪生物医药为主体的医药工业发展新时代，传统分离技术在处理生物医药产品时，处理量小、流程长、易失活、收率低和成本高，因而应用受到限制，不能与医药工业后处理工程要求相适应，阻碍了这些医药产品的工业化进程。双水相萃取技术便是在这种现状下得到发展，目前在蛋白质、抗生素、金属离子、天然产物等的分离纯化等方面均显现出广阔的应用前景。

第一节　双水相萃取技术的原理

一、双水相体系

早期人们研究发现，当明胶与琼脂或明胶与可溶性淀粉溶液相混时，得到一个混浊不透明的溶液，随之分为两相，上相富含明胶，下相富含琼脂(或淀粉)，这种现象被称为聚合物的不相溶性。而两相的主要成分都是水，故称为双水相。双水相体系是指某些高分子有机物之间或高分子有机物与无机盐之间，在水中以适当的浓度溶解后形成互不相溶的两相或多相水相体系。

传统的双水相体系主要是双高聚物双水相体系，其成相机制是由于高聚物分子的空间阻碍作用，相互无法渗透，不能形成均一相，从而具有分离倾向，在一定条件下即可分为两相。一般认为只要两聚合物水溶液的憎水程度有所差异，混合时就可发生相分离，且憎水程度相差越大，相分离的倾向也就越大。可形成双水相体系的聚合物有很多，典型的聚合物双水相体系有聚乙二醇(PEG)/葡聚糖(DEX)、聚丙二醇/聚乙二醇和甲基纤维素/葡聚糖等。另一类双水相体系是由聚合物/盐构成的。此类双水相体系一般采用聚乙二醇作为其中一相成相物质,而盐相则多采用硫酸盐或者磷酸盐。常用的双水相体系见表 24 - 1。

表 24 - 1　常用的双水相体系

类　　型	形成上相的聚合物	形成下相的聚合物
非离子型聚合物/ 非离子型聚合物	聚乙二醇	葡聚糖、聚乙烯醇、聚蔗糖、聚乙烯吡咯烷酮
	聚丙二醇	聚乙二醇、聚乙烯醇、葡聚糖、聚乙烯吡咯烷酮、甲基聚丙二醇、羟丙基葡聚糖
	羟丙基葡聚糖	葡聚糖
	聚蔗糖	葡聚糖
	乙基羟基纤维素	葡聚糖
	甲基纤维素	羟丙基葡聚糖、葡聚糖
高分子电解质/非离子型聚合物	羟甲基纤维素钠	聚乙二醇
高分子电解质/高分子电解质	葡聚糖硫酸钠	羟甲基纤维素钠
	羟甲基纤维素钠盐	羟甲基纤维素钠
非离子型聚合物/低分子聚合物	葡聚糖	丙醇
非离子型聚合物/无机盐	聚乙二醇	磷酸钾、硫酸铵、硫酸镁、硫酸钠、甲酸钠、酒石酸钾钠

二、双水相萃取

双水相萃取的原理与液-液萃取相似,即利用不同物质在不相溶的两相中分配系数不同而达到分离。但两者的萃取体系的性质不同,前者是双水相体系,而液-液萃取是水-有机相体系。当物质进入聚合物或无机盐液形成的双水相体系后,由于表面性质、电荷作用和各种分子间作用力的存在和环境因素的影响,使其在两相间进行选择性分配,即在上相、下相中的浓度不同。该物质在两相的浓度比定义为分配系数 K,由于各种物质的 K 值不同,可利用双水相萃取体系对不同物质进行分离。各种物质的分配系数取决于溶质与双水相系统间的各种相互作用,其中主要与静电作用、疏水作用等有关,分配系数是各种相互作用的和。

1. 静电作用　双水相系统中通常含有缓冲液和无机盐等电解质,当这些离子在两相中分配浓度不同时,将在两相间产生电位差,通称道南电位。荷电溶质的分配平衡将受相间电位的影响,其分配系数的对数与溶质的净电荷数成正比。由于同一双水相系统中添加不同的盐所产生的相间电位不同,故分配系数与净电荷数的关系因无机盐而异。因此体系中被萃取的物质表面带的电荷、系统中的盐类的电荷数以及 pH 对被萃取的物质所带电荷数的影响等都会对分配系数有影响。

2. 疏水作用　被萃取的物质表面均存在疏水区。疏水区占表面积的比例越大,疏水性越强。所以,不同物质具有不同的相对疏水性。在 pH 为等电点的双水相中,主要根据表面疏水性的差异产生各自的分配平衡。同时分配系数受双水相系统疏水性的影响。聚乙二醇/葡聚糖和聚乙二醇/无机盐等双水相系统的上相的疏水性较大。双水相系统的疏水性一般随聚合物的相对分子质量、浓度以及盐的浓度的增大而增大。

三、双水相萃取的影响因素

影响双水相萃取的因素较多,这是因为双水相中的分配系数是由化学电位、疏水作用、生物亲和力、粒子大小和被分离物质的构象效应等多种因素所决定,这些因素可以分为环境因素和结构因素两个方面。环境因素包括成相高聚物的种类与浓度、高聚物的亲和基团、盐的种类和浓度、成相采用的重力以及温度等。结构因素主要是亲水性的大小和电荷的影响。

1. 成相高聚物种类的影响　不同聚合物的水相系统显示出不同的疏水性,同一聚合物的疏水性又随其分子质量的增加而增加,其大小的选择取决于萃取分离的目的和目标产物的性质。所以成相聚合物种类的选择至关重要。水溶液中聚合物的疏水性按下列次序递增:

葡萄糖硫酸盐＜甲基葡萄糖＜葡萄糖＜羟丙基葡萄糖＜聚乙烯醇＜聚乙二醇＜聚丙三醇

2. 成相高聚物浓度的影响　当接近临界点时,被分离物质均匀地分配于两相,分配系数接近于 1。如成相聚合物的总浓度或聚合物/盐混合物的总浓度增加时,系统远离临界点,此时两相性质的差别也增大,被分离物质趋向于向一侧分配,即分配系数或增大超过 1,或减小低于 1。

3. 成相高聚物分子质量的影响　当聚合物的分子质量降低时,被分离物质易分配于富含该聚合物的相。如在高聚物-葡聚糖系统中,高聚物的分子质量减小,会使分配系数增大,而葡聚糖的分子质量减小,会使分配系数降低。

4. 盐的影响　由于各相应保持电中性,因而在两相间形成电位差。因此对于带电荷的蛋白质等物质的萃取来说,盐的存在会使系统的电荷状态改变,从而对分配产生显著影响。如加入中性盐可以加强电荷效应,增加分配系数。盐的种类对双水相萃取也有一定的影响,因此变换盐的种类和添加其他种类的盐有助于提高选择性。不同的双水相体系中盐的作用也不相同。在高聚物/磷酸盐/水中加入氯化钠可以使万古霉素的分配系数由 4 提高到 120,而在高聚物/水体系中只从 1.55 提高到 5。

5. pH 的影响　pH 会影响被分离物质可以离解基团的离解度,因而改变被分离物质所带电荷和分配系数。pH 也影响磷酸盐的离解程度,若改变 $H_2PO_4^-$ 和 HPO_4^{2-} 之间的比例,也会使相间电位发生变化而影响分配系数。如 pH 的微小变化有时会使蛋白质的分配系数改变 2~3 个数量级。

6. 温度的影响　温度主要会影响成相高聚物的组成,但对分配系数基本没有影响,主要是由于成相聚合物对物质有稳定化作用,因此在室温条件下操作,蛋白质等的活性收率依然很高,而且室温时黏度较冷却时低,有助于相的分离,同时节约了能源。

第二节　双水相萃取技术的操作及设备

一、双水相萃取的操作过程

双水相萃取在医药工业上应用的工艺流程主要由三部分构成:目标产物的萃取,聚乙二醇的循环,无机盐的循环。以生物细胞组织中蛋白质的分离为例来说明,流程图如图 24 - 1 所示。

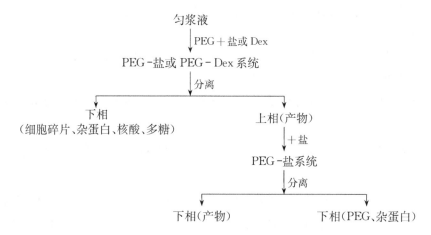

图 24 - 1　双水相萃取流程图

（一）目标产物的萃取

原料匀浆液与聚乙二醇和无机盐在萃取器中混合,然后进入分离器分相。通过选择合适的双水相组成,一般使目标蛋白质分配到上相,而细胞碎片、核酸、多糖和杂蛋白质等分配到下相。第二步萃取是将目标蛋白质转入富盐相,方法是在上相中加入盐,形成新的双水相体系,从而将蛋白质与聚乙二醇分离,以利于使用超滤或透析将聚乙二醇回收利用和目的产物进一步加工处理。

（二）聚乙二醇的循环

在大规模双水相萃取过程中,成相材料的回收和循环使用,不仅可以减少废水处理的费用,还可以节约化学试剂,降低成本。聚乙二醇的回收有两种方法:① 加入盐使目标蛋白质转入富盐相来回收聚乙二醇。② 将聚乙二醇相通过离子交换树脂,用洗脱剂先洗去聚乙二醇,再洗出蛋白质。常用的方法是将第一步萃取的聚乙二醇相或除去部分蛋白质的聚乙二醇相循环利用。如图 24 - 2 所示。

（三）无机盐的循环

将含无机盐相冷却,结晶,然后用离心机分离收集即可。还可使用电渗析法、膜分离

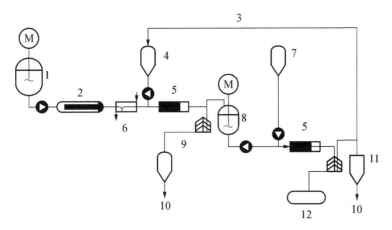

图 24 - 2　聚乙二醇的循环图

1. 细胞悬浮液；2. 球磨机；3. PEG 循环；4. PEG＋盐；5. 静态混合器；
6. 换热器；7. 盐；8. 储罐；9. 下相；10. 废料；11. 上相；12. 产品

法回收盐类或除去聚乙二醇相中的盐。

二、双水相萃取的常用设备

双水相萃取的基本过程包括双水相的形成、溶质在双水相中的分配和双水相的分离，因此双水相萃取技术的设备是根据这几个过程建立起来的。

（一）相混合设备

静态混合器是常用的相混合设备之一。静态混合器的混合过程是由一系列安装在空心管道中的不同规格的混合单元进行的。由于混合单元的作用，使流体时而左旋，时而右旋，不断改变流动方向，不仅将中心液流推向周边，而且将周边流体推向中心，从而造成良好的径向混合效果。与此同时，流体自身的旋转作用在相邻组件连接处的接口上亦会发生，这种完善的径向环流混合作用，使物料达到混合均匀的目的。静态混合器的优点是停留时间均匀，无运动部件。在双水相系统中，表面张力很低，因而搅拌时很容易分散成微滴，几秒钟就能达到平衡，且能耗很少。

（二）相分离设备

在双水相系统中，虽然两相较容易达到平衡，但两相分离则比较困难。这是因为两相的密度差小，且黏度较大。例如，聚乙二醇-盐系统，密度差仅为 $0.04\sim0.10\ \mathrm{kg/m^3}$。上相聚乙二醇一般作为连续相，其黏度为 $3\sim15(\mathrm{mPa\cdot s})$，而带细胞的碎片的下相，葡聚糖相黏度可达几千毫帕秒。达到分配平衡的两相进行分离时，可采用重力沉降法或离心沉降法，根据 Stokes 定律，其沉降速率（m/s）分别为

$$V_g = \frac{d^2 \Delta\rho}{18\mu}g$$

$$V_s = \frac{d^2 \Delta\rho}{18\mu}g\omega^2$$

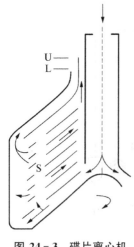

图 24-3 碟片离心机中的流向

式中，d 为分散相液滴的直径(m)；μ 为连续相黏度(Pa·s)；$\Delta\rho$ 为相间密度差(kg/m³)；g 为重力加速度(9.806 65 m/s²)；r 为离心半径(m)；ω 为离心角度速度(r/s)。

混合-澄清器可以用于双水相萃取，但由于它是借助重力实现相分离的，分离能力低，只能用于高聚物-盐体系。离心萃取器则不同，它是借助离心沉降，因此可以用于任何双水相体系，并易于实现连续化操作。常用的离心沉降设备有管式离心机和碟片式离心机，其碟片式离心机使用最多，图 24-3 表示的是流体在碟片式离心机中的流动方向。在使用时可以通过调节下相出口半径来调节界面的位置，使其正好处在悬浮液上升到碟片中的入口，这样可以避免由于表面张力太小使已分离的相重新混合。

第三节　双水相萃取技术的应用及特点

一、双水相萃取技术的应用领域

由于条件温和且易操作，可调节因素较多，近些年来，双水相萃取技术得到很大的发展，在蛋白质、生物酶、菌体、细胞以及氨基酸、抗生素、金属离子、天然产物等的分离纯化等方面均具有广泛的应用。

（一）蛋白质的分离纯化

蛋白质和酶都是有生物活性的物质，在分离提纯过程中如果选择的提取体系不好，往往会造成蛋白质和酶的变性失活。双水相萃取就是考虑到这种现状，基于液-液萃取理论并考虑保持生物活性所开发出来的一种新型液-液萃取分离技术。工业上已有几种双水相体系用于从发酵液中分离提取蛋白和酶，绝大多数是用聚乙二醇作上相成相聚合物，葡聚糖、盐溶液和羟甲基淀粉的其中一种作下相成相物质。

（二）金属离子分离

与传统的分离工艺相比，双水相体系对贵金属以及稀有金属的分离与检测具有环境友好、废弃物少、对人体无害、运行成本低以及工艺简单等优点。

（三）抗生素的提取纯化

传统抗生素的提取纯化方法有以下 4 种：吸附法、溶剂萃取法、离子交换法以及沉淀法。双水相萃取技术与这 4 种方法相比，显示出高效化和节能化的优势。抗生素在提取过程中易变性失活，而双水相技术能保证其在温和的条件下得到分离纯化。

（四）中药有效成分提取分离

由于天然植物中所含的化合物众多，特别是中草药有效成分的确定和提取技术发展缓慢,严重影响了我国中草药的发展与应用。随着双水相萃取工艺的不断发展,现已广泛地应用于天然产物的分离纯化,且效果明显。例如从栀子花中应用双水相萃取技术提取栀子苷,该双水相体系由 PE62、磷酸二氢钾和乙醇构成,从 500 g 栀子花能得到 39 g 纯度为 77% 的栀子苷。双水相萃取也被应用到从甜菜中萃取甜菜红碱,双水相体系构成为 PEG6000、$(NH_4)_2SO_4$、H_2O。

二、双水相萃取技术的应用特点

（一）双水相萃取技术的优点

1. 含水量高　整个双水相体系的含水量高达 70%～90%,活性蛋白或细胞在这种环境中不会失活或变性,但可以以不同比例分配于两相,这就克服了有机溶剂萃取中蛋白质容易失活和强亲水性蛋白难溶于有机溶剂的缺点。

2. 生物相容性高　双水相体系的相间张力大大低于有机溶剂与水相之间的相间张力,萃取是在接近生物成分生理环境的条件下进行,双水相体系中成相物质通常对酶或细胞没有毒性,对生物分子的结构不但没有破坏,反而有稳定作用,而传统的水-有机溶剂两相萃取体系中的有机溶剂往往使生物活性物质变性或者失活。

3. 萃取条件温和,操作方便　双水相萃取操作过程在常温常压下进行。相分离条件温和,因而会保持绝大部分生物分子的活性,可以直接从含有菌体的发酵液和培养液中提取所需的蛋白质,还能不经过破碎直接提取细胞内酶。大量杂质可与固体物质一同除去。

4. 分离迅速　双水相体系的界面张力小,分相时间短,有利于两相之间的质量传递。传质过程和平衡过程迅速。如操作条件选择适当,自然分相时间一般为 5～15 min,可以实现快速分离。

5. 可以通过选择适当双水相体系,提高分配系数和萃取的选择性　如果体系选择合适,提纯倍数可达 2～20 倍,目标产物回收率可达 80%～90%。

6. 易于工艺放大和连续操作　双水相的分配系数仅与分离体积有关,按化学工程中的萃取过程原理将各种参数按比例放大而产物收率并不明显降低,这是其他过程无法比拟的,这一点对于工业应用尤为有利。且易于进行连续化操作,设备简单,可直接与后续提纯工序相连接,无须进行特殊处理。

7. 不存在有机溶剂残留　高聚物一般是不挥发性物质,因而操作环境对人体无害。

（二）双水相萃取技术的缺点

双水相萃取技术作为一种新型的萃取分离技术,有着很多优点,但也存在着一定的局限性。要将这一技术开发应用到大规模生产过程,还有许多理论和实践方面的技术问题有待解决。比如双水相体系界面张力较小,虽有利于提高传质效率,但是较小的界面张力易导致乳化现象的产生,使相分离时间延长,分离效率降低。对双水相的研究结果只是建立在实验的基础上,大部分情况下不能外延,缺乏对过程规律的认识,目前没有建立一套较为完整的理论和方法解释并预测物质在双水相体系中的相行为和被分配物质在两相中的分配行为。更为重要的是,双水相萃取聚合物的价格比较昂贵,而且体系黏度大。高浓度的盐废水不能直接排入生物氧化池,使其可行性受到环保限制,故有些对盐敏感的生物物质会在这类体系中失活。因此,开发廉价绿色新型的双水相萃取体系,成为人们研究的重点。

三、双水相萃取技术的研究发展

常见的双水相萃取体系有两类:聚合物/聚合物/水和聚合物/盐/水,这两类双水相系统各有优缺点:前者体系对生物活性物质变性作用低,界面吸附少,但是所用的聚合物(如葡聚糖)价格较高,成本高,而且体系黏度大,影响工业规模应用的进展;后者也由于高浓度盐而受到限制。因此,寻求新型双水相体系成为双水相萃取技术的主要发展方向之一。

(一)廉价双水相体系

廉价双水相系统主要是寻找一些廉价的高聚物取代现用昂贵的高聚物,如采用变性淀粉、乙基羟乙基纤维素、糊精、麦芽糖糊精等代替昂贵的葡聚糖;羟基纤维素、聚乙烯醇、聚乙烯吡咯烷酮等代替 PEG,制成廉价的双水相体系。

(二)表面活性剂双水相体系

阴离子表面活性剂和阳离子表面活性剂在一定浓度和混合比范围内、无任何外加物质情况下的组成的混合体系,可以形成两个互不混溶和平衡共存的水相,称为表面活性剂双水相,常见的阴离子表面活性剂为十二烷基硫酸钠(SDS);常见的阳离子表面活性剂为溴化十二烷基三乙胺(C12 NE)。表面活性剂的作用是改变界面张力、上下相组成等两相特性,从而改变溶质的分配行为。阴阳两种离子型表面活性剂组成的双水相均为很稀的表面活性剂水溶液(浓度在 1%以下),含水量可达 99%,更适用于生物样品的分离。但阴阳两种离子型表面活性剂以 1:1 混合时极易发生沉淀,可以通过选择合适的溶剂(如短链脂肪醇)来改善其溶解度和促进特定有序组合体及双水相的形成。

此外,还可利用临界胶束浓度(critical micelle concentration,CMC)下表面活性剂的特异自组织行为及良好的稳定性形成的双水相,具有含水量更高、两相更容易分离、表面活性剂用量很少且可循环利用等独特的优点。

(三)在聚合物上引入电荷

在 PEG 或葡聚糖等聚合物上引入电荷增大两相间的电位差,可以改变溶质的分配。如:带正电的三甲胺基- PEG(TMA - PEG)、氨基- PEG(PEG - NH₂)和带负电的 PEG - 磺酸盐(S - PEG)、羧基- PEG(PEG - COOH)。分离蛋白质时可根据蛋白质的带电情况来选择荷电 PEG,以达到改变蛋白质分配的目的。如将 PEG 接上三甲胺基基团后使上相带正电,在 pH 较小时,带正电荷蛋白就不断向下相富集;而当 pH 较大时,带负电荷的蛋白则开始向上相富集。

(四)热分离型双水相体系

热分离型双水相体系是一种以热分离聚合物和水组成的新型双水相体系,热分离聚合物的水溶液在高于某一临界温度时分离成两相,该温度点被称为浑浊点。体系分相的依据仍是聚合物之间的不相溶性,但此性质与特定的临界温度有关。大多数水溶性热分离聚合物是环氧乙烷(EO)和环氧丙烷(PO)的随机共聚物(简称 EOPO 聚合物)。环氧乙烷-环氧丙烷共聚物(EOPO)具有较低的浑浊点,在水溶液中,当温度超过其浑浊点时会形成水的上相和富含聚合物的下相,目标产物分配在水相,而富含 EOPO 的一相得以回收。

（五）双水相萃取技术与其他技术集成

双水相萃取技术是一种较好的生物分离单元操作技术,将双水相萃取技术与其他相关的生物分离技术进行有效组合,实现了不同技术间的相互渗透、相互融合,充分体现了集成化的优势,有利于工业化的推广和应用,现已成为双水相萃取技术发展的新趋势。主要有如下三个方面:一是与温度诱导相分离、磁场作用、超声波作用、气溶胶技术等常规技术联用,改善双水相分配技术中成相聚合物回收困难、相分离时间较长、易乳化等问题。二是与亲和沉淀、高效色谱等分离技术实现过程集成,充分发挥双方的优势,提高分离效率,简化分离流程。三是将生物转化、化学渗透释放和电泳等技术引入双水相分配,创新分离技术。主要进展有如下几方面。

1. 磁场增强双水相分离　在系统中添加铁氧颗粒,利用磁场作用可加速相分离。双水相系统中,铁氧颗粒分配于下相。在磁场作用下,铁氧颗粒定向移动,带动了包含有铁氧颗粒的下相小液滴聚集成相,从而缩短了相分离时间。

2. 超声波加强的双水相分配　利用固定波长的超声波可加速双水相系统的相分离。经超声波的加速作用,相分离时间几乎与相比无关,上下相的相体积差别越大,增强效果越明显。

3. 双水相与亲和技术的集成　在聚合物上耦联特定的亲和配基,使双水相萃取的选择性更高,分离产物纯度更高。也可与亲和色谱技术联用。

4. 双水相与高速逆流色谱的集成　以双水相溶剂系统取代高速逆流色谱原有的有机相/水相系统,通过在高速逆流色谱的螺旋管中做行星式运动,使被分离物在两相之间形成多次分配,可以在短时间内实现高效分离。

另外,双水相萃取技术与电泳、生物转化、微胶囊、气溶胶增强等技术结合,可强化传质、减少易乳化,简化工艺过程,提高分离效率,降低能耗及生产费用等。

由于双水相萃取技术已显示出众多其他分离技术不具备的优点,因此,需大力加强有关双水相分配的基础理论研究。随着工业化的一些关键问题的解决,双水相萃取技术必将成为一种应用前景广阔的新型生物分离技术。

第四节　双水相萃取法应用实例

实例 1　黄芩中黄芩苷的分离

黄芩 *Scutellaria baicalensis* Georgi 别名山茶根、土金茶根,是唇形科黄芩属多年生草本植物。黄芩的根入药,味苦、性寒,有清热燥湿、泻火解毒、止血、安胎等功效。主治温热病、上呼吸道感染、肺热咳嗽、湿热黄疸、肺炎、痢疾、咯血、目赤、胎动不安、高血压、痈肿疔疮等症。黄芩中的化学成分以黄酮为主,如:黄芩苷、黄芩苷元、汉黄芩素和汉黄芩苷等。黄芩苷($C_{21}H_{18}O_{11}$)为淡黄色结晶,作为黄芩有效成分之一,具有抗氧化、抗炎、抗变态、抗菌、抗病毒以及抗肿瘤等广泛药理作用。赵爱丽等利用聚乙二醇/K_2HPO_4 - H_2O 双水相体系对黄芩苷进行分离纯化,结果表明双水相中聚乙二醇的分子质量、聚乙二醇浓度、K_2HPO_4浓度、pH 及温度等因素都对双水相体系的相比、分配系数及黄芩苷的收率有一定影响,在最佳分离条件下,黄芩苷最大的分配系数可达 29.8,最大收率 98.6%。黄芩苷大部分被分配在聚乙二醇相(上相)中。

黄芩苷

实例 2　葛根中葛根素的分离

葛根为豆科植物野葛 *Pueraria lobata*(Willd.)Ohwi 或甘葛藤 *Pueraria thomsonii* 的干燥根,有解表退热、生津止渴、止泻的功能,并能改善高血压病人的项强、头晕、头痛、耳鸣等症状。有效成分为黄豆异黄酮苷元、黄豆异黄酮苷及葛根素等。其中葛根素具有扩张冠状动脉、降低血压、抗心律失常、改善微循环、降血糖等功效,是重要的心脑血管治疗用药。霍清等对葛根素在双水相体系中的分配特性进行了研究。实验表明,采用聚乙二醇/(NH_4)$_2SO_4$双水相体系时,最大的分配系数可达 148.2,最大收率 99.09%。采用丙酮/K_2HPO_4双水相体系时,最大的分配系数可达 36.714 3,最大收率 99.55%,葛根素大部分被分配在丙酮相(上相)中。王志辉等研究葛根素在乙醇/硫酸铵两水相体系中的分配特性及其影响因素,在其最佳萃取条件时,最大的分配系数可达 16.30,回收率 94.33%,葛根素分配在上相。

葛根素

实例 3　香菇中香菇多糖的分离

香菇 *Lentinus edodes* 又名香菌冬菇,属于真菌门担子菌纲伞菌目侧耳科香菇属,是世界著名的食用菌之一。香菇具有较高的医疗保健价值。其中,香菇多糖是以增强 T 细胞和巨噬细胞功能为主的免疫增强剂,具有显著的、独特的抗肿瘤活性,并能够减轻放疗和化疗的毒性反应。徐海军等人采用双水相技术研究了香菇多糖的提取工艺。即:聚乙二醇相对分子质量在 6 000 时对香菇多糖的提取效果较好;聚乙二醇浓度在 24% 时硫酸铵浓度在 30% 时组成的双水相体系提取香菇多糖的效果最好,此时香菇多糖的分配系数可达到 1.90,收率可达到 57.42%。

参考文献

[1] 孙彦编著. 生物分离工程[M]. 北京:化学工业出版社,1998.

[2] 赵余庆编. 中药及天然产物提取制备关键技术[M]. 北京:中国医药科技出版社,2012.

[3] 宋航主编. 制药分离工程[M]. 上海:华东理工大学出版社,2011.

[4] 冯淑华,林强主编. 药物分离纯化技术[M]. 北京:化学工业出版社,2009.

[5] 赵爱丽,陈晓青,蒋新宇. 应用双水相萃取法分离黄芩苷的研究[J]. 中成药,2008,30 (4):498 - 501.

[6] 霍清. 葛根素在双水相体系中分配特性的研究[J]. 北京中医药大学学报,2004,27 (4):51 - 53.

[7] 王志辉,朱建航,郑楠,等. 葛根素在乙醇/硫酸铵两水相体系中的分配特性[J]. 时珍国医国药,2008,19 (1):13 - 15.

[8] 徐海军,孙穙积. 应用双水相萃取技术提取香菇多糖的研究[J]. 天然产物研究与开发,2013,25:982 - 985,911.

附　录

附录1　中药提取分离相关的文献资源与软件

（一）文献资源

1. 数据库　当今信息资源极其丰富，并且在不断更新和发展。各种数据库包括期刊数据库、工具书资源库、专利以及化合物的结构、性质、光谱等数据库可以全面、快速地提供有价值的科学信息。中药提取与分离方面常用的数据库见附表1。

（1）Sci Finder Scholar（CA 网络版）：Sci Finder Scholar 由美国化学会所属美国化学文摘服务社 CAS 开发，它包括了化学文摘（CA）1907 年创刊以来的所有内容，更整合了 Medline 医学数据库和分布世界的多家专利局的全文专利资料，是全世界最大、最全面的化学相关及生命科学领域的学术信息数据库。涵盖的学科包括应用化学、化学工程、普通化学、物理、生物学、生命科学、医学、聚合体学、材料学、地质学、食品科学和农学等诸多领域。除了主题检索外，它还有物质分子式、反应式和结构式等多种检索功能，可以使用户便捷获取文摘、化学物质、化学反应、谱图等信息。在得到初步检索结果的基础上还可以进一步利用超过 20 个选项的后处理功能以最快的速度找到最精确的答案。它已经超越了检索工具的范畴，而成为研发人员不可或缺的研发工具。Sci Finder Scholar 具有以下显著特点：① 收录文献范围广，类型多，文献量大。② 报道快速及时，时差短。③ CA 索引体系完备，回溯性强，使用方便。

Sci Finder 包括以下 6 个子数据库：① CA plusSM 期刊和专利。② CAS RegistrySM 化学物质和生物序列。③ CAS React 化学反应。④ Chemcats 商业来源。⑤ Chemlist 管制化学品的详细清单。⑥ Medline-National Library of Medicine 医药文献记录。

（2）Reaxys（Beilstein/GmelinCrossFire 升级版本）：Reaxys 是 Elsevier 公司将原有的贝尔斯坦（Crossfire Beilstein）、盖墨林（Crossfire Gmelin）以及新增的专利化学数据库（Patent）内容进行整合后的内容丰富的化学数值与事实数据库，属于 CrossFire Beilstein/Gmelin 的升级产品，Crossfire 的升级产品。Reaxys 对原始文献中的数据，根据其重要性和相关性进行筛选和整合，提供化学结构、化学反应、相关化学和物理性质以及详细的药理学信息，使科学家们能够更快更准确地得到相关的数据。Reaxys 数据库检索界面简单易用，可以用化合物名称、分子式、CAS 登记号、结构式、化学反应等进行检索，并具有数据可视化、分析及合成设计等功能。

CrossFire Beilstein Database——世界最全的有机化学数值和事实数据库，时间跨度从 1771 年至今；包含化学结构相关的化学、物理等方面的性质、化学反应相关的各种数据以及详细的药理学、环境病毒学、生态学等信息资源。

CrossFire Gmelin Database——全面的无机化学和金属有机化学数值和事实数据库，时间跨度从 1772 年至今；包含详细的理化性质以及地质学、矿物学、冶金学、材料学等方面的信息资源。

（3）Web of Science：1997 年底，美国科学情报研究所 ISI（Institute for Scientific Information）推出了 Web of Science 网络平台。该数据库是大型综合性、多学科、核心期刊引文索引数据库，包括三大引文数据库［科学引文索引（Science Citation Index，简称 SCI）、社会科学引文索引（Social Sciences Citation Index，简称 SSCI）和艺术与人文科学引文索引（Arts & Humanities Citation Index，简称 A&HCI）］和两个化学信息事实型数据库（Current Chemical Reactions，简称 CCR 和 Index Chemicus，简称 IC）。Web of Science 是全球最大、覆盖学科最多的综合性学术信息资源，收录了自然科学、工程技术、生物医学等各个研究领域最具影响力的超过 8 700 多种核心学术期刊。

该数据库的突出特点是除了普通检索外，还提供了引文数据库和独有的检索机制：被引文献检索（cited reference search），通过这一独特而强大的检索机制，可以轻松地回溯或追踪学术文献；既可以"越查越旧"，也可以"越查越新"，超越学科与时间的局限，迅速地发现在不同学科、不同年代所有与自己研究课题相关的重要文献，从中了解到相关课题的核心研究机构和人员、课题的起源和发展趋势、本课题相关的国际国内论文的投稿方向、课题涉及的相关和交叉学科等信息。Web of Science 还具有强大的分析功能，可以获得论文的引用情况，文献还具有严格的评价功能，因此对于有机化学学科领域的文献科学价值评价具有指导作用和参考价值。

（4）Science Direct：Science Direct 数据库由 Elsevier Science 公司出版。该公司是一家总部设在荷兰的历史悠久的跨国科学出版公司，其出版的期刊是世界公认的高品位学术期刊，清华大学与荷兰 Elsevier Science 公司合作在清华图书馆设立镜像服务器，通过网络提供 1995 年以来 Elsevier 公司 1 700 余种电子期刊全文数据库，即 Science Direct On Site（SDOS）的服务。Science Direct 数据库收录 2 000 多种期刊，其中约 1 400 种为 ISI 收录期刊。Science Direct 数据库涵盖数学、物理、化学、天文学、医学、生命科学、商业及经济管理、计算机科学、工程技术、能源科学、环境科学、材料科学、社会科学等学科。

（5）High Wire Press 电子期刊数据库：High Wire Press 于 1995 年由美国斯坦福大学图书馆创立，是全球最大的提供免费全文的学术文献出版商，收录的期刊覆盖生命科学、医学、物理学、社会科学等学科。最初仅出版著名的 *Journal of Biological Chemistry* 周刊，目前已收录电子期刊超过 700 种，文章总数接近 250 多万篇，其中超过 77 万篇可免费获得全文，这些数据仍在不断增加。该界面还可以检索 Medline 收录的 4 500 种期刊中的 1 200 多万篇文章，可检索文摘题录。

(6) Springer 数据库：德国施普林格(Springer-Verlag)是世界上著名的科技出版集团,通过 Springer Link 系统提供其学术期刊及电子图书的在线服务,该数据库包括了各类期刊、丛书、图书、参考工具书以及回溯文档。这些期刊和图书分为 13 个学科：建筑和设计,行为科学,生物医学和生命科学,商业和经济,化学和材料科学,计算机科学,地球和环境科学,工程学,人文、社科和法律,数学和统计学,医学,物理和天文学,计算机职业技术与专业计算机应用。可以通过期刊名称、ISSN、作者、作者单位、关键词、摘要等检索项进行检索。

(7) SpecInfo：Wiley 公司的数据库提供了一个可以方便地在世界几大相关数据库中检索质谱(MS)、核磁共振(NMR)、红外(IR)和近红外光谱的平台,从而获得化合物名称、分子式、相对分子质量、有关文献、溶剂、标准、测量条件等方面的信息。该数据库收集了660 多万个光谱数据,是全世界最大、最完整的光谱数据库,并且拥有的谱图数据不断增长。

(8) SDBS：Spectral Database for Organic Compounds (SDBS) 由日本 National Institute of Materials and Chemical Research (NIMC)研制,是关于有机化合物光谱的综合性数据库,免费提供了常见有机化合物的相关谱图(NMR、MS、ESR 和 IR),数据库网址 http：//sdbs. db. aist. go. jp/sdbs/cgi-bin/cre_index. cgi。

(9) 微谱数据库：微谱数据库(http：//www. nmrdata. com/)由上海微谱信息技术有限公司(Shanghai Micronmr Infor Technology Co. Ltd.)创立,主要进行有机化合物碳谱库的建设,帮助他们快速确定已知化合物和新化合物的结构,目前收载有机化合物593 075 个,在化合物信息查询中设有化合物名称、作者、植物名称、分子式等多种检索模式,碳谱数据包括精确、模糊、深度、基团以及不精确库查询的多种方式,为化合物的综合解析提供非常重要的参考信息,可帮助研究者快速模拟推测已知化合物和新化合物的结构。

附表 1　常用数据库

名　称	创刊或收录起始年份	出版单位	备　注
Chemical Abstracts 化学文摘	1907	美国化学会文摘社	网络版-SciFinder Scholar 题录/文摘
Reaxys 化学资料数据库	1771	荷兰 Elsevier	原有的 Crossfire Beilstein、Crossfire Gmelin 以及新增的专利化学数据库内容进行整合后的信息资源
Web of Science	1970	美国 Thomson Reuters	引文索引
ACS 电子期刊	1879	美国化学学会	全文
RSC 电子期刊	1841	英国皇家化学学会	全文

(续表)

名　　　称	创刊或收录起始年份	出　版　单　位	备　　注
RSC Chem Spider	1978	英国皇家化学学会	化学结构式免费在线服务
Springerlink	1996	德国施普林格	全文
Elsevier Science Direct	1995	荷兰 Elsevier	全文
EBSCO	1887	EBSCO	文摘/全文
Thieme E-journals	2000	德国 Thieme	全文
Medline	1966	美国国家医学图书馆	文摘
SDBS	1970	日本 AIST	有机化合物光谱数据库
微谱数据	2010	上海微谱信息技术有限公司	核磁共振碳谱数据库
维普资讯	1989	重庆维普资讯有限公司	全文
万方数据	1990	北京万方数据股份有限公司	全文
CNKI	1999	同方知网技术有限公司	全文
超星图书馆	1993	北京世纪超星信息技术公司	电子书

2. 期刊

（1）*Journal of Natural Products*：天然产物杂志，ISSN0163－3864，是由美国化学会（American Chemical Society）和美国生药学会（American Society of Pharmacognosy）联合出版的一本药物化学及生药学类杂志。杂志于 1979 年创刊于美国芝加哥，每月出版一期。该杂志现已被 CAS、Scopus、EBSCO、British Library、PubMed 以及 Web of Science 等多家数据库收录，2013 年影响因子为 3.947，主要刊登在天然产物研究方面有重要学术意义的文章。文章的内容涉及天然化合物的化学和生物化学研究或有关获得这些化合物的生态系统的研究。稿件的内容包括如下几个方面：微生物的次级代谢产物如抗生素和真菌毒素，由陆地或海洋动植物获得的具有生理活性的化合物，生物化学研究包括生物合成及微生物转化，发酵及植物组织培养，新的从自然界提取的化合物的分离、结构说明及化学合成、自然来源化合物的药理学研究。

（2）*Natural Product Reports*：天然产物报告，ISSN0265－0568，创刊于 1984 年，为双月刊，英国皇家化学会出版，2013 年影响因子为 10.715，是报道生物有机化合物最新进展的刊物。主要论述生物碱类、甾族化合物、脂肪酸、脂肪族、芳香族等天然产物方面有关反应、分离、测定、合成等资料，其描述的方法对研究天然产物的化学工作者和生物学工作者非常有用。每期综述几个专题，并附有大量文献。

（3）*Phytochemistry*：植物化学，ISSN0031－9422，Elsevier 出版，2013 年影响因子为 3.35，月刊。主要关注的方向包括植物化学、植物生物化学、植物分子生物学、化学生态学。本杂志被分为 8 个部分：综述、蛋白质生物化学、分子遗传学和基因组学、新陈代谢、生态生物化学、植物化学分类学、生物活性产物和化学（包括大分子）。

（4）*Journal of Asian Natural Products Research*：亚洲天然产物研究杂志，ISSN1028-6020，由中国医学科学院药物研究所与英国 Taylor Francis 出版集团合作出版的国际性专业期刊，2013 年影响因子为 0.968，主要报道天然产物的分离鉴定、结构测定、合成和结构改造、生物合成和生物转化、生物活性和药理作用。

部分相关期刊见附表 2。

附表 2　部分相关期刊简表

英 文 名 称	中 文 名 称
Phytochemistry	植物化学
Journal of Natural Products	天然产物杂志
Planta Medica	药用植物
Chemistry of Natural Compound	天然产物化学
Chemical and Pharmaceutical Bulletin	化学与药学公报
Journal of American Chemical Society	美国化学学会杂志
Chemical Communications	化学通讯
Organic Letters	有机快报
Journal of Medicinal Chemistry	医药化学杂志
Pharmaceutical Research	药学研究
European Journal of Medicinal Chemistry	欧洲医药化学杂志
Tetrahedron	四面体
Journal of Ethnopharmacology	民族药物学杂志
Bioorganic & Medicinal Chemistry	生物有机化学与医药化学
Journal of Integrative Plant Biology	中国植物学报（英文版）
Steroids	甾体
Journal of Pharmacy and Pharmacology	药学与药理学杂志
Heterocycles	杂环
Carbohydrate Research	碳水化合物研究
Fitoterapia	植物疗法
Archives of Pharmacal Research	药物研究文献
Chemistry Letters	化学快报
Records of Natural Products	天然产物记录
Helvetica Chimica Acta	瑞士化学学报
Natural Product Communications	天然产物通讯
Phytochemistry Letters	植物化学快报

（续表）

英 文 名 称	中 文 名 称
Science China Chemistry	中国科学化学（英文版）
Journal of Asian Natural Products Research	亚洲天然产物研究
Natural Product Research	天然产物研究
Die Pharmazie	药物学
Journal of Natural Medicines	天然药物杂志
Separation and Purification Technology	分离和纯化技术
Chinese Chemical Letters	中国化学快报
Chemical Journal of Chinese Universities	高等学校化学学报
Chinese Journal of Organic Chemistry	有机化学
Acta Pharmacologica Sinica	中国药理学报
Journal of Systematics and Evolution	植物分类学报
Acta Pharmaceutica Sinica	药学学报
China Journal of Chinese Materia Medica	中国中药杂志
Chinese Pharmaceutical Journal	中国药学杂志
Chinese Herbal Medicines	中草药
Journal of Chinese Medicinal Materials	中药材
Chinese Journal of Marine Drugs	中国海洋药物
Chinese Journal of Hospital Pharmacy	中国医院药学杂志
West China Journal of Pharmaceutical Sciences	华西药学杂志

（二）软件

1. 集成软件 ChemOffice　美国剑桥公司（CambridgeSoft）开发的 ChemOffice 是目前化学工作者桌面应用最重要的化学软件之一。它包括功能不同的几个模块：ChemDraw 化学结构绘图，Chem3D 分子模型及仿真，ChemFinder 化学信息搜寻整合系统。此外还加入了 E-Notebook，BioAssay，量化软件 MOPAC、Gaussian 和 GAMESS 的界面，ChemSAR，Server Excel，CLogP，CombiChem/Excel 等。ChemOffice Pro 还包含了全套 ChemInfo 数据库，有 ChemACX 和 ChemACX-SC、Merck 索引和 ChemMSDX。

（1）ChemDraw：是目前国际通用的化学结构绘图软件。除基本绘图功能以外，可以将化合物名称直接转为结构图，也可以对已知结构的化合物依照 IUPAC 的标准给出正确的化合物名称；可预测 ^{13}C、^{1}H 的 NMR 模拟光谱，为结构综合解析提供了必要的参考依据；可预测 BP、MP、临界温度、临界气压、吉布斯自由能、logP、折射率、热结构等性质；具有高品质的实验室玻璃仪器图库。

（2）Chem3D：该软件和数种量子化学软件如 Gaussian 98W、GAMESS 相结合，可提供工作站级的 3D 分子轮廓图及分子轨道特性分析，已成为分子仿真分析最佳的前端开发工具，如"Excel Add-on"与微软的 Excel 完全整合，并可联结 ChemFinder 数据库。

（3）ChemFinder：是一个智能型的快速化学搜寻引擎，所提供的 ChemInfo 为当前世界上最丰富的数据库之一，包含 ChemINDEX、ChemACX、ChemMSDX、ChemRXN，并不断有新的数据库加入。ChemFinder 可搜寻 Word、Excel、Powerpoint、ChemDraw、ISIS 格式的分子结构文件，可以与微软的 Excel 结合，可联结的关联式数据库包括 Access 及 Oracle 等，输入的格式包括 ChemDraw、MDL、ISIS、SD 及 RD 等。

（4）ChemOffice WebServer：为化学网站服务器数据库管理系统，可将 ChemDraw、Chem3D 数据发表在网站上，就可用 ChemDraw Pro Plugin 网页浏览方式观看 ChemDraw 的图形，也可用 Chem3D Std 插件中的网页浏览工具观看 Chem3D 的图形。WebServer 可提供 250 000 种的化学品数据库，包含 Sigma、Aldrich、Fisher Acros 等国外大公司。

2. 绘图软件　除 ChemDraw 外，还有 ChemSketch、ChemWindow、ISIS/Draw 等多个绘图软件，免去了人工手绘化学分子图形的烦琐工作，能与 Microsoft Word、PowerPoint 等软件联用，出色地完成一般化学科技论文的编印以及专业幻灯片的制作，为化学工作者带来极大便利。

（1）ChemSketch：加拿大高级化学发展有限公司（Advanced Chemistry Development Inc. 简称 ACD）设计的多功能化学分子结构绘制软件包，该软件可用来绘制各种二维、三维化学结构式、原子轨道、化学反应图解、实验装置和图形等，还可用于设计与化学相关的报告和出版物。该软件包可单独使用或与其他软件如 ChemBasic 共同使用。也可用于设计与化学相关的报告和演讲材料。

（2）ISIS/Draw：由 MDL Information Systems Inc 公司开发的主要用于绘制各种化学分子结构式、化学反应方程式及化工流程图等化学专业图形的绘图软件。

（3）ChemWindow：由 Softshell Intern. Ltd. 1989 年推出首版。该软件的主要功能是绘制各种结构和形状的化学分子结构式及化学图形，具有比较强大的化学分子图形编辑功能。

3. NMR 处理软件　核磁数据处理软件有 Nuts、MestRe-C、MestReNova、NMRNoteBook、Sparky 等。可以处理一维及二维核磁数据，包括数据的导入和变换、相位校正、基线校正、化学位移定标、积分等一系列主要步骤。

4. 模拟化学实验软件　ChemLab 是美国 Model Science 公司研制的一款交互式的化学实验模拟软件。该软件具有强大的功能，能交互式地仿真、演示大多数化学实验，完美地再现实验的过程和现象，满足我们化学教学过程的需要。如提供烧杯、温度计、酒精灯等数十种化学仪器，所有实验器皿都和真实的实验用具一样，整个实验过程是用鼠标点击及拖曳来完成操作的，可以制作出各种实验效果，并允许用户向容器中添加各种化学物质和改变外部条件（如加热，加药品等）。Chemlab 是化学实验过程的预演、演示的理想工具,尤其适合于进行时间限制的、有毒、有危险的或难以演示的实验展示。

5. 图形可视化和数据分析软件　当前流行的图形可视化和数据分析软件有 Matlab、Mathmatica、Maple 和 Origin 等。其中 Origin 是公认的简单易学、操作灵活、功能强大的软件之一。该软件由美国 OriginLab 公司开发,包括两大类功能:数据分析和科学绘图。Origin 可以根据需要对数据进行排序、调整、统计分析、傅里叶变换、线性及非线性拟合等;提供了几十种二维和三维绘图模板,可绘制散点图、条形图、折线图等;还可自定义数学函数、图形样式和绘图模板;可以和各种数据库软件、办公软件、图像处理软件等方便链接。

参考文献

[1] 李梦龙,王智猛,姜林,等.化学软件及其应用[M].北京:化学工业出版社,2004.
[2] 孟永海,杨炳友,王知斌,等.中药化学教学中现代信息技术应用与专业能力的培养[J].药学教育,2013,29(1):39-42.

附录 2　常用有机溶剂的物理常数

常用有机溶剂的物理常数介绍见附表 3。

附表 3　常用有机溶剂的物理常数表

溶　　剂	熔点(mp)(℃)	沸点(bp)(℃)	相对密度(d)	折射率(n)	介电常数(ε)	摩尔折射率(R_D)	偶极矩(p)
乙酸 acetic acid	17	118	1.049	1.371 6	6.15	12.9	1.68
丙酮 acetone	−95	56	0.788	1.358 7	20.70	16.2	2.85
乙腈 acetonitrile	−44	82	0.782	1.344 1	37.50	11.1	3.45
苯甲醚 anisole	−3	154	0.994	1.517 0	4.33	33.0	1.38
苯 benzene	5	80	0.879	1.501 1	2.27	26.2	0
溴苯 bromobenzene	−31	156	1.495	1.558 0	5.17	33.7	1.55
二硫化碳 carbon disulfide	−112	46	1.274	1.628 5	2.60	21.3	0
四氯化碳 carbon tetrachloride	−23	77	1.594	1.460 1	2.24	25.8	0
氯苯 chlorobenzene	−46	132	1.106	1.524 8	5.62	31.2	1.54
氯仿 chloroform	−64	61	1.489	1.445 8	4.81	21.0	1.15
环己烷 cyclohexane	6	81	0.778	1.426 2	2.02	27.7	0
丁醚 dibutyl ether	−98	142	0.769	1.399 2	3.10	40.8	1.18

（续表）

溶　　剂	熔点(mp)(℃)	沸点(bp)(℃)	相对密度(d)	折射率(n)	介电常数(ε)	摩尔折射率(R_D)	偶极矩(p)
邻二氯苯 o-dichlorobenzene	−17	181	1.306	1.5514	9.93	35.9	2.27
1,2-二氯乙烷 1,2-dichloroethane	−36	84	1.253	1.4448	10.36	21.0	1.86
二氯甲烷 dichlooromethane	−95	40	1.326	1.4241	8.93	16.0	1.55
二乙胺 diethylamine	−50	56	0.707	1.3864	3.60	24.3	0.92
乙醚 diethyl ether	−117	35	0.713	1.3524	4.33	22.1	1.30
1,2-二甲基乙烷 1,2-dimethoxyethane	−68	85	0.863	1.3796	7.20	24.1	1.71
N,N-二甲基乙酰胺 N,N-dimethylacetamide	−20	166	0.937	1.4384	37.80	24.2	3.72
N,N-二甲基甲酰胺 N,N-dimethylformamide	−60	152	0.945	1.4305	36.70	19.9	3.86
二甲基亚砜 dimethyl sulfoxide	19	189	1.096	1.4783	46.70	20.1	3.90
1,4-二氧六环 1,4-dioxane	12	101	1.034	1.4224	2.25	21.6	0.45
乙醇 ethanol	−114	78	0.789	1.3614	24.50	12.8	1.69
乙酸乙酯 ethyl acetate	−84	77	0.901	1.3724	6.02	22.3	1.88
苯甲酸乙酯 ethyl benzoate	−35	213	1.050	1.5052	6.02	42.5	2.00
甲酰胺 formamide	3	211	1.133	1.4475	111.00	10.6	3.37
六甲基磷酸酰胺 hexamethylphosphoramide	7	235	1.027	1.4588	30.00	47.7	5.54
异丙醇 isopropyl alcohol	−90	82	0.786	1.3772	17.90	17.5	1.66
异丙醚 isopropyl ether	−60	68	—	1.36	—	—	—
甲醇 methanol	−98	65	0.791	1.3284	32.70	8.2	1.70
2-甲基-2-丙醇 2-methyl-2-propanol	26	82	0.786	1.3877	10.90	22.2	1.66
硝基苯 nitrobenzene	6	211	1.204	1.5562	34.82	32.7	8.2
硝基甲烷 nitromethane	−28	101	1.137	1.3817	35.87	12.5	3.54
吡啶 pyridine	−42	115	0.983	1.5102	12.40	24.1	2.37
叔丁醇 tert-butyl alcohol	25.5	83	—	1.3878	—	—	—
四氢呋喃 tetrahydrofuran	−109	66	0.888	1.4072	7.58	19.9	1.75

（续表）

溶　剂	熔点 (mp)(℃)	沸点 (bp)(℃)	相对密度 (d)	折射率 (n)	介电常数 (ε)	摩尔折射率(R_D)	偶极矩 (p)
甲苯 toluene	−95	111	0.867	1.4969	2.38	31.1	0.43
三氯乙烯 trichloroethylene	−86	87	1.465	1.4767	3.40	25.5	0.81
三乙胺 triethylamine	−115	90	0.726	1.4010	2.42	33.1	0.87
三氟乙酸 trifluoroacetic acid	−15	72	1.489	1.2850	8.55	13.7	2.26
2,2,2 -三氟乙醇 2,2, 2 - trifluoroethanol	−44	77	1.384	1.2910	8.55	12.4	2.52
水 water	0	100	0.998	1.3330	80.10	3.7	1.82
邻二甲苯 o-xylene	−25	144	0.880	1.5054	2.57	35.8	0.62

附录 3　提取分离常用溶剂精制方法

提取分离常用溶剂精制方法介绍见附表 4。

附表 4　提取分离常用溶剂精制方法简介

溶剂	沸　点	精　制　处　理　方　法	备　注
石油醚	30～60℃ 60～90℃ 90～120℃	工业石油醚 1 kg 用工业硫酸 80 mL 充分振摇，放置，分出下层，可根据硫酸层颜色的深浅，酌情振摇 2～3 次，石油醚用少量稀氢氧化钠洗，再用水洗至中性，无水氯化钙干燥，重蒸，按沸程收集	
苯	80℃	处理同上	
乙醚	35℃	工业乙醚用硫酸亚铁或 10％亚硫酸氢钠溶液振摇（除去过氯化物和水溶性杂质）1～3 次，无水氯化钙干燥，重蒸	
三氯甲烷	61℃	以稀氢氧化钾洗涤，再用水洗 2～3 次，以无水氯化钙干燥，重蒸	三氯甲烷不能用金属钠干燥，容易引起爆炸
乙酸乙酯	77℃	工业用乙酸乙酯用 50％碳酸钠洗至 2 次，以无水氯化钙干燥，重蒸	
丙酮	56℃	工业丙酮加 0.1％高锰酸钾，摇匀，放 1～2 天（或回流 4 h，至高锰酸钾颜色不褪，以无水硫酸钠干燥，重蒸）	不宜用金属钠，五氧化二磷脱水，不宜用于处理氧化铝。经高锰酸钾处理后，重蒸时务必小心，蒸至小体积即可，不得蒸干。因有时候能产生过氧化物，引起爆炸

（续表）

溶　剂	沸　点	精　制　处　理　方　法	备　　注
乙醇	78℃	工业酒精加生石灰回流2～4 h，重蒸	
甲醇	64.7℃	一般重蒸即可，如含有醛酮，可以用高锰酸钾大致测定醛酮含量，加过量的盐酸羟胺回流4 h后，重蒸	
吡啶	115℃	用氢氧化钾干燥重蒸	

附录 4　常用有机溶剂的二元共沸溶液

常用有机溶剂的二元共沸溶液介绍见附表5。

附表 5　常用有机溶剂的二元共沸溶液表

序号	溶　剂	质量百分比（%）	沸点(770 mmHg)(℃)	介电常数(±0.052 5℃)
1	乙酸乙酯 环己烷	46.0 54.0	71.6	3.95
2	异丙醇 二异丙醚	16.3 83.7	66.2	5.75
3	乙酸甲酯 环乙烷	83.0 17.0	54.9	5.80
4	乙醇 氯仿	8.0 92.0	59.4	6.05
5	乙醇 四氯化碳	16.0 84.0	65.0	6.30
6	乙醇 苯	31.7 68.3	68.0	7.50
7	乙醇 庚烷	48.0 52.0	72.0	9.50
8	甲醇 氯仿	12.6 87.4	53.4	9.80
9	甲醇 二氯甲烷	7.3 92.7	37.8	10.50
10	甲醇 乙酸乙酯	17.7 82.3	53.9	10.75

（续表）

序号	溶 剂	质量百分比(%)	沸点(770 mmHg)(℃)	介电常数(±0.052 5℃)
11	丁酮 庚烷	73.0 27.0	77.0	10.75
12	甲醇 苯	39.1 60.9	57.5	13.40
13	丙酮 环己烷	67.5 32.5	58.0	13.75
14	乙醇 甲苯	68.0 32.0	76.5	17.25
15	丁酮 氯仿	83.0 17.0	79.9	17.30
16	丙酮 四氯化碳	87.4 12.6	56.0	19.30
17	甲醇 丙酮	12.0 88.0	56.4	22.05
18	水 乙醇	4.0 96.0	78.2	25.40

注：1 mmHg＝133.322 Pa。

附录 5　常用有机溶剂的三元共沸溶液

常用有机溶剂的三元共沸溶液介绍见附表 6。

附表 6　常用有机溶剂的三元共沸溶液表

序号	溶 剂	质量百分比(%)	沸点(770 mmHg)(℃)	介电常数(±0.052 5℃)
1	甲醇 乙酸甲酯 氯仿	21.6 27.0 51.4	56.4	13.65
2	乙醇 丙酮 氯仿	10.4 24.3 65.3	63.2	13.90
3	甲醇 丙酮 氯仿	23.0 30.0 47.0	57.5	19.30

（续表）

序号	溶　剂	质量百分比(%)	沸点(770 mmHg)(℃)	介电常数(±0.052 5℃)
4	乙醇	30.4	65.05	6.56
	苯	10.8		
	环己烷	58.8		
5	甲醇	17.8	50.8	8.35
	乙酸乙酯	48.6		
	环己烷	33.6		
6	甲醇	16.0	51.1	13.25
	丙酮	43.5		
	环己烷	40.5		

注：1 mmHg＝133.322 Pa。

附录6　常见有机溶剂与水的互溶表

常见有机溶剂与水的互溶简介见附表7。

附表7　常见有机溶剂与水的互溶表

品　　名		A/B[①](%)			B/A[①](%)			备　　注
A	B	10℃	20℃	30℃	10℃	20℃	30℃	
丙酮	水							任意混溶，不共沸
醋酸	水							任意混溶，不共沸
1-戊醇	水	2.6		2.1	6.4		7.2	（体积比）共沸点：96.0℃
2-戊醇	水	7.5		5.3	8.0		8.8	（体积比）共沸点：92.5℃
3-戊醇	水	8.0		5.5	8.2		9.1	共沸点：91.7℃
苯	水	0.163	0.175	0.190	0.036	0.050	0.072	共沸点：69.3℃
正丁醇	水	8.9	7.8	7.1	19.7	20.0	20.6	共沸点：92.4℃
异丁醇	水	10.0	8.5		15.0[②]	16.4		共沸点：89.9℃
四氯化碳	水		0.080 0		0.007 1	0.008 4	0.010 9	
氯仿	水		0.097		0.060	0.097		共沸点：56.1℃
乙醚	水	8.9	6.6	5.1	1.1	1.2	1.3	共沸点：34.3℃
二乙酮	水		3.4			2.6		
二氧六环	水							任意混溶，不共沸
乙醇	水							任意混溶，共沸点

（续表）

品　名		A/B(%)			B/A(%)			备　注
A	B	10℃	20℃	30℃	10℃	20℃	30℃	
乙酸乙酯	水	8.88	7.94	7.22	2.61	3.01	3.04	共沸点：70.4℃
正己醇	水		0.58			7.20		
甲醇	水							任意混溶，不共沸
正丙醇	水							任意混溶，共沸点：87.7℃
异丙醇	水							任意混溶，共沸点：80.4℃
1,2-二氯乙烷	水	0.83	0.80	0.85	0.11	0.16	0.20	
二甲基甲酰胺	水							任意混溶
二甲亚砜	水							任意混溶
乙二醇	水							任意混溶
1,2-丙二醇	水							任意混溶

注：① A/B 表示 A 溶于 B 中的质量百分比；B/A 表示 B 溶于 A 中的质量百分比；② 为 15℃下测定。

附录 7　乙醇浓度稀释表

浓乙醇 1 000 mL 稀释时所需要加水量(mL)(20℃)见附表 8。

附表 8　乙醇浓度稀释表

原乙醇浓度	拟稀释浓度												
	30%	35%	40%	45%	50%	55%	60%	65%	70%	75%	80%	85%	90%
35%	167												
40%	335	114											
45%	505	290	127										
50%	647	436	255	114									
55%	845	583	384	229	103								
60%	1 017	730	514	344	207	95							
65%	1 189	878	644	460	211	190	88						
70%	1 360	1 027	774	577	417	285	175	81					
75%	1 535	1 177	906	694	523	382	264	163	79				
80%	1 709	1 327	1 039	812	630	480	353	246	153	70			

（续表）

原乙醇浓度	拟 稀 释 浓 度												
	30%	35%	40%	45%	50%	55%	60%	65%	70%	75%	80%	85%	90%
85%	1 884	1 478	1 172	932	738	578	443	329	231	144	68		
90%	2 061	1 630	1 306	1 052	847	677	535	414	310	218	138	65	
95%	2 239	1 785	1 443	1 174	957	779	629	501	391	295	209	133	64

注：① 将95%（容量比）乙醇1 000 mL 稀释成75%（容量比）乙醇，查表得知需加水295 mL。② 将75%（容量比）乙醇稀释成40%乙醇，每1 000 mL 浓乙醇中需加水906 mL。③ 现需用75%乙醇100 mL，应取95%乙醇若干毫升进行稀释的计算方法为：需用浓度×需用量=现有浓度×现有浓度溶液应取量，即75%×100＝95%×现有浓度溶液应取量。故应取95%乙醇量=0.75×100/0.95＝78.94（mL），即取95%乙醇78.94 mL，加水稀释至100 mL 即得。④ 引自徐任生、陈仲良的《中草药有效成分提取与分离》第2版（上海科学技术出版社，1989）。

附录8　国外主要大孔吸附树脂性能表

国外主要大孔吸附树脂性能介绍见附表9。

附表9　国外主要大孔吸附树脂性能表

型　　号	生 产 企 业	树脂结构	极性	骨架密度 (g/mL)	比表面积 (m²/g)	孔径 (nm)	孔度 (%)
AmberliteXAD‑1	美国 Rohm&·Haas 公司	苯乙烯	非极性	1.07	100	20.0	37
AmberliteXAD‑2	美国 Rohm&·Haas 公司	苯乙烯	非极性	1.07	330	6.0	42
AmberliteXAD‑3	美国 Rohm&·Haas 公司	苯乙烯	非极性		526	4.4	
AmberliteXAD‑4	美国 Rohm&·Haas 公司	苯乙烯	非极性	1.08	750	5.0	51
AmberliteXAD‑5	美国 Rohm&·Haas 公司	苯乙烯	非极性		415	6.8	
AmberliteXAD‑6	美国 Rohm&·Haas 公司	苯乙烯	非极性		498	6.3	
AmberliteXAD‑7	美国 Rohm&·Haas 公司	α-甲基丙烯酸酯	中极性	1.24	450	8.0	55
AmberliteXAD‑8	美国 Rohm&·Haas 公司	α-甲基丙烯酸酯	中极性	1.23	140	25.0	52
AmberliteXAD‑9	美国 Rohm&·Haas 公司	亚砜	极 性	1.26	250	8.0	45
AmberliteXAD‑10	美国 Rohm&·Haas 公司	丙烯酰胺	极 性		69	35.2	
AmberliteXAD‑11	美国 Rohm&·Haas 公司	氧化氮类	强极性	1.18	170	21.0	41
AmberliteXAD‑12	美国 Rohm&·Haas 公司	氧化氮类	强极性	1.17	25	130.0	45
AmberliteXAD‑16	美国 Rohm&·Haas 公司		强极性			150.0	
AmberliteXAD‑1600	美国 Rohm&·Haas 公司					150.0	

（续表）

型 号	生 产 企 业	树脂结构	极性	骨架密度 (g/mL)	比表面积 (m²/g)	孔径 (nm)	孔度 (%)
AmberliteXAD-1180	美国 Rohm&Haas 公司					400.0	
AmberliteXAD-7HP	美国 Rohm&Haas 公司					450.0	
AmberliteXAD-761	美国 Rohm&Haas 公司					600.0	
Diaion HP-10	日本 Organo 三菱化成	苯乙烯	非极性	0.64	400	3.0	小
Diaion HP-20	日本 Organo 三菱化成	苯乙烯	非极性	1.16	600	4.6	大
Diaion HP-21	日本 Organo 三菱化成	苯乙烯	非极性	1.10	570	8.0	
Diaion HP-30	日本 Organo 三菱化成	苯乙烯	非极性	0.87	500～600	2.5	大
Diaion HP-40	日本 Organo 三菱化成	苯乙烯	非极性	0.63	600～700	2.5	小
Diaion HP-50	日本 Organo 三菱化成	苯乙烯	非极性	0.81	400～500	9.0	
Diaion HP2MG	日本 Organo 三菱化成	苯乙烯	中极性	1.20	470	17.0	
Sepabeads SP850	日本 Organo 三菱化成	苯乙烯	非极性	1.20	1 000	3.8	
Sepabeads SP825	日本 Organo 三菱化成	苯乙烯	非极性	1.40	1 000	5.7	
Sepabeads SP70	日本 Organo 三菱化成	苯乙烯	非极性	1.60	800	7.0	
Sepabeads SP700	日本 Organo 三菱化成	苯乙烯	非极性	2.30	1 200	9.0	
Sepabeads SP207	日本 Organo 三菱化成	苯乙烯	非极性	1.30	630	10.5	
Duolite s-30	D&A公司	苯酚甲醛缩合物	极 性		128		
Lewapol G-7318	德国	苯乙烯	非极性		42	44.0	

附录 9　薄层色谱常用的固定相

薄层色谱常用的固定相介绍见附表 10。

附表 10　薄层色谱常用的固定相

型 号	所含成分(%)	石膏含量(μm)	粒度	孔径(nm)	生 产 厂 家
硅胶 H	不含黏合剂		10～40	80～100	青岛海洋化工厂；北京化工厂；Stahl
硅胶 G	含石膏	12～14	10～40	80～100	青岛海洋化工厂；北京化工厂；Stahl
硅胶 GF$_{254}$	含石膏和荧光粉	12～14	10～40	80～100	青岛海洋化工厂；北京化工厂

（续表）

型　　号	所含成分(%)	石膏含量(μm)	粒度	孔径(nm)	生　产　厂　家
硅胶 HF$_{254}$	只含荧光粉		10～40	80～100	青岛海洋化工厂
硅胶 150	不含黏合剂				Schleicher&Schuell Co.
硅胶 150G	含石膏	15			Schleicher&Schuell Co.
硅胶 150S	含15%淀粉黏合剂				Schleicher&Schuell Co.
硅胶 150LS$_{254}$	含无机荧光粉				Schleicher&Schuell Co.
硅胶 150G/LS$_{254}$	含石膏和荧光粉	15			Schleicher&Schuell Co.
硅胶 150S/LS$_{254}$	含淀粉和荧光粉				Schleicher&Schuell Co.
硅胶 Kieselgel G	含石膏	13			E. Merck
硅胶 Kieselgel 40G	含石膏	13		40	E. Merck
硅胶 Kieselgel 60G	含石膏	13		60	E. Merck
硅胶 Kieselgel 100G	含石膏	13		100	E. Merck
硅胶 Kieselgel GF$_{254}$	含石膏和荧光粉	13			E. Merck
硅胶 Kieselgel H	不含石膏				E. Merck
氧化铝 G	含石膏				上海试剂五厂
Aluminium oxide G	含石膏	15			E. Merck
Aluminium oxide GF$_{254}$	含石膏和荧光粉	15			E. Merck

注：表中石膏均指煅石膏。

附录10　高效液相色谱常用的色谱柱

高效液相色谱常用的色谱柱介绍见附表11。

附表 11　高效液相色谱常用的色谱柱

色　谱　柱	载　体	键合基团或孔径(nm)	形　状	粒度(μm)	比表面积或覆盖率	生 产 厂 家
YMG	硅胶	<10	无定形	3～5 5～7 7～10	300	青岛海洋化工厂
Lichrosorb SI-60	硅胶	6	无定形	5,10	550	E. Merk
Patisil 5	硅胶	4～5	无定形	5	400	Whatman

（续表）

色 谱 柱	载 体	键合基团或孔径(nm)	形 状	粒度 (μm)	比表面积或覆盖率	生 产 厂 家
YQG	硅胶		球 形	3,5,7		青岛海洋化工厂
μ - Porasil	硅胶		球 形	10	400	Waters
Adsorbosphere - HS	硅胶	6	球 形	3,5,7	350	Alltech
Spherisorb	硅胶	8	球 形	3,5,10	220	
Nucleosil - 100	硅胶	10	球 形	3,5,7	350	Macherry - Nagel
YWG - $C_{18}H_{37}$	YWG	$Si(CH_2)_{17}CH_3$	无定形	10±2	11	天津试剂二厂
Micropak CH	LiChrosorb SI - 60	$Si(CH_2)_{17}CH_3$	无定形	5,10	22	Varian
μ - Bondapak - C_{18}	μ - Porasil	$Si(CH_2)_{17}CH_3$		10	10	Waters
Zorbax - ODS		$Si(CH_2)_{17}CH_3$	球 形	5~7		Du Pont
Adsorbosphere	Adsorbosphere - HS	$Si(CH_2)_{17}CH_3$	球 形	3,5,7	20	Alltech
HS - C_{18}	Spherisorb	$Si(CH_2)_{17}CH_3$	球 形	3,5,10	6	Phase Spration
Spherisorb ODS - 1	LiChrosorb	$Si(CH_2)_{17}CH_3$	无定形	10	6	E. Merk
YMG - C_6H_5	YWG	$Si(CH_2)_{17}C_6H_5$	无定形	10	3~14	天津试剂二厂
Lichrosorb RP - 8	Adsorbosphere	$Si(CH_2)_7CH_3$	球 形	3,5,7	8	Alltech
Adsorbosphere C_8	Spherisorb	$Si(CH_2)_7CH_3$	球 形	3,5,10	6	Phase Spration
YWG - CN	YWG	$Si(CH_2)_2CN$	无定形	10	8	天津试剂二厂
Micropak - CN	LiChrosorb	$Si(CH_2)_2CN$	无定形	10		Varian
Adsorbosphere CN	Adsorbosphere	$Si(CH_2)_2CN$	球 形	5,10		Alltech
Spherisorb CN	Spherisorb	$Si(CH_2)_2CN$	球 形	3,5,10		Phase Spration
YMG - NH2	YWG	$Si(CH_2)_3NH_2$	无定形	10	10	天津试剂二厂
μ - Bondapak NH₂	μ - Porasil	$Si(CH_2)_3NH_2$		10		Waters
Lichrosorb NH₂	Lichrosorb	$Si(CH_2)_3NH_2$	无定形	5,10		E. Merk
YWG - SO_3H	YWG	$(CH_2)_2C_6H_4$ - SO_3H	无定形	10	7	天津试剂二厂
Zorbax SCX		SO_3H	球 形	6~8	(5 000)	Du Pont
Nucleosil SA		SO_3H	球 形	5,10		Macherry-Nagel
YWG - R_4NCl	YWG	$-[N(CH_3)_2 - CH_2C_6H_5]^+Cl^-$	无定形	10	(1 000)	天津试剂二厂
Zorbax SAX		$NR_3^+Cl^-$	球 形	6~8	(1 000)	Du Pont
Nucleosil SB		$NR_3^+Cl^-$	球 形	5,10	(1 000)	Macherry-Nagel

注：① SCX：strong acid type cation exchanger；SAX：strong base type anion exchanger；SA：strong acid type (cation)；SB：strong base type (antion)；HS：high surface。② 化学键合相色谱和离子交换色谱载体的孔径、比表面积与其相同型号的载体相同，覆盖率项下的括号中的数值为交换容量(μmol/L)。③ 比表面积的单位为(m^2/g)。